序章	1
疾患・症状のマネジメント	2
特別な配慮を要する患者	3
循環器系検査・手技	4
循環器疾患に対する治療	5
レジデント 押さえておくべき業務・診療のポイント	6

JN142050

Clinical Manual of Cardiovascular Disease

レジデントのための
循環器疾患診療マニュアル

監修
苅尾 七臣
自治医科大学教授・循環器内科学

編集
新保 昌久
自治医科大学教授・循環器内科学／医療の質向上・安全推進センター

星出　聡
自治医科大学教授・循環器内科学

今井　靖
自治医科大学教授・循環器内科学／臨床薬理学

船山　大
自治医科大学准教授・循環器内科学

河野　健
自治医科大学准教授・循環器内科学

医学書院

| 謹告 | 監修者，編者，著者並びに出版社は，本書に記載されている内容が最新・正確であるように最善の努力をしておりますが，薬の適応症・用量・用法などは，ときに変更されることがあります．したがって，使い慣れない薬の使用に際しては，読者御自身で十分に注意を払われることを要望いたします．　　　　　　　　　　　　　　　　　　　　　　　　　　　　　医学書院 |

レジデントのための循環器疾患診療マニュアル

発　　行　2019年3月15日　第1版第1刷Ⓒ

監　　修　苅尾七臣（かりおかずおみ）

発行者　株式会社　医学書院
　　　　　代表取締役　金原　俊
　　　　　〒113-8719　東京都文京区本郷1-28-23
　　　　　電話　03-3817-5600（社内案内）

印刷・製本　アイワード

本書の複製権・翻訳権・上映権・譲渡権・貸与権・公衆送信権（送信可能化権を含む）は株式会社医学書院が保有します．

ISBN978-4-260-03027-4

本書を無断で複製する行為（複写，スキャン，デジタルデータ化など）は，「私的使用のための複製」など著作権法上の限られた例外を除き禁じられています．大学，病院，診療所，企業などにおいて，業務上使用する目的（診療，研究活動を含む）で上記の行為を行うことは，その使用範囲が内部的であっても，私的使用には該当せず，違法です．また私的使用に該当する場合であっても，代行業者等の第三者に依頼して上記の行為を行うことは違法となります．

|JCOPY|〈出版者著作権管理機構　委託出版物〉

本書の無断複製は著作権法上での例外を除き禁じられています．複製される場合は，そのつど事前に，出版者著作権管理機構（電話 03-5244-5088，FAX 03-5244-5089，info@jcopy.or.jp）の許諾を得てください．

執筆者一覧（執筆順）

苅尾　七臣	自治医科大学教授・循環器内科学	
新保　昌久	自治医科大学教授・循環器内科学／医療の質向上・安全推進センター	
有馬　生悟	自治医科大学循環器内科学	
小古山由佳子	自治医科大学循環器内科学	
横田　克明	自治医科大学循環器内科学	
鳥海　進一	自治医科大学循環器内科学	
河野　健	自治医科大学准教授・循環器内科学	
滝　瑞里	自治医科大学循環器内科学	
髙橋　政夫	自治医科大学講師・循環器内科学	
今井　靖	自治医科大学教授・循環器内科学／臨床薬理学	
石山　裕介	自治医科大学循環器内科学	
山中　祐子	自治医科大学循環器内科学	
新島　聡	自治医科大学循環器内科学	
福冨　基城	自治医科大学循環器内科学	
大場　祐輔	自治医科大学循環器内科学	
奥山　貴文	自治医科大学循環器内科学	
小森　孝洋	自治医科大学講師・循環器内科学	
久保田香菜	自治医科大学循環器内科学	
上野　修市	うえのクリニック・院長	
永井　道明	広島市立安佐市民病院・循環器内科副部長	
石橋　和世	自治医科大学循環器内科学	
小林　久也	自治医科大学循環器内科学	
金子　大介	自治医科大学循環器内科学	
星出　聡	自治医科大学教授・循環器内科学	
篠原　肇	自治医科大学循環器内科学	
小形　幸代	自治医科大学講師・循環器内科学	
去川　睦子	自治医科大学循環器内科学	
根岸　経太	自治医科大学循環器内科学	
脇　広昂	自治医科大学循環器内科学	
池本　智一	熊本赤十字病院循環器内科	
渡部　智紀	自治医科大学病院講師・循環器内科学	

渡邉　裕昭	自治医科大学循環器内科学	
鈴木　悠介	自治医科大学循環器内科学	
緒方　信彦	上尾中央総合病院・循環器内科科長	
渡辺　貴裕	自治医科大学循環器内科学	
横田　彩子	自治医科大学循環器内科学	
甲谷　友幸	自治医科大学准教授・循環器内科学・成人先天性心疾患センター	
齋藤　俊信	自治医科大学講師・循環器内科学	
水野　裕之	自治医科大学循環器内科学	

序

　近年，人口の急激な高齢化に伴い，循環器疾患罹患者はますます増加しています．2017年の厚生労働省人口動態統計では，心疾患，脳血管疾患が，日本人の死因として悪性新生物に次いで上位となっています．特に心不全患者の増加は著しく，爆発的な広がりのイメージから「心不全パンデミック」という言葉も聞かれます．このように循環器内科の診療業務がますます過密化する中，われわれはよりよい医療を提供するため，日々の診療にあたっています．

　循環器診療は，予防から急性期治療，さらに慢性期管理に至る一連の流れの中にあります．診療においては，「どうして，この方に，このタイミングで発症してしまったのだろうか」と疑問を持つことが重要です．つまり，個人の発症機序を考えることが，疾患病態への執着になり，新たな発見につながります．循環器疾患を患者生涯の時間軸でとらえて，個々の疾患に対処することが大切です．

　本書は自治医科大学循環器内科のメンバーが，われわれの循環器センターにおいて行っている循環器疾患の診断と治療を短時間で習得してもらうため，レジデント向けの簡便なマニュアルとしてまとめたものです．研修医に必要な実践的な診療情報を網羅し，レジデントが最低限知っておきたい臨床上のノウハウをピンポイントで紹介しています．「第2章 疾患・症状のマネジメント」ではそれぞれ「診療のフローチャート」を示し，ガイドラインの内容も押さえつつ，診断，検査，治療について，図表を多用し臨床上実践的な事項に焦点を絞り，できる限りコンパクトにまとめてあります．忙しい診療業務の中，疾患病態のエッセンスを効果的に習得するには最適な1冊であると思います．多忙なレジデントの皆さんにはまさに「必携の書」といえるでしょう．

＊

　個人が抱える疾患を包括的にとらえ，最善の医療を提供するため「目の前の1例に全力を尽くす」ことを実践し，日々の診療にあたる自治医科大学循環器内科の診療ノウハウを詰め込んだ本書が，読者の皆さまのお役に立てば幸いです．

2019年1月

苅尾　七臣

目次

第1章 序章　　1
1 循環器疾患のみかた，考えかた …………………… 2

第2章 疾患・症状のマネジメント　　9
1 問診・診察のポイント …………………………… 10
2 入院患者の基本指示，医療スタッフとの連携 ……… 16
3 狭心症 …………………………………………… 23
4 急性冠症候群　急性心筋梗塞，不安定狭心症 …… 35
5 急性心不全 ……………………………………… 41
6 慢性心不全 ……………………………………… 51
7 心筋症　拡張型心筋症，肥大型心筋症，不整脈源性右室心筋症，左室緻密化障害など ……………… 63
8 心臓サルコイドーシス・アミロイドーシス ……… 75
9 心臓弁膜症 ……………………………………… 88
10 感染性心内膜炎 ………………………………… 102
11 心筋炎，心膜疾患，たこつぼ心筋症 …………… 109
12 成人先天性心疾患 ……………………………… 119
13 不整脈 …………………………………………… 127
14 大動脈瘤，大動脈解離 ………………………… 132
15 閉塞性動脈硬化症，急性動脈閉塞 ……………… 138
16 高血圧症 ………………………………………… 146
17 肺血栓塞栓症，深部静脈血栓症 ………………… 159
18 肺高血圧症 ……………………………………… 169
19 睡眠時無呼吸症候群 …………………………… 179

第3章　特別な配慮を要する患者　　187

1. 慢性腎不全，血液透析症例 …… 188
2. 妊娠・周産期管理 …… 192
3. 高齢者 …… 196
4. がん診療と循環器疾患 …… 200

第4章　循環器系検査・手技　　205

1. 血圧の評価　診察室血圧，家庭血圧，24時間血圧計 …… 206
2. 心電図，ホルター心電図 …… 212
3. 運動負荷心電図 …… 218
4. 循環器疾患のためのX線読影法 …… 224
5. 心エコー …… 231
6. 血管エコー，血管機能検査 …… 244
7. 心肺運動負荷試験(CPX)の実際と解釈 …… 260
8. 心臓核医学検査(SPECT) …… 266
9. 心臓CT，心臓MRI …… 274
10. 中心静脈穿刺・カテーテル挿入のコツとピットフォール …… 286
11. 冠動脈造影検査，右心・左心カテーテル検査 …… 294
12. 電気生理学的検査 …… 301
13. 副腎静脈サンプリング …… 309
14. head-up tilt(HUT)試験 …… 314

第5章　循環器疾患に対する治療　319

1. 生活習慣病，冠危険因子の管理
   高血圧，脂質代謝異常，糖尿病，肥満 …………………………… **320**
2. 冠動脈インターベンション ………………………………………… **335**
3. 心臓血管外科との連携　冠動脈バイパス術，弁膜症手術 …… **345**
4. 急性期管理における循環器作動薬の使用法 …………………… **350**
5. 不整脈に対する薬物治療，電気的除細動 ……………………… **358**
6. ペースメーカ ………………………………………………………… **367**
7. ICD，CRT …………………………………………………………… **373**
8. カテーテルアブレーション ………………………………………… **384**
9. 経カテーテル的大動脈弁置換術(TAVI) ………………………… **395**
10. 補助循環　IABP，PCPS ………………………………………… **399**
11. 酸素療法，人工呼吸器(NPPVも含む) ………………………… **403**
12. 心臓リハビリテーション …………………………………………… **412**

第6章　レジデント　押さえておくべき業務・診療のポイント　423

1. カルテ・サマリー作成 ……………………………………………… **424**
2. インフォームドコンセント ………………………………………… **427**
3. 術前コンサルト　非心臓手術における心臓疾患のリスク評価
   …………………………………………………………………………… **431**
4. 放射線被曝とその防護・低減策 ………………………………… **438**
5. 医療安全　リスク管理とインシデント・アクシデントへの対応
   …………………………………………………………………………… **443**

索引 ……… **447**

第 1 章

序章

循環器疾患のみかた，考えかた

> **POINT**
> - 循環器疾患は時系列で考える．循環器疾患は一日にしてならず，しかし発症は非連続である．背景病態を進展させる長期の慢性リスクと，発症のトリガーとなる急性リスクを分けて考える
> - 急性冠症候群，急性左心不全，大動脈解離，肺塞栓症，不整脈など重症急性循環器イベントに対する救急診療手順は，空で言えるようにしておく
> - 冠動脈疾患，心不全，不整脈の3領域はお互いに合併することが多く，これらの領域の疾患患者では，各イベントが3領域のどこか，またオーバーラップ領域に位置するかを考える
> - 循環器疾患を全身血行動態アテローム血栓性症候群(systemic hemodynamic atherothrombotic syndrome)として捉え，冠動脈のみならず，脳血管，腎臓脈，末梢動脈，大動脈など全身の動脈硬化を合わせて評価し，血圧変動を含む複数の心血管リスク因子を徹底管理する

1 循環器疾患の経過──一日にしてならず，しかし急性発症は非連続

まず，目の前の患者を診るときは，循環器疾患の病態時間軸(図1)のどの段階にあるかを認識しておく．

1. イベント準備期

冠動脈疾患や急性左心不全，大動脈解離など循環器イベントの発症は急性である．しかし，その背景となる基礎病態の進行は比較的緩徐で，疾患発症の10年以上前から生じている．この慢性期のリスク病態の進行スピードをより急峻にするのが慢性リスク因子である(図1)．

- 冠動脈疾患では冠動脈アテローム硬化を進展させる慢性リスクとして，高血圧，糖尿病，脂質異常，喫煙など4大リスク因子，さらに慢性腎臓病(CKD)，メタボリックシンドローム，炎症などをチェックする
- 心不全では冠動脈疾患に加え，高血圧性心疾患，弁膜症，心筋症，サルコイドーシスなどの基礎疾患と左室肥大，左室収縮・拡張機能の低下などの進展をチェックする

2. 不安定クリティカルポイント

病態が進行した段階では，循環器イベントの発症は急性に生じる．発症直前に何らかのトリガーとなる急性リスクが加わると容易にイベントが引き起こされる不安定クリティカルポイントがある．臨床的には，循環器イベントが重症化する前より，症状

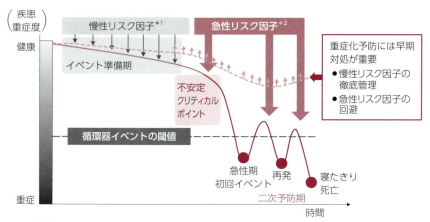

図1　循環器イベントとリスク因子
*¹ 血管障害を進展させる因子：高血圧，糖尿病，脂質異常症，喫煙，慢性腎臓病，メタボリックシンドローム，炎症など．
*² 循環器イベントのトリガー：血圧・血流の変動，血管スパズム，喫煙，急激な運動，精神的ストレスなど．

やバイオマーカーのモニタリングで，このクリティカルポイントをより早期に同定し，早期治療介入を行うことが極めて重要となる．

- 冠動脈疾患では，不安定狭心症の診断を的確に行うことが重要となる
- イベントのトリガーは血圧や血流などの血行動態の急激な変化，またはスパズムによるメカニカルストレス，さらに血栓傾向である．また早朝，気温の急激な変化，運動や情動的ストレス，感染，脱水，喫煙などがイベントのトリガーとなる急性リスク因子で，多くは交感神経の活性化に関連する
- 心不全の不安定期では循環血液量が徐々に増加し，軽労作で呼吸困難が生じたり，体重や心拍数が増加したり，睡眠障害が出現する

3. 急性期

いったん，イベントを発症した場合の重症化抑制には，数分を争うより早急な救急治療が必要なことはいうまでもない．

4. 二次予防期

イベント発症後は，発症前とは全く別のステージに入ったと考える．いわゆる二次予防ステージである．通常，循環器イベントの再発リスクは1.5～2倍以上あり，慢性期二次予防ではより徹底したリスク管理が必要となる．さらにその先には，イベントの再発による重症化，多臓器障害，要介護，死亡がある．

- 二次予防では，経過中に不整脈や心不全，弁膜症，新たな心筋虚血などの心疾患はもちろんのこと，末梢・大動脈疾患，慢性腎臓病や急性腎障害，一過性脳虚血や認知症など全身多血管症や臓器障害が生じていないかを常に念頭に置く
- 最終的には，再発の抑制，再発までの期間と健康寿命の延伸がエンドポイントになる

2 急性循環器疾患―万全の対策を

不安定狭心症や急性心筋梗塞,急性左心不全,大動脈解離,肺塞栓症,不整脈など急性循環器疾患は時間との勝負である.

- 急性期対応では,常にゴールデンタイムを意識し,救急初療室での診察と治療方針の決定を5分以内でできるようにしておく
- スタンダードな診察・治療手順を空で言えるようになるまで覚え,普段から体が動くイメージトレーニングが大切である
- 時間経過で刻々と変化する個々の患者情報の重要度を考え,現在の病態から先を予測しながら診療を行う
- 心臓・血管の局所評価のみならず,血行動態,意識状態や脳血管障害の合併,腎機能,出血傾向,貧血など,全身多臓器の状態を把握し,インターベンションにつなぐ
- 心臓血管外科との連携を絶えず意識しておく

3 主要徴候―3つのドメインで捉え,原疾患を鑑別

- 胸痛,呼吸困難,失神・動悸が循環器疾患の主要症状であり,各主訴より病歴聴取と検査計画に基づく鑑別診断がスラスラあげられるようにしておく
- 心不全は,冠動脈疾患,高血圧性心疾患,弁膜症,心筋症,サルコイドーシス,感染性心内膜炎,心筋炎,頻脈性・徐脈性不整脈など多様な原疾患があるが,心不全はこれらすべての循環器疾患の最終病態である
- 心不全治療に加えて,各原疾患の鑑別と重症度評価が必要となる
- 冠動脈疾患,心不全,不整脈の3領域はお互いに合併することが多い.これらの領域の疾患患者では,これまでの各発作が3領域のどの単独領域かオーバーラップ領域に位置するかを考える(図2)
- 冠動脈疾患患者では,最初は胸痛発作だけだったが,徐々に呼吸困難も生じてきた場合,より重症である.胸痛時の呼吸困難は,広範な心筋虚血による左心機能低下を示唆する
- 心不全患者では過去の強い胸痛の既往や,呼吸困難の発生時の胸痛の有無などをチェックする.心不全患者では虚血か非虚血かにより治療方針が大きく異なる
- 失神・失神感や動悸を訴える患者では,心室性不整脈や心房細動の診断に加え,心筋虚血や心機能などを評価し,冠動脈疾患や心不全患者では失神や動悸などが生じていないかを聴取する

4 全身血行動態アテローム血栓症候群
―全身血管病変の数と部位をカウントする

- 1つの血管病がある場合,脳,心,腎,末梢・大動脈疾患の4つのリスクを同時に考える.つまり,どの臓器を灌流する血管の動脈硬化がどの程度進行しており,次の虚血性イベントがどの部位に発生するリスクが最も高いかを推測する.例えば,冠動脈疾患で入院した場合,冠動脈疾患の再発のみならず,脳卒中,末梢動脈疾患,虚血性腎疾患の新規発症リスクを考える.1つの血管病は次の血管病リスクを1.5〜2倍に増加させる

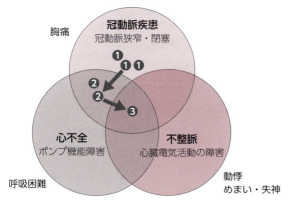

図2 循環器疾患の3病態

- 次に，血管病の数をカウントする．血管病の数の増大は相乗的に次の血管病のリスクを増大させる．例えば，頸動脈雑音，足関節上腕血圧比（ABI）の低下，血圧左右差がある冠動脈疾患患者では，全部で4つの血管病を有し，次のイベント発生リスクは極めて高い
- 血管病の評価の最初の第一歩は，特殊検査ではなく問診である．日常生活での負荷時の虚血症状の出現を聴取する．脳では構語障害，片麻痺，めまいなど一過性脳虚血発作（TIA）症状，心臓では狭心症や心不全症状，下肢動脈では間欠性跛行をチェックする
- 理学所見は，血管雑音（頸部・腹部）の有無とその放散方向，上腕血圧左右差，下肢脈拍動触知（足背，後脛骨，膝窩動脈），さらにABIなどである
- 腎血管の状態はわかりにくいが，側腹部へ放散する血管雑音や，レニン-アンジオテンシン系阻害薬投与時の過度の血圧低下ならびにCr，Kの一過性上昇の有無で疑う
- 非侵襲検査では，頸動脈エコー，腎動脈ドプラエコー〔腎動脈の収縮期最高血流速度（PSV）が重要〕，下肢エコー，心臓足首血管指数（PWV）・脈波伝播速度（CAVI），ABIと脈波波形（脈圧ピークの遅延がABI低下に先行する）を活用する．筆者の施設では，循環器疾患の入院患者ほぼ全員にPWV/CAVI，ABIと脈波波形検査を行い，血管状態を評価している（COUPLING研究）[1]
- 筆者らは，これらの多血管病が進行する病態として"SHATS（systemic hemodynamic atherothrombotic syndrome：全身血行動態アテローム血栓症候群）"という概念を提唱している[2～4]．SHATSは血圧や血流など血行動態の変動性ストレスが血管障害と悪循環を形成して，プラークがあれば循環器イベントを引き起こし，さらに小血管疾患・微小循環に関連した臓器障害を加速する（図3）
- SHATSの臨床表現型は，冠動脈疾患，脳卒中，末梢・大動脈疾患などの大血管疾患や，ラクナ梗塞やアルブミン尿などの小血管疾患，ならびに微小循環に関連する血管認知症，心不全，慢性腎臓病，サルコペニアなどの加齢疾患などがある（図4）

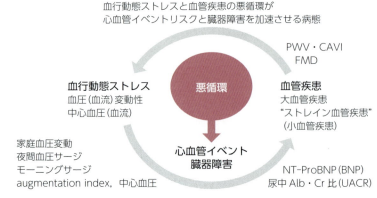

図3 SHATSの概念

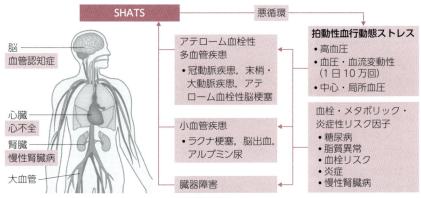

図4 SHATSの臨床像は多血管病から加齢疾患まで

- SHATSの主要メディエーターは，血行動態ストレスである．1心拍ごとの短期から，精神身体活動で引き起こされる変動，日内変動，日間変動，季節変動，経年変化などさまざまな血行動態ストレスの時相が一致した際に共振し，より大きな変動（dynamic surge）が発生し，急性リスク因子として循環器イベントのトリガーとなる（共振仮説）[5]（図5）．例えば，冬季の月曜日の朝，前日よく眠れず，通勤時に駅の階段を駆け上がった際に，心筋梗塞が発生する場合などである．臨床的には個々の患者において，循環器イベントの誘因となる急性リスク因子を同定し，その重なりを防いでおくことが重要である
- SHATSでは血圧変動と血管疾患のリスクを相乗的に考える．大血管スティフネスが増加している場合，脈圧が大血管で吸収されることなく末梢まで伝播して，プラークの破綻を引き起こすからである．つまり，血管病の既往がある患者では，慢性リスク因子とともに，急性リスク因子となる血圧変動の増大を安定化させる包括的個別管理が重要となる

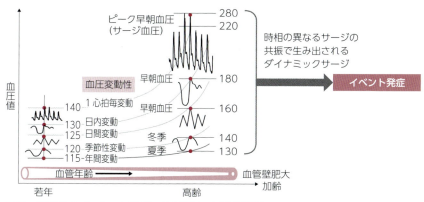

図5 循環器イベント・トリガーの血圧サージ共振仮説

5 心臓検査—局所病変の画像描出と定量評価にこだわる

臨床的に重要な客観的局所所見を，詳細かつより明瞭に検出することに注力する．近年の循環器検査では，特にイメージング技術の革新が著しい．不整脈の原因部分を詳細に立体的に検索する三次元マッピングシステム（CARTO® システム），三次元心エコー，心臓 CT・MRI による冠動脈石灰化，狭窄病変や心筋線維化，PET によるサルコイドーシスの活動度評価，さらに血管内画像診断技術である高い空間分解能を有する光干渉断層画像（OCT）でプラーク表面やステント圧着状態などをリアルタイムに可視化できる．その局所所見に基づき，インターベンションやデバイス治療などの精度が著しく向上した．

6 心不全—全身臓器との連関を考える

循環器系は全身臓器に血流を送り届ける主要臓器であることから，急性期・慢性期によらず，心不全による血行動態の破綻は全身臓器に影響する．

- 心不全急性期の血行動態の破綻による血圧低下，低灌流，うっ血，低酸素血症は，さらに心機能を低下させ，脳虚血や急性腎障害を引き起こす
- 腎機能障害は循環血液量の増大に直結し，心不全を増悪させて悪循環を形成する
- 肺疾患の合併も心不全に影響を与える．誤嚥性肺炎，慢性閉塞性肺疾患の急性増悪は心不全の急性リスク因子となり，心不全は肺うっ血により肺炎の治癒を遅らせる
- 心不全慢性期では，左心機能低下，不整脈の発生，慢性腎臓病や脳血管認知症の進展が問題になる
- 貧血や感染症，糖代謝異常は心不全リスクを増加させる

7 薬物治療—基本的治療薬を押さえ，至適薬物療法を徹底

- 各疾患ガイドラインに記載のあるエビデンスが確立した基本薬剤と，その組み合わせによる至適薬物療法（OMT）を実践する
- 禁忌薬剤はよほどのことがない限り用いず，ガイドラインから外れる治療には理由を記載しておく
- 二次予防では冠動脈のみならず，脳血管，腎動脈，末梢・大動脈など全身の動脈硬

化と臓器障害，併せ持つリスク因子を評価し，血圧変動を含む複数の心血管リスク因子を徹底的に包括管理する
- 降圧目標は診察室血圧で 130 mmHg 未満，早朝家庭血圧で 125 mmHg 未満を原則とする
- すべての治療の基本は生活習慣の改善である．減塩，糖質制限などの食事療法に加え，運動制限がない限り，徹底して禁煙と運動習慣を推奨する
- 抗凝固療法中の患者では，ワルファリンでは食事摂取の低下時，直接経口抗凝固薬（DOAC）では慢性腎臓病や急性腎障害時に増大する出血リスクに留意する

8 地域医療へ―インフォームドコンセントの重要性

すべての医療技術をヒトに適応する際には，患者と家族に十分なインフォームドコンセントをとる．

- 超高齢社会が進展するなか，100％の治療法はない．患者と家族が満足してこその医療である
- その際の主導権は聞き手にあり，医学的知識がない患者と家族にいかにわかりやすく説明できるかが重要である
- 専門家として，放置した場合の自然経過とリスク，自施設の治療成績（治療効果と合併症リスク）を定量的に説明できるようにしておく
- 最終的には自分の家族であればどうするかを考える
- 高度先進医療の選択肢を知っておき，必要があれば専門施設にセカンドオピニオンを求め，紹介も積極的に行う

文献

1) Kario K：Essential Manual on Perfect 24-hour Blood Pressure Management from Morning to Nocturnal Hypertension：Up-to-date for Anticipation Medicine. Wiley, 2018
2) Kario K：Orthostatic hypertension—a new haemodynamic cardiovascular risk factor. Nat Rev Nephrol 9：726-738, 2013
3) Kario K：Prognosis in relation to blood pressure variability：pro side of the argument. Hypertension 65：1163-1169, 2015
4) Kario K：Evidence and Perspectives on the 24-hour Management of Hypertension：Hemodynamic Biomarker-Initiated 'Anticipation Medicine' for Zero Cardiovascular Event. Prog Cardiovasc Dis 59：262-281, 2016
5) Kario K：New insight of morning blood pressure surge into the triggers of cardiovascular disease-synergistic resonance of blood pressure variability. Am J Hypertens 29：14-16, 2016

【苅尾七臣】

第2章

疾患・症状のマネジメント

問診・診察のポイント

> **! POINT**
> - 患者との信頼関係を構築するため，受診した目的(解釈モデル)をきちんと理解する
> - 重症度・緊急度が高まっている症状の変化を見逃さない
> - 緊急時にはフォーカスを絞った診察を行い，さらに全身の診察を怠らない
> - 重大性(critical)と頻度(common)を意識して鑑別診断を考える

　循環器診療においても，適切な問診・病歴聴取と診察が，診断・治療への第一歩であることは言うまでもない．状況によって問診や診察にかけられる時間やその配分，優先・重点項目などは変わってくるが，疾患を絞り込み，効率的に検査を計画し，そして診断・治療につなげる重要なプロセスである．さらに，患者との信頼関係を構築し，治療のアドヒアランスを向上させる大切なポイントでもある．

1 患者の主訴，受診した目的をきちんと把握する

- 例えば日中通常の外来で初診患者を診る場合，患者はさまざまな目的で受診している．胸痛や動悸などの症状を自覚して受診していることもあれば，健診で異常を指摘されたことによる受診や，他医療機関からのさらなる精査・治療依頼で受診することもある．同じ症状で受診していても，患者によって「原因を調べるために詳しく検査してほしい」との希望もあれば，「とにかく症状を抑える薬がほしい」場合もある

- 問診とは，患者から診断に必要な医学的情報を聞き出す技法であり，正しい医学的判断を行うために不可欠であるが，あくまでも医療者側中心の医療行為である．今日の医療においては，「患者中心の医療」を行うために，問診にとどまらず適切な「医療面接」を行うことがとても大切である．すなわち，医療面接を通じたコミュニケーションにより医師-患者の信頼関係を構築し，医師による医学的判断と患者の考えかたや希望を踏まえた医療を実現するようにしたい

- 特に初回の医療面接で適切な信頼関係を作れるか……，いわば「つかみ」が重要である．そのためには，患者の解釈モデルを理解すること，例えば「自分の症状は何が原因だと考えているのか」「何を最も心配しているのか」「どういう対処法を期待しているのか」などを把握する必要がある．それを怠って話がかみ合わずに医師が一方的に検査を勧めても，「予約はしたものの来院しなかった」ということになりかねない．もちろん，すべて患者の希望を優先することを意味するものではない．患者の理解度はさまざまなので，それを踏まえて医学的判断とのすり合わせを行

表1　胸痛問診の要点

1. 部位と範囲(狭い：指先ほど，やや広い：手のひらほど，広い：胸部全体)
2. 症状の性状(絞扼感，圧迫感，刺すような)
3. 持続時間(秒，数分，数十分，数時間以上)
4. 強さ(激痛，中等度，軽度，不快感)
5. 随伴症状(冷汗，蒼白，悪心，呼吸困難)
6. 誘因(労作 or 安静，食事，時間帯)
7. 頻度(年に数回，月に数回，毎日のように)
8. 疼痛の放散の有無(左肩〜上肢への放散)

うプロセスが大切である．ぜひ限られた時間で行えるコミュニケーションスキルを高めていきたい

2　詳細で正確な病歴を聴取して適切な診断につなげる

循環器疾患を疑う症候には，「胸痛」「息切れ」「動悸」「失神」などさまざまなものがあるが，受診時に症状を呈していないことも多い．このような場合に十分な病歴聴取は特に重要で，逆に病歴のみで診断できる循環器疾患(不整脈，狭心症など)は少なくないので，ポイントを押さえてしっかり聴取する．

1. 主訴は適切な表現で

前述のごとく，なぜ受診したのか，何に最も困っているのかを聞くことが重要である．カルテには患者の表現をもとに適切な医学用語で記載することが多いが，あまりにも抽象的な表現(胸痛，動悸など)で正確なニュアンスが伝わらないこともあるので，その場合は患者自身の表現を記載したほうがよい．一言で動悸と言っても，「急にドキドキ鼓動が速くなる……」「時々ビクッと飛んだ感じがする……」「心臓がバクバクして飛び出してくるような感じがする……」「夜横になると耳元で脈が気になる……」などさまざまな訴えかたがあり，その正確な記載は病像の把握と適切な検査プランにつながる．

2. 現病歴はまず「開かれた質問」から

- 主訴である症状が，どのように生じ，どのように経過しているかを把握する．まずは患者の言葉で表現してもらい医師の偏った誘導が生じないように，「開かれた質問(open-ended question)」で行う．そのうえで，患者がうまく表現できない場合や，情報が不足している場合は，いくつかの選択肢を提示するなどclose-ended question を用いるとよい．例えば胸痛であれば，表1のごとく，「どこが，どのように，どのくらいの時間，どの程度の強さで痛みが生じるのか．どんなときに多く，ほかに伴っている症状があるのか」などを順次聴取していく

- 循環器疾患は，生命にかかわる重篤な病態も多く，かつ病状の変化もスピードが速い．重症で緊急度が高い患者を見逃さないための，的確な病歴聴取が求められる．前述の胸痛であれば，特に発作頻度の増加や症状の程度の悪化，症状出現までの閾値の低下(今までより短い距離の歩行でも胸痛あり)に注意が必要である．また，動悸を訴える患者では，発作時に胸痛や息切れ，めまいなどの随伴症状がないか，失神の既往がないかなどを踏まえて，重症度，緊急度を判断する

- また，現在の主訴に関するこれまでの受診歴，検査・治療歴を本人がわかる範囲で

確認する．重複する検査を避けて治療を効果的に行うため，必要に応じて他の医療機関に情報提供を依頼して連携することも重要となる．さらに，循環器診療では心電図異常や心雑音など，症状はないが受診するケースも多い．その場合は，これまでの健診歴，受診歴から，いつからその所見を指摘されているのか，指摘されている内容（例えば心電図異常の所見）に変化はないか，過去に精査・治療歴はあるのかについて情報収集する．

3．既往歴，危険因子，家族歴，生活歴なども大切

　動脈硬化危険因子や生活習慣病に関する治療歴，コントロール状況は，その後の治療や生活指導に直結する．喫煙・飲酒の有無や運動習慣，サプリメントを含む服薬状況などを把握するとよい．

3 フォーカスした診察から全身の診察へ

　診察もまた正確な診断・治療のために必須の医療行為である．一般に病歴聴取の後に行うことが多いが，救急処置室など状態が切迫した場面では，診察や検査を優先し，同時進行で病歴聴取を行うことも少なくない．診療の場では，時間的制約からまずは患者の全身状態や病歴から診察部位に優先順位をつけて診察することが多いが，落ち着いた段階で全身を幅広く診察することを心がけたい．例えば，狭心症で入院した患者は，心臓のみならず脳動脈や末梢動脈など全身の動脈硬化が進展している可能性がある．「疾患」ではなく「患者全体」に目を向けた診察によって，新たな治療介入による予後改善につながるかもしれない．

　また，診察は患者との良好な信頼関係の構築にも極めて重要である．「胸が苦しいって受診したのに，あの先生は聴診器もあててくれなかった……」では，どんなに検査結果を詳しく説明しても診療内容に納得は得られないであろう．

1．全身状態の把握

- 初診時に緊急性のある病態か否かを判断することは大切である．施設によっては，予診を行う看護師や他のスタッフとの連携も重要であり，具合の悪い患者が長時間待たされるようなことがないようにしたい．苦悶様の表情がないか，呼吸困難がないか，冷汗を伴っていないか，受け答えがボーッとしていないかなど，いわゆる「重症感」を的確に感知したい．一見して重篤との印象がない場合でも，血圧，心拍数，呼吸数や経皮的酸素飽和度（SpO_2）などを把握し，極端な異常を認めた場合は速やかに対応する．
- また，診察する前にも入室時の様子から，年齢，体格，姿勢などの身体的特徴を観察する．歩行などの様子から日常生活動作の状況，麻痺などの有無をある程度把握することができる．Marfan 症候群を疑う高身長や内分泌代謝疾患（Cushing 症候群，甲状腺機能低下症など）などの特徴的な風貌にも注意する．

2．血圧と心拍数

- 現在では血圧は自動血圧計で測定することが多く，血圧と心拍数を同時に記録できる．しかし，動脈の拍動をきちんと触知することはやはり重要である．頻脈，徐脈の判定はもちろん，脈不整から心房細動や期外収縮を診断することができる．大動脈弁閉鎖不全症に伴う脈圧の増大や，心タンポナーデにみられる奇脈も重要な所見

である
- また，両側上肢を同時に触診することにより，血圧の左右差を検知できる．一般に20 mmHg以上の差があれば触診で検出可能といわれ，この差は有意な狭窄病変の存在を意味することが多い．できれば両下肢動脈の触知，測定も加えて，足関節上腕血圧比（ankle brachial index；ABI）を計測し，末梢動脈疾患のスクリーニングを行う

3. 頸部の診察
- 頸動静脈，甲状腺，リンパ節の診察は特に大切である
- 心房細動患者を診る際には，甲状腺疾患の合併を念頭に，甲状腺腫大の有無を確認する
- 頸動脈の聴診では，下顎角直下2 cm程度で血管雑音の有無を聴取する
- 頸動脈狭窄と大動脈弁狭窄症の頸部に放散する心雑音との鑑別が必要だが，一般に大動脈弁狭窄症ではより下部の鎖骨付近で最大になる
- 頸静脈怒張は，右心不全の徴候として重要であり，半座位45°で評価するのが教科書的であるが，座位で明瞭な頸静脈拍動が観察されれば，右房圧の上昇または右心不全の存在を診断できる

4. 胸部の診察
1）心臓の聴診
- 心エコーが簡便に施行可能となった現在においても，聴診所見の重要性に変わりはない．急性心筋梗塞患者の経過中に，エコーでは気づけなかったが収縮期雑音の出現から心室中隔穿孔を診断するなど，時に病態を鋭敏に検出できることを銘記すべきである
- 聴診の順序はルーチンで身につけていると思われるが，胸骨右縁，胸骨左縁，Erb領域，心尖部を聴診し，Ⅰ音，Ⅱ音，過剰心音，心雑音を聴取する．必要に応じて左側臥位での心尖部の聴診（Ⅲ音，Ⅳ音，ランブルなど）を行うことを忘れないようにしたい
- 高齢者の増加に伴い大動脈弁狭窄症患者は増加しており，無症状でも収縮期駆出性雑音をしっかり検出する．初めの診察時に聴取されなかった心雑音が，心エコーなど検査後に注意すると聞こえることはよくある．自信がなくてもきちんと所見を記載し，自らにフィードバックすることが聴診のスキルアップに大切である

2）肺野の聴診
- 肺音は左右対称に心尖部から側胸部まで広い範囲で聴取し，呼吸音の減弱，消失，副雑音（ラ音）の有無を判定する
- 断続性ラ音には，気道分泌物の液体膜が破裂するときに生じる低調な水泡音（coarse crackles）と，閉塞気道が開くときに生じる高調な捻髪音（fine crackles）があり，心不全では水泡音が聴取されやすい
- 連続性ラ音（wheeze）は気管支喘息などの呼吸器疾患に多いが，重症の肺水腫をきたすと気管支の浮腫，分泌物による気道狭窄のため連続性ラ音を生じることもあるので注意したい

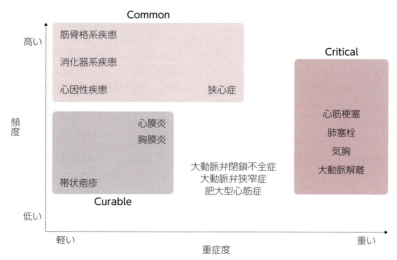

図1 胸痛で受診した患者の原因疾患：頻度と重症度による分類
〔小澤秀樹：急性冠症候群を見逃さないための，胸痛（chest pain）患者へのアプローチ．日内会誌 98：2926-2929，2009 より改変〕

5．腹部の診察
- 循環器診療における腹部所見で重要な点は，右心不全徴候としての肝腫大，腹部膨満（腹水），hepato-jugular reflux，および腹部血管雑音の検出である
- 特に若年の高血圧患者を診察する場合は，腎血管性高血圧や大動脈狭窄の検出のため，しっかりと腹部の聴診を行う

6．四肢の診察
- 四肢の診察では，浮腫，血流障害が特に重要な所見となる
- 心不全に伴う浮腫は，通常前脛骨部に圧痕性浮腫を生じ，両側性であることが多い．片側性であれば，深部静脈血栓症（DVT）やリンパ浮腫など還流障害によるものを考える
- 日常生活動作の低下した高齢者においては，長時間の座位などに伴う浮腫も多い
- 前述のごとく，下肢動脈（大腿動脈，膝窩動脈，後脛骨動脈，足背動脈）の触知，血管雑音の評価は，全身の動脈硬化の進展，末梢動脈疾患の診断に有用であり，しっかり行いたい
- 四肢末梢のチアノーゼ，暗紫赤色の色調変化や潰瘍形成などは，重症虚血肢で早急な精査・治療が必要である

4 重大性（critical）と頻度（common）を意識して鑑別診断を考える
- ここまで，医療面接や身体診察において大切と思われる点を概説してきた．患者は，「私は循環器疾患です」といって受診するわけではないので，他分野を含めた幅広い知識と視野をもって診療に当たることが必要である
- 例えば，胸痛を訴えて受診する患者においても，救急外来に来院する患者と，診療

所に通常受診する患者ではその疾患背景が異なっている．欧米の報告だが，救急処置室(ER)を受診する患者の約半分は重篤な心血管疾患であったのに対し，診療所の受診患者では筋骨格系，消化器疾患，心因性の割合が高かったという

- 鑑別診断を考えるとき，「3C」，すなわち common（よくある疾患），critical（重症疾患），そして curable（確実に治療できる疾患）について，必ず考慮することが大切とされている．図1に胸痛で受診した患者の原因疾患を頻度と重症度による分類を示す．一般外来で落ち着いた病状であれば，患者背景（年齢，性別，危険因子など）から，頻度の多い（common）疾患をまず念頭に，救急外来で重篤感があれば，まず緊急で処置をしなければ致命的になる重症疾患（critical）を念頭に診療を進めるのがよいであろう
- いずれも先入観を持ちすぎることは避けなければならないし，「心因性」との診断は必ず器質的な疾患を除外してから行うべきである．しかしながら，重大疾患を除外したいがために，すべての患者に造影CTを施行するというのは明らかな過剰診療であり，頻度と重症度のバランスを常に意識し，時に使い分けて診療を行うことが望まれる

【新保昌久】

　入院患者の基本指示，医療スタッフとの連携

> **POINT**
> - まずは入院患者の情報を速やかに把握し，的確な入院時指示を出せるように日々トレーニングを行う
> - 異常時指示内容の各項目については一度じっくり考え，患者1人ひとりに適切な指示内容をオーダーできるようにする
> - 入院管理は，医師1人では困難であり，スタッフとの連携が必須である．そのためのコミュニケーションスキルを身につける．と同時に，自分自身の感情をコントロールする術を身につける

診療のフローチャート

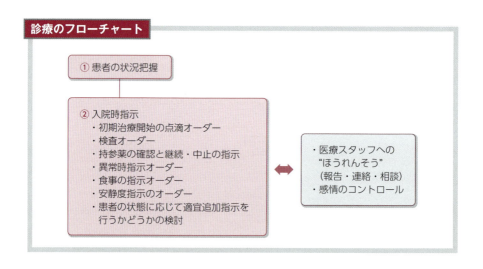

1 入院患者の基本指示

入院患者は，①予定入院か，②救急外来あるいは循環器外来からの当日入院か，③他院からの転院か，など入院経路が異なるが，まずは患者の状態をできる限り詳細に把握することが必要である．

1. 患者の状況把握
- □ 患者基本情報〔年齢・性別・ADL・家族構成（キーパーソンは誰か）など〕
- □ 入院に至る状況の迅速な把握 → ER，外来でのカルテのチェック

□現在の処方内容
　　□各種画像資料(必要ならばフィルムを取り寄せる)
　　□血液データ，培養・病理データ
　　□前回の退院サマリー：他院からの診療情報など(取り込み書類のチェック)
　　□他院からの情報提供の必要性評価 → 必要な情報提供依頼の連絡実施
　　□入院患者の診察
　➡入院患者の状態が把握できて初めて，入院時指示を検討する．

2．入院時指示
　　□入院日のオーダーの見直し，翌日以降の検査・治療計画の指示
　　□持参薬の継続処方の必要性についての指示
　　□プロブレムリスト・急変時指示(特に高齢者の場合，本人・家族との相談で"FULL CODE"か"DNAR"か)
　　□異常時指示(モニター観察項目の決定・安静度の指示など)

　異常時指示について，筆者らの施設での例を以下に示す．この異常時指示は，患者1人ひとりに合わせた内容に随時修正が必要と考えられるため，入院時や入院中の患者の状態に合わせて見直していく必要がある．

　異常時指示は，医師・看護師の業務負担の軽減となる．しかし「発熱 → 解熱薬で経過をみる」という指示であっても，その発熱が敗血症性ショックの初期段階であったり，酸素化が悪化した場合に，呼吸不全の初期段階ということもある．この場合，なぜ酸素化が悪化したかを検討する必要もあるため，異常時指示に任せるのではなく，状況によっては，実際にベッドサイドに足を運び，患者を診察したうえで，指示内容どおりの対応でいいのか，追加検査が必要かを適宜判断しなければならない場合もある．

　以下は具体的な異常時指示の例である．異常時指示は，丸暗記するのではなく，大きく，①バイタルサイン(発熱，血圧，心拍数，酸素)，②日常生活に伴うもの(不眠，排便，安静度など)，③基礎疾患にまつわるもの(血糖測定など)，④入院理由にまつわるもの(心不全であれば，尿量測定，体重測定，飲水制限など)，⑤その他，患者の訴えに対するもの(疼痛や不穏など)，というように指示ごとにカテゴリーを想起し，その中で目の前の患者に対する指示を検討する．

3．異常時指示の項目
〈発熱〉
- 38℃以上でクーリング
- 発熱での倦怠感が強ければアセトアミノフェンなどを使用
- 場合によっては fever work up として血液培養2セット採取検討〔中心静脈カテーテル(CV)留置中であれば1セットはCVから採取〕
- 状態が悪化しているようであれば，抗菌薬を開始しつつ原因精査を進める

〈血圧〉
- 収縮期血圧＞180 mmHg

- ▶ 高血圧緊急症がなければ降圧薬の追加を検討．もしくは，ニカルジピン塩酸塩（ペルジピン®）やニトログリセリン（ミオコール®）の投与などを検討（具体的な投与量については別項参照，➡ 350 頁）
- ▶ 血圧高値の原因を検討する
- 収縮期血圧＜90 mmHg
  - ▶ 降圧薬の減量・中止と昇圧薬投与を検討（具体的な投与量は別項参照，➡ 350 頁）
  - ▶ 血圧低下（ショック状態）の原因精査を行う
  - ▶ hypovolemia であれば補液が必要

〈心拍数〉

- HR＞140/分
  - ➡ 12 誘導心電図をとり，頻脈性不整脈についての対応を行う．➡ 127 頁の「不整脈」項を参照
- HR＜50/分
  - ➡ 12 誘導心電図をとり，徐脈性不整脈についての対応を行う．➡ 127 頁の「不整脈」項を参照
- 入院中で，モニター管理が必要な患者では必ず毎日モニターでイベントの有無〔心室性期外収縮（PVC）や心房細動（AF）の有無，ペーシングの具合など〕を確認
- ただ，入院時より AF による頻脈であれば適宜，HR の上限設定の変更（HR＜160/分）を考慮する
- モニター上，3 連発以上の PVC が認められた場合は，医師への報告をお願いしている

〈酸素〉

- SpO_2＞97％で経鼻酸素 1 L down，SpO_2＜90％で酸素 1 L up．酸素 5 L 以上使用の際は，リザーバーマスクを用いる
- 酸素化が悪い場合，酸素を増量することは必要だが，重要なことは低酸素の増悪の原因（心不全の増悪，肺炎，気胸など）を評価することである
- 基礎疾患に，COPD など閉塞性肺疾患があるような患者は，不用意に SpO_2 を高く維持すると，CO_2 貯留の原因になるため，適宜 90％＜SpO_2＜94％など低めにコントロールする場合もある

〈不眠〉

- ブロチゾラム（レンドルミン®）やゾルピデム（マイスリー®）などで対応．ただし睡眠薬によるせん妄のリスクもあることに注意

〈排便〉

- いきみは，Valsalva 法の原理により循環器疾患の患者，特に入院中の方には，一過性の静脈還流量低下とそれに引き続く交感神経の活性化につながるため好ましくはない
- 例えば，急性心筋梗塞や急性大動脈解離の安定化に影響を及ぼす場合がある．そのようなときは，排便コントロールとして，

> 酸化マグネシウム(250・330 mg)　1日　3錠　分3
> センノシド(12 mg)　1日1錠　分1

などの処方を行う

〈安静度〉
- 患者の状態や心筋梗塞や大動脈解離などの疾患によってもどのレベルまでがよいかは変わるため，全身状態・バイタルサイン・検査結果をみながら慎重に安静度を上げていく姿勢が必要
- 患者の状態に合わせて，ベッド上では細かく絶対安静，他動体交，自動体交，他座位，自座位そして床上フリーなど．また立位可能や室内フリー，病棟フリー，院内フリーなどまでADLを拡大できれば，それに見合った安静度を適宜再評価していく
- 高齢者の早期離床は筋力低下やせん妄予防にもつながり，多くのメリットがある．ただ，高齢者であるため転倒のリスクもあることから，離床の有無はリハビリテーションの医師の評価を受けたうえでの対応が望ましい場合もある

〈食事内容〉
- 年齢や活動度に応じて，摂取カロリーを1,400〜1,800 kcal/日で設定し，塩分6 g制限や腎不全患者は腎不全食などを検討する
- 心不全患者の入院中の食事は，筆者らの施設では塩分6 gの制限食で対応している

〈血糖〉
- 糖尿病合併している患者も多く，血糖コントロールにも留意する
- 食事摂取が規則的に行える場合は血糖のスライディングスケールを使うが，筆者らの施設では以下のような指示を出している．ただし，低血糖を起こすことはあってはならず，スケール内容を随時見直していく

> 血糖＜80 mg/dL　ブドウ糖内服(可能な場合)またはブドウ糖50％　2A静注し，30分後に再検とする．
> ・200 mg/dL＜血糖＜250 mg/dL：速効型インスリン2単位　皮下注
> ・250 mg/dL＜血糖＜300 mg/dL：速効型インスリン4単位　皮下注
> ・300 mg/dL＜血糖＜350 mg/dL：速効型インスリン6単位　皮下注
> ・350 mg/dL＜血糖＜400 mg/dL：速効型インスリン8単位　皮下注
> ・400 mg/dL＜血糖　　　　　　：速効型インスリン10単位　皮下注

〈体重，尿量，飲水量〉
- 心不全患者では，治療効果判定に重要なパラメーターであり，患者教育の意味も含めて，正確に評価していく
- 飲水制限として800〜1,000 mL/日とすることが多いが，個々の病状に合わせて調整している．特にトルバプタン服用中の場合，飲水制限はしない

〈胸痛時〉
- 胸痛時は，12誘導心電図とドクターコール
- 安定狭心症の場合は，ニトログリセリンの舌下錠などで対処可能

〈クリニカルパス〉
- 筆者らの施設では，狭心症や心筋梗塞に対するカテーテル検査・治療のパス，カテーテルアブレーションのパス，ペースメーカ植込み術のパスなどがあり，検査・治療を円滑になおかつ指示の抜けがないように使用している
- 各施設ごとに，どのようなクリニカルパスがあるのか，またその中身がどのようなものかを把握する(抗血小板薬・抗凝固薬の服用状況，造影剤を使用する場合はビグアナイド系血糖降下薬の中止の検討など)
- その他，急性心筋梗塞 PCI 後のリハビリテーションパスや急性 B 型大動脈解離の安静度のパスなどもある
- クリニカルパスだけでは，不十分な場合があるので適宜指示を補充する

〈各種検査指示〉
施設ごとに確認してほしい．筆者らの施設の指示内容を以下に示す．
- 心臓カテーテル検査・アブレーション・ペースメーカ
    ▸ 穿刺部位が femoral approach の場合は両側鼠径部の剃毛を行う
    ▸ ルート確保は基本的には穿刺部位と対側にとるが，透析患者の場合はシャント側の反対側
    ▸ ペースメーカ留置術の場合は，基本は左前腕にそれぞれルートキープを行う
- 経食道エコー・冠動脈 CT では，直前の食事は中止する
- 心筋シンチグラフィでは，Tl の場合は食事の影響を受けるため絶食での検査．Tc の場合は食事の影響を受けないため絶食の必要はない

〈疼痛〉
- NSAIDs(例：ロキソプロフェン)については，腎機能への影響・心不全への影響・消化器症状などのリスクになることを念頭に使用を検討
- NSAIDs が使用しにくいときは，アセトアミノフェンで対応するのが望ましい
- 疼痛についてのアセスメントができていなければ，疼痛の原因の評価を適宜検討する

〈不穏〉
- ICU や CCU などの集中治療室に入院した高齢者には起こりやすいが，環境の問題だけで済ますのではなく，なぜ不穏に至ったのかを考える必要がある
- 原疾患の治療が不十分ではないかなど今一度患者の状況の確認を行い，追加治療の必要性を検討する
- そのうえで，不穏への対応として，ヒドロキシジン(アタラックス®)，ハロペリドール(セレネース®)，リスペリドン(リスパダール®)などの薬剤の使用を考慮する

2 退院の指示

退院の指示について以下に簡単に触れる．

◎退院時指示
□ 退院日時
□ 退院処方の有無
□ フォロー先への診療情報

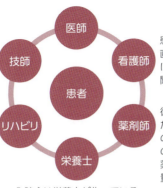

図1 チーム医療の実践のために

□次回の外来予約や外来検査などを忘れずに指示を入れる．

3 医療スタッフとの連携

- まず，病院内で円滑に病棟業務を進めるための合言葉は"ほうれんそう"であり，具体的には，「報告・連絡・相談」を意味する
- 自分1人だけは，医療は実践できず，医師・看護師・その他の医療従事者と，1人の患者に対してチームとして治療に携わっていく必要がある
- 入院でのマネジメントがうまくいかないときは，コミュニケーション不足により連携がとれていない場合が多い
- このような場合は，ぜひ"ほうれんそう"を思い出し，医師-看護師-他種職間のどこで連携がとれていないのかを，一度客観的な目で見つめ直してみよう
- そのうえで，特に治療に難渋している患者や，退院調整がなかなかうまくつかない（自宅退院や介護保険サービスの導入，リハビリ転院の必要性など）患者，あるいは，何かトラブルが起きたような場合などは，積極的に医師-看護師-他種職間のカンファレンスを設定し，情報の共有と解決策など連携を図る工夫を行う

◎チーム医療の実践のために（図1）

- チーム医療を阻害する要因についての研究では，職種のステータスの影響，コミュニケーション不良，各自の専門性・役割についての理解不足・患者ケアに用いる手段の違いによる衝突があげられている
- 他職種の専門性や考えかたを理解することは，チームとして相乗効果を発揮するのに役立つ

*

"自分自身"を知るということも，大切ではないだろうか．医師であっても，1人の人間である．どんな人間にも，長所・短所があるように，偏った考えに陥ることもある．また感情に左右されることもある．

　完璧な人間を目指すことや中立な立場に常にいられることはなかなか難しいことだろう．そのために普段から医療現場での自分自身の行動や気持ちなどに時折振り返る機会を作り，そして，それを冷静な立場で物事の判断や伝達ができるよう自分自身を知る第3の目をもつことは医師として大切なことである．

- 自分自身の想いや傾向を認識すること
- 自分とスタッフの関係性を認識すること
- 想いや関係性を脇に置いて，何が患者にとってよいことなのか考える
- 感情をコントロールする

　怒りの感情は瞬発的に出やすいので，噴出するのを抑えれば，その場をやりすごすことができ，客観的にみつめ直すことができる．

　クールダウンの方法を以下に示す．

❶ テンカウント法：相手から目をそらし，心の中で10数える
❷ ストップ法：心の中，または声を出して「ちょっと待って」といい，ストップの意思を自分自身に伝える
❸ スイッチ法：自分が相手の立場だったらと考える
❹ リラクゼーション法：深呼吸，屋外で体を伸ばすなど自分なりのホッとする対応を行う
❺ 文章にしてみる：書くことで怒りが鎮まり，客観的にみることができる
❻ 距離を置く：怒りの対象の事柄や人物と距離を置くことで，怒りからも距離を置く
❼ 一晩眠る：とにかく寝て，心身の疲れをとる

　総じて，怒りの感情と距離をとることで冷静になり，客観的に判断できるようになる．以上，参考にしていただければ幸いである．

【有馬生悟】

狭心症

> **POINT**
> - 胸痛だけが狭心症の症状ではない．持続時間，痛みの性状，労作との関与など，最も鍵となるのは問診である．患者さんは狭心症ですとは言ってくれないのだ！
> - 狭心症の診断に至った場合，緊急入院が必要な急性冠症候群との鑑別が重要である
> - 狭心症の中でも冠攣縮性狭心症(VSA)との鑑別がポイントとなる

診療のフローチャート

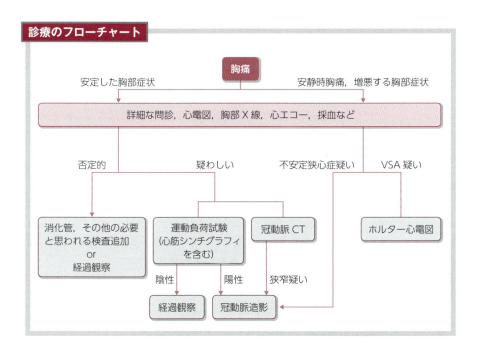

1 診断の進めかた

- 狭心症にはその発生機序の違いから，労作性(安定)狭心症と冠攣縮性狭心症(vasospastic angina；VSA)の大きく2つに分類される(図1)
- 安静時胸痛を伴う新規発症の狭心症として，急性冠症候群にも分類される不安定狭心症もあるため鑑別には十分注意が必要

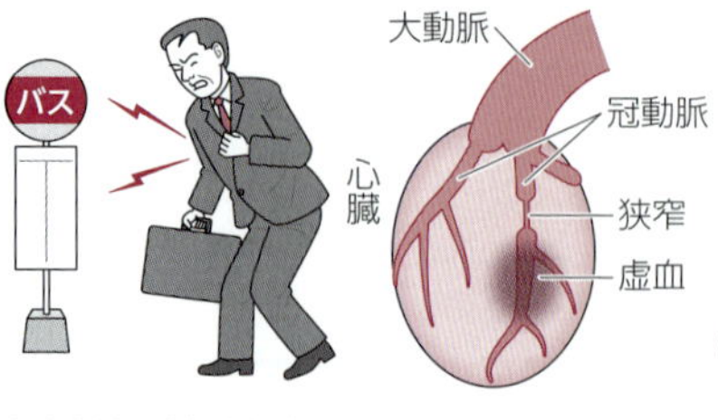

労作性(安定)狭心症：走ったり階段を上ったりなどの労作時に発作が起こる．原因は冠動脈の動脈硬化で器質的狭窄があるために，労作により心筋に酸素需要が増大したときにそれに見合う量の酸素供給ができなくなる．

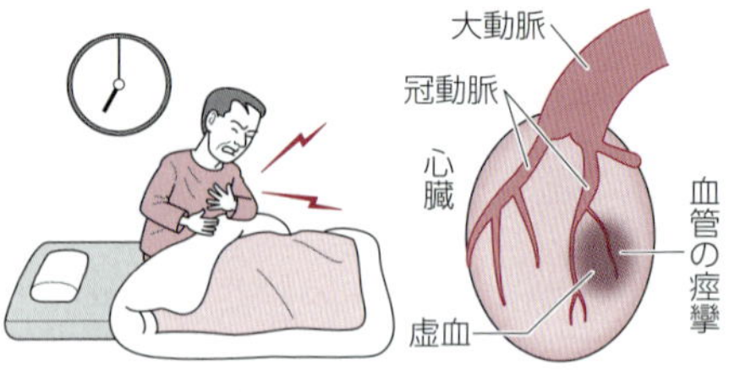

冠攣縮性狭心症：夜間や早朝，朝方などの安静時に発作が起こる．原因は冠動脈の一部分が攣縮(スパズム)を起こして急に縮んでしまい，心筋へ酸素が供給できなくなる．

図1 労作性狭心症と冠攣縮性狭心症
(日本心臓財団：健康ハート No.10 狭心症の治療について．2008 より)

- いずれにしても初めて患者さんを診察するときにまず重要なのは，労作時なのか，安静時なのかである
- また労作で増悪するのかどうかの有無も診断のポイントとなるため，問診で聞きとる必要がある．
- 心筋虚血の診断の流れについては図2に示す
- 最近は冠動脈 CT の発達により，安静時胸痛のためにこれまでであれば負荷試験を行いにくい症例や，その他の理由で負荷試験よりも有用である場合は，図2の運動負荷試験に代わって冠動脈 CT を優先的に行う．もしくは，負荷試験陽性の場合でもなるべく心臓カテーテル検査を避けたい場合は，外来での冠動脈 CT が非常に有用なことがある

2 診察のポイント

狭心症の患者が必ずしも「胸痛」と言葉にしてくれるわけではない．また胸痛は痛みだけではなく，胸部圧迫感，絞扼感，重い感じ，違和感，灼熱感(時に胸焼けや胃痛と訴えたりもする)などさまざまなのである．そのキーワードの中から狭心症の可能性を自分自身の問診より汲みとることが重要である(表1)．

1．病歴聴取のポイント
1) 症状
- 胸部症状：胸部圧迫感，絞扼感，重い感じ，違和感，灼熱感(時に胸焼けや胃痛と訴えたりもする)，心窩部痛
- 症状の自覚部位：左胸部，前胸部，右胸部，心窩部，肩，歯(顎)
- 痛みの性状：重い感じ，ズキズキ，チクチク，だるい感じ
- 発作の起こりやすい時間帯：明け方，朝，日中，夕方，就寝前，就寝後
- ①いつから，②発作の持続時間，③安静労作との関係の有無，④頻度，⑤胸痛以外の随伴症状(冷汗，悪心，動悸など)

  ＊患者から狭心症に特有なキーワードがなければ，逆にこちらから問いかけ鑑別していくことが必要である．

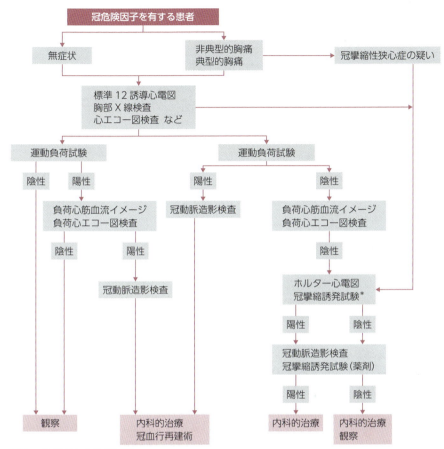

図2 心筋虚血の診断手順
*過呼吸, 寒冷昇圧試験.
〔日本循環器学会：循環器病の診断と治療に関するガイドライン（2009年度合同研究班報告）慢性虚血性心疾患の診断と病態把握のための検査法の選択基準に関するガイドライン（2010年改訂版）．http://www.j-circ.or.jp/guideline/pdf/JCS2010_yamagishi_h.pdf（2018年12月閲覧）より〕

表1 間欠性胸痛を主訴に一般外来を受診した患者を狭心症と診断するために有用な病歴，身体所見

症状	LR+ (95% CI)	既往，リスク因子	LR+ (95% CI)
労作で悪化する痛み	2.53 (2.04～3.14)	血管疾患の既往	4.51 (3.63～5.62)
痛みが心由来であるとの自覚	3.20 (1.53～6.60)	心不全の既往	3.95 (2.60～6.13)
刺すような痛み	0.45 (0.33～0.62)	糖尿病の既往	2.55 (1.90～3.44)
咳嗽	0.27 (0.13～0.57)	年齢（女性≧65歳，男性≧55歳）	1.85 (1.69～2.05)
動悸に伴う痛み	0.25 (0.15～0.41)		
筋肉のはり	0.38 (0.29～0.58)		

(Farzaneh-Far A, et al：Ischemia change in stable coronary artery disease is an independent predictor of death and myocardial infarction. JACC Cardiovasc Imaging 5：715-724, 2012 より）

2）冠危険因子の聴取

- 労作性狭心症は冠動脈に75％以上の有意狭窄があるために冠血流が低下し，心拍数が増加したり血圧が上昇したときに虚血が生じて胸痛が生じるという病態である
- これらは基本的に動脈硬化によって生じるため，**高血圧症，脂質異常症，糖尿病，喫煙習慣の有無，肥満，冠疾患の家族歴**の聴取が必須である
- 糖尿病に2つの危険因子をもつ患者群に負荷心筋シンチグラフィを実施した研究では，21.5％で陽性であったという報告[4]もある
  ➡ 以上よりリスク因子を有しているかどうかを把握することによって，患者の訴える症状の危険度を推し量ることが可能

2．身体所見のとり方のポイント

- 顔色と意識：苦悶様かどうか（症状があるときの状況である），冷汗や悪心などの随伴症状はどうか
- 脈拍：徐脈・頻脈はあるか．脈拍に不整はないか
- 血圧：診察室血圧と家庭血圧はどうか
- 呼吸：肺音はどうか．うっ血を示唆する湿性ラ音，特に背側面の湿性ラ音の有無を聴取する．息切れが狭心症症状のこともあるため，その時点で心不全を合併していないか，呼吸器疾患がないかどうか
- 心音・心雑音：Ⅲ・Ⅳ音が聴取可能か．収縮期雑音や拡張期雑音はないか．高齢者などでは著明な収縮期雑音がある胸痛の場合は，大動脈弁狭窄症の狭心症症状であることもある

1）労作性狭心症を示唆するキーワード

- ① 労作や緊張，興奮という心臓の酸素需要が亢進したときに，② 3～15分くらい持続する胸痛で，③ 安静にて軽快するというものであるが，初めて自覚してから2か月以内の場合や，1日に3回以上生じている場合はBraunwaldの不安定狭心症分類のClass Iに該当するもので，急性冠症候群として取り扱うことが必要になる
- 胸痛の持続時間は，数分程度のものが多く，30分以上持続する場合は急性心筋梗塞への進展や非心原性の可能性を考える必要がある．逆に数秒といったものは神経痛などの緊急性のないものが考えられる

2）冠攣縮性狭心症を示唆するキーワード

- ① 安静時に，② 数分～15分程度の持続する胸痛，③ 就寝中や明け方に胸痛で覚醒する
- ただし安静時の新規に発症した胸痛は不安定狭心症の可能性もあり，特に今その時点で帰宅させてよいのかどうかという判断が必要となってくるため注意が必要
- 安静時胸痛と鑑別すべき疾患として，その部位から「逆流性食道炎」がある．その場合，胸焼けとは違うのかどうかが問診のキーワードとなるが，胸焼けを胸痛と訴えることや合併していることもある．典型的な症状としては飲水により増悪する場合は逆流性食道炎を考えるが，迷ったならば重症度の高い病態を先に否定すべきである
- CCS（カナダ心臓血管学会）分類は，どの程度の負荷によって狭心症症状が生じるか

によって，狭心症の重症度を分類したものだが，糖尿病患者のように心筋虚血があっても症状が出にくい場合があるように，心筋虚血の大きさと症状の程度は必ずしも比例しないことに注意する必要がある

> 見逃してはいけないポイント

- もし目の前の患者が狭心症の既往があるならば，以前の症状と似ているかどうかは大きなヒントになる．似ていれば狭心症の可能性は高そうだ！

3 移送・専門医への紹介が必要か？

- 急性冠症候群を疑った場合
    ➡ すぐに紹介．心臓カテーテル検査が必要です！
- 症状が持続する場合，冷汗や悪心を伴っていたり，血圧低下，酸素化不良などのバイタルサイン変化を認める場合
    ➡ 何かがおかしいと思えば，特に夜間・休日などでそれ以上の精査ができないのであれば搬送すべき
- 不安定狭心症かどうか鑑別できない場合
    ➡ 紹介することが難しい（高次医療機関が遠方であったり，限りなく可能性は低そうだけどすぐに帰宅させるのは不安）場合は，数時間後に採血・心電図を再検して判断するという方法もある

4 必要な検査（詳細は各種検査・手技を参照）

❶ 心電図
❷ 胸部 X 線写真
❸ 採血：血算（WBC，Hb，Plt），生化学（ALT，AST，LDH，CPK，CPK-MB，BUN，Cre，Na，K，Glu，HbA1c，TG，LDL，HDL，BNP，トロポニン T，H-FABP など），凝固など
❹ 心エコー
❺ ホルター心電図
❻ 運動負荷心電図（ダブルマスター・トレッドミル心電図）
❼ 負荷心筋シンチグラフィ（薬剤・運動負荷）
❽ 冠動脈 CT
❾ 冠動脈造影検査（必要に応じて冠攣縮誘発試験）

◎採血でみるべきポイント

- 貧血がないかどうか
    ➡ 貧血で狭心症症状が増悪している可能性や，消化器症状を胸部症状と訴えている可能性，貧血があった場合にそちらを優先すべき場合もある
- Plt が低くないか，凝固能異常がないか
    ➡ もし経皮的冠動脈ステント留置術を行った場合には DAPT（dual antiplatelet therapy）療法が必要なため，前もって出血傾向や凝固能異常があるかどうかを知っておく必要がある

- 心筋逸脱酵素の上昇はないか？
- 腎機能障害はないか
  ➡ 心臓カテーテル検査を行う場合，造影剤使用量を極力控える必要がある
- トロポニン T，H-FABP 陽性
  ➡ 通常の狭心症で陽性となる可能性は低いが，腎機能が正常な場合であってもトロポニン T が陽性と出る胸痛の場合は，何らかの心筋障害を示唆する所見である可能性もあり，不安定狭心症もしくは急性冠症候群として迅速に対応する必要がある

> **見逃してはいけないポイント**
> - 不安定狭心症かもしれない患者に運動負荷心電図を行ってはならない．負荷をかけることによって心筋梗塞を発症させてしまうケースもある

5 診断のポイント
- まず，安定している状態の狭心症なのかどうかが一番のポイントである
- 労作性狭心症でも基本的には症状が 3〜4 週間安定している状態を安定狭心症という
- もし数日前から症状の増悪傾向があることが問診から判明した場合には，不安定狭心症の可能性が考えられ，帰宅させた後に心筋梗塞へ進展してしまう可能性があるため即日入院が基本となる
- 表2，3 に狭心症の分類と種類を示す．緊急性があるのは急性冠症候群（不安定狭心症を含む）である．それ以外のものは適宜前述した検査を行い確定診断をつけていく

6 治療
1．治療方針の立て方
- 安定狭心症の治療においては，①患者の生活の質（QOL）を改善させることは，狭心症発作の予防や運動耐容能の改善であり，②生命予後の改善とは，不安定化や急性冠症候群発症による心突然死の予防である．このため狭心症症状を改善させる抗狭心症治療と二次予防を含む心血管イベントの予防の 2 つに分けて考える
- 2007 年に発表された無作為化比較試験である COURAGE 試験では安定労作性狭心症に対しては，至適薬物療法（optimal medical therapy；OMT）が行われていれば，それに加えて PCI を施行しても生命予後，急性冠症候群のリスクは改善しなかったことを示した（図3）．しかしサブ解析（COURAGE nuclear substudy）では，OMT＋PCI で有意な虚血改善効果がみられていることから，広範な虚血がある症例では，PCI によって初めて虚血が改善され予後も改善されるといえる（図4）
- また PCI のみの治療効果について言及されてはいないが，虚血心筋量が多ければ PCI による予後改善の見込みが期待される報告もあり，薬物療法が最も重要ではあるが，広範囲な虚血が証明されている場合は PCI を用いる

表2　虚血性心疾患の分類

A）安定狭心症：労作性狭心症，無症候性心筋虚血，梗塞後狭心症
B）急性冠症候群：不安定狭心症，切迫心筋梗塞，急性心筋梗塞
C）異型狭心症（冠攣縮性狭心症）
D）虚血性心筋症（陳旧性心筋梗塞）

表3　狭心症の種類

A）誘因の観点から

1. 労作性狭心症：運動量が多くなったときにそれに見合う血液量が供給されないことで起こる．器質的狭窄による狭心症が多いが，冠攣縮性狭心症によっても起こる
2. 安静時狭心症：睡眠中などの安静時に起こる．冠攣縮性狭心症が多いが，増悪傾向にある器質的狭窄による狭心症でも起こる

B）発生機序の観点から

1. 器質性狭心症：冠動脈の動脈硬化が進行し，血管が狭くなることで心筋への血液供給が不足することで起こる
2. 冠攣縮性狭心症：冠動脈の痙攣（スパズム）により血管が狭くなることで心筋への血液の供給が不足することで起こる

C）経過の観点から（アテロームの状態による）

1. 安定狭心症：アテロームが安定
2. 不安定狭心症：アテロームが不安定

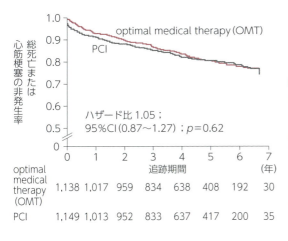

図3　COURAGE試験

総死亡と非致死性心筋梗塞はOMT+PCI群で19.0％，OMT群で18.5％であり，その他総死亡，ACS，心筋梗塞それぞれに関してもOMT+PCI群とOMT群で有意差がないことが示された．
（Boden WE, et al：Optimal medical therapy with or without PCI for stable coronary disease. N Engl J Med 356：1503-1516, 2007 より）

2. 薬物療法

1）抗狭心症治療

◎硝酸薬：冠血管の拡張＋心筋酸素消費量の減少

- 発作時の第1選択は，短時間作用型硝酸薬の舌下投与やスプレー（ニトロール®，ミオコール®スプレー）であり，投与後に血圧が低下し失神を起こすこともあるため，初回使用時は臥位で使用する
- 頭痛や顔面紅潮は血管拡張作用の副作用としてよくみられるものであるが，頭痛は投与数週間後に耐性が生じ，以降は消失することが多い．頭痛を認める患者に対し

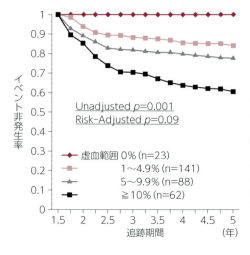

図4 COURAGE nuclear substudy
心筋シンチグラフィにて虚血範囲が大きいほど，血行再建による予後改善効果に有意差が示された．
〔Shaw LJ, et al：Optimal medical therapy with or without percutaneous coronary intervention to reduce ischemic burden：Results from the clinical outcomes utilizing revascularization and aggressive drug evaluation (courage) trial nuclear substudy. Circulation 117：1283-1291, 2008 より〕

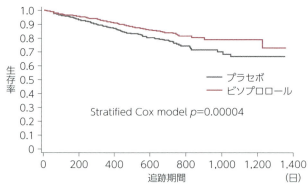

図5 CIBIS and CIBIS Ⅱ：Cardiac Insufficiency Bisoprolol Study
慢性心不全患者にてビソプロロールが有意に死亡率を低下させた．
(Leizorovicz A, et al：Bisoprolol for the treatment of chronic heart failure：A meta-analysis on individual data of two placebo-controlled studies—cibis and cibis ii. Am Heart Journal 143：301-307, 2002 より)

ては，忍容性が生じるまでは鎮痛薬の予防投与を検討する
◎ β 遮断薬：酸素需要を減少
- 陰性変時作用による心拍数低下，陰性変力作用による心収縮性の低下と後負荷軽減によって心筋酸素消費量を低下させる
- 心拍数の低下によって拡張期は延長し，冠血流を増加させ，心筋酸素供給量が増加
- 大規模前向き研究において，ビソプロロールフマル酸塩(メインテート®：$\beta 1$ 遮断薬)，カルベジロール(アーチスト®：$\alpha\beta$ 遮断薬)，メトプロロール酒石酸塩(セロケン®)は虚血性および非虚血性の慢性心不全患者の死亡率を低下させ，QOL を改善させ，心筋梗塞後の心血管イベントを減少させた[6](図5)

- 徐脈傾向(心拍数50/分以下)があればカルベジロールを優先し，気管支喘息があれば慎重にビソプロロールを筆者らの施設では使用している
  - ➡ 心機能良好な冠血行再建術後や無症候性の患者らに投与を支持する十分なエビデンスはない

◎ Ca拮抗薬：冠動脈拡張作用，冠攣縮予防作用
- 冠血管拡張作用により冠攣縮の予防として第1選択とされ，ベニジピン塩酸塩(コニール®)，アムロジピンベシル酸塩(アムロジン®)，ニフェジピン(アダラート®)などがよく用いられる
- 非ジヒドロピリジン系であるベラパミル塩酸塩(ワソラン®)は房室結節伝導抑制作用によって心拍数が低下する．β遮断薬を併用する場合は徐脈に注意する

◎ ニコランジル：冠動脈拡張作用，心筋保護作用
- Kチャネル開口薬として冠拡張による冠血流増加，微小循環改善作用を有し，虚血を解除するといわれている
- ただしIONA研究では心血管イベントを低下させた一方で症状緩和の有無は報告されていない[7]
- 長期的な経口投与は冠動脈疾患患者の冠動脈プラークを安定化させるという報告もある[8]

2) 二次予防を含む心血管イベントの予防

◎ 抗血小板薬
- 血栓形成の主体はプラーク破綻による血小板凝集であり，抗血小板薬は冠動脈イベントを抑制するため基本アスピリン(わが国では100 mgを投与することが多い)が第1選択である
  - ➡ しかし，胃腸粘膜障害による消化管出血などの副作用もみられるため，特にPCI後にDAPTとなる場合はPPIとの併用を筆者らはルーチンに行っている
- アスピリンが使えない場合は，チエノピリジン系であるクロピドグレル硫酸塩(プラビックス®)やチクロピジン塩酸塩(パナルジン®)，また最近ではプラスグレル塩酸塩(エフィエント®)を使用することが多い
  - ➡ ただしチクロピジンは肝機能障害の副作用がみられたり，クロピドグレルでは日本人に約20%存在するといわれているCYP2C19活性欠損があり効果不十分の場合があることを忘れてはならない

◎ 高血圧，脂質異常症，糖尿病に対するリスクファクター治療薬
- ACE阻害薬は心血管保護作用を有し，心筋梗塞後の患者のみならず，心機能良好な冠動脈疾患ともに心血管イベントを減少させる
- ARBはACE阻害薬と同等と考えられてきたが，二次予防の点では降圧効果以上の有効性は認められなかったという報告もあり，空咳などでACE阻害薬の使用が困難な場合や降圧効果も期待するときに使用すべき
- 脂質管理のためのスタチンは，冠動脈疾患患者の二次予防としてプラークの安定化や進展抑制，退縮などの報告があるため積極的使用が望ましい
  - ➡ しかし，LDLコレステロール値の目標を明確にできるエビデンスはなく，欧州

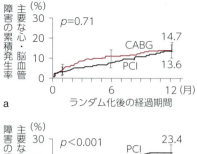
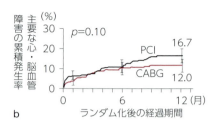
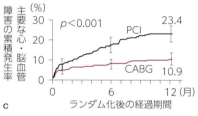

図6　SYNTAX スコア
a：低スコア(0〜22)群，b：中スコア(23〜32)群，c：高スコア(≧33)群．
中・高スコアで CABG が勝るという結果であった．
(Serruys PW, et al：Percutaneous coronary intervention versus coronary-artery bypass grafting for severe coronary artery disease. N Engl J Med 360：961-972, 2009 より)

心臓病学会(ESC)のガイドラインでは 70 mg/dL 未満，アメリカ心臓協会（AHA）では 100 mg/dL 未満とし，リスクの高い患者では 70 mg/dL 未満としている
- 糖尿病は数々の試験で HbA1c の設定目標を強化コントロールしすぎても有意差を認めなかったり，総死亡が増加したりなどがみられたため，ESC，AHA ともに管理目標値は 7.0％未満としている

◎禁煙
◎体重管理・運動療法
- 有酸素療法を中心として AHA では週5日以上，可能な限り毎日，早歩きのような中等度の運動強度で 30〜60 分行うことを，ESC では週3日以上を推奨している

　これらの至適薬物治療は自覚症状を改善させることにより安定化させ，さらに長期予後の獲得を目標とした治療である．ゆえに経皮的冠動脈インターベンション(PCI)や冠動脈バイパス術(CABG)などの侵襲的な治療の有無にかかわらず施行されるべきである．

3．血行再建術(PCI/CABG)の適応と効果── PCI や CABG は最初から必要なのか？
- まずは薬物療法を基礎として冠動脈の血行再建により心機能の改善を目指し，症状を緩和することが本質であり，CABG と PCI の2通りがある
- PCI の利点は CABG と比較して侵襲度が低いという点であるが，再狭窄というデメリットがある（もちろん CABG でもグラフト閉塞はありうる）
- 左主幹部または3枝病変患者 PCI と CABG の結果を比較した SYNTAX 試験[9])では，5年後の MACCE，心筋梗塞，血行再建が PCI 群で有意に高く，SYNTAX スコアが中スコア(23〜32)群，高スコア(≧33)群患者の標準治療は CABG とすべき

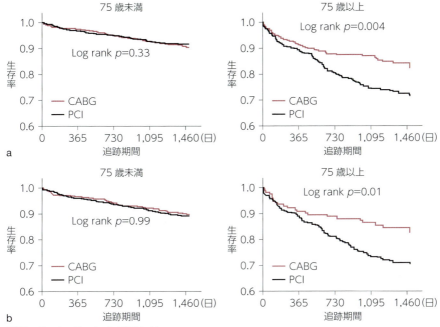

図7 Credo-Kyoto レジストリ
a:3枝病変患者でのCABG vs PCIの総死亡,b:DM患者でのCABG vs PCIの総死亡.
75歳以上ではいずれもCABG群が優れていた.
(Kimura T, et al:Long-term outcomes of coronary-artery bypass graft surgery versus percutaneous coronary intervention for multivessel coronary artery disease in the bare-metal stent era. Circulation 118:S199-209, 2008 より)

という結果であり(図6),3枝病変では長期予後改善効果に優れるCABGがいまだ標準的な治療法である.Credo-Kyotoレジストリ[10]では2枝病変や糖尿病のない患者ではPCIとCABGは同等であったが,3枝病変や糖尿病合併例などのハイリスクな75歳以上の症例ではやはりCABGが勝るという結果であった(図7).
➡ PCIが技術的に可能というだけで選択してはならない

文献

1) Boden WE, et al:Optimal medical therapy with or without PCI for stable coronary disease. N Engl J Med 356:1503-1516, 2007
2) Shaw LJ, et al:Optimal medical therapy with or without percutaneous coronary intervention to reduce ischemic burden:Results from the clinical outcomes utilizing revascularization and aggressive drug evaluation(courage)trial nuclear substudy. Circulation 117:1283-1291, 2008
3) Farzaneh-Far A, et al:Ischemia change in stable coronary artery disease is an independent predictor of death and myocardial infarction. JACC Cardiovasc Imaging 5:715-724, 2012
4) Zellweger MJ, et al:Threshold, incidence, and predictors of prognostically high-risk silent ischemia in asymptomatic patients without prior diagnosis of coronary artery disease. J Nucl Cardiol 16:193-200, 2009

5) Leizorovicz A, et al：Bisoprolol for the treatment of chronic heart failure：A meta-analysis on individual data of two placebo-controlled studies—cibis and cibis ii. Am Heart J 143：301-307, 2002
6) Bangalore S, et al：Beta-blocker use and clinical outcomes in stable outpatients with and without coronary artery disease. JAMA 308：1340-1349, 2012
7) The IONA Study group：Effect of nicorandil on coronary events in patients with stable angina：the impact of nicorandil in angina (IONA) randomised trial. Lancet 359：1269-1275, 2002
8) 泉家康宏，他：ニコランジルの慢性投与は冠動脈プラークの安定化および動脈硬化病変の進展抑制に寄与する．Therapeutic Research 31：302-303, 2010
9) Serruys PW, et al：Percutaneous coronary intervention versus coronary-artery bypass grafting for severe coronary artery disease. N Engl J Med 360：961-972, 2009
10) Kimura T, et al：Long-term outcomes of coronary-artery bypass graft surgery versus percutaneous coronary intervention for multivessel coronary artery disease in the bare-metal stent era. Circulation 118：S199-209, 2008

【小古山由佳子】

急性冠症候群
急性心筋梗塞，不安定狭心症

! POINT

- 急性冠症候群では特に問診が重要であり，ポイントを押さえつつ迅速に聴取する
- 身体所見では，ショックや心不全，機械的合併症の有無に注意を払う
- 心電図モニター，酸素吸入がおろそかになることも少なくないため，問診，身体所見と並行して行う
- 発症早期には心電図，血液検査では異常を認めないことも少なくないため，問診から疑わしいときは時間をおいて心電図，血液検査の再検を繰り返す
- 判断に迷うときは1人で抱え込まず，早めに上級医にコンサルトする
- 未分画ヘパリン・抗血小板薬は，急性大動脈解離が鑑別できるまでは投与しない(病態を急激に悪化させる危険性がある)
- 再灌流に成功しても，数日間は合併症の危険性が高いので，慎重に経過をみる

診療のフローチャート

```
安静，病歴聴取，バイタルサイン測定，心電図モニター装着，酸素吸入
           ↓
12誘導心電図(後壁梗塞が疑われるときは18誘導)，静脈路確保，血液検査
           ↓
胸部X線検査，心エコー検査
    (急性大動脈解離を鑑別したのち)
           ↓
・未分画ヘパリン 3,000〜5,000単位，静注
・アスピリン 162〜325 mg 内服
・PCIの可能性が高いときは，クロピドグレル硫酸塩 300 mg もしくはプラスグレル塩酸塩
  20 mg 内服(施設の方針で投与タイミングは異なる)
```

再灌流療法の適応の決定，実施

CCU入室，呼吸循環管理

1 急性冠症候群とは
- 冠動脈のプラーク破綻とそれに伴う血栓形成により冠動脈に高度狭窄や閉塞をきたす病態であり，不安定狭心症，急性心筋梗塞，虚血に基づく心臓突然死を含む
- 急性冠症候群はST上昇が持続するST上昇型急性心筋梗塞(STEMI)と，ST上昇が持続しない非ST上昇型急性冠症候群に分類される
- ともに緊急対応を要する状態であり，初期対応を迅速に行う

2 問診
- 急性冠症候群の症例をみたときに重要なのは，病歴聴取をできるだけ迅速かつ簡潔に行うことである
- 病歴聴取のポイントは，胸部症状の部位や性状，発症時間や持続時間，症状出現時の状況，既往歴や冠危険因子，アレルギー歴を聴取することである

3 身体所見
- 心不全の有無(頸静脈怒張，ラ音，四肢の浮腫など)や，機械的合併症(心室中隔穿孔や急性僧帽弁閉鎖不全症など)の確認のために心雑音の有無をチェックする
- 橈骨動脈アプローチの緊急心臓カテーテルを考慮し，Allenテストも行っておく
- 全身の血管雑音や脈拍の拍動，末梢の皮膚色なども短時間でチェックしておく

4 初期対応
- 12誘導心電図，採血，点滴ルートの確保など必要な処置は，他の医師や看護師とで手分けして並行して進めていく．見落としや処置の抜けがないように必ず1人は全体をみて指示を出すようにする
- 初期対応では，病歴聴取や身体所見と並行して速やかに開始する
- 最初に床上安静，心電図モニター，酸素吸入を開始する
- 心室性不整脈や徐脈性不整脈で急変することもあるので除細動器は近くに置いておき，いつでも使えるように電源を入れておく
- 経皮ペーシング機能など，普段から除細動器の機能や使いかたに習熟しておく
- 急性冠症候群を疑った患者を長時間診察室や待合室で待たせてはならない．
- 純後壁の心筋梗塞の際は18誘導記録(背側の誘導含む)，下型梗塞では右側胸部誘導も記録する
- 血液検査では，通常の血算や生化学検査に加えCPK，CPK-MB，トロポニンI・Tなどの心筋逸脱酵素の測定を行う．発症から2～3時間以内であれば，心筋逸脱酵素が上昇していないことも多いため，注意が必要である

◎心エコー
- 心エコー検査は行ったほうがよいが，なるべく短時間で適確に行う
- 心エコーではasynergyの評価や機械的合併症(心破裂，心室中隔穿孔，僧帽弁閉鎖不全症など)の評価を行う．特に高齢者など発症から時間が経過しているときは，心破裂や心室中隔穿孔のリスクが高まるので注意が必要
- また，急性大動脈解離の鑑別のために心嚢水や大動脈弁閉鎖不全症の有無を確認する．大動脈閉鎖不全症の存在はIABPなど補助循環の禁忌になることもあるので，必ずチェックする

- ▸ 急性肺血栓塞栓症の鑑別のために右心負荷がないかも注意する．右室負荷がかかり，左室が右室に圧排される所見があれば急性肺血栓塞栓症の疑いが強くなる
- 胸部X線検査は肺うっ血の有無や上縦隔拡大など胸部大動脈瘤の所見がないか確認する
- 急性大動脈解離が疑わしいときは，胸・腹部造影CTを行う
- 当面安静が必要になるため，尿道留置カテーテルを留置する
  - ➡ ただし，高齢男性で前立腺肥大症があるときは留置困難な場合もあるので，必要以上に時間がかかるときは無理に留置は行わず，泌尿器科医にコンサルトする．無理に挿入すると尿道出血を起こし，抗血小板薬やヘパリン投与下では止血困難となることがあるため注意を要する

◎初期対応での薬剤

- ニトログリセリンは胸痛の軽減が得られることもあるので，舌下もしくはスプレー剤で使用してもよい
  - ➡ ただし，血圧低下が起こるので，収縮期血圧90 mmHg以下や通常血圧から30 mmH低下しているとき，また下壁梗塞で右室梗塞が疑われるときや勃起不全治療薬（シルデナフィルなど）投与中などは過度な降圧の危険があるため使用を避ける
- 痛みが強いと心負荷が増大するため，可能な限り鎮痛薬を投与する．薬剤としてはモルヒネ塩酸塩やブプレノルフィン塩酸塩（レペタン®注）の静脈内投与を行う．ともに血圧低下をきたすため少量から開始する
- 急性冠症候群の疑いが濃厚になったら，最初にアスピリンを内服してもらう
  - ➡ 用量は162〜325 mg（バファリン® 81 mgで2〜4錠，バイアスピリン® 100 mgで2〜3錠）を投与するが，筆者らの施設ではバイアスピリン® 100 mg 2錠が標準量となっている．特にバイアスピリン®は腸溶錠であり吸収に時間を要するため，噛み砕いてから内服してもらう
- 未分画ヘパリンは発症から2時間以内の投与により，冠動脈造影の際にTIMI血流分類2以上の血流が得られている率が高い[1]と報告されているため，ほぼ全例で投与する．筆者らの施設では3,000〜5,000単位をボーラス投与している
- また，緊急冠動脈インターベンションを行うと通常はステント留置されることが多いため，ステント血栓症の予防のためにカテーテル室に移動する前にチエノピリジン系抗血小板薬を服用させる
  - ➡ 従来はクロピドグレル硫酸塩（プラビックス®錠）をローディング用量の300 mgの内服を行っていたが，近年はより効果発現が速いプラスグレル塩酸塩（エフィエント®錠）を選択することも増えてきている．エフィエント®錠のローディング量は20 mgであり，5 mg 4錠もしくは20 mg 1錠を内服してもらう．エフィエント®錠は3.75・5・20 mg錠と3剤形あるため間違わないように注意する

5 緊急心臓カテーテル検査

- 初期対応が一通り終わり，急性冠症候群の可能性が考えられた時点で緊急心臓カ

テーテル検査を検討する
- この時点で，急性冠症候群を完全に否定する必要はなく，疑いのある時点でほとんどの症例は適応があると考えてよい
  ➡ ただし，認知症で安静が保てない症例や ADL が非常に低い症例などは医療施設の方針で判断が分かれる．患者や家族がなかなか検査に同意しない場合，急性冠症候群が予後不良疾患であることを十分に説明し同意が得られるように努める
  ➡ 単に高齢や腎機能障害，担がん患者というだけでは適応外にはならない
- 急性冠症候群では，緊急 PCI を行わずに保存的治療を行った場合，心不全や合併症の管理に難渋することが多く，予後不良であることが多い
- 緊急冠動脈造影検査で原因となる高度狭窄病変や閉塞病変を認めたときは，そのまま経皮的冠動脈インターベンション（PCI）を行う
- 左主幹部病変や多枝病変などのときは緊急冠動脈バイパス術（CABG）を検討するが，左主幹部病変が閉塞しているときは，特に緊急性が高いので緊急避難的に PCI を行うことが増えてきている．発症後 48 時間以内の緊急 CABG の予後は待機的な手術よりも予後が悪いことが示されており，個々の症例で外科チームとともに検討する

6 再灌流後の管理

- 再灌流療法後は，CCU で呼吸循環管理を行う．特に血行動態の変化や不整脈の管理に注意していく
- 心原性ショックや心不全併発例，左主幹部や多枝病変，左前下行枝近位部病変など梗塞範囲が広い症例では大動脈内バルーンパンピング（IABP）で補助循環を行う
- 心室頻拍や心室細動をきたす症例は，電気的除細動が必要だが，繰り返す場合はアミオダロン塩酸塩（アンカロン®注）やニフェカラント塩酸塩（シンビット®注）の投与を行う
  ➡ これらが使用できないときは，リドカイン塩酸塩の投与を行う．また，β遮断薬のランジオロール塩酸塩（オノアクト®注）の投与を検討するが，低心機能例や低血圧例では慎重投与が望ましい
- 発作性心房細動は急性期にはしばしば認められるが，血行動態の悪化を伴う場合は電気的除細動を行う．血行動態に影響がないときは薬物療法で心拍数のコントロールを行うが，Ⅰa・Ⅰc 群の抗不整脈薬は禁忌である
  ➡ 心拍数コントロールのためにランジオロールなどのβ遮断薬を使用する．禁忌のときはベラパミル，ジルチアゼムで代用するが，陰性変力作用を有するため低心機能例では心不全に注意する
- 血行動態の把握のために，Swan-Ganz カテーテルを留置し，循環のモニタリングを行う
- 低血圧や心原性ショックを呈した症例は観血的動脈圧モニタリングも行うが，血行動態が安定した症例では必ずしも必要ない
- 血行動態が安定している症例でも，心負荷の軽減のために初期は安静とする．その

後は心臓リハビリテーションのプロトコールに合わせ少しずつ安静度を上げていく
- 心電図，胸部X線検査，血液検査は急性期には毎日行う．特に入院当日から翌日にかけてCPKのピークをみるために，4～6時間ごとに心筋逸脱酵素の測定を行う
- また血清K・Mg値など電解質異常は不整脈を誘発することもあるので，こまめにチェックし，Kは4mEq/dL以上，Mgは2mg/dL以上を維持するように補正を行う

7 薬物療法

1. β遮断薬
- 心筋リモデリングや不整脈の予防のために，禁忌がなければ全例で投与を行う
- 低血圧，徐脈，房室ブロック，重症閉塞性動脈硬化症，慢性閉塞性肺疾患や気管支喘息症例の場合は投与を控える

2. レニン-アンジオテンシン-アルドステロン系阻害薬
- 心不全症例や左室駆出率(LVEF)40％未満の心機能低下例では，心不全入院リスクや死亡リスクの低下が示されており，できるだけ早期にACE阻害薬の投与を行う
- 心機能障害のない例でも長期予後の改善が示されており，禁忌がなければ全例に投与を行う
- もともと腎機能障害を認める例では，腎機能悪化や高カリウム血症に注意する
- 咳嗽など忍容性がなかったり，高血圧合併例ではアンジオテンシンⅡ受容体拮抗薬(ARB)の投与とする
- 心不全合併例で高カリウム血症を認めない例は,抗アルドステロン薬の投与を検討する．わが国ではスピロノラクトン(アルダクトン®A)とエプレレノン(セララ®)が使用できる

3. 抗血小板薬
- 低用量アスピリン(81～162 mg/日)は，禁忌がなければ全例で投与する
- PCIで冠動脈ステントが留置された症例はステント血栓症の予防のためにチエノピリジン系抗血小板薬(クロピドグレル硫酸塩75 mg/日もしくはプラスグレル塩酸塩3.75 mg/日)を併用する．

4. 抗凝固薬
- 左房・左室内に血栓を有する例，心房細動例，左室瘤をきたした症例，人工弁の症例，肺血栓塞栓症を有する症例は，抗凝固薬が必要になる
- 従来のワルファリンに加え，直接経口抗凝固薬(DOAC)が使用できるようになっているが，非弁膜症性心房細動，肺血栓塞栓症，下肢深部静脈血栓症の適応であるため，それ以外のときはワルファリンしか使用できない．DOACの中でもダビガトラン(プラザキサ®)は非弁膜症性心房細動のみ保険適用となっている
- 冠動脈ステント留置例は，「抗血小板薬2剤＋抗凝固薬」と抗血栓薬3剤の併用となってしまうため出血リスクが非常に高く注意を要する

5. HMG-CoA還元酵素阻害薬(スタチン)
- 心筋梗塞二次予防の観点から，もともとのLDLコレステロール値にかかわらず心血管事故抑制効果が認められているため，禁忌がなければ全例で投与する

- LDL コレステロール値の目標は 100 mg/dL が提唱されているが，高リスク群では 70 mg/dL 以下という厳格な管理でさらなるイベント発症低下やプラーク進展抑制の報告がなされており，可能な限り LDL コレステロールを低下するように薬剤投与を行う

6. 硝酸薬
- 急性心筋梗塞症例では，うっ血性心不全，広範囲の前壁梗塞，PCI 時に no/slow flow 現象が残存し持続的に心筋虚血が考えられる症例，高血圧症例の際に初期の 24〜48 時間を目処に静脈内投与を検討する
- 低血圧や徐脈をきたすことがあるため，収縮期血圧 90 mmHg 未満，心拍数 50/分以下の徐脈例では投与を控える
- 耐性の問題や長期予後の有用性は乏しいため，漫然とは投与しない

8 患者教育
- 急性冠症候群の最大の目標は短期予後の改善だが，近年は緊急インターベンションが広く行われており，以前に比べ短期予後は改善してきている
- 今後は，二次予防や心不全，心血管死など長期予後の改善が必要になる．そのため，食事療法や運動療法，服薬管理，禁煙，飲酒管理が重要になってくる
- そのため看護師や栄養士，薬剤師，理学療法士など医療スタッフと緊密に連携する必要がある．普段からの医療スタッフとの良好なコミュニケーションが求められる

文献
1) Verheugt FW, et al：High dose bolus heparin as initial therapy before primary angioplasty for acute myocardial infarction：results of the Heparin in Early Patency(HEAP)pilot study. J Am Coll Cardiol 31：289-293, 1998

【横田克明】

5 急性心不全

> **! POINT**
> - 初期対応においては，多岐にわたる心不全の病態をできるだけ短時間で把握する必要があり，そのための各種診断ツールを理解する
> - 血行動態や呼吸困難の速やかな改善を目指し，院内予後だけでなく，長期予後の改善も見すえた治療を行っていく

診療のフローチャート

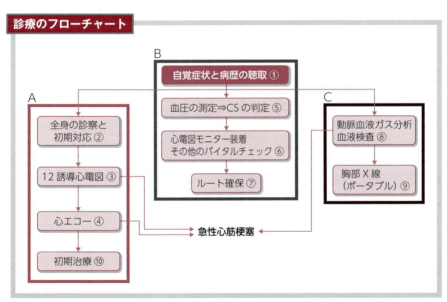

囲み A 部分を診療チームのリーダーが務め，囲み B・C 部分をその他のスタッフがそれぞれ担当し，同時に進めていくと効率的である．チャート中の丸数字は，「急性心不全診療」項(➡ 42 頁)の補足項目の番号を示している．

1 急性心不全の定義

急性心不全とは，循環動態の代償が行われていない病態であり，慢性心不全は安静にしていればほとんど症状のない(≒循環動態が代償されている)病態をいう．心ポンプ機能の低下によって，入院治療を要するような状態を急性心不全，外来での継続的な治療を要するような状態を慢性心不全と考えてもよい．

表1　Framingham criteria

大項目	小項目	大項目あるいは小項目
・発作性夜間呼吸困難あるいは起座呼吸 ・頸静脈怒張 ・ラ音聴取 ・心拡大 ・急性肺水腫 ・Ⅲ音奔馬調律 ・静脈圧上昇 >16 cmH$_2$O ・循環時間≧25 秒 ・肝頸静脈逆流	・足の浮腫 ・夜間の咳 ・労作時呼吸困難 ・肝腫大 ・胸水 ・肺活量最大量から1/3低下 ・頻脈（心拍数≧120/分）	治療に反応して5日で4.5 kg 以上体重が減少（心不全治療に反応した場合は大症状，それ以外の治療に反応した場合は小症状とする）

大項目を2項目，あるいは大項目を1項目および小項目を2項目を有するもの.

2 心不全の診断

- "心不全"（≒うっ血性心不全）の診断基準は，Framingham criteria（表1）を参考にするとよい．この診断基準は今から40年以上前に報告された[1]ものだが，現在でもその形をほとんど変えず，わが国をはじめ世界中の心不全ガイドラインに引用されている
- 基準項目は，うっ血性心不全患者に生じる症状・徴候を大きく「大症状」と「小症状」に分けて記載しており，「大症状」が2つ以上か，もしくは「大症状」1つと「小症状」2つ以上を認めれば確定診断となる
- 項目のほとんどが，診療の根幹となる「問診」と「身体所見」から得られるものであり，このことは心不全診断においては，基本的な臨床姿勢が重要であることを示している

3 心不全の原因疾患，および増悪因子

- 心不全の原因疾患[2,3]を表2に，心不全増悪の誘因[4]を図1に示す．これらは急性心不全への適切な介入を図るために，あらかじめ理解しておく必要がある
- 原因疾患への治療とともに増悪因子への是正がなされなければ，急性心不全の速やかな改善は得られず，再発予防や重症予防も達成されない

4 急性心不全診療

- 冒頭の診療のフローチャートを参考に進めていく
- 急性心不全は初期対応が適切でないと以後の精査や治療が複雑かつ困難となる．よって，この初期対応を適切に行うことで急性期の全身状態を速やかに整えつつ，並行して問診や身体所見，検査データなどを得て，心不全の迅速診断ならびに原因疾患の鑑別へとつなげていく
- 急性心不全の原因疾患は何か，またその原因疾患のもとで関与した増悪因子は何か，を念頭に置いて診療にあたることが肝要であり，原因疾患は介入可能なものから検索していく
  ➡ すなわち，緊急心臓カテーテルや緊急手術による介入が効果的な疾患（表3）を中心に鑑別を進める．これらの疾患の見落としは，直接的に，かつ短期的に患

表2　急性心不全の原因疾患

1. 急性冠症候群(約30%)
   a) 心筋梗塞, 不安定狭心症：広範囲の虚血による機能不全
   b) 急性心筋梗塞による合併症(僧帽弁閉鎖不全症, 心室中隔穿孔, 完全房室ブロックなど)
   c) 右室梗塞
2. 弁膜症(約20%)
   a) 既存の大動脈弁狭窄症や弁逆流症の増悪
   b) 心内膜炎, 腱索断裂, 大動脈解離などによる新規弁膜症
3. 心筋症(約20%)
   肥大型心筋症, 拡張型心筋症, 拘束型心筋症, たこつぼ心筋症, 不整脈源性右室心筋症, 心筋緻密化障害, 心サルコイドーシス, 心アミロイドーシス, 産褥心筋症, 甲状腺機能異常, 脚気心, 薬剤性心筋症など
4. 高血圧性心疾患(約15%)
5. 不整脈の急性発症：心房細動・粗動, 心室頻拍, 心室細動, 完全房室ブロックなど
6. 肺血栓塞栓症
7. 急性心筋炎
8. 心タンポナーデ, 収縮性心膜炎
9. 先天性心疾患：心房中隔欠損症, 心室中隔欠損症など

カッコ内は全体に占める割合.

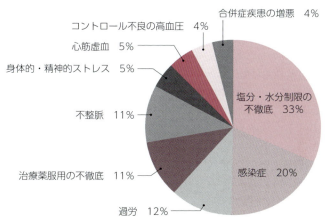

図1　心不全増悪の誘因

表3　特異的な治療を施行すべき急性心不全

急性心筋梗塞　　　➡　責任冠動脈再開通療法
高度房室ブロック　➡　心臓ペーシング
重症心室性不整脈　➡　薬物および非薬物療法
心タンポナーデ　　➡　心囊穿刺・ドレナージ
肺血栓塞栓症　　　➡　血栓溶解療法, 静脈フィルター

手術適応
・心タンポナーデ
・急性弁膜症
・感染性心内膜炎
・急性心筋梗塞の左室自由壁破裂, 心室中隔穿孔, 僧帽弁乳頭筋不全

表4 心不全の症状

急性右心不全症状	急性左心不全症状
・顔面浮腫 ・頸静脈怒張 ・胸水 ・食欲不振 ・悪心・嘔吐 ・肝腫大 ・腹水 ・便秘 ・腹部膨満感 ・下腿・大腿浮腫 ・体重増加	・労作時息切れ ・起座呼吸 ・夜間発作性呼吸困難 ・水泡音 ・喘鳴 ・ピンク色泡沫痰 ・動悸 ・Ⅲ・Ⅳ音の聴取 ・易疲労感

者の生死にかかわってくるからである．緊急介入の必要がなければ，その他の心不全病態の解析を進め，病態に最も即した治療を順次行えばよい

以下に項目ごとの補足事項を記す．

1．自覚症状と病歴の聴取
- 心不全の症状を表4に示す
- 主訴と現病歴を簡潔に聴取
  - ➡ ポイントは，「いつごろから」「どのようなときに」「どのような症状が出てきたか」をより具体的に聞くこと
    - ▸「ここ数日，急に息切れや咳がひどくなって」「安静時でも呼吸が苦しくて」
      ➡ 急性心不全
    - ▸「1か月以上前から徐々に息切れや足のむくみがひどくなってきて」➡ 慢性心不全の増悪
    - ▸「労作時に胸痛，胸が締めつけられるような感じ」➡ 虚血性心疾患
    - ▸「心臓がドキドキと速く打つ」「のどがつっかえる感じ」「脈が不整」➡ 心房細動や期外収縮などの不整脈
- 心臓疾患の有無（拡張型心筋症，肥大型心筋症，心臓弁膜症，高血圧性心疾患，虚血性心疾患など）
- 心臓疾患以外の背景疾患（慢性腎臓病や透析の有無，COPDや喘息などの呼吸器疾患，脳梗塞，生活習慣病（高血圧，糖尿病，脂質異常症）など
- 家族歴，生活歴（喫煙，飲酒，アレルギー，職業）
- 身長と体重（できれば最近の体重のおおよその推移も）
- 入院直前までの内服薬（市販薬も含めて）

2．全身の診察と初期対応
◎全身の診察
- 心音：Ⅲ音（心室充満音）による奔馬調律が特徴的である．そのほか，弁膜症やシャント性疾患など原因疾患の病態を反映した収縮期・拡張期雑音であったり，心膜摩擦音（急性心膜炎など），Ⅳ音による心房性奔馬調律などに注意して聴取する

- 肺呼吸音：心不全では，間質の浮腫を反映して初期には捻髪音（fine crackles）を，水浸しになれば水泡音（coarse crackles）を聴取する．気管支粘膜の腫脹を伴えば笛音（wheeze）も聴取される
- その他：眼瞼結膜の貧血，眼球結膜の黄染，口唇のチアノーゼ，頸静脈怒張，肝腫大，肝頸静脈逆流，下腿浮腫，末梢冷感など

◎初期対応
- 酸素投与
  ➡ SpO_2＞90％を維持できるように，鼻カニューレやマスクで適宜酸素投与量を調整する．なお，SpO_2が良好に保たれている症例への高流量酸素投与を是とする根拠には乏しい
- semi-Fowler〜Fowler 位
  ➡ 上半身のみ 20〜60°起こした体位（患者が最も楽に呼吸できる体位であればそれでもよいが，一般的には 45°以上として胸部 X 線撮影したほうが胸水貯留も評価しやすい）

3. 12 誘導心電図
- 急性心不全に特異的な所見はないものの，不整脈（心房細動，房室ブロックなど）や虚血性心疾患（ST-T 変化）など，心不全の原因疾患を反映した所見の診断に必須である

4. 心エコー
- 心臓の形態や収縮・拡張機能，弁膜症など，基礎心疾患の診断を非侵襲的に評価できる検査として重要な役割を果たしている
- 5 分以内に急性冠症候群の可能性や血行動態の大まかな評価を行うよう心がけること
- 急性冠症候群の鑑別のため，左室壁運動異常の有無を評価することが基本
- Forrester 分類は，Swan-Ganz カテーテルで測定された心係数（cardiac index；CI）を末梢循環不全の指標として，また肺動脈楔入圧（pulmonary artery wedge pressure；PAWP）を肺うっ血の指標として評価される．ただし心エコーでも，ある程度それらの推測が可能である．

◎心係数が 2.2 L/分/m^2 以上あるかないかを心エコーで推測するために
- 心係数＝1 回拍出量（stroke volume）×心拍数÷体表面積なので，1 回拍出量を求めれば心係数が計算される．断層心エコー法や Modified Simpson 法により 1 回拍出量を推定することが可能である（具体的な測定方法については割愛するが，慣れると簡単にできる）

◎肺動脈楔入圧が 18 mmHg 以下なのかどうかを心エコーで推測するために
- 肺動脈楔入圧≒左房圧≒左室拡張末期圧であるため，左房圧や左室拡張末期圧を推測できるツールが有用である．僧帽弁流入血流速波形より得られる拡張早期急速流入波（E 波）と心房収縮波（A 波）が，偽正常化（1≦E/A＜2），あるいは拘束型（E/A＞2）波形となっていれば，左房圧の上昇，つまり肺動脈楔入圧が 18 mmHg 以上である可能性が示唆される．また，組織ドプラ法で得られる拡張早期僧帽弁輪運動速

表5 クリニカルシナリオ(CS)

入院時の管理	
・非侵襲的監視:SaO₂,血圧,体温 ・酸素 ・適応があれば非侵襲的陽圧換気(NPPV) ・身体診察	・臨床検査 ・BNPまたはNT-pro BNPの測定:心不全の診断が不明の場合 ・心電図検査 ・胸部X線写真

CS 1	CS 2	CS 3	CS 4	CS 5
収縮期血圧(SBP)>140 mmHg	SBP 100~140 mmHg	SBP<100 mmHg	急性冠症候群	右心不全
・急激に発症する ・主病態はびまん性肺水腫 ・全身性浮腫は軽度:体液量が正常または低下している場合もある ・急性の充満圧の上昇 ・左室駆出率は保持されていることが多い ・病態生理としては血管性	・徐々に発症し体重増加を伴う ・主病態は全身性浮腫 ・肺水腫は軽度 ・慢性の充満圧,静脈圧や肺動脈圧の上昇 ・その他の臓器障害:腎機能障害や肝機能障害,貧血,低アルブミン血症	・急激あるいは徐々に発症する ・主病態は低灌流 ・全身浮腫や肺水腫は軽度 ・充満圧の上昇 ・以下の2つの病態がある ①低灌流または心原性ショックを認める場合 ②低灌流または心原性ショックがない場合	・急性心不全の症状および徴候 ・急性冠症候群の診断 ・心臓トロポニンの単独の上昇だけではCS 4に分類しない	・急激または緩徐な発症 ・肺水腫はない ・右室機能不全 ・全身性の静脈うっ血所見

治療				
CS1	CS2	CS3	CS4	CS5
・NPPVおよび硝酸薬 ・容量過負荷がある場合を除いて,利尿薬の適応はほとんどない	・NPPVおよび硝酸薬 ・慢性の全身性体液貯留が認められる場合に利尿薬を使用	・体液貯留所見がなければ容量負荷を試みる ・強心薬 ・改善が認められなければ肺動脈カテーテル ・SBP<100 mmHgおよび低灌流が持続している場合には血管収縮薬	・NPPV ・硝酸薬 ・心臓カテーテル検査 ・ガイドラインが推奨するACSの管理:アスピリン,ヘパリン,再灌流療法 ・大動脈内バルーンポンプ	・容量負荷を避ける ・SBP>90 mmHgおよび慢性の全身性体液貯留が認められる場合に利尿薬を使用 ・SBP<90 mmHgの場合は強心薬 ・SBP>100 mmHgに改善しない場合は血管収縮薬

治療目標		
・呼吸困難の軽減 ・状態の改善	・心拍数の減少 ・尿量>0.5 mL/kg/分	・収縮期血圧の維持と改善 ・適正な灌流に回復

度(e´)は,左室拡張能を表す指標の1つであり,E/e´>15もまた左房圧上昇を示唆する所見とされる.ただし,僧帽弁輪の記録部位や,心筋障害部位により,注意深い解釈を要する場合もある.

5. 血圧の測定(CSの判定)

- 急性心不全患者の初期評価・治療のツールとして,クリニカルシナリオ(clinical scenario;CS,表5)がよく用いられている

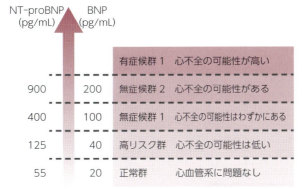

図2 BNPとNT-proBNPの値に基づく解釈

- CSは,明確なエビデンスとしては確立されていないが,心不全による急性増悪時の収縮期血圧が心臓の予備能になるという考えかたを基軸としていて,速やかに治療を開始するアプローチ法を提案したものである.もちろん,その後のより正確な評価により,適宜治療方針を調整していかなければならない

6. 心電図モニター装着,その他のバイタルチェック

- 心電図モニターでリズムを判定(洞調律,心房細動,房室ブロック,調律不明など)
- 脈拍(整 or 不整),SpO_2〔酸素を投与中である場合は,その条件も記載(room air,鼻カニューレ2Lなど)〕,体温,呼吸回数をチェック
  ➡ 例:心拍数72/分・整,93%(マスク4L),36.8℃,呼吸数20回/分

7. ルート確保

- 血管内への薬剤投与目的に,肘正中皮静脈,もしくは前腕中央の静脈に18～22Gのサーフロー留置針でルート確保を行い,1号液を10～20 mL/時で投与を開始する(腎機能や血清K値が不明で,明らかなショックには至っていないような症例には原則Kを含まない1号液を選択し,ゆっくり投与しておくほうが無難である.後に,緊急心臓カテーテルなどの諸検査を行うことになるかもしれない症例では,点滴台は左側にあるほうが邪魔にならないため,ルート確保はできれば左側に行う)

8. 動脈血液ガス分析,採血

- 動脈血ガス分析を行うことで,呼吸不全や末梢循環不全(≒乳酸アシドーシス)の有無,電解質や血糖の異常について迅速診断が可能である
- BNP(脳性Na利尿ペプチド)は主に心室から分泌されるホルモンであり,心室の負荷に応じて血中濃度が上昇する.心不全の診断,重症度,予後判定に有用であり,その測定意義の確立は近年の心不全診療の進歩の1つといえる.BNPの前駆体であるproBNPの測定も同様に心不全の評価に有用である(図2)
- 急性冠症候群を診断するための迅速診断キットがあれば施行しておく
- そのほか,血算や生化学一般(CPK,腎機能,肝胆道系酵素,電解質,CRPは必ず

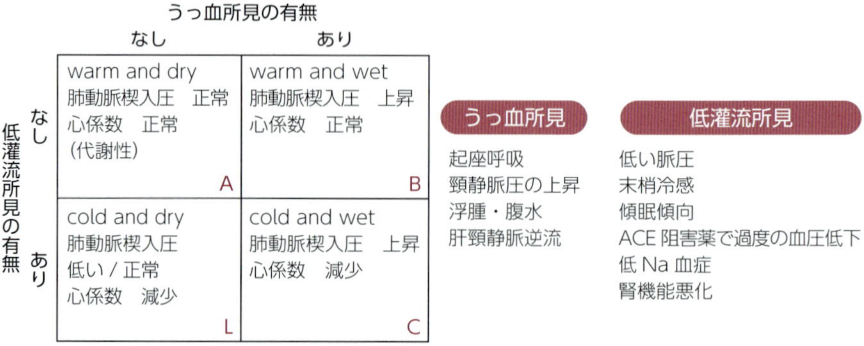

	うっ血所見の有無	
	なし	あり
低灌流所見の有無 なし	**warm and dry** 肺動脈楔入圧　正常 心係数　正常 （代謝性） A	**warm and wet** 肺動脈楔入圧　上昇 心係数　正常 B
低灌流所見の有無 あり	**cold and dry** 肺動脈楔入圧 低い／正常 心係数　減少 L	**cold and wet** 肺動脈楔入圧　上昇 心係数　減少 C

うっ血所見
起座呼吸
頸静脈圧の上昇
浮腫・腹水
肝頸静脈逆流

低灌流所見
低い脈圧
末梢冷感
傾眠傾向
ACE 阻害薬で過度の血圧低下
低 Na 血症
腎機能悪化

図 3　Nohria–Stevenson の分類
Profile A：dry-warm，うっ血所見および低灌流所見はない
Profile B：wet-warm，うっ血所見はあるが低灌流所見はない
Profile C：wet-cold，うっ血所見および低灌流所見を認める
Profile L：dry-cold，低灌流所見はあるがうっ血所見はない

チェック．できれば CPK-MB，トロポニン，D-dimer，甲状腺ホルモン，感染症なども含める）

9. 胸部 X 線（ポータブル）

- 臥位で撮影すると胸水貯留の判別が困難となるため，可能であれば座位で撮影する
- 急性心不全では肺血管陰影の増強（＝肺うっ血）が目立ち，心拡大を認める症例が多い．そのほかの所見としては，小葉間隔壁肥厚 ➡ Kerley line，胸膜肥厚 ➡ 胸膜下水腫，気管支周囲間質肥厚 ➡ peribronchial cuffing，葉間胸水 ➡ vanishing tumor，胸水 ➡ CP-angle の鈍化，などがあげられる

10. 初期治療

- 心不全の病態はさまざまであるが，どのような病態においても基本的には上述のとおり初期対応にあたり，並行して CS による治療を開始する．治療が始まったら何度もトイレに行かずに済むように尿道カテーテルの留置を行う．その際，いきなり手技を始めたり，痛くすると，血圧上昇により重篤な合併症を起こしかねないため，十分な説明のうえ，愛護的に施行する
- 状態が落ち着けば，救急処置室，CCU や ICU などに随時収容する
- 心エコーや Swan-Ganz カテーテルで得られた所見も参考にしながら，低灌流所見とうっ血所見の有無により Nohria-Stevenson 分類（図 3）や Forrester 分類（図 4）を用いて臨床病型を細分化する．そして下記の初期治療方針を参考にしながら，CS により開始された治療がそのままでよいのか，あるいは変更したほうがよいのかを適宜判断していく

◎初期治療方針

- Nohria-Stevenson Profile A もしくは Forrester I 群では，心拍出量正常でうっ血も認めない．循環動態としては落ち着いており，心不全以外の疾患も含めて精査を進めていく

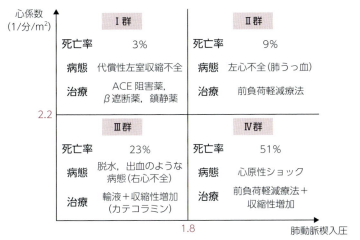

図4 Forrester 分類

- Nohria-Stevenson Profile B もしくは Forrester Ⅱ群では，心拍出量は保たれているが，うっ血を認めるため，利尿薬や血管拡張薬を用いる．利尿薬としては，主としてループ利尿薬が用いられるが，2010年にはバソプレシン V_2 受容体拮抗薬がわが国でも承認された．ループ利尿薬は現在の治療の主軸であるが，迅速な血管内ボリュームの減少と症状の消失をもたらす一方で，神経体液性因子の活性化により心・腎機能に障害を与えるため，理想的な治療とはいえない．その点，バソプレシン V_2 受容体拮抗薬である水利尿薬〔トルバプタン（サムスカ®）〕は，腎機能や神経体液性因子に悪影響を与えることが少ないとされており[5]，急性心不全患者の予後を改善する可能性が示されている[6]．各利尿薬の特徴を表6に示す．
- Nohria-Stevenson Profile L もしくは Forrester Ⅲ群では，うっ血は認めないが，心拍出量の低下を呈しているため，補液や強心薬が治療の主体となる
- Nohria-Stevenson Profile C もしくは Forrester Ⅳ群では，心拍出量が低下してうっ血を呈しているため，薬物療法としては血行動態に注意しながら強心薬を投与しつつ，利尿薬などで前負荷軽減を図る．薬物治療によっても改善が得られなければ，大動脈内バルーンポンプや経皮的心肺補助装置などの非薬物療法を導入する．そのほか，低心拍出量症候群や脱水症などで急性腎障害を認める場合には，一時的に血液濾過透析を要することもある．なお，上述のような治療法では救命できない，もしくは延命の期待がもてない重症心不全では，心臓移植の適応があれば，補助人工心臓の装着が検討される

＊

急性心不全は即時の対応が要求される病態であり，初期治療としてまず救命を，そして症状や臓器うっ血の改善を図りながら，心機能低下の原因となる基礎疾患は何か，増悪機序があるとすれば何か，重症度はどれほどか，などに関して速やかに的確な評価を行う．また，心不全を心腎関連などで代表される全身疾患として捉えるアプ

表6 利尿薬の種類と特徴

薬剤の種類	作用部位	特徴	副作用	よい適応
ループ利尿薬	ヘンレ上行脚	サイアザイド系利尿薬と比べ，利尿作用は強いが，降圧効果は弱く，持続も短い	脱水，低Na血症，低K血症，低Ca血症，高尿酸血症，腎機能障害など	主に浮腫性疾患（うっ血性心不全，ネフローゼ症候群，肝硬変）
サイアザイド系利尿薬	遠位尿細管	降圧薬として一般的に使用される．少量から使用する	脱水，低Na血症，低K血症，耐糖能異常，高尿酸血症など	高血圧性心疾患，脳血管障害慢性期など
K保持性利尿薬（アルドステロン拮抗薬）	遠位尿細管および接合集合管	高血圧を伴う心不全や心筋梗塞後に投与し，予後改善を期待する	高K血症，低Na血症，腎機能障害，女性化乳房，性欲減退など	治療抵抗性高血圧，原発性アルドステロン症など
バソプレシンV₂受容体拮抗薬	腎集合管	強い利尿作用を有しているが，Na再吸収は抑制せず，水の再吸収のみ抑制するため，循環動態への影響が少ない	脱水，口渇，高Na血症，肝機能障害，腎機能障害など	ループ利尿薬など他の利尿薬で効果不十分な心不全における体液貯留，または低Na血症を呈している場合

ローチも必要であり，複雑な全身の病態理解に励まねばならない．もちろん，急性期管理のみならず，発症予防，重症化予防，再発予防という長期的な観点も重要である．急性心不全診療は日進月歩であり，それに携わる者もまた，常に知識や技術のアップデートを心がけることが求められる．

文献

1) Mckee PA, et al：The natural history of congestive heart failure: the Framingham study. N Engl J Med 285：1441-1446, 1971
2) Kawashiro N, et al：Clinical characteristics and outcome of hospitalized patients with congestive heart failure. Circ J 72：2015-2520, 2008
3) Sato N, et al：Acute decompensated heart failure syndromes (ATTEND) registry. A prospective observational multicenter cohort study: rationale, design, and preliminary data. Am Heart J 159：949-955, 2010
4) Tsuchihashi M, et al：Clinical characteristics and prognosis of hospitalized patients with congestive heart failure; A Study in Fukuoka, Japan. Jpn Circ J 64：953-959, 2000
5) Matsue Y, et al：Clinical effectiveness of tolvaptan in patients with acute heart failure and renal dysfunction. J Card Fail 22：423-432, 2016
6) Shirakabe A, et al：Immediate administration of tolvaptan prevents the exacerbation of acute kidney injury and improves the mid-term prognosis of patients with severely decompensated acute heart failure. Circ J 78：911-921, 2014

【鳥海進一】

慢性心不全

> **POINT**
> - 慢性心不全の症状・身体所見を把握する
> - OMT (optical medicine therapy) を確実に行う
> - 心不全原因検索として睡眠時無呼吸症候群を精査する

診療のフローチャート

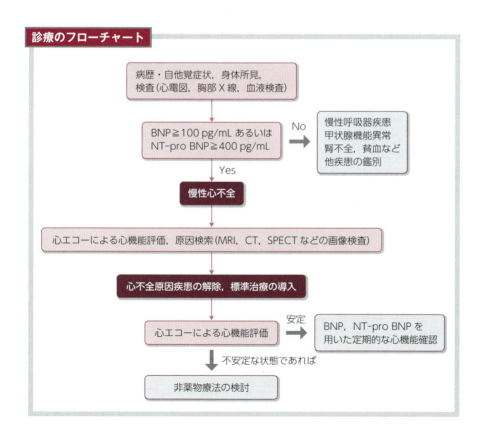

心不全治療は急性期管理として症状を改善させる治療と，慢性期の長期予後を改善させる治療がある．これらは連続的なもので，急性期のうっ血の改善だけを目指さず，慢性期の安定管理までの流れを念頭に置く必要がある．慢性心不全治療のゴールは何か？ それは，再入院をさせない，運動耐容能・生活の質を落とさない，予後を改善させることに集約されるであろう．

心不全においては心筋リモデリングの進展をいかに予防するかが鍵である．心筋リモデリングには神経体液性因子の関与が深くかかわっており，これらを調節する薬剤投与は必須である．

1 診察のポイント

心不全の増悪所見を見抜く．

1. 心不全の徴候

- Framingham のうっ血性心不全診断基準(Framingham criteria)は 1971 年に発表され，主に症状による診断である．45 年以上前の文献になるが，心不全徴候を的確に捉えており，現在でも非常に有益である(表1)
- 項目中，① 静脈圧上昇(16 cmH$_2$O 以上)，② 循環時間延長(25 秒以上)，③ 肺活量減少(最大量の 1/3 以下)，の実測は測定器材がなければ容易ではないが，それ以外の項目は慎重に診察をすれば所見の有無は明確に判断できる
- 急性心不全を対象にした ATTEND registry においても 55.4％に認められた発作性夜間呼吸困難は特に重要な所見である．慢性心不全増悪前に同徴候を捉えたいが，患者が意識していないことが多い．必ず「夜間目を覚ますことはないか？ 息苦しさを伴っていないか？ 横になってしっかり眠れるか」と問うことが重要である

2. 左心・右心不全による病状の相違

1）左心系

- 左房圧上昇：肺うっ血
  - ▶症状：労作時息切れ，夜間発作性呼吸困難，起坐呼吸と増悪していく
  - ▶身体所見：心雑音(Ⅲ・Ⅳ音)，湿性ラ音
- 低心拍出量
  - ▶自覚症状：全身倦怠感，頭痛等の神経症状，食思不振など，非特異的なものも多い
  - ▶身体所見：四肢冷感，夜間尿，乏尿を認める．脈圧の低下もみられる

2）右心系

- 浮腫，肝腫大，腸管浮腫による食欲不振

2 移送・専門医への紹介が必要か

- 急性心不全で，血行動態が保たれない場合は緊急で高度医療機関へ移送し，専門医の診断・加療を依頼する．緊急を要さない軽度な心不全疑い症例でも BNP で 100 pg/mL(NT-pro BNP で 400 pg/mL)以上であれば治療対象となる可能性がある．BNP で 200 pg/mL 以上であればその可能性はさらに高く，背景となる原因心疾患を精査するために専門医への紹介を勧める
- 初発の心不全で，心電図が以前と比較し変化しているケースは虚血による心不全を

表1 うっ血性心不全の診断基準

大症状
・発作性夜間呼吸困難または起坐呼吸 ・頸静脈怒張 ・肺ラ音 ・心拡大 ・急性肺水腫 ・拡張早期性ギャロップ(Ⅲ音) ・静脈圧上昇(16 cmH$_2$O以上) ・循環時間延長(25秒以上) ・肝頸静脈逆流
小症状
・下腿浮腫 ・夜間咳嗽 ・労作性呼吸困難 ・肝腫大 ・胸水貯留 ・肺活量減少(最大量の1/3以下) ・頻脈(120/分以上)
大症状あるいは小症状
・5日間の治療に反応して4.5 kg以上の体重減少があった場合,それが心不全治療による効果ならば大症状1つ,それ以外の治療ならば小症状1つとみなす

大症状2つか,大症状1つおよび小症状2つ以上を心不全と診断する.
(McKee PA, et al: The natural history of congestive heart failure: the Framingham Study. N Engl J Med 285: 1441-1446, 1971 より)

鑑別する必要があり,専門医へ紹介する
- 弁膜症による心雑音が聴取される場合も,心不全の改善に外科的治療が必要なこともあり,心エコー機器を有していなければ精査を依頼する

3 必要な検査
種々検査の詳細は他項を参照されたい.ここでは「慢性心不全の増悪徴候を捉える」という観点で概説する.

1. 心電図
- 虚血性心疾患,急性虚血はもとより,慢性的な虚血による心不全がないか,心室・心房の容量,圧負荷はどうか,心室内伝導障害,心筋障害を示すQRS幅の延長はないか,頻脈・徐脈などはどうか? 不整脈も含めて心電図1枚から重要な所見が多く得られる

2. 胸部X線検査
- うっ血を示すサイン:肺尖部への肺血管増強(cephalization),肺動脈拡張,Kerley lineが重要な所見である.胸水は肋骨横隔膜(costophrenic angle)が鈍になる
- 心房が拡大する所見:右房 → 右2弓突出,左房 → double shadow,気管分岐角の拡大なども重要である.側面像も適時確認する

3. 血液検査

- BNP(NT-pro BNP)は診断的意義のみならず，治療安定化を確認する面でも重要である．貧血は心不全の増悪因子である．うっ血肝ではトランスアミナーゼのみならず，ビリルビンの上昇も重要である
- 腎機能，電解質の悪化がないか随時確認する

4. 心エコー

- 主要検査項目は多岐にわたる．詳細は他稿(→231頁の「心エコー」項)を参照されたい．心不全の経過観察では特にリバースリモデリング[1]が重要である．神経体液性因子(あるいは睡眠時無呼吸症候群も)を抑制し，リモデリングの状態を確認する．心室腔拡大は改善傾向か否か，定期的に施行する

5. 心臓カテーテル検査

- 急性期のうっ血解除が困難な場合，虚血が深くかかわっていることがある
- 特に初発心不全では，背景に虚血が絡んでいるかいないか，冠動脈造影による確認は有効である
- 右心カテーテルは慢性心不全評価のルーチンではないが，低左心機能でうっ血の解除が困難である症例や，利尿薬・強心薬の効果を確認するには有効である

6. 心臓核医学検査

- 虚血をはじめ，脂肪酸代謝障害を確認する．テクネチウム(Tc)製剤によるquantitative gated SPECT による心機能評価では，心臓同期不全の状態も確認でき，これらの結果を基にCRT効果予測を行っている報告もある[2]
- 心筋MIBGにより，心不全の重症度を検討可能で，急性期治療によるうっ血が改善された時点で一度評価するとよい．その後の治療効果により改善傾向にあるかを再度外来診療で検討できる

7. 心臓MRI検査

- MRIにおいても心機能評価，形態評価が可能である．ガドリニウム(Gd)を用いた遅延造影では，心筋の線維化などの病変検出が可能であり，原因疾患の鑑別，重症度分類，リスク評価に有用である

8. 睡眠呼吸障害(sleep disordered breathing；SDB)の検査

- パルスオキシメータを用いた簡易検査を施行する．簡便なので，心不全患者には必ず施行する．疑いがあれば，ポリソムノグラフィ(polysomnography；PSG)にて確定診断を行う

4 慢性心不全のStage

慢性心不全の治療は急性期治療と異なり，いかに予後改善効果があるかが鍵である．QOLを落とさず，心不全入院をさせない慢性管理が重要である．しかしながら，そもそも心不全にさせない心不全治療が究極である．すなわち予防が重要であり，症状が出ていない段階から，心不全治療を始める必要がある．AHA/ACCによる心不全のStage分類では症状出現＝心不全ではなく，器質的疾患をもっている段階ですでに心不全であるととらえよ，となっている(図1を参照).

- Stage A：心不全の発症リスクを有する段階．リスクを有した時点で"すでに心不

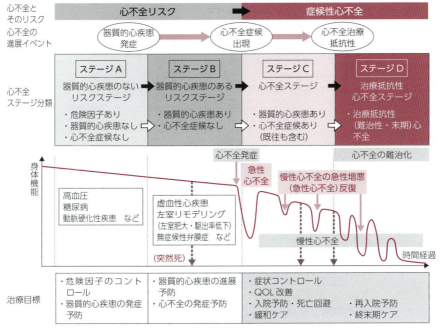

図1 心不全 stage 分類, 進展ステージおよび治療目標
〔厚生労働省：脳卒中, 心臓病その他の循環器病に係る診療提供体制の在り方に関する検討会. 脳卒中, 心臓病その他の循環器病に係る診療提供体制の在り方について(平成29年7月). http://www.mhlw.go.jp/file/05-Shingikai-10901000-Kenkoukyoku-Soumuka/0000173149.pdf(2018年12月閲覧)より〕

全候補である"という分類である. 高血圧症, 動脈硬化疾患, 糖尿病, 肥満, メタボリック症候群などを有していれば心不全候補であり, これらのリスク管理をいかに上手く行うか, 今後の心不全展開に重要である

- Stage B：うっ血が表面化していない「隠れ心不全」の状態である. 心筋梗塞の既往や心エコーにおいて左室肥大や, 駆出率の低下など認められたら要注意である. この段階でBNP値は確認するべきである. 日本心不全学会予防委員会による「血中BNPやNT-pro BNP値を用いた心不全診療の留意点について」(http://www.asas.or.jp/jhfs/topics/bnp201300403.html)では血中BNP値が18.4〜40 pg/mLのレンジに注目している. この間であればただちに治療を要する心不全の状態ではないが, 逸脱しないように経過観察する必要がある

- Stage C：心不全徴候がある. NYHA分類ではⅡ・Ⅲ度に相当する. 収縮不全を主体とする病態(HFrEF)であれば, 以下に述べる薬物療法の神経体液性因子にかかわる薬物を導入する. すなわちレニン-アンジオテンシン-アルドステロン系(RAAS)抑制薬, β遮断薬, 抗アルドステロン拮抗薬である. 収縮能が保たれた病態(HFpEF)に関しては現在のところ治療薬の明確なエビデンスがないが, 病状に合わせて, 降圧, 脈拍調整, うっ血の解除を対症的に行っていく

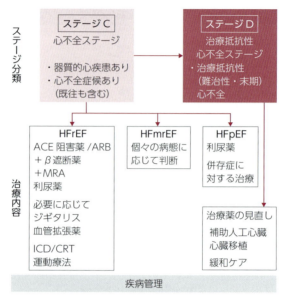

図2 心不全治療のアルゴリズム
〔日本循環器学会/日本心不全学会：急性・慢性心不全診療ガイドライン（2017年改訂版）．http://www.j-circ.or.jp/guideline/pdf/JCS2017_tsutsui_h.pdf（2018年12月閲覧）より〕

- Stage D：現在有効と考えられるあらゆる治療を施しても，NYHA Ⅳ度：安静時に息苦しさを感じる状態．最終的に移植を検討するケースも多く存在する

5 治療
- 慢性心不全治療では上述のStageと薬物治療指針（図2）を参考に進める．
- 一般治療として，減塩，感染予防は重要である．年齢にもよるが，およそ7g/日の減塩と，インフルエンザ，肺炎球菌ワクチンなどの予防接種も行う
- 薬物療法に関しては至適薬物を導入しているかが鍵である．すなわち，ACE阻害薬，β遮断薬，ミネラルコルチコイド・アルドステロン受容体拮抗薬（MRA）であり，至適薬物療法（optimal medical therapy；OMT）と呼ばれる．また，薬物使用例を参照されたい（表2）

1．薬物療法
心不全治療薬を検討する際に，HFrEFかHFpEFかで大きく異なる．ここではHFrEFについて概説する．

1）ACE阻害薬
- 1987年慢性心不全の予後改善効果が発表されたCONSENSUS試験が軸である．RAASを抑制するACE阻害薬は慢性心不全の中核薬剤である．ブラジキニン分解を阻害し，咳，血管浮腫の原因となる

表2 慢性心不全に対する薬物使用例

薬剤	薬剤名(一般名)	初期投与量	維持量
ACE 阻害薬	エナラプリルマレイン酸塩	2.5 mg	2.5〜10 mg
ARB	カンデサルタン シレキセチル	4 mg 腎障害・血圧に余裕がなければ2 mg	4〜8 mg
β遮断薬	カルベジロール	1.25 mg(1日2回)	2.5〜10 mg(1日2回)
	ビソプロロールフマル酸塩	0.625 mg	1.25〜5 mg
アルドステロン拮抗薬	スピロノラクトン	25 mg	25〜50 mg(目標 50 mg)
ループ利尿薬	フロセミド	20 mg	20〜80 mg
	アゾセミド	30 mg	30〜60 mg

注：わが国において，心不全に保険適用のあるものを記載．
Stage A・B でリスク管理目的や，高血圧を有する心不全においては上記以外に選択の幅は広がる（例：ペリンドプリルエルブミン，バルサルタン，エプレレノンなど）．

2）アンジオテンシンⅡ受容体拮抗薬（ARB）

- 多くの大規模試験では，ACE 阻害薬に比較して明らかに ARB が優れるというエビデンスはないが，プラセボ対照での ARB の有用性を認める試験は存在する．わが国では ARCH-J 試験においてカンデサルタンの有用性が確認され，ACE 阻害薬に忍容性のない患者を対象とした CHARM alternative 試験でも同様であった
- 慢性心不全において RAAS 抑制薬が投与できない理由として低血圧があげられる．実臨床でも ACE 阻害薬を導入し，血圧が下がりすぎる経験をされていると思う．そのような場合，カンデサルタン シレキセチル 2 mg 少量投与で忍容性を確認する．神経体液性因子の抑制が全くされていない状態は避けたい

3）β遮断薬

- 1996 年の US Carvedilol 試験においてカルベジロールが，1999 年の CIBIS Ⅱではビソプロロールに予後改善効果があることが明らかになった．β遮断薬投与は，急性期の心不全管理に目処が立ち体液貯留の徴候がなければ少量から導入する．外来にて NYHA Ⅲ・Ⅳ度の慢性心不全患者に導入する際は必ず入院下で導入を行う
- 5〜7 日にてうっ血増悪がなければ漸増していく．バイタルサイン，胸部 X 線像，BNP にて漸増が適切か検討する．忍容性がない場合は減量する

4）利尿薬

- 慢性心不全の前負荷調節にはループ利尿薬が有効である．必要以上の量を投与し，腎機能障害をきたさないように注意する．症例によってはサイアザイド系利尿薬を使用する機会も多い
- 腎機能と電解質異常を確認することが必要である．低 K 値ではジギタリス中毒になりやすく，細心の注意を払う
- 既存の Na 排泄性利尿薬を使用してもうっ血徴候が改善しない場合には，水利尿薬のトルバプタン使用も有効である（導入にあたり入院加療が必要である）．既存の利尿薬では血管内脱水による腎機能悪化が問題であったが，トルバプタンによりサー

ドスペースから緩徐に除水することでうっ血を予防することができるが，使用にあたり Na 排泄性利尿薬との併用が肝要である．長期予後に関しては確固たるデータはないが，今後明らかになるだろう

5) ミネラルコルチコイド/アルドステロン受容体拮抗薬(MRA)

- 1999 年の RALES 試験で重症心不全にスピロノラクトンの有用性が明らかになった．また，RAAS 抑制薬(ACE 阻害薬，ARB)および β 試験遮断薬がほぼ全例導入されている症例にエプレレノンを追加した EMPHASIS-HF 試験(2011 年)でもアルドステロン拮抗薬の効果は絶大であった
- RAAS 抑制薬だけではアルドステロン産生抑制は完全ではなく，数か月後よりエスケープ現象が起こると考えられており，確実にアルドステロン作用を抑える薬剤投与が重要である

  注意 スピロノラクトンでは女性化乳房，乳房痛，女性では月経異常などの副作用があること，また，CYP3A4 で代謝されるので，循環器系薬剤ではベラパミルとの併用時には減量すること．一方，エプレレノンはミネラルコルチコイドの選択性が高いのでこれらの副作用は少ない

6) ジギタリス

- 英国の植物学者であり医師の William Withering により，本薬のうっ血に対する効果が確認されたのは 1775 年で，240 年以上も前である．急性期のレートコントロールには静脈投与で使用されることも多いが，治療域と中毒域の幅が狭いので注意が必要であり，急性期にフロセミドを併用することも多い．血清 K 値の低下も常に意識する必要がある
- 長期予後に関しては 1997 年に DIG 試験(洞調律の慢性心不全治療におけるジギタリス製剤の効果)が発表されていて，ジギタリスにより心不全再入院は有意に減少させたが予後は改善させなかった
- 血清ジゴキシン濃度の高い例は死亡率が上昇するという報告もあり，全例に安易に投与するべきではないだろう．投与量に関しては左室駆出率(EF)45％以下の洞調律では，0.5～0.8 ng/mL がよい

7) 強心薬

- 急性期(急性増悪時)の使用は，「急性心不全」項を参照．➡ 41 頁
- PDE Ⅲ阻害薬：心筋の cAMP を増加させることにより細胞内の Ca 濃度を上昇させ，収縮力を増強させる薬剤であり，β受容体を介さない薬剤である．諸外国の臨床試験からは長期的使用については悲観的である．現在わが国ではピモベンダンが使用されている．2002 年の EPOCH 試験において長期のピモベンダンの使用により心事故，心不全入院を減少させ，運動能を改善させたとの報告があるが，OMT が不十分であり，評価困難である．いまだ長期使用によいか明確な回答はない．短期的な運動耐容能を目的とするにはよい選択であろう
- ドカルパミン：ドパミンの前駆物質である．長期予後改善効果は明らかにされていない

8) アミオダロン

- 心不全における致死性不整脈の出現は予後に関する重要所見である．アミオダロン

の効果により全死亡率および不整脈死を減少させる報告はあるものの，必ずしも一貫した結果が得られていない．使用においては不可逆的な重篤な副作用もあり（甲状腺機能障害，肝障害，間質性肺炎，角膜色素沈着），定期的なX線確認，採血による確認を怠らないようにする

9) アンジオテンシン受容体-ネプリライシン阻害薬（ARNI）

- 2014年 PARADIGM-HF 試験により，ARNI はすでに実績のある ACE 阻害薬を上回る生命予後改善効果を有することが報告された
- これらの報告を受けて，欧州心臓病学会（ESC）では2016年の心不全治療ガイドラインにて ARNI 使用について，ACE 阻害薬，β遮断薬，ミネラルコルチコイド/アルドステロン受容体拮抗薬（MRA）による至適薬物療法にもかかわらず症候性のEF 35%以下の HFrEF 患者に対しては，ACE 阻害薬から ARNI への変更が推奨されると明文化された
- わが国では，今現在治験中であり，今後の使用につき期待が持たれている

10) SGLT2 阻害薬

- 2015年，選択的 SGLT2 阻害薬のエンパグリフロジン投与による EMPA-REG OUTCOME 試験では心不全の有無にかかわらず，心不全による入院＋心血管死，総死亡，全入院などが減少させえたとして注目されている
- 現在，糖尿病治療薬との位置づけであるが，近い将来，心不全治療の1つとして使用する日が来るかもしれない

2. 非薬物療法

1) SDB（sleep disordered breathing）に対する治療

- 閉塞性睡眠時無呼吸（obstructive sleep apnea；OSA）に対する CPAP 使用について異論はないであろう
- 心不全に合併する SDB では，周期的な呼吸の変動である Cheyne-Stokes 呼吸（CSR）を伴う CSR-CSA（central sleep apnea with CSR）の合併率が高い
- adaptive servo-ventilation（ASV）が有効と考えられていたが，2015年発表の SERVE-HF 試験より中枢性優位の睡眠時無呼吸を合併する EF の低下した心不全に対する ASV は推奨されないという結論に達した
- これを受けて日本循環器学会および日本心不全学会より声明が出され，① EF 45%以下の CSR-CSA は ASV の導入・継続は「禁忌ではないが，慎重を期する」とされ，まず CPAP を試すこと，② 入院中に通常の内科治療を行っても高度のうっ血があるため睡眠時無呼吸の有無と関係なく ASV が使用され，奏効した心不全患者のうち，ASV の中止により心不全の悪化が予想される例において継続使用可としている

2) 致死性不整脈に対する治療

- ICD の詳細については「ICD，CRT」項を参照，➡ 373頁
- 心不全患者に関しては死亡原因の30〜50%が致死性不整脈〔心室頻拍（VT），心室細動（VF）〕と推測されている
- β遮断薬が予後改善に大きく貢献した理由も抗不整脈作用によるところも大きい

表3　心臓移植レシピエントの適応

① 心臓移植の適応は以下の事項を考慮して決定する．
　Ⅰ．移植以外に患者の命を助ける有効な治療手段はないのか？
　Ⅱ．移植治療を行わない場合，どの位の余命があると思われるか？
　Ⅲ．移植手術後の定期的（ときに緊急時）検査とそれに基づく免疫抑制療法に心理的・身体的に十分耐え得るか？
　Ⅳ．患者本人が移植の必要性を認識し，これを積極的に希望すると共に家族の協力が期待できるか？
　などである
② 適応となる疾患
　心臓移植の適応となる疾患は従来の治療法では救命ないし延命の期待がもてない以下の重症心疾患とする．
　Ⅰ．拡張型心筋症，および拡張相の肥大型心筋症
　Ⅱ．虚血性心疾患
　Ⅲ．その他（日本循環器学会および日本小児循環器学会の心臓移植適応検討会で承認する心臓疾患）
③ 適応条件
　Ⅰ．不治の末期的状態にあり，以下のいずれかの条件を満たす場合
　　a．長期間またはくり返し入院治療を必要とする心不全
　　b．β遮断薬およびACE阻害薬を含む従来の治療法ではNYHA3度ないし4度から改善しない心不全
　　c．現存するいかなる治療法でも無効な致死的重症不整脈を有する症例
　Ⅱ．年齢は65歳未満が望ましい
　Ⅲ．本人および家族の心臓移植に対する十分な理解と協力が得られること
④ 除外条件
　Ⅰ．絶対的除外条件
　　a．肝臓，腎臓の不可逆的機能障害
　　b．活動性感染症（サイトメガロウイルス感染症を含む）
　　c．肺高血圧症（肺血管抵抗が血管拡張薬を使用しても6 wood単位以上）
　　d．薬物依存症（アルコール性心筋疾患を含む）
　　e．悪性腫瘍
　　f．HIV（Human Immunodeficiency Virus）抗体陽性
　Ⅱ．相対的除外条件
　　g．腎機能障害，肝機能障害
　　h．活動性消化性潰瘍
　　i．インスリン依存性糖尿病
　　j．精神神経症（自分の病気，病態に対する不安を取り除く努力をしても，何ら改善がみられない場合に除外条件となることがある）
　　k．肺梗塞症の既往，肺血管閉塞病変
　　l．膠原病などの全身性疾患
⑤ 適応の決定
　当面は，各施設内検討会および日本循環器学会心臓移植委員会適応検討小委員会の2段階審査を経て公式に適応を決定する．心臓移植は適応決定後，本人および家族のインフォームドコンセントを経て，移植患者待機リストにのった者を対象とする．
　医学的緊急性については，合併する臓器障害を十分に考慮する．

付記事項
　上記適応症疾患および適応条件は，内科的および外科的治療の進歩によって改訂されるものとする．

〔日本循環器学会心臓移植委員会．http://www.j-circ.or.jp/heartp/HTRecCriteria.html/（2018年12月閲覧）より〕

が，それでもVT/VFは現実に出現し対策が必要となる．VT/VFの二次予防に関して異論はないであろう
- 一次予防に関しては，①EF 35％以下の慢性心不全で，②OMTを行ってもNYHA Ⅱ・Ⅲ度であれば導入を検討する

退院前チェックリスト(例)

心不全	初発 , 繰り返し(　回目)
EF　　32%	HFrEF ・ HFmrEF ・ HFpEF
原因疾患	虚血性心疾患(2枝病変)
	(前下行枝領域は viability なし,側壁の血行再建施行)
	弁膜症合併:中等度僧帽弁逆流あり.
退院時バイタル	血圧:104/62 mmHg,PR:60/分・洞調律
退院時	
NYHA	Ⅱ
体重	58 kg
BNP	146 pg/mL
LA	44 mm
LVDd/LVDs	58/50 mm
胸部X線	Cephalization なし　CTR57%

退院時処方

☐	RAAS抑制薬	エナラプリルマレイン酸塩(5mg)1回1錠　1日1回朝食後
☐	β遮断薬	カルベジロール(5mg)　1回1錠　1日2回朝夕食後
☐	アルドステロン拮抗薬	スピロノラクトン(25mg)　1回1錠　1日1回朝食後
☐	利尿薬(ループ)	アゾセミド(30mg)1回1錠　1日1回朝食後
☐	利尿薬(トルバプタン)	なし
☐	抗血小板療法	アスピリン(100mg)　1回1錠　1日1回朝食後
		プラスグレル塩酸塩(3.75mg)　1回1錠　1日1回朝食後
☐	抗凝固療法	なし
☐	強心薬	なし
☐	他	

その他:
① eGFR 48 mL/分/1.73 m^2 であり,K値 4.9 mEq/L である.外来で経過観察および,スピロノラクトン量につき注意する
② β遮断薬は外来で増量可能と思われる
③ 入院中塩分制限については栄養指導済み.外来での塩分摂取量など要確認

3)心室同期不全に対する治療

- CRTの詳細については,「ICD,CRT」項を参照, ➡ 373頁
- 導入に関しては同期不全が確認され,① OMT を行っても NYHA Ⅲ・Ⅳ度,② EF 35%以下,③ QRS 幅 120 msec 以上が適応であったが,2014年の Echo-CRT 試験では QRS 幅正常の同期不全に対しての有用性はなく,2016年欧州心臓病学会のガイドラインでは QRS 幅 130 msec は禁忌と明記された

3. 補助人工心臓（ventricular assist device；VAD）
- わが国では現在植込み型 VAD を destination therapy として使用することはできず，bridge to transplantation として使用することが基本である
  ➡ 静脈投与の強心薬を投与してもなお重篤な心不全においては移植の適応があるか否かを詳細に検討し，移植登録を行ってから植込み術を行う
- 劇症経過で心原性ショックに陥った症例では，救命のために体外式 VAD を施行することもある．体外式 VAD は院内使用に限られるため，装着すると退院は原則不可能となる．そこで，移植登録後に植込み型 VAD へと変更（bridge to bridge）することもある
- 詳細は「重症心不全に対する植込型補助人工心臓治療ガイドライン」（日本循環器学会，日本心臓血管外科学会合同ガイドライン）を参照のこと

4. 心臓移植
- 日本循環器学会心臓移植委員会による「心臓移植レシピエントの適応」を参照し，該当するか詳細に検討する（表 3）
- 医学的緊急度が高い Status 1（強心薬依存あるいは VAD 装着者）においても平均待機期間は 800 日以上と報告されており，待機中は何より患者本人の理解と，家族のサポートが非常に重要となる
- 移植申請にあたり事前に現状を十分に把握しておくことが重要

＊

　急性期治療は集中管理が必要であるが，いったんうっ血が改善し，心臓リハビリテーションを行いうっ血の増悪がなければ，その後の管理は外来となる．外来にバトンタッチする際に，どのような心不全の状態か，注意するべき点は何か，OMT がしっかりなされているか，もし必要な薬剤が導入できなければその理由を明記する．

文献
1) Jessup M, et al：Heart failure. N Engl J Med 348：2007-2018, 2003
2) Boogers MM, et al：Quantitative gated SPECT-derived phase analysis on gated myocardial perfusion SPECT defects left ventricular dyssynchrony and predicts response to cardiac resynchronization therapy. J Nucl Med 50：718-725, 2009

【河野　健】

心筋症
拡張型心筋症，肥大型心筋症，不整脈源性右室心筋症，左室緻密化障害など

POINT
- 心筋症＝心機能障害を伴う心筋疾患（図1）
- 病型分類（1995年 WHO/ISFC 合同委員会より）
  ① 拡張型心筋症
  ② 肥大型心筋症
  ③ 拘束型心筋症
  ④ 不整脈源性右室心筋症
  ⑤ 分類不能の心筋症
  ⑥ 特定心筋症；原因または全身疾患との関連が明らかな心筋疾患

診療のフローチャート

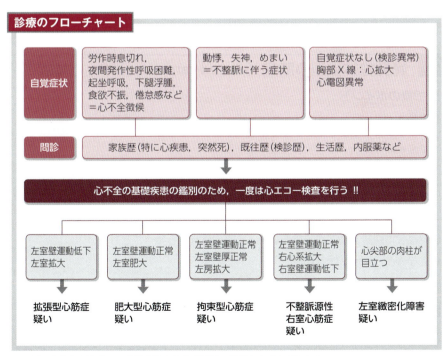

※いずれも特定心筋症，二次性心筋症をまず鑑別・除外しなければならない．

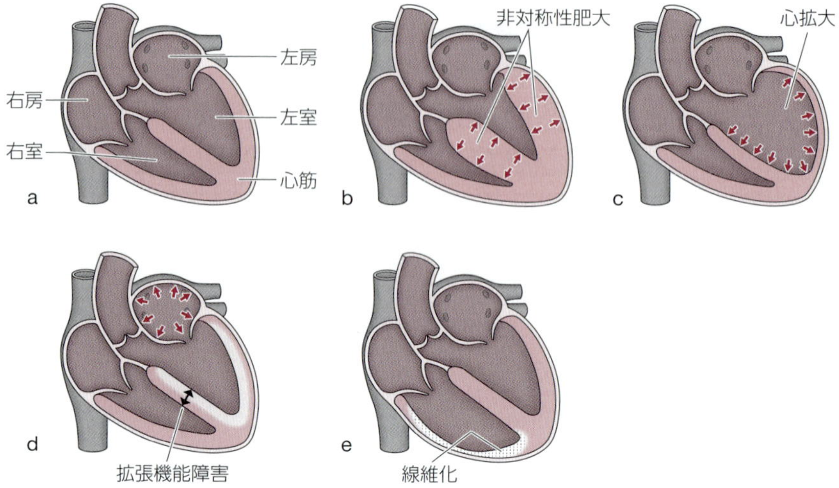

図1 心筋症の分類
a. 正常な心臓．
b. 肥大型心筋症．
c. 拡張型心筋症．
d. 拘束型心筋症．
e. 不整脈源性右室心筋症．

I 特発性拡張型心筋症（dilated cardiomyopathy；DCM）

1 診察のポイント

◎症状
- 主な症状は心不全症状：呼吸困難や浮腫などのうっ血症状，倦怠感などの低心拍出量症候群の症状
- 不整脈による症状：動悸，脈欠滞
  ➡ 失神の有無も確認＝心室頻拍，徐脈性不整脈合併の可能性（DCMの死因の30〜40％は突然死である）
- 塞栓症状＝心室内塞栓症の合併

◎無症状で胸部X線での心陰影拡大，心電図異常から疑うことも多い

＊DCMの発症には複数の要因がかかわっているといわれ，また発症後は心筋リモデリング機序が加わってさらに進展することがわかっている（図2）．除外診断で診断に至る疾患であるため，鑑別のためにも詳細な病歴聴取が必要〔経過，家族歴，既往歴（健診歴），嗜好・常用薬など〕．

2 移送・専門医への紹介が必要か

- 心エコーで左室拡大，収縮能低下を認めたら，まず診断のため専門医へ紹介すべき！
- またフォローアップ中に非代償化の徴候を認めた際も薬剤調整や非薬物療法の導入を検討するタイミングであり，専門医へ紹介すべき！
- 各治療段階で治療効果判定（特にリバースリモデリングの有無を指標に）を適切に行

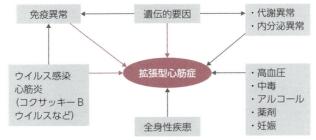

図2　拡張型心筋症の病因と発生機序
複数の病因が発生に関与しているといわれる.

うことが予後に非常に重要である

3 必要な検査
- 心エコー：左室収縮能の低下，左室拡大，機能性僧帽弁逆流の程度など．右心系の評価も忘れずに（右心不全合併例は予後不良）
- その他，心筋MRIや心筋生検を含めた，特定心筋症・二次性心筋症を除外するために必要な各種検査

4 診断のポイント
- 左室あるいは両心室の心筋収縮不全と内腔の拡大をきたす心筋症
- 基本病態である心筋収縮不全と左室あるいは両心室の内腔拡大を支持する検査所見（心エコー，心筋シンチグラフィ，心筋MRIなど）や自覚症状を確認し，虚血性心筋症，高血圧性心疾患，弁膜症，先天性心疾患および特定心筋症などの二次性心筋症をすべて除外することで診断に至る
- 家族性DCMの発症頻度は25%

5 治療
1．薬物治療
❶ 心筋リモデリング抑制：ACE阻害薬，アンジオテンシンⅡ受容体拮抗薬，β遮断薬

> **TIPS** β遮断薬は少量から開始し，心不全の悪化がないか確認しながら1〜2週間ごとに慎重に増量していくことが必要．十分量までタイトレーションできることが予後改善につながる．

❷ 不整脈治療
❸ 抗凝固療法：低心機能で心内にもやもやエコーを認め，Dダイマーが上昇する例は心内血栓のハイリスクである

2．非薬物治療
適切な内服加療下でも心不全増悪を繰り返す例では，非薬物治療が考慮される．
- 心臓再同期療法（cardiac resynchronization therapy；CRT），➡373頁の「ICD，CRT」項参照
- 運動療法，➡412頁の「心臓リハビリテーション」項参照

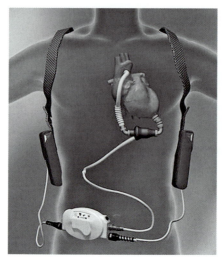

図3　植込み型補助人工心臓（HeartMate® Ⅱ）

- 補助人工心臓，心臓移植（図3）

> これだけは知っておきたい！

- 重症心不全の治療は薬物・非薬物治療いずれも発展し，予後は改善している
- 定期的に評価を行い，リバースリモデリングがなければ新たな治療介入を検討するべきである．非薬物療法の導入のタイミングを逸しないように
- 一方，心不全治療の原則はまず危険因子の除去と生活指導であることを忘れてはならない．重症に至らないために早期の生活指導，患者教育が重要である
- 予後は改善しているが，根治はできず，徐々に進行していくものである．一生涯病気と向き合っていかなければならないことを患者，医療者ともに忘れないように

Ⅱ 肥大型心筋症 （hypertrophic cardiomyopathy；HCM）

1 診察のポイント

◎症状
- 心不全症状（息切れ，呼吸困難など）
- 失神，めまい：左室流出路狭窄に伴う症状，聴診で駆出性雑音（＋），もしくは心室頻拍の症状 ➡ 突然死のサインかも！
- 動悸，脈不整：不整脈に伴う症状
- 胸部不快感，胸痛：相対的心筋虚血に伴う症状

　　注意　HCMに亜硝酸薬は禁忌！（前負荷軽減により左室内腔の狭小化，左室内圧較差の上昇を助長するため．同様の理由で利尿薬，Ca拮抗薬の使用にも注意が必要）

- 塞栓症状：HCMの心房細動合併例は血栓塞栓症のハイリスク

表1 HCMの突然死に関する危険因子

主要な因子
- 心室細動・心停止・持続性心室頻拍の既往 ➡ 最も高い危険因子．突然死10%/年
- 突然死の家族歴 ➡ 他の因子と同等のリスク
- 失神 ➡ 特に最近6か月以内の原因不明の失神，不整脈の関与が疑われる失神は高リスク
- 非持続性心室頻拍(NSVT) ➡ 特に30歳以下の若年者におけるNSVTや運動誘発性NSVTは高リスク
- 左室壁厚≧30 mm ➡ 左室壁厚に並行して突然死リスクは直線的に増加する．特に壁厚≧30 mmでは突然死2%/年
- 運動時の血圧反応異常 ➡ 運動負荷中の血圧上昇反応の弱い症例(25 mmHg未満)，持続的に血圧低下を示す症例，回復早期に一時的に血圧低下を示す症例が血液反応異常．特に40歳未満の若年者においては高リスク

可能性のある因子
- 左室流出路狭窄 ➡ 圧較差≧30 mmHgは高リスク
- MRIでの広範囲な遅延造影
- 心尖部瘤
- 遺伝子異常
- 拡張相肥大型心筋症
- 心房細動

修復可能な因子
- 激しい身体運動(競技)
- 冠動脈疾患

リスク因子が多いほど，突然死のリスクも上昇する．
(2011 ACCF/AHA ガイドラインより改変)

2 移送・専門医への紹介が必要か
- HCMは多彩な表現型を呈し，その予後が異なる
- HCMの突然死率は1%/年．突然死リスクの高い症例(表1)を見逃すな！
- 他の心筋肥大をきたす疾患との鑑別も必要であり，肥大した心筋を見たら一度専門医に紹介を！

3 必要な検査
- 心エコー
  - 左室収縮能のほか，拡張能の評価(特に左房容積の経時的変化は病状進行の参考になる)
  - 左室壁厚(壁厚が増えるほど突然死リスクは上昇する)，非対称性中隔肥厚(ASH)の有無
  - 左室内，特に左室流出路圧較差の有無
  - 僧帽弁収縮期前方運動(SAM)の有無 → 僧帽弁逆流の合併
  - 心尖部瘤の有無，心内血栓の有無
- 心臓カテーテル検査
- 心臓MRI
- 心筋生検，遺伝子検査
- ホルター心電図，運動負荷試験：突然死を予測する

表2 HCM亜型の特徴と予後

心尖部肥大型心筋症 (apical HCM)	・わが国に比較的多い ・心尖部に限局した肥大のある症例．収縮能・拡張能とも障害されることは少なく，比較的予後良好 ・まれに MVO-HCM に移行する例がある
心室中部閉塞性肥大型心筋症 (midventricular obstructive；MVO-HCM)	・比較的まれ（全 HCM の 1％） ・肥大に伴う心室中部での内腔狭窄がある症例 ・収縮期に心基部-心尖部間に圧較差を生じる → 心尖部心室瘤や心室性不整脈を合併することがある（心室瘤合併率5〜12％）
閉塞性肥大型心筋症 (HOCM)	・左室流出路に狭窄が存在する症例 ・心室中隔の肥大と収縮期僧帽弁前方運動（SAM）により狭窄を生じる（安静時圧較差≧30 mmHg） ・非閉塞性肥大型心筋症（HNCM）と予後はほとんど変わらないが，労作時息切れなどの症状出現は高い → したがって圧較差軽減のための治療を検討する
拡張相肥大型心筋症 (dHCM)	・HCM が経過中に壁菲薄化と収縮能低下をきたす病態 ・急速なリモデリングが原因．全 HCM の 5〜10％が移行する ・予後不良で，重症心不全（両心不全），心室性不整脈，心房細動を合併しやすい ・拡張相に移行後の平均予後は 4 年 → 心移植，補助人工心臓が考慮される

4 診断のポイント

- 臨床的に明らかな原因がなく，心筋そのものの障害によって心室肥大をきたす心筋症
- 肥大をきたす二次性心筋症の鑑別が必要
- 予後はさまざま．突然死リスクの高い群を見逃さない（表2）

5 治療

図4 に基づいて治療を行う．

> **これだけは知っておきたい！**
>
> - HCM の予後はさまざまであり，特に予後の悪い群に適切な介入をしなければならない
> - また HCM の心房細動合併は塞栓症合併リスクが高いため，抗凝固療法はしっかり行わなければならない〔HCM の心房細動合併率は 25％．心房細動合併 HCM 患者における血栓塞栓症合併率は 27％（3.75％/年）〕

III 拘束型心筋症（restrictive cardiomyopathy；RCM）

1 診察のポイント

◎症状

- 心不全症状
- 塞栓症状：RCM は心内血栓を合併しやすい

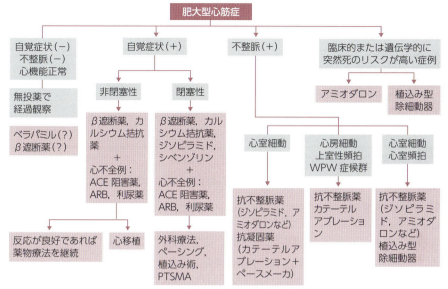

図4 肥大型心筋症の治療フローチャート

PTSMA；経皮的中隔心筋焼灼術．肥厚した中隔心筋をエタノール注入で壊死させることで左室流出路狭窄を解除するカテーテル治療．
〔日本循環器学会：循環器病の診断と治療に関するガイドライン（2011年合同研究班報告）肥大型心筋症の診療に関するガイドライン（2012年改訂版）．http://www.j-circ.or.jp/guideline/pdf/JCS2012_doi_h.pdf（2018年12月閲覧）より〕

2 移送・専門医への紹介が必要か
精査のため一度専門医に紹介したほうがよい．

3 必要な検査
- 心エコー：左室拡張障害により左室拡張末期圧が上昇し，心房圧の上昇を生じるため，心房の拡大を認める．左室収縮能と壁厚はほぼ正常
- 心臓カテーテル検査
- 心内膜心筋生検：二次性との鑑別のために行う．特発性に特異的な病理所見はない

4 診断のポイント
- 収縮機能と壁厚はほぼ正常だが，拡張障害により心室拡張期容量の減少をきたす心筋症
- 特発性と，アミロイドーシスやサルコイドーシス，心内膜心筋線維症等に伴う二次性がある
- 拡張障害から左房への圧負荷となり，心房細動を合併することが多い
- 患者数は人口10万人あたり0.4人と少ない

5 治療
- 根本的な治療はなく，慢性心不全治療を行う
- 頻脈性不整脈は拡張不全を増長するため，心拍数はコントロールする

- 心房細動は血栓症を合併することが多く，抗凝固療法を行う
- 重症例では心臓移植の適応となる

> **これだけは知っておきたい！**
> - 左室収縮能はほぼ正常，左室内腔径や壁厚もほぼ正常にもかかわらず左房が拡大しているときは拡張障害を評価する
> - 収縮能が保たれていても，重症心不全をきたしうることを忘れない

IV 不整脈源性右室心筋症
(arrhythmogenic right ventricular cardiomyopathy；ARVC)

1 診察のポイント
◎症状
- 動悸，頻拍，失神発作，突然死：不整脈，心室頻拍による
- 一部家系内発症もあるため，病歴聴取で家族歴は重要
- 経過が長くなると，心不全徴候（労作時息切れ，易疲労感など）をきたす
- 無症状で胸部X線での心拡大，心電図異常で発見されることもしばしばある

2 移送・専門医への紹介が必要か
特徴的な心電図，右心拡大を認めたら，精査のため専門医に紹介する

3 必要な検査
- 心電図（図5）
- 心エコー，CT，MRI，心筋生検，遺伝子検査など

4 診断のポイント（表3）
- 右室の著明な拡大と右室の収縮拡張機能低下をきたす心筋症
- しばしば心室頻拍を伴い，若年者における突然死の原因として重要．30歳前後での発症が多い

5 治療
- 心室頻拍による突然死の予防
  - ▶薬物療法：抗不整脈薬＋β遮断薬の併用が有用
  - ▶非薬物療法：カテーテルアブレーション，ICD植込み術
- 心不全のコントロール：難治性．心臓移植も考慮される

> **これだけは知っておきたい！**
> - ARVCは初発症状が突然死であることも少なくない
> - 診断基準は満たす時点では病態がすでにある程度進行している
>   ➡ 症状，検査所見，家族歴などからARVCを疑った場合には専門医に紹介をし，経時的に評価していくことが必要

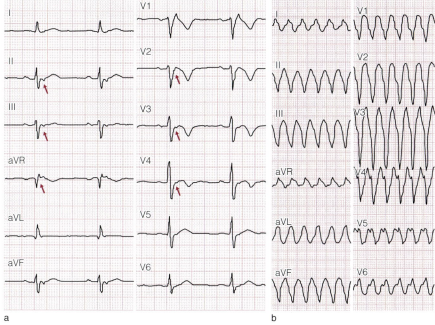

図5 ARVCの心電図
a. 定常時心電図：洞調律である．V1～4で陰性T波を認め，QRS波直後にε波を認める(矢印)．
b. 不整脈時心電図：左脚ブロック型上方軸→右室心尖部由来を示唆する心室頻拍．

V 左室緻密化障害 (left ventricular non-compaction；LVNC)

1 診察のポイント

◎症状
- 心不全徴候，塞栓症状，不整脈に伴う症状
- 心不全：半数以上に合併．左室収縮不全は80％以上
- 血栓塞栓症：合併率0～40％とバラつきがある．収縮の低下した網目状の肉柱の間に血栓が形成されやすく，他のDCMに比べ塞栓を合併しやすい
- 不整脈：心房細動25％，心室頻拍47％．不整脈を有するLVNCでは突然死を50％認める
- 心筋虚血を合併することもある(冠血流の減少や微小循環の減少による)

- 典型例は新生児期に心不全で死亡する
- 遺伝的要素が強い(40％は家族例)ため，家族歴聴取は重要
- 普通のDCMでも二次的LVNC様の心エコー所見を認めることがある(LVNCでは塞栓リスクが上昇するため，抗凝固療法の必要性が変わってくる)

表3 ARVCの診断基準

	大項目	小項目
広範もしくは限局した機能的異常および形態学的異常	〈エコー〉 ・限局性の右室壁運動消失 ・奇異性壁運動 ・心室瘤 ・PLAX RVOT＞32 mm，または 　PSAX RVOT＞36 mm，または 　RV-FAC＜33％ 〈MRI〉 ・限局性の右室壁運動消失 ・奇異性壁運動 ・非同期右室収縮 ・右室収縮末期容積/BSA 　　＞110 mL/m^2（男性） 　　＞100 mL/m^2（女性） 　あるいは 　右室駆出率＜40％ 〈右室造影〉 ・限局性の右室壁運動消失 ・奇異性壁運動 ・心室瘤	〈エコー〉 ・限局性の右室壁運動消失 ・奇異性壁運動 ・PLAX RVOT 29～32 mm，または 　PSAX RVOT 32～36 mm，または 　RV-FAC 33～40％ 〈MRI〉 ・限局性の右室壁運動消失 ・奇異性壁運動 ・非同期右室収縮 ・右室収縮末期容積/BSA 　　100～110 mL/m^2（男性） 　　90～100 mL/m^2（女性） 　あるいは 　右室駆出率 40～45％
組織所見	右室自由壁から採取された心筋生検標本で線維化組織への置換を伴い（脂肪置換の有無は問わず），形態計測解析で残存心筋が60％未満（あるいは定性的に推定50％未満）．	右室自由壁から採取された心筋生検標本で線維化組織への置換を伴い（脂肪置換の有無は問わず），形態計測解析で残存心筋が60～75％（あるいは定性的に推定50～65％）．
再分極異常	（14歳以上で120 msec以上の完全右脚ブロックがない場合） 右側前胸部誘導（V1～3）あるいはそれを超えた誘導での陰性T波	（14歳以上で完全右脚ブロックがない場合） 右側前胸部誘導（V1～2）あるいはV4～6で陰性T波 （14歳以上で完全右脚ブロックがある場合） 右側前胸部誘導（V1～4）で陰性T波
脱分極，伝導異常	V1～3でε波	・体表面心電図QRS幅が110 msecを超えることなく，SAECGの3つの遅延電位陽性基準のうち1つが陽性 　① f-QRS＞114 msec 　② LAS40＞38 msec 　③ RMS4＞20 μV ・（完全右脚ブロックがない場合） 　V1～3のS波谷点からQRS終末まで（R'を含む）までの終末伝播時間＞55 msec
不整脈	左脚ブロック型・上方軸の心室頻拍	・左脚ブロック型・下方軸または不定軸の心室頻拍 ・ホルター心電図でPVCs＞500拍/24時間
家族歴	・本診断基準でARVCと診断された1親等血族 ・剖検または開胸心筋生検でARVCと診断された1親等血族 ・ARVCを疑う遺伝子異常の同定	・本診断基準を満たすことができないARVC疑いの1親等血族 ・35歳未満でARVCを疑う突然死の1親等血族 ・剖検または開胸心筋生検でARVCと診断された2親等血族

確定診断：大項目×2，または大項目×1＋小項目×4，または異なるカテゴリーから小項目×4．
境界型：大項目×1＋小項目×1，または異なるカテゴリーから小項目×3．
可能性あり：大項目×1，または異なるカテゴリーから小項目×2．
BSA：体表面積，PLAX：傍胸骨長軸像，PSAX：傍胸骨短軸像，RVOT：右室流出路，RV-FAC：右室容積変化率，SAECG：加算平均心電図．
（Marcus FI, et al：Diagnosis of arrhythmogenic right ventricular cardiomyopathy/dysplasia：proposed modification of the task force criteria. Circulation 121：1533-1541, 2010 より改変）

表4 LVNCの診断基準

心エコー
Chinら
・心筋が2層構造を示し，胸骨傍短軸像の拡張期末期においてX/Y比＜0.5 （X：心外膜から肉柱間の陥凹までの距離，Y：心外膜から肉柱の頂点までの距離）
Jenniら
・心筋が2層構造を示し，胸骨傍短軸像の収縮期末期においてNC/C比＞2.0 （NC：非緻密化層，C：緻密化層） ・カラードプラにて左室内腔から深い肉柱間隙への灌流
StollbergerおよびFinster
・拡張期末期においてNC/C比＞2.0 ・カラードプラにて左室内腔から深い肉柱間隙への灌流 ・心尖から乳頭筋までに存在し，一平面上に3つ以上の肉柱の突出を認める ・心筋と同じエコー輝度で心筋の収縮と同調する
Paterickら
・胸骨傍短軸像での拡張末期においてNC/C比＞2.0
上記を踏まえ，現時点で実際に用いられているのは下記の3つの条件である．
① 心室壁の著明な肉柱形成と深く切れ込んだ間隙の特徴的な形態（非緻密化層）が心室壁の1区域以上に広がっている ② 心室壁が，非緻密化層と緻密化層の2層構造を呈し，拡張末期においてその比NC/C比＞2.0 ③ カラードプラで間隙に血流を確認できる

2 移送・専門医への紹介が必要か
心筋症の家族歴がある心不全を見たときには一度，専門医での精査を勧める．

3 必要な検査
- 心エコー：診断には最も有用で，心尖部まで十分に観察することが必要．だが統一した診断基準はない（表4）
- その他，左室造影，CT，MRIも有用
- 遺伝子検査

4 診断のポイント
- 心室壁の過剰な網目状の肉柱形成と深い間隙を形態的特徴とする心筋症
- 成因には，胎児心筋の発達過程での異常を原因とする先天性の仮説と，神経筋疾患，産褥心筋症，腎不全などに伴う二次性の心筋リモデリンを原因とする後天性の仮説がある
- 臨床像は多彩
- 新生児期，乳児期に発症
  ➡ 重篤な心不全症状で発症し，10～15年で50％は心移植の適応あるいは死亡する
- 患者家族の検索や心電図異常で見つかった若年期の発症
  ➡ 無症状で長期間経過し，緩徐に心機能低下をきたすことが多い．10～15年で心移植の適応，または死亡する症例は10～20％である

5 治療
- 拡張型心筋症に準じた心不全治療．心移植対象になりうる
- 抗凝固療法

- 不整脈治療

> これだけは知っておきたい！

- 心エコーで左室収縮能の低下を認め，心尖部の肉柱が目立ったら LVNC を考え精査をする．

【滝　瑞里】

心臓サルコイドーシス・アミロイドーシス

> **POINT**
> - 心臓サルコイドーシス・アミロイドーシスは代表的な二次性心筋疾患であり，その可能性を想起することが重要
> - 心臓サルコイドーシスは心不全，不整脈で発症することが多いが他臓器にサルコイドーシスを有するときの心臓の関与について評価が必要
> - 心臓サルコイドーシス診断は PET, MRI により飛躍的に向上した
> - 心臓アミロイドーシスは心筋に沈着し拡張不全・収縮不全をきたす予後不良の疾患である
> - 免疫グロブリン L 鎖(AL)，あるいはトランスサイレチン(ATTR)の蓄積によるものが大半を占める

　二次性心筋疾患の代表として，心サルコイドーシスとアミロイドーシスを取り上げる．

I 心臓サルコイドーシス

1 心臓サルコイドーシスとは
- サルコイドーシスとは，全身の多臓器(特に肺，眼，皮膚，心臓，リンパ節など)にサルコイド(肉芽腫)を形成する炎症性疾患である
- 慢性に経過することが多いが活動性に波があり，時間経過を追いながらフォローする必要性がある
- 心臓が関与する場合，房室ブロック・脚ブロックなどの刺激伝導障害，心室壁の炎症に伴う浮腫・菲薄化(特に中隔基部病変が特徴)，左室収縮不全など多彩な表現型を示す
- サルコイドーシス患者の剖検による心病変の合併頻度はわが国における統計では67.8％と報告されるなど頻度の高い病態であるが心病変の診断は必ずしも容易ではない
- 心サルコイドーシスを含むサルコイドーシスは現在，指定難病として認定されており重症度3以上などの場合，公費助成される

2 診断
　診断は日本サルコイドーシス/肉芽腫性疾患学会と厚生労働省のびまん性肺疾患に

表1　サルコイドーシスの診断基準

【組織診断群】
　全身のいずれかの臓器で壊死を伴わない類上皮細胞肉芽腫が陽性であり，かつ，既知の原因の肉芽腫および局所サルコイド反応を除外できているもの．ただし，特徴的な検査所見および全身の臓器病変を十分検討することが必要である．
【臨床診断群】
　類上皮細胞肉芽腫病変は証明されていないが，呼吸器，眼，心臓の3臓器中の2臓器以上において本症を強く示唆する臨床所見を認め，かつ，特徴的な検査所見（#）の5項目中2項目以上が陽性のもの．

#特徴的な検査所見
① 両側肺門リンパ節腫脹
② 血清 ACE 活性高値または血清リゾチーム値高値
③ sIL-2R 高値
④ ^{67}Ga citrate シンチグラフィまたは ^{18}F-FDG PET における著明な集積所見
⑤ BAL 検査でリンパ球比率上昇，CD4/CD8 比が 3.5 を超える上昇
特徴的な検査所見5項目中2項目以上陽性の場合に陽性とする．

付記
① 皮膚は生検を施行しやすい臓器であり，皮膚に病変が認められる場合には，診断のために積極的に生検を行うことが望まれる．微小な皮膚病変は皮膚科専門医でないと発見しづらいことがある．
② 神経系をはじめとする他の臓器において，本症を疑う病変はあるが生検が得難い場合がある．このような場合にも，診断確定のためには全身の診察，諸検査を行って組織診断を実施するように努めることが望まれる．
③ 臨床診断群においては類似の臨床所見を呈する他疾患を十分に鑑別することが重要である．
④ 血清リゾチーム検査は保険適用外，sIL-2R 検査はサルコイドーシスに対しては保険適用がない．また，^{18}F-FDGPET はサルコイドーシスに対しては保険適用がなく，心臓サルコイドーシスのみに保険適用がある．

(日本サルコイドーシス/肉芽腫疾患学会：サルコイドーシスの診断基準と診断の手引 2015. http://www.jssog.com/www/top/shindan/shindan2-1new.html より）

関する調査研究班とが合同で改定を行った診断基準（2015年1月）に従う．概要は**表1**のとおりである．

1. 評価法

- 評価の目的に，採血〔特に，ACE 活性（ただし日本人において高値となることは少なく正常範囲であってもサルコイドーシスを否定しえない），Ca 値〕・尿検査（特に尿中 Ca 値），胸部 X 線写真撮影（特に両側肺門リンパ節腫脹の評価，**図1**），心電図・ホルター心電図評価，心エコー評価を行う
- 上記の検査にて異常を認めた場合には，必要に応じて，Gd 遅延造影 MRI，PET 検査，Ga シンチグラムなどの評価を追加する．心生検はサルコイド病変が心筋内に散在するため，心生検で所見がないからといって心サルコイドーシスを否定はできない
- 皮膚症状があれば皮膚科へ生検依頼をし，呼吸器病変に関しては，呼吸器科へ気管支鏡などを含めた精査を依頼をする

2. 心電図・心エコー・心臓 MRI

- 心電図所見では軸偏位，ST-T 異常，異常 Q 波，脚ブロック・房室ブロックなどの伝導障害，上室性および心室性不整脈などさまざまな所見が認められる（**図2**）

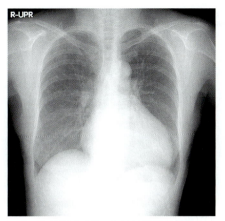

図1 心サルコイドーシスの胸部X線
心拡大とともに肺門部リンパ節の腫脹を認める.

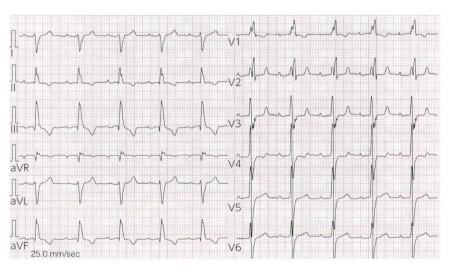

図2 心サルコイドーシスの心電図
完全右脚ブロックに加えて顕著な左軸偏位(左脚前枝ヘミブロック),2:1房室ブロックを呈しており,完全房室ブロックへの進展が懸念され,ペースメーカ植込みの方針となった.この例では心機能低下が高度でありかつ心室頻拍も合わせて認められたことから両室ペーシング機能付き植込み型除細動器(CRTD)を植込んだ.

- 心エコーでは心室壁菲薄化とエコー輝度の上昇が特徴的である(図3).菲薄化の客観的指標として,左室長軸像の大動脈弁輪から心尖部寄りに10 mmの部位(A)と,通常心室中隔壁厚として計測する心室中隔を3等分した基部側1/3の部位(B)での拡張末期の心室中隔壁厚を計測し,壁厚Aが4 mm以下またはA/B比0.6以

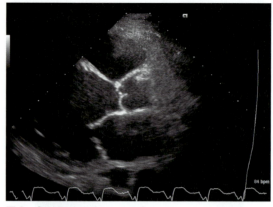

図3 心サルコイドーシスの心エコー
本例では高度に収縮能が低下し，特に心サルコイドーシスに特徴的な中隔基部の菲薄化が認められる．

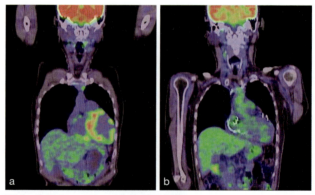

図4 心サルコイドーシスのPET画像
a. ステロイド治療前．心基部側に有意な集積を認める．
b. ステロイド治療後．あきらかな集積は消失した．

下が基準として知られる
- 肺サルコイドーシスと診断された患者において，Gd遅延造影MRIによる心病変検出は，感度100％，特異度78％であったと報告がある．心臓MRIは心機能や局所的な壁運動異常，心室瘤，肥厚が描出できること，心筋浮腫や線維化などの病理組織学的な変化について検出できる点からも有用と考えられる

3．PET・シンチグラフィ・生検
- 近年，心臓サルコイドーシスの診断における新しい検査法として，^{18}F-fluorodeoxy-glucose（FDG）によるpositron emission tomography（PET）の有用性が示されている（図4）．心臓サルコイドーシスの活動性評価について2012年4月保険償還され

ており，撮影設備のある医療機関では診断法として考慮すべきである
- Ga-citrate シンチグラフィの集積像は，炎症細胞浸潤やサルコイド肉芽腫の存在と関連し，上述の PET と同様，全身のサルコイド病変の分布について評価できる．ただし，心臓への異常集積は他の心筋炎あるいは転移性心臓腫瘍などでも認められ，特異的なものではない
- 皮膚，肺，リンパ節などからの生検において病理的診断がついていない場合には，心内膜心筋生検が考慮される．心内膜心筋生検では，サルコイド肉芽腫は心筋内に散在性に分布するため，心内膜心筋生検による組織診断率はサンプリングエラーのため約 20％と低い
    - ＊組織診断が得られない場合にも，臨床的にサルコイドーシスと診断する場合もある(診断基準を参照のこと)．
- 心臓サルコイドーシスは，他臓器でサルコイドーシスの診断がついていて心臓にも病変が認められる場合と，心臓病変から心臓サルコイドーシスを考えなくてはいけない(その場合にも他臓器について十分な検索を行いサルコイドーシスの診断の手がかりを調べる必要性がある)局面もあり，診断は必ずしも容易ではない
- 拡張型心筋症，心筋炎などを鑑別する必要があり，剖検や心臓移植などの折に初めて診断がなされたという症例も少なからず存在する
- 最近は心臓 MRI，^{18}F-FDG PET などの画像診断の進歩により心臓サルコイドーシスの診断が適切になされる症例が増えてきた．
- 2016 年，日本循環器学会から心臓サルコイドーシスに対する診断ガイドラインが公表されたが，それを表2 に示す

3 予後
- 局所壁運動異常あるいは心ポンプ機能の低下に関しては，未治療の場合は悪化・進行を認めることが多い
- 一般的に，サルコイドーシスでは，心病変の存在は予後を規定する．ある報告では，47～85％のサルコイドーシスによる死亡は心臓疾患によるものと考えられている
- 予後に関して 2001 年の報告では，95 人の患者を 68 か月(中央値)フォローアップし，ステロイド加療群の5 年生存率は 75％であった．経過中 29 人の患者が心不全，11 人の患者が心臓突然死している

4 治療
- 治療は，日本サルコイドーシス/肉芽腫性疾患学会のサルコイドーシス治療ガイドライン策定委員会・治療ガイドライン策定専門部会；循環器部会で作成された「心臓サルコイドーシスの治療ガイドライン」が参考になる
- 高度房室ブロックおよび完全房室ブロックを認める場合には，ステロイド治療を行うが，ステロイド投与によるブロック改善効果は完全ではなく，かつ将来にわたり房室結節の伝導性が保証されるわけではないため，原則的に恒久的ペースメーカの植込みを行う
- 心室頻拍などの重症心室不整脈の治療に関しては，抗不整脈薬の投与，カテーテル

表2　心臓サルコイドーシスの診断指針

心臓病変の臨床所見
心臓所見は主徴候と副徴候に分けられる．次の1)または2)のいずれかを満たす場合，心臓病変を強く示唆する臨床所見とする．
1) 主徴候(a)〜(e)5項目中2項目以上が陽性の場合．
2) 主徴候(a)〜(e)5項目中1項目が陽性で，副徴候(f)〜(h)3項目中2項目以上が陽性の場合．

心臓所見
1. 主徴候
   (a) 高度房室ブロック（完全房室ブロックを含む）または致死性心室性不整脈（持続性心室頻拍，心室細動など）
   (b) 心室中隔基部の菲薄化または心室壁の形態異常（心室瘤，心室中隔基部以外の菲薄化，心室壁の局所的肥厚）
   (c) 左室収縮不全（左室駆出率50%未満）または局所的心室壁運動異常
   (d) ^{67}Ga citrate シンチグラフィまたは ^{18}F-FDG PET での心臓への異常集積
   (e) ガドリニウム造影 MRI における心筋の遅延造影所見
2. 副徴候
   (f) 心電図で心室性不整脈（非持続性心室頻拍，多源性あるいは頻発する心室期外収縮），脚ブロック，軸偏位，異常Q波のいずれかの所見
   (g) 心筋血流シンチグラフィ（SPECT）における局所欠損
   (h) 心内膜心筋生検：単核細胞浸潤および中等度以上の心筋間質の線維化

心臓サルコイドーシスの診断指針
1) 組織診断（心筋生検陽性）
　心内膜心筋生検あるいは手術などによって心筋内に乾酪壊死を伴わない類上皮細胞肉芽腫が認められる場合，心臓サルコイドーシス（組織診断）とする（付記⑥も参照）．
2) 臨床診断（心筋生検陰性または未施行）
　(1)心臓以外の臓器で類上皮細胞肉芽腫が陽性であり，かつ上記の心臓病変を強く示唆する臨床所見を満たす場合，または，(2)呼吸器系あるいは眼でサルコイドーシスを強く示唆する臨床所見があり，かつ特徴的な検査所見の5項目中2項目以上が陽性であって，上記の心臓病変を強く示唆する臨床所見を満たす場合に，心臓サルコイドーシス（臨床診断）とする．

付記
① 虚血性心疾患と鑑別が必要な場合は，冠動脈検査（冠動脈造影，冠動脈CTあるいは心臓MRI）を施行する．
② 心臓以外の臓器でサルコイドーシスと診断後，数年を経て心臓病変が明らかになる場合がある．そのため定期的に心電図，心エコー検査を行い，経過を観察する必要がある．
③ 心臓限局性サルコイドーシスが存在する．
④ ^{18}F-FDG PET は，非特異的（生理的）に心筋に集積することがあるため撮像条件に注意が必要である．撮像方法は，日本心臓核医学会の「心臓サルコイドーシスに対する ^{18}F FDG PET 検査の手引き」に準拠する．
⑤ 乾酪壊死を伴わない類上皮細胞肉芽腫が心内膜心筋生検で観察される症例は必ずしも多くない．したがって複数のサンプルを採取することが望ましい．
⑥ 心内膜心筋生検あるいは手術などによって心筋内に乾酪壊死を伴わない類上皮細胞肉芽腫が認められ，かつ，既知の原因の肉芽腫および局所サルコイド反応を除外できている場合，サルコイドーシスの組織診断群として扱う．
⑦ ^{18}F-FDG PET の現在の保険適用の範囲は，「心臓サルコイドーシスにおける炎症部位の診断が必要とされる患者」と規定されていることに注意が必要である．

〔日本循環器学会：循環器病ガイドラインシリーズ2016年版　心臓サルコイドーシスの診療ガイドライン．http://www.j-circ.or.jp/guideline/pdf/JCS2016_terasaki_h.pdf（2018年12月閲覧）より〕

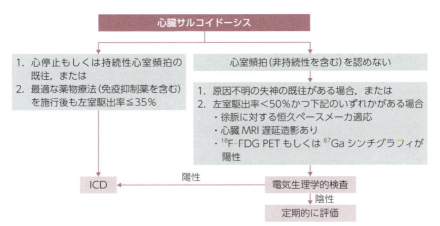

図5 心臓サルコイドーシスにおける ICD 適応のアルゴリズム

注：わが国の ICD 保険適用(1996 年 4 月 1 日発行)は，自然発生もしくは誘発された血行動態が破綻する心室頻拍または心室細動の確認に基づいて行われるため，本ガイドラインのクラス分類(図 42 [p.52])とは異なることに注意が必要である．
〔日本循環器学会：循環器病ガイドラインシリーズ 2016 年版　心臓サルコイドーシスの診療ガイドライン．http://www.j-circ.or.jp/guideline/pdf/JCS2016_terasaki_h.pdf(2018 年 12 月閲覧)より〕

アブレーションや植込み型除細動器(ICD)など原疾患の治療と並行してステロイド治療を考慮する

- 心室期外収縮，心室頻拍など症状がステロイド治療によってすべて消失することはまれであり，多くは集学的治療を必要とする
- β遮断薬は，心不全や伝導障害を悪化させることがあるため特にペースメーカ・ICD などの植込み型電子デバイスを用いていない症例において注意を要する
- 植込み型除細動器の適応判断に関して日本循環器学会のガイドラインで提示されている図5を参考にされたい
- 局所壁運動異常あるいは心ポンプ機能の低下の治療に関しても，上記と同様心不全の治療と並行して，ステロイド投与を考慮する．ステロイド投与により，改善を認められることはまれだが，さらなる悪化が予防されることが多い
- ステロイドの投与量は，初回用量で通常，プレドニゾロンを 30 mg/日(0.5 mg/kg)または 60 mg/隔日(1 mg/kg)で開始，2 か月以降は 4 週ごとに 5 mg/日ずつ減量し，10 mg/日を維持量として 1 年ほど続ける．それ以降の遠隔期の投与方法として 5 mg 程度の低用量を長期間継続することが多いが，中止される場合もあり，患者の状態に応じて対応する
- ステロイドによる治療の効果が十分でないときは，メトトレキサートなどの免疫抑制薬の使用を考慮する．単剤使用するかステロイドとの併用とする
- 一部の観察研究にて，ステロイド投与例と治療を行った群と行わなかった群で比較した結果，ステロイド投与群にて生命予後が有意によいとの報告がある

Ⅱ 心臓アミロイドーシス

1 心臓アミロイドーシスとは

- アミロイドーシスは全身,または局所にアミロイドが沈着し,さまざまな症状を呈する疾患である
- 特に心アミロイドーシスは心臓に沈着することで循環不全に陥る蓄積心筋症の1つであり,沈着するアミロイド構成蛋白で分類されている(表3)
- 疾患特異的な症状が乏しいため,循環器内科医にとって全身性アミロイドーシスを,診断,治療することのある疾患として認識することが重要である
- 心臓にアミロイドが沈着する心アミロイドーシスは,形質細胞異常に伴う免疫グロブリンのlight chainに由来するALアミロイドーシスとトランスサイレチン(TTR)由来のATTRアミロイドーシスが多くを占める
- 心アミロイドーシス患者は進行すると全身のアミロイド沈着による症状を認め,特に心肥大と拡張不全主体の心不全症状を呈し予後不良な疾患であるため,早期診断・治療が重要である
- 指定難病疾患の1つであり,ALアミロイドーシス,ATTR(遺伝性または老人性)アミロイドーシスが含まれている.一方,関節リウマチなどに伴う反応性AAアミロイドーシスも臨床上重要であり炎症性疾患に続発するが,心アミロイドーシスの発症は5%以下と少ない

表3 全身性アミロイドーシス

アミロイド蛋白	前駆蛋白	臨床病名
非遺伝性		
AA	血清アミロイドA	続発性/反応性AAアミロイドーシス
AL	免疫グロブリンL鎖	原発性または骨髄腫合併ALアミロイドーシス
AH	免疫グロブリンH鎖	原発性または骨髄腫合併AHアミロイドーシス
$A\beta_2M$	β_2ミクログロブリン	透析アミロイドーシス
ATTR	トランスサイレチン	野生型ATTRアミロイドーシス(SSA)
ALect2	leukocyte chemotactic factor 2	(主に腎アミロイドーシス)
遺伝性		
ATTR	トランスサイレチン	家族性アミロイドポリニューロパチー(FAP)Ⅰ,Ⅱまたは家族性心アミロイドーシス(FAC)
AApoAⅠ	アポリポ蛋白AⅠ	FAPⅢ
AApoAⅡ	アポリポ蛋白AⅡ	家族性アミロイドーシス
AGel	ゲルゾリン	FAPⅣ
ALys	リゾチーム	家族性腎アミロイドーシス
AFib	フィブリノーゲンα鎖	家族性腎アミロイドーシス
AA	SAA	家族性地中海熱,Muckle-Wells症候群

(厚生労働科学研究難治性疾患克服研究事業「アミロイドーシスに関する調査研究班」:アミロイドーシス診療ガイドライン2010より改変)

1. ALアミロイドーシス

- ALアミロイドーシスは異常形質細胞による多発性骨髄腫に伴うものと原発性に分けられるが，原発性はALアミロイドーシスの80％を占め，骨髄中の単クローン形質細胞が多発性骨髄腫と比較して少ないことがあげられる
- ALアミロイドーシスはlight chainがアミロイドとなり各臓器に沈着し多彩な症状を呈するが，特に心障害は予後に大きく関与する
- 米国の報告では100万人中に年間6〜10人がALアミロイドーシスを発症し，40歳以降に多く，中央値は64歳で70％は男性である
- 血清M蛋白量が3 g/dL未満かつ骨髄中の形質細胞が10％未満であり，B細胞性腫瘍が否定され，かつ臓器障害を認めないMGUS(monoclonal gammopathy of undetermined significance)では，1年間に約1％がALアミロイドーシスに進展する

2. ATTRアミロイドーシス

- ATTRアミロイドーシスのアミロイド構成蛋白であるTTRは分子量55 kDaの蛋白質で肝臓において生成される．サイロキシンやレチノールを輸送する機能を有し別名プレアルブミンとして知られている．その構造は単量体が4つ集まった4量体を形成し安定化している
- TTRの血液中の濃度は，成人で20〜40 mg/dLであり，50歳くらいから徐々に減少することが知られている．ATTRアミロイドーシスにおける病態はこのTTR 4量体の結合が不安定になり，単量体に解離し，アミロイド線維となることによる
- 遺伝性も野生型(老人性)ATTRアミロイドーシスも同様な病態が推測されている
- ATTRアミロイドーシスはTTR遺伝子異常の有無で遺伝性と野生型ATTRアミロイドーシスに分けられる
- 野生型ATTRアミロイドーシスは老人性全身性アミロイドーシス(senile systemic amyloidosis；SSA)とも言われており，1980年代よりアミロイド構成蛋白が野生型TTRとわかり，高齢者に多いことが知られている
- 遺伝性ATTRアミロイドーシスは比較的若年で発症し，その遺伝子異常によりphenotypeが異なり，神経に主に沈着する家族性アミロイドポリニューロパチー(familial amyloid polyneuropathy；FAP)と，心臓に主に沈着するfamilial amyloid cardiomyopathy(FAC)が知られている
- FAPは神経内科で診断・治療されるが，心症状も伴うため循環器内科に診療の依頼がくることがある
- わが国ではFACの報告はまれである．一方で80歳以上の剖検心臓の約12〜25％にTTRの沈着が認められており，少数例での報告だが90歳以上のフィンランド人において37％が野生型ATTRアミロイドーシスの発症頻度とある．しかし生前に確定診断されることが少なく，正確な頻度は明らかでない
- 高齢者で原因不明の進行性心不全の剖検にて確定診断に至る野生型ATTRアミロイドーシスを経験することもある
- 診断率の向上に伴い，近年は50歳代に発症する野生型ATTRアミロイドーシスの報告もある

2 診断

- 心アミロイドーシスは特異的な心症状が少なく，他臓器症状を含めた全体像を把握することが重要である．しかし循環器診療の中で主要な疾患ではないため漫然と心肥大として経過観察をされ，診断に至らないことが多い
- 蓄積心筋症は疾患介入できる治療があるため，積極的な早期診断が求められている．早期診断にはまずアミロイドーシスを疑うことである
- アミロイドーシスは心臓，腎臓，肝臓，神経，肺と他臓器にわたって沈着を認めることによる多彩な症状を呈し，その中で心症状が主体の臨床像を呈することがあり，循環器内科が主に関与することが多い
  - (a) 全身衰弱・体重減少・貧血・浮腫・呼吸困難・胸痛・紫斑
  - (b) 心電図における低電位・不整脈・伝導ブロック・QS 型（V1～V3）・低血圧・起立性低血圧・心肥大
  - (c) 頑固な便秘・下痢を主徴とする胃腸障害，吸収不良症候群
  - (d) 蛋白尿・腎機能障害
  - (e) 肝腫大・脾腫・時にリンパ節腫大
  - (f) 巨舌
  - (g) shoulder-pad sign，その他関節腫大
  - (h) 多発性末梢神経障害
  - (i) 手根管症候群
  - (j) 皮膚の強皮症様肥厚，結節
  - (k) 甲状腺，唾液腺などの硬性腫大
  - (l) 免疫グロブリン異常：血清中に M 蛋白または尿中に Bence Jones 蛋白をみることがある
  - (m) 血中で free light chain が上昇することがある
- 診断は生検で確定するが，上記の所見からも判断する
  - ❶ Definite：生検で陽性
  - ❷ Probable：主要症状および所見のうち(a)～(k)の 1 つ以上を認め，かつ(l)が陽性の場合は免疫グロブリン性アミロイドーシスが疑われる
  - ❸ Possible：主要症状および所見のうち(a)，(b)の 1 つ以上が存在する場合は AL，反応性 AA あるいは ATTR アミロイドーシスの可能性を考慮する
- アミロイドの沈着により，初期は左室の拡張障害が主体で，進行すれば拘束型心筋症様の病態を呈し心房細動となることが多い．このため低血圧，特に起立性低血圧を認める場合がある．また右心不全により下腿浮腫，肝腫大を認めることがある
- 心電図では低電位差を認め，房室ブロックや脚ブロックも認めることがある．図 6c に典型的な心電図を示す
- 心エコー図では全周性の壁肥厚と左房拡大が特徴的で，拘束型障害のため左室流入血流は pseudo-normal pattern から A 波の低下を認める．筆者らが経験した代表的な心アミロイドーシスの心エコー図を図 6a, b に示す
- 心アミロイドーシスを疑った場合は，確定診断に至るためには心筋生検が必要であ

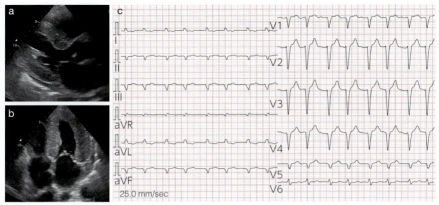

図6 心アミロイドーシス（野生型ATTR）
心エコー図：左室長軸像(a)，4腔像(b)．心筋内輝度は上昇し，均一な心筋の肥大を呈し，左房拡大を認める．
心電図(c)：左軸偏位，心房細動，低電位差，wide QRS および R 波増高不良を認める．

るが，不整脈や心不全が安定していない状態での生検は困難なことがある
- 内視鏡下での胃や直腸粘膜からの生検も比較的低侵襲ではあるものの，全身状態に依存する
- 不安定な全身状態下で比較的安全な生検部位としては腹壁皮膚脂肪組織があり，アミロイド沈着を同定できることがある
- 組織診断として心筋検体のヘマトキシリン・エオジン染色（HE 染色）では，無構造な線維の沈着が確認でき，Congo red 染色では，赤褐色に染まり，偏光顕微鏡下で apple green と呼ばれる緑色を示す
- 最近では，DFS（direct fast scarlet）染色が Congo red 染色よりも，感度が高く近年活用されている
- 生検でアミロイドの沈着を確認できればその構成蛋白を同定する．しかし生検ができないか，またはアミロイドを検出できない場合は，血中の蛋白質泳動で M 蛋白の確認や骨髄生検での異常を確認することが必要である
- アミロイドを同定できれば免疫組織学的検索を行い，light chain が染まれば AL アミロイドーシスと診断し骨髄生検などから病型を決定する．一方，抗 TTR 抗体で陽性であれば ATTR アミロイドーシスと診断し，加えて TTR 遺伝子異常の有無を確認する
- 心臓に沈着するアミロイド蛋白は主に light chain と TTR である．AL アミロイドーシスの 50％に心症状を呈すると言われており，一方 AA アミロイドーシスでは 5％以下と低い

3 AL と ATTR アミロイドーシスの鑑別（表4）
- 臨床所見や通常の検査では，心症状を呈する AL と ATTR アミロイドーシスの鑑別は難しいとされている

表4 ALアミロイドーシスとATTRアミロイドーシスの鑑別

鑑別所見	AL	ATTR
年齢	中高年（40歳以上）	比較的高齢（50歳以上）
病変進行	比較的急速に進行	比較的緩徐に進行
巨舌	認める	ほとんど認めない
手根管症候群	ほとんど認めない	比較的合併する
形質細胞疾患	認める	認めることがある
BNP値	比較的高値	ALよりは低値
心電図	鑑別は困難	鑑別は困難
心エコー図	鑑別は困難	鑑別は困難
MRI（LGE）	陽性	陽性
^{99m}Tc-DPD心筋シンチグラム	陰性	陽性

- ALとATTRの鑑別に有用な検査として，^{99m}Tc-3,3-diphosphono-1,2-propanodicarboxylic acid（^{99m}Tc-DPD）を核種とする心筋シンチグラムがあり，ATTRアミロイドーシスでは心筋のuptake亢進を認める．これはATTRアミロイドーシスに特異的であり，ALアミロイドーシスでは認めない
- 心アミロイドーシス症例では，造影MRIで心筋心内膜側のlate gadolinium enhancement（LGE）を呈することが報告されており，心肥大を認めた症例の陽性適中率92％で陰性適中率は85％であったが，これはATTRアミロイドーシスにのみ特異的な所見ではない
- 表4に示すようにATTRアミロイドーシスのアミロイド沈着は心臓に先立ち手根管症候群を認めることが知られており，手根管症候群を合併していればより強く疑いを持つ根拠となる
- UK national amyloid centerからの観察研究の報告ではALアミロイドーシスは全例形質細胞疾患を認めている．また巨舌をATTRアミロイドーシスでは1例も認めなかった
- 高齢でBNP値が心不全のわりに低いこともATTRアミロイドーシスを疑う要素として重要である

4 予後

- ALアミロイドーシスは1980年代には疾患へ介入する治療法がなかったため，予後不良で平均余命は12か月であった
- 1990年代よりメルフェラン大量静注と自己造血幹細胞移植が導入され予後の改善を認めるようになるが，アミロイドの沈着はTTRアミロイドーシスと比べ比較的進行が早いため，病期が進行した症例では依然予後不良である
- ALアミロイドーシスに比較して野生型ATTRアミロイドーシスは壁肥厚と拡張障害が同程度でも，予後がよりよい．しかし野生型ATTRアミロイドーシスも進行は緩徐であるが平均余命は5年といわれ，決して予後良好な疾患ではない

5 治療

- 一般的に心症状に対しては利尿薬などの対症療法を行う
- アミロイドーシスでは徐脈，低血圧の傾向があり，レニン-アンギオテンシン系阻害薬や β遮断薬は効果的に投与できないことが多い．また両薬剤は心筋のリモデリングの観点では有効性は証明されていない
- 反応性アミロイドーシスでは原疾患の治療が改善に寄与する
- 徐脈に対してはペースメーカを植込むことはあるが，致死性不整脈に対しての植込み型除細動器は全身状態を考慮して慎重に判断する必要がある
- 近年 AL アミロイドーシスに対してはメルフェラン大量静注と自己造血幹細胞移植が導入され予後改善が見込まれている
- AL アミロイドーシスと診断された場合はその病型(骨髄腫に伴うもの，原発など)によって治療が変わるため，循環器内科としてはこの時点で血液内科へコンサルトが必要である
- ATTR アミロイドーシスでは若年であれば肝移植を選択できるが，高齢な場合は対症療法となる
- 近年，TTR4量体の安定化作用を持つタファミジスメグルミンが FAP の末梢神経障害に対して 2013 年よりわが国でも保険収載され臨床で使用されている．タファミジスメグルミンの第Ⅲ相試験では，肝移植などで治療を中断した症例を除いた解析において神経症状が有意に改善し(タファミジスメグルミン vs. プラセボ：60% vs. 38.1%；$p=0.041$)，QOL も改善した
- タファミジスメグルミンは野生型 TTR の安定化に対しても作用することが *in vitro* で報告されており，遺伝性および野生型 ATTR アミロイドーシスに対する臨床試験ではプラセボ群に対してタファミジスメグルミン群で総死亡および心血管関連入院が減少し，また 30 か月後の 6 分間歩行でも有意な差がついた
- ATTR アミロイドーシスに対して治療が可能になりつつある現在，早期診断・治療が予後改善につながるため重要である

【髙橋政夫・今井　靖】

心臓弁膜症

> **POINT**
> - 大動脈弁狭窄症は突然死する疾患である．聴診でスクリーニングして外科手術，TAVI（経カテーテル大動脈弁留置術）のタイミングを逃さない
> - 大動脈弁閉鎖不全症は病因によって上行大動脈置換術の追加適応を検討する．大動脈解離や感染性心内膜炎の急性大動脈弁閉鎖不全症（AR）は手術適応
> - 僧帽弁狭窄症ではリウマチ性が減って，高齢・透析患者の退行変性が主体
> - 僧帽弁閉鎖不全症は弁形成術が確立されているため経食道心エコーを含めた病因診断が大切である
> - 弁置換術後患者では抗凝固療法と感染性心内膜炎の予防が大切である

診療のフローチャート

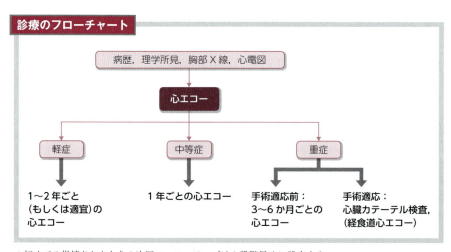

＊初めての指摘されたときの次回フォローアップは1段階早めに設定する．
＊大動脈弁狭窄症以外の軽症例はフォローアップの間隔を延ばしてもよいかもしれない．

I 大動脈弁狭窄症（aortic stenosis；AS）

1 診察のポイント
- 原因：動脈硬化，二尖弁，リウマチ性など
    - 70歳以上では動脈硬化性が半数
    - 70歳未満では二尖弁が半数
    - リウマチ性は減少傾向にある
- 狭窄が高度であっても無症状のまま経過することが多い
- 症状が出現してからの生命予後は不良で，狭心症で5年，失神で3年，心不全で2年の平均生存期間である
- 無症状では突然死は年間1％，有症状では約半数が1～2年以内に死亡する
- 重症ASでは2年以内に心血管イベントを生じるので経過観察は厳重にする
- 正常な大動脈弁口面積（aortic valve area；AVA）は3～5 cm^2
- 大動脈弁通過血流速度 0.3 m/秒/年，平均圧較差 7 mmHg/年ずつ増加
- 大動脈弁口面積 0.1 cm^2/年ずつ減少，透析患者では 0.23 cm^2/年ずつ減少
- 胸骨右縁第2肋間～左縁第3肋間を最強点とする漸増漸減型の収縮期雑音（感度58～75％，特異度41～73％）
- 心雑音は頸部や鎖骨下動脈へ放散する（感度90～98％，特異度22～36％）
- Ⅱ音の大動脈成分が遅延するため，Ⅱ音は単一化～奇異性分裂を呈する

2 移送・専門医への紹介が必要か
- 収縮期心雑音が著明で胸痛，失神，心不全を生じているときには重症ASを想定して紹介する
- 症状がなくても事前に心エコーで重症ASと診断されれば，手術適応も含めて専門医へ紹介が必要である

3 必要な検査
- 胸部X線：心不全所見がないか，心拡大，石灰化した弁がみえることもある
- 心電図：左室高電位，T波の平坦化，ストレインパターンのST低下など左室肥大
- 心エコー：AVA，大動脈弁通過最大血流速度，左室-大動脈圧較差，弁の形態（rapheの位置），左室収縮能，左室径，肺高血圧の有無，合併弁膜症の評価，上行大動脈径
- 心臓カテーテル検査：手術検討例で行う．左室-大動脈引き抜き圧較差，AVAの推定*，左室造影，冠動脈造影，右心カテーテル
    *Gorlinの式：大動脈弁口面積＝（心拍出量）/｛44.3×（駆出時間）×（心拍数）×（平均圧較差の平方根）｝

4 診断のポイント
- 表1に重症度評価を示す
- 最大圧較差は心エコー＞カテーテルの関係となる
- 心エコーでは瞬間最大圧較差をみているのに対して，カテーテルは peak to peak（左室の最大圧と大動脈の最大圧の差）をみている（図1）
- 圧較差は流量に依存する

表1　大動脈弁狭窄症（AS）の重症度

	軽症	中等症	重症
AVA（cm^2）	>1.5	1.0〜1.5	<1.0
大動脈弁通過血流速度（m/秒）	2.6〜3.0	3.0〜4.0	>4.0
最大左室-大動脈圧較差（mmHg）	25〜36	36〜64	>64
平均左室-大動脈圧較差（mmHg）	<25	25〜40	>40

日本人では体格が小さいためAVA<0.75 cm^{2}もしくは体表面積で補正したAVAi<0.6 cm^2/m^{2}を重症とすることもある．

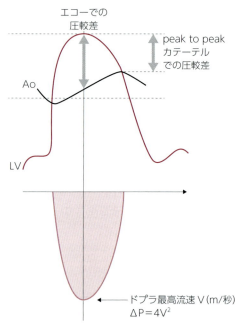

図1　カテーテルと心エコーによる最大圧較差の違い
Ao：大動脈，LV：左室．

- 慢性貧血，甲状腺機能亢進症，大動脈弁逆流症など大動脈弁を通過する血流量が増える病態では圧較差も増大する．AVAも加味して重症度を判断する
- 低左心機能のASでは圧較差が重症の基準を満たしていなくても重症であることがある（low flow low gradient severe AS）．また中等度ASにもかかわらず，低心拍出で弁が開かないために重症にみえることがある．これらの鑑別には低用量ドブタミン負荷心エコーを行う．最大血流速度≧4.0 m/秒，平均圧較差≧40 mmHgで弁口面積<1.0 cm^{2}であれば重症ASと判断する．また，一回心拍出量が20％以上増加しない症例は左室収縮予備能がないと考えられ，大動脈弁置換術を行っても予後不良である可能性が高い

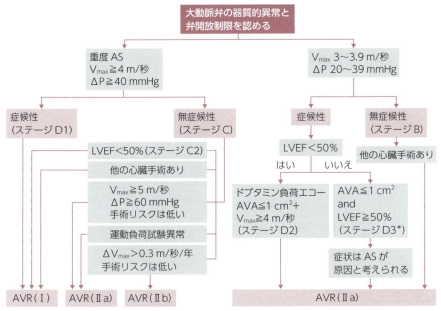

図2 大動脈弁狭窄症に対する手術適応
V_{max}：大動脈弁通過最大血流速度，ΔP：左室-大動脈圧較差，LVEF：左室駆出率，AVR：大動脈弁置換術．
(Nishimura RA, et al：2014 AHA/ACC Valvular Heart Disease Guideline. 2014 より)

- 左室収縮能が保たれていても，圧較差が重症の基準を満たさない重症 AS がある（paradoxical low flow low gradient severe AS）．体格が小さいため左室容積も小さい，左室求心性リモデリング，左室コンプライアンス低下，動脈コンプライアンス低下による後負荷の増大などで1回心拍出量が低下する
- low flow の定義として1回心拍出係数<35 mL/m² をカットオフとする
- 上行大動脈は狭窄後拡張や他の要因で拡大していることがあり同時手術も検討

5 治療
- 手術のタイミングが重要である．2014 AHA/ACC ガイドライン（図2）を参照
- 上行大動脈径 50 mm 以上，二尖弁では 45 mm 以上，半年で 5 mm 以上拡大は上行大動脈置換を追加（Class I）．二尖弁，Marfan 症候群は 40 mm 以上で考慮（Class IIa）
- 手術ハイリスク症例や AS によって心原性ショックに陥った症例での経皮的バルーン大動脈弁形成術（切開術）の選択の余地はあるが，長期予後は改善しない
- 経カテーテル的大動脈弁置換術は，高齢，手術ハイリスク症例に対して，限られた施設で行われている．徐々に適応を拡大しているので必要に応じて確認してほしい，→ 395 頁の「経カテーテル的大動脈弁置換術（TAVI）」項を参照

表2 大動脈弁閉鎖不全症の原因疾患

一次性（弁自体の異常）
- リウマチ性
- 動脈硬化，退行変性
- 高血圧性
- 感染性心内膜炎
- 大動脈弁逸脱
- 先天性（二尖弁，四尖弁など）

二次性（弁周囲構造の異常）
- 大動脈弁輪拡張症
- Marfan 症候群
- Ehlers-Danlos 症候群
- 大動脈炎症候群
- 急性大動脈解離
- Valsalva 洞動脈瘤破裂
- 心室中隔欠損に伴う大動脈弁逸脱
- 梅毒性動脈炎
- 強直性脊椎炎

> **これだけは知っておきたい！**
- 有症候性 AS は突然死する疾患である
- 重症 AS は無症状でも手術を考慮することがあるので漫然と経過観察しない
- 血管拡張薬や利尿薬で過度に前負荷が軽減すると，低心拍出状態に陥ることがある
- そのため薬物療法だけでは難渋することがある
- 一般的な心不全の薬物療法の有効性は十分検討されていない

II 大動脈弁閉鎖不全症
（aortic insufficiency, aortic regurgitation；AR）

1 診察のポイント
- 原因疾患を表2に示す
- 高齢者は動脈硬化による変性，若年者は二尖弁や Marfan 症候群などが多い
- リウマチ性，梅毒はわが国ではまれ
- 大動脈解離，外傷，感染性心内膜炎などによる急性の AR もある
- 脈圧の増大（逆流のため拡張期圧は低下，1回拍出量は増大するため収縮期圧は上昇）
- 速脈：強く触れ，速やかに消失する（Corrigan 脈，water-hammer pulse）
- 胸骨左縁第3肋間を最強点とする汎拡張期逆流性雑音（座位でよく聞こえる）
- 大動脈弁通過血流量が増加することで相対的 AS による収縮期雑音
- AR が僧帽弁前尖に当たり，相対的僧帽弁狭窄症による拡張期ランブル（Austin Flint 雑音）
- 心尖拍動は左方に偏位，広く触れる

表3 大動脈弁閉鎖不全症(AR)の重症度

	軽症	中等症	重症
vena contracta (cm)	<0.3	0.3〜0.6	≧0.6
逆流ジェット/左室流出路径比(%)	<25	25〜65	≧65
Pressure half time (msec)	>500	200〜500	<200
逆流量(mL)	<30	30〜60	≧60
逆流率(%)	<30	30〜50	≧50
有効逆流弁口面積(cm^2)	<0.1	0.1〜0.3	≧0.3
腹部大動脈血流波形			拡張期逆流+
大動脈造影(Sellers)	1	2	3〜4

2 移送・専門医への紹介が必要か

- 新たに出現した拡張期雑音と心不全症状があれば急性 AR が疑われる
- 慢性 AR でも重症なものは手術のタイミングも含めて専門医によるフォローアップを行う

3 必要な検査

- 胸部 X 線：心拡大，縦隔拡大(上行大動脈拡大)，急性 AR では心拡大なく肺うっ血を呈する
- 心電図：左軸偏位，左室高電位，左室肥大の所見を呈することもある
- 心エコー：重症度評価，大動脈弁の形態，大動脈弁輪径，Valsalva 洞径，ST junction 径，上行大動脈径，左室径，合併弁膜症の評価，重症 AR では腹部大動脈拡張期逆流波形が記録できる．肺高血圧の有無
- 心臓カテーテル検査：大動脈造影(Sellers 分類)，冠動脈造影，右心カテーテル
- 胸部 CT：上行大動脈径

4 診断のポイント

- 重症度評価を表3に示す

5 治療

- 手術適応に関しては 2014 AHA/ACC ガイドライン(図3)を参照
- 上行大動脈径 50 mm 以上，二尖弁では 45 mm 以上，半年で 5 mm 以上拡大は上行大動脈置換を追加(Class I)．二尖弁，Marfan 症候群は 40 mm 以上で考慮(Class IIa)
- 急性 AR は緊急手術になりうるので心臓血管外科へのコンサルトが必要

> これだけは知っておきたい！
>
> - 大動脈解離や感染性心内膜炎での心エコー評価では急性 AR の存在は大切．手術適応，術式にかかわる
> - 重症 AR を有する場合は拡張期のバルーン拡張で逆流量が増加するため大動脈内バルーンパンピングは禁忌である．施行前に心エコーで評価することが大切
> - AS より AR のほうが感染性心内膜炎のリスクは高いので予防を忘れない

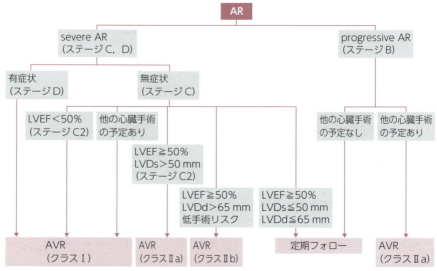

図3 大動脈弁閉鎖不全症に対する手術適応
LVEF：左室駆出率，LVDs：左室収縮末期径，LVDd：左室拡張末期径，AVR：大動脈弁置換術．
（Nishimura RA, et al：2014 AHA/ACC Valvular Heart Disease Guideline. 2014 より）

III 僧帽弁狭窄症 (mitral stenosis；MS)

1 診察のポイント
- 原因：リウマチ性（減少傾向にある），動脈硬化（加齢，長期透析），まれにパラシュート僧帽弁，ムコ多糖体蓄積症，左房内腫瘍など
- 透析患者の僧帽弁輪石灰化（mitral annular calcification；MAC）の進展による MS
- 正常者の僧帽弁口面積は 4〜6 cm^2
- 初発症状は労作時呼吸困難である
- Ⅰ音の亢進，僧帽弁開放音（opening snap），拡張中期ランブルを心尖部で聴取
- 肺高血圧を合併すればⅡp音亢進，傍胸骨拍動の触知，相対的肺動脈弁閉鎖不全症（Graham-Steell 雑音）
- 右心負荷が強まると肝腫大，浮腫など

2 移送・専門医への紹介が必要か
有症状の僧帽弁狭窄症は侵襲的治療介入が必要である．

3 必要な検査
- 胸部X線：左2・3弓が突出，左房拡大に伴う気管分岐角の拡大，肺門部肺動脈の拡大
- 心電図：心房細動，左房負荷
- 心エコー：僧帽弁の開放制限，石灰化の程度，交連部の癒合，弁の ballooning，弁口面積〔area trace，PHT（pressure half time）法〕，Wilkins スコア，左房拡大，

表4 僧帽弁狭窄症(MS)の重症度

	軽症	中等症	重症
弁口面積(cm^2)	1.5〜2.5	1.0〜1.5	<1.0
平均圧較差(mmHg)	<5	5〜10	>10
肺動脈収縮期圧(mmHg)	<30	30〜50	>50

＊ガイドラインでは弁口面積≦1.5 cm^2(PHT≧150 msec)を重症，≦1.0 cm^2(PHT≧220 msec)を超重症としている．
＊ガイドラインでは圧較差は心拍数の影響を受けるため除外されている．

表5 Wilkins スコア

	弁の可動性	弁下部の肥厚	弁の肥厚	弁の石灰化
1点	弁先端のみ可動制限	わずか	4〜5 mm	1か所の高輝度エコー
2点	弁先端〜中央までの可動性低下	腱索の近位2/3以下	弁先端のみ5〜8 mm	弁先端に限局して散在
3点	弁基部のみ可動性保たれている	腱索の遠位1/3を超える	弁全体5〜8 mm	弁中央部まで及ぶ
4点	拡張期に弁の可動性がほとんどない	腱索から乳頭筋にかけて	弁全体8 mm以上	弁全体に及ぶ

肺高血圧の評価，合併弁膜症の評価，左房内血栓の確認が必要なときは経食道心エコー
- 心臓カテーテル検査：肺動脈楔入圧(≒左房圧)と左室圧の同時記録による僧帽弁口面積の算出，冠動脈造影，左室造影，右心カテーテル

4 診断のポイント
- 重症度評価を表4に示す
- 弁口面積が1.5 cm^{2}以下で心不全徴候，1.0 cm^{2}以下で身体活動が制限される
- 弁狭窄度が軽症・中等症でも労作時呼吸困難を訴える場合には，運動負荷心エコーが有用である．圧較差の増大，肺高血圧を呈している可能性がある
- Wilkins スコア(表5)は経皮的僧帽弁交連切開術(PTMC)の適応を検討するうえで必要

5 治療
- 手術適応に関しては 2014 AHA/ACC ガイドライン(図4)を参照．非リウマチ性は交連部の癒着ではなく，弁輪の石灰化のため交連切開の適応になりにくい
- 弁置換術
- 直視下交連切開術
- 経皮的僧帽弁交連切開術：Wilkins スコア8点以下で適応考慮．左房内血栓，中等度以上の僧帽弁逆流，両交連とも高度石灰化は適応外．またその他の手術適応となる弁膜症，冠動脈狭窄がある場合には，それらと同時に僧帽弁手術を行えばよい．合併症としては僧帽弁逆流，心タンポナーデ，塞栓症など

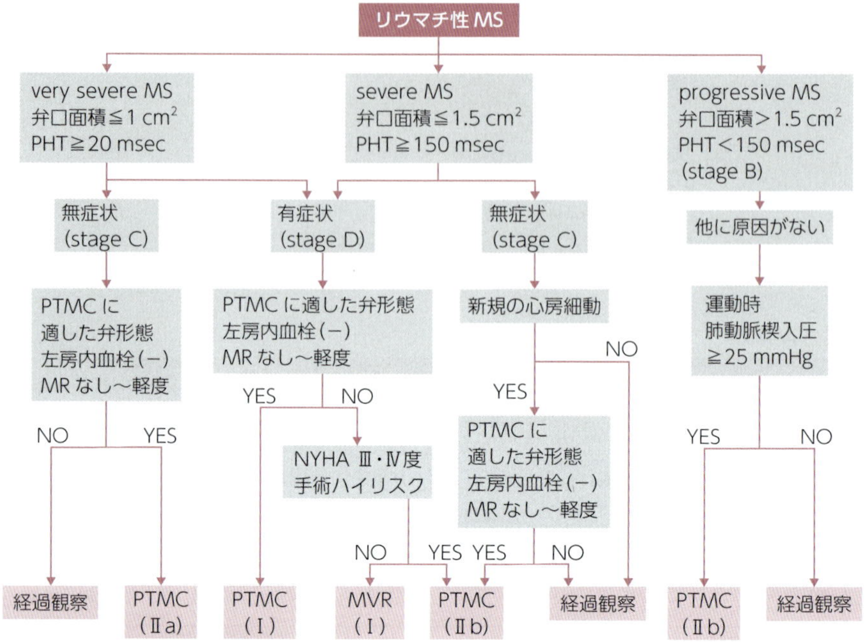

図4 僧帽弁狭窄症の手術適応

MVR：僧帽弁置換術．
（Nishimura RA, et al：2014 AHA/ACC Valvular Heart Disease Guideline. 2014 より）

> **これだけは知っておきたい！**
>
> - MS は心房細動の合併が多い（45％）．塞栓症は 20％に生じている
> - 脳梗塞予防はワルファリンしか適応がないことに注意
> - トロンビン阻害薬や Xa 阻害薬の添付文書にある「非弁膜症性心房細動」で除外されるのは MS と弁置換術後という認識

IV 僧帽弁閉鎖不全症 (mitral insufficiency, mitral regurgitation；MR)

1 診察のポイント

◎一次性か二次性かを見分ける（表6）
- 一次性：僧帽弁自体に原因がある
- 二次性：左室拡大から乳頭筋外側偏位を呈して腱索が弁尖を乳頭筋方向に牽引（テザリング），弁輪拡大を呈する．虚血による乳頭筋機能不全

◎急性か慢性か
- 急性 MR は左室，左房に急激な容量負荷がかかるが代償機転が間に合わず，肺

表6 僧帽弁閉鎖不全症(MR)の原因

一次性
・僧帽弁逸脱 　- 腱索断裂　┐ 　- Barlow 症候群　┘(2つで頻度60～70%) 　- Marfan 症候群 　- Ehlers-Danlos 症候群 　- Straight Back 症候群 　- 漏斗胸 　- 心房中隔欠損症 　- 甲状腺機能亢進症 ・リウマチ性(頻度2～5%) ・感染性心内膜炎(頻度2～5%)

二次性
・心筋梗塞(頻度20%) ・拡張型心筋症 ・大動脈弁閉鎖不全症など左室拡大をきたす疾患

うっ血と低心拍出状態に陥る
- 慢性 MR は左室,左房が拡大することで容量負荷を代償,左室駆出率(LVEF)は正常以上に保たれる.しばらく無症状で経過するが,代償機構が破綻すると左室拡大の進行,LVEF 低下,肺うっ血を呈するようになる
- 慢性 MR では LVEF が正常下限まで低下したときには,進行しているものと判断する
- Ⅰ音減弱,心尖部での汎収縮期雑音,心不全を呈すればⅢ音を聴取
- 相対的 MS を生じて拡張期雑音(Carey Coombs 雑音)

2 移送・専門医への紹介が必要か
- 急性 MR は急性心不全を呈し,緊急手術も考慮されるため搬送が必要となる
- 重症 MR は手術のタイミングも含めて専門医によるフォローアップ

3 必要な検査
- 胸部 X 線:左第3・4弓の突出,気管分岐角の拡大,急性 MR は心拡大を伴わずに肺うっ血を呈する
- 心電図:心房細動の有無(発作性心房細動の検出にホルター心電図も考慮),左房負荷,左室肥大
- 心エコー:MR の原因,逸脱の部位,収縮能,左室径,肺高血圧の有無,合併弁膜症の評価,経食道心エコーは逸脱部位の評価に優れるので弁形成術の術前にはほぼ必須
- 心臓カテーテル検査:左室造影(Sellers 分類),冠動脈造影,右心カテーテル,肺動脈楔入圧の v 波の増高

4 診断のポイント
- 重症度評価を表7に示す

表7 僧帽弁閉鎖不全症（MR）の重症度

		軽症	中等症	重症
一次性	左房逆流ジェット面積(cm^2)	≦4	4〜8	≧8
	左房内逆流ジェット面積比(%)	<20	20〜40	≧40
	Vena contracta(cm)	<0.3	0.3〜0.7	≧0.7
	逆流量(mL)	<30	30〜60	≧60
	逆流率(%)	<30	30〜50	≧50
	有効逆流弁口面積(cm^2)	<0.2	0.2〜0.4	≧0.4
	左室造影 Sellers 分類	1度	2度	3〜4度
二次性	左房内逆流ジェット面積比(%)	<20	20〜40	≧40
	逆流量(mL)		<30	≧30
	逆流率(%)		<50	≧50
	有効逆流弁口面積(cm^2)		<0.2	≧0.2

5 治療
- 利尿薬：容量負荷軽減
- ACE 阻害薬：心筋リモデリングの抑制
- β遮断薬：心筋リモデリングの抑制，心室不整脈に抑制
- 手術適応に関しては 2014 AHA/ACC ガイドライン（図5）を参照
- 弁置換術，弁形成術，二次性 MR に対しては弁輪縫縮術，乳頭筋 approximation など

> これだけは知っておきたい！
- 一次性と二次性では手術適応が異なる
- 感染性心内膜炎の予防に関して，特に僧帽弁逸脱では患者教育や観血的処置前の抗菌薬投与を忘れないようにしたい

V 三尖弁閉鎖不全症
(tricuspid insufficiency, tricuspid regurgitation；TR)

1 診察のポイント
- 機能性(二次性)TR：大動脈弁・僧帽弁疾患に起因した三尖弁輪拡大による
- 一次性 TR：感染性心内膜炎，Ebstein 奇形，リウマチ熱，外傷，Marfan 症候群カルチノイド，三尖弁逸脱
- 胸骨左縁第 4 肋間で汎収縮期逆流性雑音
- 心雑音は吸気で増強，呼気で減弱(Rivero-Carvallo 徴候)

2 必要な検査
- 胸部 X 線：右第 2 弓の拡大

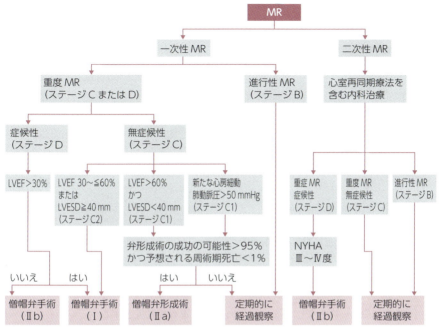

図5 慢性僧帽弁閉鎖不全症(MR)の手術適応
LVEF：左室駆出率，LVESD：左室収縮末期容積．
(Nishimura RA, et al：2014 AHA/ACC Valvular Heart Disease Guideline, 2014 より)

表8 三尖弁閉鎖不全症(TR)の重症度

	軽症	中等症	重症
逆流ジェット面積 (cm^2)	<5	5〜10	>10
Vena contracta (cm)		<0.7	>0.7
肝静脈血流波形	収縮期波優位	収縮期波鈍化	逆行性収縮期波

- 心電図：右軸偏位，右室肥大，右房負荷，右脚ブロック
- 心エコー：原因検索，TR の重症度のほか，右心機能評価を行う(右心機能評価は心エコーの項を参照)
- 心臓カテーテル検査：右心カテーテル，二次性が多いので原疾患による

3 診断のポイント
- 重症度評価を表8に示す

4 治療
- 手術適応に関しては 2014 AHA/ACC ガイドライン(図6)を参照
- 重症機能性 TR では左心系弁膜症手術時には Class I
- 軽症・中等症でも左心系弁膜症手術時には弁輪拡大(Ⅱa)や肺高血圧(Ⅱb)があれば手術適応

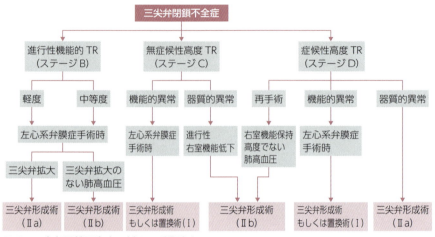

図6 三尖弁閉鎖不全症に対する手術適応
（Nishimura RA, et al：2014 AHA/ACC Valvular Heart Disease Guideline. 2014 より）

- 三尖弁輪 40 mm 以上もしくは 21 mm/m² 以上を弁輪拡大とする
- 弁輪縫縮術，弁置換術

> **これだけは知っておきたい！**
> - 左心系弁膜症手術時には三尖弁への治療介入が必要か検討する必要がある
> - 右心系弁膜症の治療はエビデンスが十分とはいえない

VI 弁置換術後の管理

1 抗凝固療法

- 機械弁：全例ワルファリン継続，PT-INR 2.0～3.0
- 生体弁（ただし，心房細動のときは継続）：術後 3 か月はワルファリン（PT-INR 2.0～3.0），それ以降は抗凝固療法中止もしくは少量アスピリン（75～100 mg）が推奨．血栓塞栓症ハイリスク症例はワルファリン（PT-INR 2.0～2.5）＋少量アスピリン
- 抜歯時：ワルファリンを中止しない
- 非心臓手術時：ワルファリンは手術 72 時間前までには中止．PT-INR 2.0 以下の期間は APTT 55～70 秒でヘパリン持続点滴を行う．ヘパリンは術前 4～6 時間前に中止．手術時は PT-INR 1.5 以下であることが望ましい．術後活動性出血がないことを確認してヘパリン持続点滴を再開．ワルファリンを再開して PT-INR 2.0 を超えたらヘパリンを中止する
- 緊急手術時：新鮮凍結血漿の投与（ビタミン K は凝固亢進状態になる可能性）

2 感染性心内膜炎の予防（➡次項参照）
3 管理のポイント
- 外来では採血，胸部 X 線，心電図など一般的なフォロー
- 採血で LDH や K 値上昇で溶血を疑う．弁機能不全，弁周囲逆流などを考える
- 弁機能不全が疑われれば心エコー
- 再手術を考慮するものとして，中等度以上の人工弁機能不全，血栓弁，人工弁-患者ミスマッチ，内科治療抵抗性の人工弁心内膜炎など
- MRI は基本的に撮影可能（Starr-Edwards 弁は禁忌となっているが，ほとんどいない）

【石山裕介】

感染性心内膜炎

> **POINT**
> - 不明熱をみたら感染性心内膜炎(infective endocarditis；IE)を疑う
> - 身体所見をしっかりとる
> - 診断に迷うときは血液培養と心エコーを繰り返し行う
> - 外科治療のタイミングを逃さない

1 感染性心内膜炎はどういう人にみられるか？

- 非細菌性血栓性心内膜炎がある場合，処置などにより一過性の菌血症が生じると，非細菌性血栓性心内膜炎の部位に菌が付着・増殖し，疣腫が形成されると考えられている
- 疣腫は房室弁の心房側，半月弁の心室側など逆流血流があたるところや，シャント血流や狭窄血流などの異常ジェット血流が心内膜面にあたるところにできやすい
- 何らかの基礎疾患を有する例にみられることが多い(基礎疾患あり：55〜75％)
- なかなか診断がつかずに不適切な治療に時間を要し，合併症を起こした後に診断されることが多いのが現状である

2 診断

感染性心内膜炎の診断には，臨床的にDuke診断基準(表1)が主に用いられる．

1．症状

発熱，全身倦怠感，食欲不振，体重減少，関節痛などの非特異的症状のため，診断まで時間を要する場合があるので注意が必要である．

① 発熱：最も頻度が多い．高齢者や抗菌薬投与後では微熱や発熱がない場合もある
② 心雑音：80〜85％の症例で聴取．新規心雑音の出現は特に重要である
③ 末梢血管病変：粘膜・結膜の点状出血，爪下線状出血，Osler結節(指頭の紫色または赤色の有痛性皮下結節)，Roth斑(眼底の出血性梗塞)など
④ 関節炎・筋肉痛
⑤ 全身性塞栓症：全体の27〜45％で認める．最も多いのが，中枢神経系で60〜70％．脾，腎，肺，末梢動脈，冠動脈，肝臓，腸間膜動脈など
⑥ 心不全：弁破壊により生じる
⑦ 腎障害：27％であり，腎塞栓，免疫複合体による腎炎，抗菌薬による腎障害，血行動態の影響などによる

表1 Duke診断基準

【IE確診例】
Ⅰ．臨床的基準：大基準を2つ，または大基準1つと小基準3つ，または小基準5つ
(大基準)
1. IEに対する血液培養
   A. 2回の血液培養で以下のいずれかが認められた場合
      (ⅰ) *Streptococcus viridans*, *Streptococcus bovis*, HACEKグループ，*Staphylococcus aureus*
      (ⅱ) *Enterococcus* が検出され(市中感染)，他に感染巣がない場合
   B. 次のように定義される持続性のIEに合致する血液培養陽性
      (ⅰ) 12時間以上間隔をあけて採取した血液検体の培養が2回以上陽性
      (ⅱ) 3回の血液培養すべてあるいは4回以上の血液培養の大半が陽性(最初と最後の採血間隔が1時間以上)
   C. 1回の血液培養でも *Coxiella burnetti* が検出された場合，あるいは抗phaseⅠIgG抗体価800倍以上
2. 心内膜が侵されている所見でAまたはBの場合
   A. IEの心エコー図所見で以下のいずれかの場合
      (ⅰ) 弁あるいはその支持組織の上，または逆流ジェット通路，または人工物の上にみられる解剖学的に説明のできない振動性の心臓内腫瘤
      (ⅱ) 膿瘍
      (ⅲ) 人工弁の新たな部分的裂開
   B. 新規の弁閉鎖不全(既存の雑音の悪化または変化のみでは十分でない)
(小基準)
1. 素因：素因となる心疾患または静注薬物常用
2. 発熱：38℃以上
3. 血管現象：主要血管塞栓，敗血症性梗塞，感染性動脈瘤，頭蓋内出血，眼球結膜出血，Janeway発疹
4. 免疫学的現象：糸球体腎炎，Osler結節，Roth斑，リウマチ因子
5. 微生物学的所見：血液培養陽性であるが上記の大基準を満たさない場合，またはIEとして矛盾のない活動性炎症の血清学的証拠

Ⅱ．病理学的基準
　菌：培養または組織検査により疣腫，塞栓化した疣腫，心内膿瘍において証明，あるいは病変部位における検索：組織学的に活動性を呈する疣贅や心筋膿瘍を認める

【IE可能性】大基準1つと小基準1つ，または小基準3つ

2. 血液培養のポイント

- 24時間以上にわたり，8時間ごとに連続3回以上行う
- 静脈血と動脈血で培養陽性率に差はない
- 抗菌薬が投与されていないときの培養陽性率は95％であるが，抗菌薬投与されている場合の菌の検出率は35〜40％に低下する(IE全体の約20％で起因菌不明との報告もある)．もしすでに抗菌薬が投与されている場合，状態が安定していれば抗菌薬を48時間以上中止し，血液培養を行うこともある

3. 診断の流れ

- 発熱と心雑音の聴取により臨床的に感染性心内膜炎が疑われたら，経胸壁心エコーと血液培養を行う．双方が陽性であれば診断は確定する
- 経胸壁心エコーで疣贅が認められず陰性であっても，臨床的に感染性心内膜炎の疑いが強い場合や医療面接でハイリスク例であると判断された場合は，より感度の高い経食道心エコーを行う
- 経食道心エコーが陰性であってもまだ疑いが強い場合は後日，経食道心エコー再検

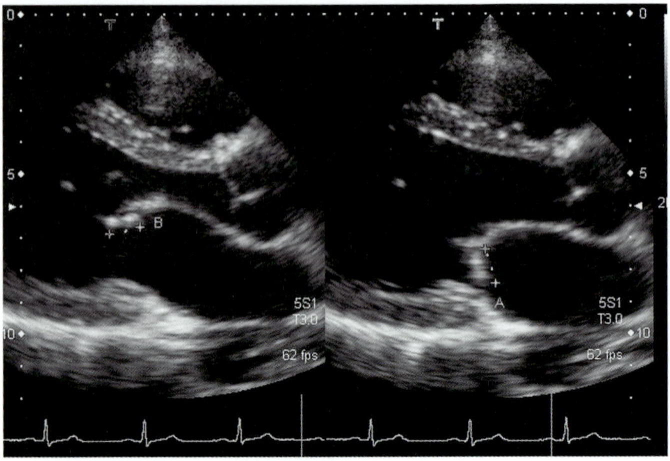

図1 感染性心内膜炎の心エコー図

表2 合併症

心臓内
・心不全 　感染性心内膜炎の最大の予後規定因子．炎症による弁破壊が原因．心不全の合併率は，感染が生じている弁の部位，人工弁か否かや起因菌により異なる．僧帽弁 20％，大動脈弁 29％，三尖弁 8％ ・弁周囲感染 　弁周囲膿瘍，心筋内膿瘍など．弁周囲感染は自己弁で 10〜14％，人工弁で 45〜60％に合併する．特に大動脈弁に関しては膜性中隔と房室結節に近い部での心ブロックに注意する

心臓外
・塞栓症 　27〜45％の頻度．無症候性のものもあるので CT などの全身評価が必要．抗菌薬投与後 2〜4 週間以内に起こりやすい．中枢神経系が 60〜70％で最多で，その他は脾臓・腎臓・肺(右心系の IE で多い)・末梢動脈・冠動脈・肝臓・腸間膜動脈など ・脳合併症 　脳梗塞，TIA，脳出血，脳動脈瘤，髄膜炎など．僧帽弁での IE で多い．脳梗塞を合併した症例では死亡率が高く，神経系合併症を起こす起因菌では *Staphylococcus aureus* が多い．感染性動脈瘤は中大脳動脈領域に多く，診断には MRA(5 mm 以上では診断率高い)や血管造影が有用 ・DIC

を行う．また，上記のように血液培養を繰り返し行う
- 僧帽弁前尖に vegitation の付着を認めた心エコー図を図1に示す

3 合併症

　感染性心内膜炎の合併症は全身に及び種々のものがある(表2参照)．合併症の有無により治療方針が異なるため，感染性心内膜炎の心内膜炎の診断がついた時点での全身スクリーニングが必要である．

4 治療

- IE が疑われた場合速やかに治療開始をしなければならないが，血液培養陰性や培養結果が出るまでに時間を要することも多い
- IE の治療においては疣腫内の原因微生物を死滅させるための高用量の抗菌薬投与が長期間行われる．また適切な抗菌薬の選択のためには，血液培養検査による原因菌の確定が重要であるのは言うまでもない．原因菌別の詳細な抗菌薬使用方法に関しては日本循環器学会『感染性心内膜炎の予防と治療に関するガイドライン（2017年改訂版）』を参照のこと

◎概要としては以下の通り

- ペニシリン感性連鎖球菌：ペニシリン4時間ごとに分割または持続投与を選択．アンピシリン，セファゾリン，セフトリアキソンも用いられる
- ペニシリン非感性連鎖球菌：ペニシリンなど＋ゲンタマイシンの併用やバンコマイシン，テイコプラニンなども考慮される
- 腸球菌：βラクタム系に耐性のことが多い．アンピシリンまたはバンコマイシン＋ゲンタマイシンがよく用いられる
- 黄色ブドウ球菌：組織破壊が強く死亡率も高い．メチシリンに感受性があればセファゾリンが第一選択だがバンコマイシンなどが選択されることもある．MRSAの場合，ダプトマイシンまたはバンコマイシンが第一選択
- コアグラーゼ陰性ブドウ球菌（CNS）：黄色ブドウ球菌に準じる
- HACEK（*Haemophilus aphrophilus, Haemophilus paraphrophilus, Aggregatibacter actinomycetemcomitans, Cardiobacterium hominis, Eikenella corrodens, Kingella kingae*）を含む嫌気性菌：多くは第3・4世代セフェムに感受性あり．不耐容の場合にはニューキノロン系薬も考慮
- しかし，患者の症状によっては血液培養の結果が判明する前にエンピリックに抗菌薬による治療を開始することもある．その場合の抗菌薬の選択は，患者背景，感染経路の推察によって行う．エンピリック治療または血液培養陰性時の抗菌薬の推奨については上述のガイドラインを参照されたい
- 急速な心不全発症などでは緊急手術が必要なときもあり，弁破壊の程度，人工弁かどうか，塞栓リスクなどにより内科治療か外科治療を行うかを判断する必要がある
- 表3にガイドラインでの早期手術についての推奨とエビデンスレベルについて示す
- また，合併症の有無でも治療方針が異なる場合があり注意を要する
- いずれにせよ循環器内科だけでなく，心臓血管外科や感染症科などと連絡をとりチームとして治療にあたるべきである
- 手術が必要な症例で脳合併症を起こした場合，心臓手術の際のヘパリン使用の影響や脳虚血・出血助長のリスクがある
- 図2にガイドラインでの中枢神経系合併症を生じた場合の治療アルゴリズムを示す

表3 IEに対する早期手術についての推奨とエビデンスレベル

状況	適応，推奨など[*1]	緊急度	推奨クラス	エビデンスレベル
心不全	急性高度弁機能不全または瘻孔形成による難治性肺水腫・心原性ショック	緊急	I	B
心不全	高度弁機能不全，急速に進行する人工弁周囲逆流による心不全	準緊急	I	B
難治性感染症	弁輪部膿瘍，仮性動脈瘤形成，瘻孔形成，増大する疣腫や房室伝導障害の出現	準緊急	I	B
難治性感染症	適切な抗菌薬開始後も持続する感染（投与開始2〜3日後の血液培養が陽性，3〜5日間以上下熱傾向を認めない）[*2]があり，ほかに感染巣がない	準緊急	IIa	B
難治性感染症	真菌や高度耐性菌による感染	準緊急／待機的	I	C
難治性感染症	抗菌薬抵抗性のブドウ球菌，非HACEKグラム陰性菌による人工弁IE	準緊急／待機的	IIa	C
難治性感染症	人工弁IEの再燃	準緊急／待機的	IIa	C
塞栓症予防	適切な抗菌薬開始後も1回以上の塞栓症が生じ，残存（>10 mm）または増大する疣腫	準緊急	I	B
塞栓症予防	10 mmを超える可動性の疣腫および高度弁機能不全がある自己弁IE[*3]	準緊急	IIa	B
塞栓症予防	30 mmを超える非常に大きい孤発性の疣腫	準緊急	IIa	B
塞栓症予防	10 mmを超える可動性の疣腫[*4]	準緊急	IIb	C
脳血管障害合併時の手術時期[*5]	脳梗塞合併時にも，適応があればIE手術を延期すべきではない 注）昏睡やヘルニア，脳出血合併例，大きな中枢性病変を除く	—	IIa	B
脳血管障害合併時の手術時期[*5]	新規の頭蓋内出血を認めた場合，4週間は開心術を待機することを提案する 注）微小出血を除く	—	IIa	B

[*1] とくに断りのない場合には自己弁IE，人工弁IEの両方についての記載である．
[*2] 感染症状の評価は下熱の程度や白血球数，CRPの炎症マーカーだけにとらわれず，血液培養の陰性化を基本として総合的に判断する．
[*3] とくに手術リスクが低い場合には早い手術が望ましい（「CQ2：大きな疣腫のある場合には早期手術を行うべきか？」参照）．
[*4] とくに人工弁の場合，自己弁で僧帽弁前尖が関与する場合，ほかに相対的な手術適応がある場合．
[*5] 「CQ3：中枢神経合併症が生じたときにIE手術は早期に行うべきか？」参照．
IE：感染性心内膜炎
〔日本循環器学会：感染性心内膜炎の予防と治療に関するガイドライン（2017年改訂版）．http://www.j-circ.or.jp/guideline/pdf/JCS2017_nakatani_h.pdf より〕

5 予防のポイント

❶ IEハイリスク群の認識
❷ IEリスクとなる処置や手技の認識
❸ 予防法手順
❹ 患者，歯科医師，その他医療従事者の教育

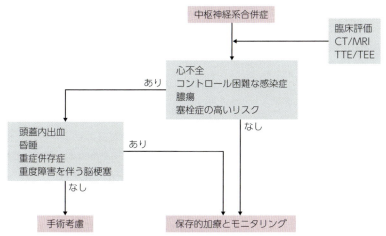

図2　IEに中枢神経合併症を生じた場合の治療アルゴリズム

IE：感染性心内膜炎，CT：コンピュータ断層撮影，MRI：磁気共鳴イメージング，TTE：経胸壁心エコー図，TEE：経食道心エコー図
〔日本循環器学会：感染性心内膜炎の予防と治療に関するガイドライン(2017年改訂版)．http://www.j-circ.or.jp/guideline/pdf/JCS2017_nakatani_h.pdf より〕

表4　成人におけるIEの基礎心疾患別リスクと，歯科口腔外科手技に際する予防的抗菌薬投与の推奨とエビデンスレベル

IEリスク	推奨クラス	エビデンスレベル
1．高度リスク群（感染しやすく，重症化しやすい患者）		
・生体弁，機械弁による人工弁置換術患者，弁輪リング装着例 ・IEの既往を有する患者 ・複雑性チアノーゼ性先天性心疾患（単心室，完全大血管転位，ファロー四徴症） ・体循環系と肺循環系の短絡造設術を実施した患者	I	B
2．中等度リスク群（必ずしも重篤とならないが，心内膜炎発症の可能性が高い患者）		
・ほとんどの先天性心疾患[*1] ・後天性弁膜症[*2] ・閉塞性肥大型心筋症 ・弁逆流を伴う僧帽弁逸脱	IIa	C
・人工ペースメーカ，植込み型除細動器などのデバイス植込み患者 ・長期にわたる中心静脈カテーテル留置患者	IIb	C

エビデンス評価の詳細はガイドラインの「CQ4：高リスク心疾患患者に対する歯科処置に際して抗菌薬投与はIE予防のために必要か？」参照．
[*1] 単独の心房中隔欠損症（二次孔型）を除く．
[*2] 逆流を伴わない僧帽弁狭窄症ではIEのリスクは低い．
IE：感染性心内膜炎
〔日本循環器学会：感染性心内膜炎の予防と治療に関するガイドライン(2017年改訂版)．http://www.j-circ.or.jp/guideline/pdf/JCS2017_nakatani_h.pdf より〕

・歯科治療や手術などを受けるときには自分の病気を医師に伝えること
・定期的に口腔内チェックをして齲歯を放置しないこと
・熱が出て原因が分からなかったり，熱が下がらないときは循環器内科主治医に相談すること

- 表4に成人におけるIEの基礎心疾患別リスクと歯科口腔外科手技に際する予防的抗菌薬の推奨とエビデンスレベルを示す

◎最近の話題

❶ 人工物感染にはPETやCTが有用：IE診断および経過のフォローには超音波検査が欠かせないが，人工弁やデバイス感染では精度が落ちる．近年，心臓CTや^{18}F-FDG PET/CTの有用性が報告されており，欧米のガイドラインではすでにIE診断方法として推奨されている

❷ 医療関連感染性心内膜炎（health care associated infective endocarditis；HAIE）：医療の発達や超高齢社会の進展，心臓治療の進歩や耐性菌により，近年従来の古典的IEとは異なる特徴をもつHAIEが注目されている．HAIEではMRSAを含むブドウ球菌が起因菌として多く，透析やカテーテル関連，医療施設との接触が誘因となる．高齢者や基礎疾患があることで罹患すると合併症の併発や重篤化しやすいので注意が必要

❸ 培養陰性の場合，組織からの原因菌のPCRによる検出，真菌の場合の血中βグルカン，アスペルギルス抗原なども参考となる．また，最近人工弁の感染性心内膜炎などの症例においてFDG-PET/CTが有用であるとの報告が複数あり，エコーなどの検査での判定が難しい症例においては検討の余地がある

【山中祐子・今井　靖】

心筋炎，心膜疾患，たこつぼ心筋症

I 心筋炎

> **POINT**
> - 心筋における炎症性疾患の総称である
> - ウイルスや細菌などの感染によって発症することが多いが，膠原病，薬剤，悪性腫瘍，放射線が原因のこともある．原因が特定できないことも少なくない
> - 劇症型心筋炎では急激な壁運動低下からショックに至ることがある

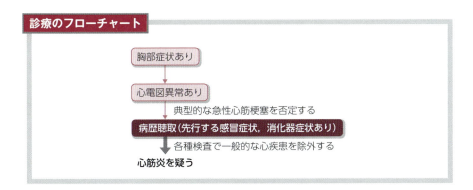

診療のフローチャート

1 診察のポイント

- 心電図異常を認め，心症状に先行する感染症状があれば心筋炎を疑うことが重要である
- まずは頻度の高い急性心筋梗塞や肺血栓塞栓症，大動脈解離などを否定しなくてはならない
- 背景に種々の免疫異常を示す全身疾患（潰瘍性大腸炎，Crohn病，骨格筋炎，重症筋無力症，甲状腺炎，大動脈炎症候群，関節リウマチ，悪性貧血，胸腺腫瘍，悪性リンパ腫など）を認める場合は巨細胞性心筋炎を考える

2 移送のタイミング

- 血行動態不安定症例や，心不全徴候，不整脈が出現した症例はただちに循環器専門医のいる高度医療機関へ移送する

- 特に劇症型心筋炎を見逃さないことと，劇症化していなくても劇症化する可能性がないか，しばらくバイタルサインと心電図を慎重にフォローする
- 血圧が徐々に低下してきたり心電図でQRS幅がやや幅広になってくるなど，少しでも怪しいと感じたら，バイタルサインが保たれていても採血結果を待たずに専門施設へ移送したほうがよい
- 短時間で急激に悪化し，大動脈内バルーンパンピング(IABP)や経皮的心肺補助装置(PCPS)の導入が必要になることも珍しくない

3 必要な検査

1. 血液検査
- 白血球増加，CRP上昇，赤沈亢進などの炎症所見を認める
- 明らかな心筋炎を合併していなくてもCPK-MBやトロポニンが上昇していることが多い
- 末梢血中の好酸球数の増加(500/μL以上)は好酸球性心筋炎を示唆する
- 経過で徐々に増加する例もあるので，急性期には2～3日ごとに末梢血の好酸球数を測定する

2. 心電図
- 心筋炎の心電図は特異的所見に乏しい
- 炎症が限局すれば対応する誘導のみのST-T変化を認め，心筋梗塞との鑑別を要する
- 刺激伝導系の異常，期外収縮，心房細動や心室頻拍などの頻脈性不整脈などを認める
- 重症例では心筋障害を反映してR波の減高，異常Q波が観察され，著明な伝導障害，wide QRSを認める

3. 胸部X線像
　心筋炎では心拡大を認めることが多い

4. 心エコー
- 心筋炎では炎症部位に一致して間質の浮腫による壁肥厚と壁運動低下を認める．心電図所見同様，壁肥厚・壁運動は病態に応じて変化する

5. 心臓カテーテル検査(冠動脈造影，心筋生検)
- 急性心筋梗塞との鑑別が困難な場合は行う必要がある
- 心筋炎の場合は，可能であれば急性期に心筋生検を行う
- 好酸球性心筋炎や巨細胞性心筋炎はステロイドが有効であるため病理所見が治療法につながる

6. ウイルス検索
- 治療可能なものを中心に行う
- 肝炎ウイルス(IgM-HA抗体，IgM-HBc抗体，HCVコア抗原)，インフルエンザウイルス(A・B型)，ヘルペスウイルス(水痘・帯状疱疹ウイルス，ヒトヘルペス1・2・6型)，サイトメガロウイルス，EBウイルス，HIVは原則として検査する
- コクサッキーBウイルスでは，B2・3・6・1・5・4の順で，コクサッキーAウイ

ルスでは A4・9・16 の順に多いという報告がある
- 大切なことは抗ウイルス薬による治療が可能な症例を見逃さないことである

4 診断のポイント
- 病歴，心電図，心エコーからある程度診断可能である
- 先行感染があり，非特異的心電図変化と心エコーでの浮腫状の壁肥厚と壁運動低下を認めたら，急性心筋炎を疑う
- 虚血性心疾患の可能性があれば心臓カテーテル検査まで行う必要がある

5 治療
- 急性心筋炎に対しては自然治癒までの循環動態管理が必要である．血圧低下，SpO_2 低下，尿量低下，代謝性アシドーシスなどがないか，また血清 T-bil や Cr 値を確認し，必要であれば IABP や PCPS の導入を躊躇せずに行う
- 好酸球性心筋炎や巨細胞性心筋炎の重症例にはステロイド投与を行う
- ステロイド短期大量療法はウイルス性では推奨されていない
- ステロイド奏効例として高度な心ブロックや壁肥厚の存在をあげる報告がある．心筋トロポニン値がピークアウトしたらリモデリング予防に ACE 阻害薬の投与を検討する（心筋炎自体へのエビデンスは不明）

> **これだけは知っておきたい！**
> - 劇症型心筋炎では来院時に意識清明でバイタルサイン正常であっても，短時間のうちに状態が悪化することがあるため，少しでも変だと感じたら循環器専門施設へ搬送する

II 心膜炎

> **POINT**
> - 心膜における炎症性疾患の総称である
> - ウイルスや細菌などの感染によって発症することが多いが，膠原病，薬剤，悪性腫瘍，放射線が原因のこともある．原因が特定できないことも少なくない

診療のフローチャート

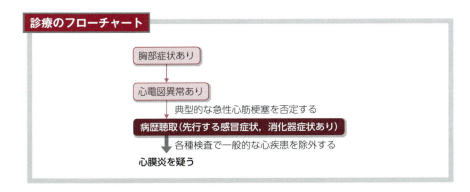

1 診察のポイント

- 心電図異常を認め，心症状に先行する感染症状があれば心膜炎を疑うことが重要である
- まずは頻度の高い急性心筋梗塞や肺血栓塞栓症，大動脈解離などを否定しなくてはならない
- 心膜炎では深呼吸や咳嗽，仰臥位で胸痛は増強し，前屈座位で軽減する特徴を有する．また，患者を座位，前屈位にして繰り返し聴診を行うとしばしば心膜摩擦音を聴取できる
- 摩擦音は数時間で聴取できなくなったかと思うと，翌日には再び聞こえるようになることがある
- 心囊液の貯留が高度になると摩擦音は消失し心音微弱となる

2 移送のタイミング

- 血行動態不安定症例や，心不全徴候，不整脈が出現した症例はただちに循環器専門医のいる高度医療機関へ移送する

3 必要な検査

1. 血液検査
- 白血球増加，CRP上昇，赤沈亢進などの炎症所見を認める

2. 心電図
- 心膜炎では心外膜に面した多くの誘導(aVR以外)で下方に凸のST上昇を認める
- 鏡像変化は認めず，これは急性心筋梗塞との鑑別ポイントである
- PR segmentの低下(図1)も特徴的である
- ST上昇は2日～2週間持続した後，徐々に減高しSTが正常化してからT波が平低・陰転化する
- T波の変化は数か月以内に正常化するが，悪性腫瘍に伴うものや結核性などの慢性経過をとるものではT波の変化が持続することがある

3. 胸部X線像
合併症のない心膜炎の場合は正常所見である

4. 心エコー
- 心膜炎では心囊液貯留がないか確認する．特に，奇脈(吸気時の収縮期血圧の低下が10 mmHg以上となること)やBeckの三徴(低血圧，頸静脈怒張，心音微弱化)を認めれば心タンポナーデの合併を疑いただちに心エコーを行う．ただしBeckの三徴は他の疾患でもよくみられることに留意

5. 心臓カテーテル検査(冠動脈造影)
- 急性心筋梗塞との鑑別が困難な場合は行う必要がある

6. ウイルス検索
- 治療可能なものを中心に行う
- 肝炎ウイルス(IgM-HA抗体，IgM-HBc抗体，HCVコア抗原)，インフルエンザウイルス(A・B型)，ヘルペスウイルス(水痘・帯状疱疹ウイルス，ヒトヘルペス1・2・6型)，サイトメガロウイルス，EBウイルス，HIVは原則として検査する

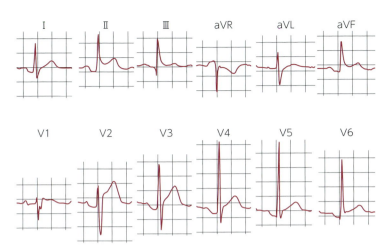

図1 急性心膜炎の心電図
下方に凸のST上昇，PR segmentの低下がみられる．
〔金澤一郎，永井良三（総編集）：今日の診断指針，第6版．医学書院，2010より〕

- コクサッキーBウイルスでは，B2・3・6・1・5・4の順で，コクサッキーAウイルスではA4・9・16の順に多いという報告がある
- 大切なことは抗ウイルス薬による治療が可能な症例を見逃さないことである

4 診断のポイント

- 病歴，心電図，心エコーからある程度診断可能である．特に，広範囲誘導で下方に凸のST上昇を認め，鏡像変化がない場合は急性心膜炎の可能性が高い
- 虚血性心疾患の可能性があれば心臓カテーテル検査まで行う必要がある

5 治療

- 急性心膜炎の加療は基本的には対症療法である．自然軽快することが多いが，胸痛や発熱が消失するまでは安静とし，痛みに対してはNSAIDsを使用する
- 特発性・ウイルス性心膜炎の予後は良好で2～6週間で自然治癒する

III 収縮性心膜炎

心膜が炎症によって線維化，肥厚，癒着をきたし，これによって心膜腔が閉塞して拡張障害を生じる疾患である．

1 診察のポイント

- 心膜炎後に心不全症状をきたした場合は本疾患を疑う
- 下腿浮腫，腹部膨満感などの右心不全徴候が主で，治療に難渋することが多い
- 無症候性心膜炎患者も多いため，最近の感染症状の有無について確認を行う

2 専門医への紹介のタイミング

- 一般的な心不全治療で良好にコントロールできることは少なく，本疾患が疑われた

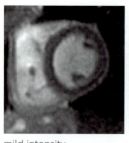 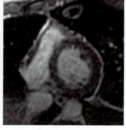 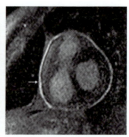

mild intensity　　　　moderate intensity　　　severe intensity

図2　心膜の遅延造影効果の MRI
静脈血より造影されていないものを mild，静脈血と同等に染まっているものを moderate，それ以上に造影されているものを severe と定義．

ら早期に専門医へ紹介する
- 胸部 X 線や心エコー，CT で心膜石灰化・肥厚がはっきりしない症例でも，心不全の原因が不明な場合は精査が必要である

3 必要な検査
1. 心電図
- 特異的な所見はない．心房負荷所見を認めることが多い

2. 胸部 X 線写真，CT，MRI
- 心膜石灰化と肥厚を検出するうえで有用である
- MRI での心膜の遅延造影効果が強いと抗炎症薬が効く予測因子になりうるとの報告がある[1]（図2）

3. 心エコー
- 心房腔の拡大と心室腔の狭小化を認める
- 心室流入波形は呼吸性に変動し，心室中隔は吸気時に後方に偏位する
- 左室後壁の拡張期平坦化も特徴的な所見である

4. 心臓カテーテル検査
- 右室圧波形での dip and plateau や拡張期右室圧・左室圧の等圧化などを認める

4 診断のポイント
- 研修医や非循環器専門医にとっては診断するのが難しい疾患である
- 心膜炎を疑わせる病歴があり，心不全コントロールに難渋する場合は本疾患の可能性がないか疑う
- 心膜の肥厚や心室の狭小化があれば，収縮性心膜炎の可能性が高まる

5 治療
- まずは心不全治療として利尿薬の調整を行う
- 症状をコントロールできる例もあるが，次第に効果がみられなくなっていくことが多い
- 抗炎症治療（NSAIDs，ステロイド，コルヒチン）が有効であるとの報告があるが，種類や使用期間に関して明確なエビデンスはなく，わが国では適応に関していまだ

- 確立されていない
- MRIでの心膜遅延造影効果(図2)と採血での炎症反応の上昇は抗炎症薬が奏効するかどうかの予測因子になりうる[1)]
- 2〜3か月間は抗炎症薬の継続投与が可能であるとの海外の報告もあるが,抗炎症治療は慢性心膜炎には効果がない
- 唯一の根本的治療は心膜剝離術である
- 呼吸困難・胸腹水増加などの症状の悪化があり,内科的治療に抵抗性であれば,できるだけ早期に手術を行うようにする

これだけは知っておきたい！

- 治療抵抗性心不全の原因には収縮性心膜炎があり,手術により心膜の硬化を解除する必要がある

Ⅳ たこつぼ心筋症

❗ POINT

- 急性発症の原因不明の左室心尖部バルーン状拡張(無収縮)を呈する症例を指す
- 本疾患では左心室はあたかも「たこつぼ」様の形態をとる
- 心尖部の無収縮は,数週〜1か月以内に大部分の症例において正常化する
- 心室収縮異常は主に左心室に生じるが,右心室にも認められる例がある
- 一般的には予後良好だが,肺水腫や他の後遺症を呈する例,死亡例も存在する
- 冠動脈多枝攣縮,冠動脈微小循環障害,内因性カテコラミンの異常放出,心筋炎などのいくつかの成因が関与して起こると考えられているが,発症機序は明らかになっていない

診療のフローチャート

```
胸部症状あり
   ↓
心電図異常あり
   ↓ 典型的な急性心筋梗塞を否定する
病歴聴取(精神的ストレス,身体的侵襲がないか確認する)
   ↓ 身体所見,各種検査で一般的な心疾患を除外する
たこつぼ心筋症を疑う
```

1 診察のポイント

- 症状は急性冠症候群類似の胸痛,呼吸困難が多いが無症状のこともある

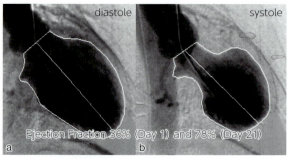

図3　たこつぼ心筋症の左室造影
〔金澤一郎，永井良三(総編集)：今日の診断指針，第7版．医学書院，2015より〕

- 精神的ストレス，身体的侵襲が先行することが多いが，明らかな契機なく発症することもある
- 高齢の女性に多い傾向があるが，年齢に関係なく発症する

2 移送のタイミング
- 冠動脈の器質的有意狭窄・閉塞または攣縮を完全に否定することは症状，心電図，エコー，血液検査では急性心筋梗塞(AMI)，急性冠症候群(ACS)と類似するため困難である
- 典型的な左室心尖部バルーン状拡張を心エコーで認めても，左室心尖部を含めて広範に灌流する左前下行枝病変による AMI かもしれない
- 脳血管障害を合併していることもある．そのため，速やかに循環器専門施設へ搬送し精査を行う必要がある

3 必要な検査
1. 心電図
- 発症直後は ST 上昇がみられることがある．AMI との鑑別が問題となるが，aVR で ST 低下があり，V1 で ST 上昇を認めなければ高確率(aVR：感度97％・特異度75％，V1：感度94％・特異度71％)でたこつぼ心筋症と診断できるとの報告[2]がある
- その後，典型例では広範な誘導で T 波が陰転化し，次第に陰性部分が深くなり QT 延長を伴う．この変化は徐々に回復するが，陰性 T 波は数か月続くことがある

2. 心エコー
- 心尖部バルーン状拡張が典型的であるが，典型的な壁運動異常を呈さない症例もある(例：逆たこつぼ → 心基部～中部の無収縮と心尖部の過収縮)

3. 心臓カテーテル検査
- 左室造影で壁運動の評価を行う(図3)．また，冠動脈造影を行い，冠動脈の器質的有意狭窄と攣縮を除外する

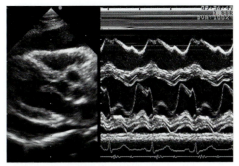

図4　心タンポナーデの心エコー
〔金澤一郎,永井良三(総編集):今日の診断指針,第7版.医学書院,2015より〕

4 診断のポイント
- 冠動脈支配とは一致しない壁運動異常を認めたら本疾患の可能性が高いが,冠動脈の有意狭窄病変の存在や冠攣縮を否定するために,冠動脈造影検査が必須である

5 治療
- 多くの場合は合併症なく経過するため,そのような場合は経過観察のみでよい
- ショック・心不全例ではそれに準じた治療を行う
- たこつぼ心筋症の多くは数日から数か月で心収縮異常は正常化するが,心機能低下が遷延している症例に対してはACE阻害薬やβ遮断薬の投与を行う
- 再発率は約10%とされているが,再発予防に有効な薬剤は今のところ明らかになっていない

> **これだけは知っておきたい!**
> - ストレスなどの誘因がない症例や,典型的な心尖部バルーン状拡張ではなく逆たこつぼ症例も存在する
> - 典型的なたこつぼ心筋症であっても,冠動脈の有意狭窄病変の存在や冠攣縮がないかを慎重に検討する必要がある

V 心タンポナーデ

- 心囊液貯留により心膜腔内圧が上昇し,心臓の充満障害をきたし,心拍出量低下など血行動態的な異常をきたした状態
- 心膜腔内圧の上昇には心囊液の絶対量,心囊液貯留の速度,心外膜の硬さが関係している
- 原因は悪性腫瘍が最も多く,感染や尿毒症,急性大動脈解離,外傷,薬剤性などもある
- 心囊液の量と心タンポナーデは必ずしも関連があるわけではないが,慢性でも多量

（>20 mL）の心囊液を認める症例のうち 1/3 は心タンポナーデを伴っており，やはり多量のものは注意すべきである
- 拡張早期の右室の虚脱や収縮期の 1/3 以上の時間，右房が虚脱していれば心タンポナーデをきたしている可能性が高い（図4）．また，下大静脈の拡張（≧20 mm）かつ呼吸性変動消失は右房への流入障害を表しており，感度の高い所見である

文献

1) Feng D, et al：Cardiac magnetic resonance imaging pericardial late gadolinium enhancement and elevated inflammatory markers can predict the reversibility of constrictive pericarditis after antiinflammatory medical therapy：a pilot study. Circulation 124：1830-1837, 2011
2) Kosuge M, et al：Simple and accurate electrocardiographic criteria to differentiate takotsubo cardiomyopathy from anterior acute myocardial infarction. J Am Coll Cardiol 55：2514-2516, 2010

【新島　聡】

12 成人先天性心疾患

> **POINT**
> - およそ100出生に対し1例の割合で先天性心疾患が認められ，その97～98％は成人に達する．すでに成人例は30～40万人に達している
> - 内科医が積極的に診療に関与する必要性があるが特に心不全，不整脈に対するケアが必要であり，心不全では特に右心系，肺循環(肺高血圧)について配慮を要することが多い
> - 感染性心内膜炎予防，就学・就労，妊娠・出産などライフステージに応じた包括的診療が求められる
> - 先天性心疾患では心臓，血管および他臓器の左右関係を把握することが重要である．内臓逆位，左側相同(体の両側が左側の形態を呈すること)，右側相同などを合併することがあり，他臓器(肺：右側3分葉，左側2分葉など)の左右の位置や，脾臓(左側相同では多脾，右側相同では無脾となる)などにも注意しておく

診療のフローチャート

- 心奇形 ➡ 単純か，複雑か
- チアノーゼ，肺高血圧 ➡ 有無を確認
- 外科手術，カテーテル手術 ➡ 適応の有無を検討

以上を確認したうえで，安定している場合も，年に1回などフォローアップを行う

1 先天性心疾患の頻度と包括的管理

- 先天性心疾患の成人例はすでに30～40万人に達するが循環器を専門とする小児科医に比較して，圧倒的に循環器内科医の数が多く，成人期の諸問題に対処する点で循環器内科医の積極的な参画が求められている
- 日本循環器学会のガイドラインに掲載された各先天性心疾患の頻度を**表1**に示す
- 循環器疾患の中において包括的に管理を行う必要性があり，ポイントとして以下のような項目があげられる

表1 先天性心疾患の疾患(表現型)別頻度

疾患名	小児循環器学会疫学委員会 (2003年, 2,654例) 頻度(%)	厚生省研究班 (1986年, 773例) 頻度(%)	米国 Hoffman, et al. (1978年, 3,104例) 頻度(%)
心室中隔欠損	32.1	56.0	30.3
Fallot 四徴	11.3	5.3	5.1
心房中隔欠損	10.7	5.3	6.7
完全大血管転位	4.3	2.2	4.7
肺動脈狭窄	3.7	9.6	7.4
動脈管開存	2.8	3.6	8.6
房室中隔欠損	2.3	1.8	3.2
三尖弁閉鎖	2.0	0.4	1.0
大動脈縮窄	1.9	2.7	5.7
大動脈狭窄	1.5	0.4	5.2
総肺静脈還流異常	1.4	1.2	1.1
肺動脈閉鎖	1.1	0.8	
左心低形成症候群	0.1	0.6	1.3
その他	各1以下	各1以下	各1以下

注)日本小児循環器学会疫学委員会の調査は、小児循環器専門施設を対象にしているため、厚生省研究班の一般新生児を対象とした調査結果と比較すると若干の差が認められる。米国の報告は疫学委員会の報告にくらべ、PDA、大動脈縮窄、大動脈弁狭窄、左心低形成(いわゆる左心系疾患)が多く、TOF、ASDが少なく、人種差が示唆される。
〔松岡瑠美子, 森克彦, 安藤正彦. 先天性心血管疾患の疫学調査 ―1990年4月~1999年7月, 2,654家系の報告―. 日小循誌 19:606-621, 2003 より〕

- ▸複雑心奇形の管理:各疾患の本来および術後の血行動態について把握する
- ▸合併症の管理:精神発達障害, 他臓器の障害
- ▸心疾患管理以外の成人以降に顕在化する生活習慣病, がんなどの管理
- ▸長期間にわたる心不全管理:体心室が右心室であったり, 遺残短絡, 遺残弁膜症, 肺高血圧症など
- ▸不整脈:先天性心疾患に関連して発生する不整脈は上室性・心室性と多彩であり, 洞不全, 房室ブロックも少なくない
- ▸社会生活支援:自立支援(教育, 就職, 結婚, 妊娠・出産, 遺伝カウンセリング, 育児, 日常生活指導, 社会保障制度, 疾患によっては難病申請)
- ▸他診療科, 看護師・心理士・ソーシャルワーカーなどを含めたチーム医療

2 先天性心疾患における血行動態の特徴

- 内科医は左心系のトラブル, 心不全には慣れているが, 右室, 右房, 肺循環にまつわる問題は必ずしも得意とはいえない。先天性心疾患に関連する特徴を**表2**に列記する
- 先天性心疾患に対する心エコーは, 通常の成人を対象とした心エコーとは異なる評

表2 先天性心疾患の心室別特徴

右室
　体心室右室：房室弁閉鎖不全の有無
　　完全大血管転位：心房位血流転換術後
　　修正大血管転位
　　右室性単心室
　肺動脈弁下右室：
　　左-右短絡疾患：心房中隔欠損
　　三尖弁閉鎖不全：Ebstein病，Fallot 四徴症
　　肺動脈狭窄，肺高血圧
　　肺動脈弁閉鎖不全

左室
　圧負荷：大動脈縮窄，大動脈狭窄など
　容量負荷：大動脈閉鎖不全　大動脈二尖弁，Fallot 四徴症など
　左-右短絡疾患：心室中隔欠損，動脈管開存
　僧帽弁閉鎖不全

価が必要となる．心房，心室，大血管との位置・関係を評価することがポイントとなるが以下のような手順で進めるとよい

❶ 心房の位置確認：下大静脈（まれに欠損していることがあり，その場合は肝静脈を代用する）が結合している心房が右房となる．その chamber が脊椎の右側にあれば正位（situs solitus），左側にあれば situs invertus 逆位となる

❷ 心室の位置・形態の確認：心房と心室の間の弁（三尖弁，僧帽弁）は心室によって規定される．三尖弁は僧帽弁よりも心室側に付着しており，また右室は左室に比較して肉柱の構造が粗く調節帯が認められる．一方，左室は乳頭筋が2本均等に存在する．通常，右室は左室の右側・前側にありこれを D-loop と称し，逆のものを L-loop と呼ぶ

❸ 大血管（大動脈，肺動脈）の位置関係：左右に分岐する血管が肺動脈であり，大動脈弓を形成する血管が大動脈となる

❹ 心房と心室の接続について：心尖部からの四腔像により心房と心室との接続関係を観察する．ねじれた構造であれば四腔像で4つの chamber の描出が困難・不可能ということで気づくことが多い．通常，右房-右室，左房-左室であるがそれがねじれた房室交叉，一側房室弁両室挿入（例えば右房が右・左室の両者に接続），両側房室弁同室挿入（例えば右・左房が右室に接続），一側房室弁閉鎖などについて考慮しておく必要性がある．

❺ 心室と大血管との接続について：通常左室と大動脈，右室と肺動脈が接続するが，大動脈が右室側へ偏位したり（Fallot 四徴症），大・肺動脈の両者が右室あるいは左室から起始（両大血管右室・左室起始症），逆に接続する（大血管転位）がありうる．

• そのほか一般的なエコー評価として以下がある
❶ 全身の循環を担う体心室（機能的左室）の収縮能・拡張能の評価
❷ 心房中隔欠損，心室中隔欠損などのシャントの描出：加えてドプラ法を用いて

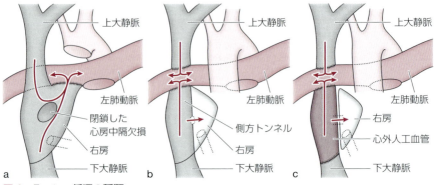

図1 Fontan 循環の種類
a. atriopulmonary connection (APC).
b. intracardiac total cavopulmonary connection (TCPC) (lateral tunnel).
c. extracardiac total cavopulmonary connection (TCPC).

「Qp(肺循環血液量)/Qs(体循環血液量)」を求める
❸ 肺高血圧の評価：心房心室，心室大血管との接続を考えつつ，房室弁(通常 三尖弁)逆流速度から右室収縮期圧を推定し，右室と肺動脈との圧較差の有無なども考慮しつつ肺動脈圧を推定していく．成人では頻度が低いが先天性心疾患では肺高血圧の有無についての評価はその後の治療方針に大きく影響するため注意を要する
❹ 弁の閉鎖・狭窄，閉鎖不全などの評価：特に注意をしてほしいのが肺動脈弁である．成人の一般的な心疾患では評価対象となることが少ないが先天性心疾患では肺動脈弁狭窄・閉鎖不全についても焦点をあてて評価を行うべきである
❺ 右室機能の評価：例えば Fallot 四徴症では右室機能，右室拡大は予後に大きく関与し，修正大血管転位では形態的右室が体循環を担うこととなる．最近では心臓 MRI による両心室機能評価が注目されるところであるが，心エコーによる評価について習熟されたい．特に評価指標として以下のような評価項目が知られている
  ▸ 三尖弁輪部収縮期移動距離(tricuspid annular plane systolic excursion：TAPSE)
  ▸ 右室面積変化率(right ventricular fractional area change；RVFAC)
  ▸ Doppler tissue imaging derived tricuspid lateral annular systolic velocity(S´)
- さらに先天性心疾患に関連して肺血管への容量・圧負荷の結果として肺高血圧(肺動脈性肺高血圧)を伴う症例は少なくない．一般の統計において先天性心疾患の5〜10%に認められるといわれている[1]
- その存在は予後を大きく悪化させるが，極端なものが Eisenmenger 症候群となる
- コホート調査では先天性心疾患の2%程度存在するといわれている[2]
- 術後症例や手術非適応症例(Eisenmenger 症候群)では肺高血圧治療薬(➡ 169 頁の「肺高血圧症」項参照)の投与が検討されるが，術前症例で肺高血圧が合併する場

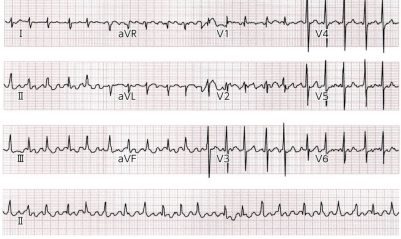

図2 先天性心疾患術後症例に合併した心房粗動（incisional flutter：心房切開線の周囲を旋回する心房粗動）

合，肺高血圧治療薬で肺高血圧をある程度コントロールしてから手術・外科的修復を行うこともある（treat and repair）
- 肺循環が静脈圧に依存するFontan循環（図1）において肺血管抵抗の上昇は循環破綻に直結するため，通常の適応とは異なるが，エンドセリン受容体拮抗薬など肺高血圧治療薬が導入されることもある

3 不整脈の管理
- 先天性心疾患においては心房・心室への容量・圧負荷，心内修復手術の結果としての心房・心室の切開線および組織リモデリング，また発生学的に洞結節や房室結節などの刺激伝導系の脆弱性，発達不全などを背景に生じるものも少なくない．加えて心奇形があれば初めから洞不全，房室ブロックを生じやすいものもある．また，Ebstein奇形は高率にWPW症候群を合併することが知られている
- 図2は心房中隔欠損症例の心電図であるが，術後10〜20年近く経過し頻脈性不整脈（incisional flutter：心房切開線周囲を旋回する非通常型心房粗動）を呈した．頻脈中に右心房内をマッピング（図3）し心房粗動の旋回路を同定，アブレーションを加えることにより根治した
- Fallot四徴症は心室の切開線，慢性的な右心室負荷に伴い心室頻拍・細動で突然死することがある．ホルター心電図の評価などにより心室性不整脈を評価する

4 先天性心疾患におけるカテーテル検査・カテーテル治療
- 循環器内科においても血行動態評価としての心臓カテーテル検査が実施されるとともに，ASDに対するAmplatzer Septal OccluderあるいはFigulla® Flex IIによる閉鎖（図4），PDAに対するAmplatzer Duct Occluderによる閉鎖を小児科との合同チームで実施している

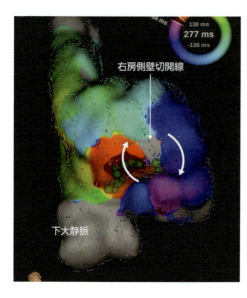

図3 右心房内マッピング
先天性心疾患術後（自験例），右房切開線周囲を時計方向に旋回する incisional flutter 切開線と下大静脈との間を線状に焼灼し治療した（Rhythmia, Boston Scientific 3-D mapping）． ●アブレーション部位．

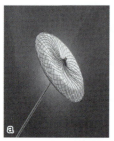
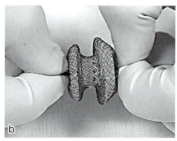

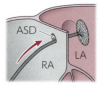
1. deployment of LA disc

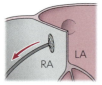
2. pull back to atrial septum

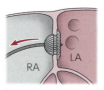
3. deployment of RA disc

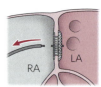
4. release

図4　ASDに対するカテーテル治療
a．Amplatzer Septal Occluder, b．Amplatzer Duct Occluder, c．治療の模式図．

- 閉鎖デバイスでの治療後はデバイスの脱落がないかどうかを術後，心エコー，胸部X線で定期的にフォローするとともに，Amplatzer Septal Occluder ではデバイスが大動脈壁に接触することが少なくないため，大動脈壁への過度なストレスが存在しないか，心囊水貯留がないかどうか注意深く観察する．術後，アスピリン＋クロピドグレルによる dual antiplatelet therapy（DAPT）が半年間必要となる
- ASDを例にカテーテル検査を行う場合の自治医大における手順を以下に示す

▶ カテーテル治療の適応になるかどうかの術前検査入院の場合，経胸壁および経食道心エコーが非常に重要である．経胸壁心エコーは外来にて実施されている場合が多いが，最近実施されていない場合にはカテーテル検査施行前に実施する．
▶ 必要な検査として，① 経胸壁心エコー，② 経食道心エコー，③ 心臓 CT（ASD の形態評価および合併心奇形の評価を行う）がある．特に 4 本の肺静脈の還流異常（PAPVR の合併）がないかどうか確認する．また ASD の欠損孔の周囲の rim が十分にあるか，特に大動脈弁冠尖との間の rim の評価は閉鎖デバイス（カテーテル）の適否にかかわるため重要である

1．心臓カテーテル評価

ASD の心カテーテル検査を例に取り上げる．

◎ 血液ガス，圧データサンプリング，oxymetry，pressure study

- 先端孔タイプのバルーンカテーテル（バーマンカテーテル）を使用
- ガイドワイヤを適宜，利用しながら進めると操作が容易．特に上大静脈，無名静脈へ進めるときに便利．倍長のガイドワイヤを用いれば pigtail カテーテルへの交換も容易なため，250 cm のラジフォーカスガイドワイヤを推奨
- 顕著な肺高血圧例では酸素負荷，NO 負荷などを併せて実施する
- バルーンを拡張させるのは通常の空気ではなく二酸化炭素で膨らませること．以下，O_2 サンプリング部位および圧測定部位を示す
  ❶ IVC（肝静脈の合流部）：SvO_2 値は最高値のこと多し，central type ASD では左右シャントが流入しやすく flow が入るため参考値扱い
  ❷ High SVC（右内頸静脈，鎖骨下静脈合流前）：SvO_2 値は最低
  ❸ Innominate（左鎖骨下，内頸静脈合流後）：無名静脈へ部分肺静脈還流異常が戻ることあり
  ❹ Low SVC（RA の直上）：他の先天性心疾患では IVC×1/4＋SVC×3/4 を混合静脈血とすることが多いが，ASD ではシャント血が IVC 方向へ吹き込むことが多いため，SVC を混合静脈血の値として使用する
  ❺ RA（外側中位）カテーテル先端を lateral（透視で右方向）へ向けること
  ❻ RV：VSD 併存の場合には inflow，apex，outflow などを分けてとること
  ❼ PA：right PA，left PA，main PA でそれぞれ評価．計算時は 3 か所から平均値を用いる．right PA，left PA では wedge pressure も併せて取得する（左房圧が直接測れるが，central type ASD でない場合で万が一 LA に入れなかったことも想定し楔入圧測定を実施）．肺高血圧を伴う場合，O_2 負荷を行い PA 左の変化をみる
  ❽ LV：ASD 経由で挿入してもよいが femoral artery または radial artery を穿刺する場合，逆行性に pigtail カテーテルを入れてもよい．右心カテーテルのみの場合，左房経由で左室へ
  ❾ Ao, ascending（descending は圧測定のみでも可）：小児科では動脈管開存や大動脈縮窄があるため大動脈内で引き抜き圧を測定したり，動脈管流入前後で測定する場合がある

❿ RUPV（右上肺静脈）：施設によっては4本にPVにすべてカテーテルを通すことを求められるが筆者らの施設では少なくとも左右の上肺静脈へは挿入する．特にRUPVが重要．PAPVRの最も多い枝である．ASDを超えるには右房に進めて，クロックをかけながら進めると通常LUPVへ進む．そこから少し引き戻してさらにクロックをかけて，心房後壁に沿わせて回すと右上に滑り込む
⓫ LUPV（左上肺静脈）：左心耳へ迷入しないよう注意．側面から見て前方なら左心耳の可能性あり
⓬ LA：帰りがけにLA → ASD → RAの連続圧の記録を実施

◎造影
❶ RUPVG（できるだけ右のPVから造影．やむを得ないときはLUPVGで代用）：10 mL/秒 total 20 mL，pigtailカテーテルまたは造影用のバルーンカテーテルを使用する．LAO 25, cranial 40およびRAO 30の同時2方向撮影（LAO 45〜60, RAO 30で行うこともあるが，LAOを頭側にするとASDの欠損孔を描出しやすい）
❷ RVG：（正面，側面）；10 mL/秒 total 30 mL，pigtailカテーテル使用．ただし側面を撮る場合には両手をあげてもらい，カテーテル台の握り手をつかんでもらう．省略も可能．筆者の施設では右室造影専用のNishiyaカテーテル（M）を好んで使用
❸ PAG：15 mL/秒 total 30 mLで造影．pigtailカテーテルまたはバーマンカテーテルを使用．main PAから造影．左右肺動脈を別々に打ち分ける方法もある．特にPAPVRの可能性が否定できない場合，CTでの評価が施行されていない場合には推奨
❹ LVG：静脈穿刺のみの場合，バルーンカテーテルで心房中隔を経由して造影することも可能．動脈を穿刺していればpigtailカテーテルで経動脈的に逆行的に左室へ進め通常通り造影
❺ CAG：特に中高年においては必須．若年者であればcoronary CTで代用も可能．

＊

ちなみにVSDで欠損孔が大動脈弁下にあるKirklin I型の場合には，右冠尖逸脱により大動脈弁閉鎖不全を呈することがあり，シャント量の評価のみならず大動脈弁の評価が必須であり，エコーでの描出もさることながら，カテーテル検査時には大動脈造影を行うことが望ましい．他の疾患は小児科専門医と相談しながら十分な準備のうえで実施する

文献

1) Engelfriet PM：Pulmonary arterial hypertension in adults born with a heart special defect: the Euro Heart Survey on adult congenital heart disease. Heart 93：682-687, 2007
2) Duffels MG,：Pulmonary arterial hypertension in congenital heart disease: an epidemiologic perspective from a Dutch registry. Int J Cardiol 120：198-204, 2007

【今井　靖】

13 不整脈

> **POINT**
> - 心電図を速やかに読みとることが必要
> - モニター心電図だけではわからないことも多いため，ただちに 12 誘導心電図をとる．そのまま治療に進むとき 12 誘導心電図の電極をつけたまま記録を継続し，停止時の記録も行う
> - P 波や粗動波（F 波），細動波（f 波）はⅡ誘導，V1 誘導で読みとりやすい．治療の原則は，① 症状の有無，② 血行動態が悪化するか否か，③ 予後への影響の 3 点にある．本項では治療が必要な不整脈について述べる

診療のフローチャート

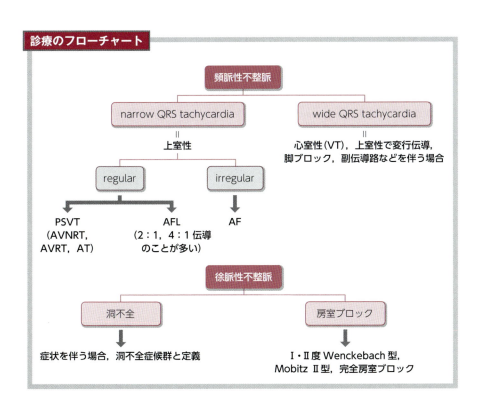

1 発作性上室頻拍(PSVT)

1. 循環動態の把握
- 12誘導心電図を記録．その後も心電図をスタンバイ．6誘導ずつではなく，停止の瞬間の波形から機序を推定できるため12誘導が同時に描出される設定にしておくほうが望ましい
- 息こらえ，Valsalva手技も時に有効なことがあり，試す価値がある

2. 末梢ライン確保
- 患者には，治療のための薬を使うことと，一過性にめまいを生じたり気分が悪くなったりすることがあることを伝えておく

> ① ATP 10 mg 急速静注，引き続いて生理食塩水10～20 mLなど輸液ラインの液体を後押しで急速注入(気管支喘息がないことを確認すること)
> ② ベラパミル塩酸塩(ワソラン®)5 mg＋生理食塩水 合計20 mLを準備．数分以上かけて緩徐に静注(なお血圧低下を伴うことがあり，1～2分ごとに血圧測定を実施する)

- ATP，ベラパミル投与で停止しない場合でnarrow QRS tachycardiaの場合，心機能が問題なければⅠ群薬(Ⅰa/Ⅰc Naチャネル遮断)で停止することがある
- 12誘導心電図にて逆行性P波がQRS内あるいはQRS直後にある場合には，common AVNRT(房室結節リエントリー性頻拍)，少し離れたところで逆行性P波が観察されるものはWPW症候群によるAVRT(房室回帰性頻拍)であることが多い．一方，QRSの前側にP波がある(QRSに引き続いて観察されるP′までの時間が長いため，long RP′と表現される)ものは心房頻拍(AT)のことが多いが，uncommon AVNRT，副伝導路の伝導が遅いslow Kent束によるAVRT(PJRT)の場合もある

2 心房粗動(AFL)，心房細動(AF，特に頻脈を呈する場合)

1. 循環動態の把握
- 12誘導心電図を記録
- AFでは>100/分の不規則な頻拍，心房粗動では，2:1伝導で心拍数150/分程度であることが多い
- 心機能の把握，聴診所見，X線所見，心エコーなどを参考にする

2. 末梢ライン確保
- 血行動態が破綻している場合には速やかに鎮静を行い，電気的除細動
- 血行動態が保たれている場合は以下を投与する

心機能がよければ：

> ベラパミル塩酸塩(ワソラン®)5 mg＋生理食塩水 20 mLを緩徐に静注

心機能低下があれば：

① ジゴキシン（ジゴシン®）注 0.25 mg＋生理食塩水 20 mL を緩徐（5 分くらいかけて）に静注（ただし末期腎不全症例では避けるか，慎重に単回投与にとどめる）
② 超速効型 β 遮断薬ランジオロール塩酸塩（オノアクト®）1 μg/kg/分開始し心拍数 100～110/分以下を目標に漸増．最大 10 μg/kg/分まで〔一例として，オノアクト® 150 mg＋生理食塩水　50 mL を作成（3 mg/mL）．体重 50 kg の場合，X mL/時で投与すれば X μg/kg/分となる〕

- AFL，AF ともに心房内血栓を生じやすい疾患であるため，ヘパリンを投与する

ヘパリン　2,000～3,000 単位ボーラス投与．
抗凝固薬が導入されていなければ：ヘパリン　10,000 単位＋生理食塩水　合計 50 mL，2 mL/時にて開始．APTT あるいは ACT をみながら適宜増減．

- 抗凝固療法はワルファリンか直接経口抗凝固薬を導入
- AF または AFL 発症から 48 時間以内であることが明瞭であれば抗凝固療法がなしでも電気的除細動可能．あるいは経食道エコーで心房内血栓の有無を確認する
- または抗不整脈薬を用いて停止させる．心房細動で心機能がよければ Na チャネル遮断薬（Ⅰ群薬 Ⅰa，Ⅰc）を経口あるいは静注．AFL では Ⅰc 群は避ける（Ⅰc 群により AF はむしろ粗動化しやすくなる）．心機能低下があるか，器質的心疾患を伴う場合は K チャネル遮断薬（アミオダロン，シンビットなど）が適する

① ピルジカイニド塩酸塩（サンリズム®）　50 mg カプセル　2 カプセル経口投与
② ジソピラミド（リスモダン®）静注　100 mg＋生理食塩水　20 mL を 5 分以上かけて静注
③ サンリズム® 静注用 1 mg/kg＋生理食塩水　20 mL を 5 分以上かけて静注
④ アミオダロン塩酸塩（アンカロン®）注射　75～150 mg を生理食塩水とともに緩徐に静注（ただし保険適用外）
⑤ ニフェカラント塩酸塩（シンビット®）　0.3 mg/kg　単回投与（5 分以上かける）　その後，必要性に応じて持続投与（ただし AF・AFL に適応はなく VT・VF の適応の薬剤のため，慎重に対処．半量でも効果あり．また QT 延長が生じるので頻回に心電図を行い確認を）

- 洞調律維持のためには，心機能がよければⅠ群，心不全・心筋虚血・心肥大がある場合にはⅢ群薬の経口薬を考慮する
- AFL は基本的に治療効果の高いカテーテルアブレーションを勧める．AF においても，抗不整脈薬に対して治療抵抗性の場合，カテーテルアブーションが推奨される

3 心室頻拍（VT），心室細動（VF）

- ただちにスタッフを集める
- 意識なく脈なし，呼吸停止であれば速やかに心臓マッサージおよび人工呼吸開始
- 電気的除細動器または AED を取り寄せ，速やかに電気的除細動
- 意識があっても血行動態が不安定であれば鎮静のうえで電気的除細動
- 血行動態が維持されている心室頻拍の場合，以下も考慮：

❶ リドカイン塩酸塩 50〜100 mg 静注
❷ アミオダロン静注
　それで停止した場合，
❸ リドカイン塩酸塩（静注用と点滴用で規格が異なるため注意）
❹ アミオダロン
　の持続投与を行う
❺ ニフェカラント
　も考慮される薬物の1つである

- β遮断薬内服，貼付（例：ビソノ®テープ4 mg または8 mg），あるいは適応外であるがβ遮断薬静脈内投与（インデラル®，オノアクト®．オノアクト®は心機能低下を伴う心房性の頻脈性不整脈に適応があるが，心室性不整脈には適応はない．しかし実臨床においては，オフラベル使用でVT，VF例に担当医の判断で使用されることがある）
- 血行動態が不安定な場合，大動脈内バルーンポンプ（IABP），経皮的心肺補助装置（PCPS）の使用を考慮する．
- 上級医，不整脈医へ速やかに連絡
- 背景疾患，要因を考えること．急性の心筋虚血が疑われる場合には速やかに冠動脈造影，経皮的冠動脈インターベンション（PCI）を考慮．心不全によるものであれば，心不全に対する治療が必要．
- 電解質異常，特に低K・低Mg血症は増悪要因となるため電解質を確認．特に利尿薬投与例．K静注用をメインの点滴（例：3号液にKCL 10 mEeq 追加）に補い投与するなどカリウム値の補正を行う．Mg製剤は単回投与可能．
- Wide QRS tachycardia の多くはVTであるが，PSVTやAFLのこともあるため，ATP投与やベラパミル投与が考慮されることもある．例えばATPを投与し，房室結節が一時的に遮断されて粗動波のみが観察されればAFLであると診断可能である）．また特発性心室頻拍（IVT）の場合，下方軸，左脚ブロック型のものは右室流出路起源が多く，β遮断薬が有効なことが多い．一方，右脚ブロック（RBBB）/LAD 型，あるいはRBBB/RAD 型のものは特発性左室心室頻拍（プルキンエ線維を介する，ベラパミル感受性心室頻拍）のことがあり，ベラパミル投与も考慮する（停止しなくとも徐拍化すればベラパミル感受性あり，と判断する）

4 徐脈の場合

① 迷走神経の関与が想定される場合：アトロピン硫酸塩　1筒静注．
② イソプロテレノール塩酸塩（プロタノール®L）　半筒＋生理食塩水　100 mL に溶解，10 mL/時から開始し漸増

- ただし完全房室ブロックの場合，これら薬剤投与で心房レートが上昇しても房室結節が途絶したままでかえって心拍数が下がることがあり注意が必要
- 経皮ペーシング，内頸静脈または大腿静脈を穿刺し経静脈的ペーシングカテーテル挿入．一時的ペーシングを行う

- 徐脈のまま経過観察が可能なのであれば，一時ペーシングをあえて行わず，不整脈医に相談し，恒久的ペースメーカを直接植込むことが望ましい（一時ペーシングは有効な治療法だが，感染源となることもあり，恒久的ペースメーカを植込むときに不利になる場合がある）

【今井　靖】

大動脈瘤，大動脈解離

> **POINT**
> - まずは急性大動脈解離を疑うことが重要
> - Stanford A 型か B 型かを鑑別する
> - 治療においては，降圧治療が重要

I 急性大動脈解離

診療のフローチャート

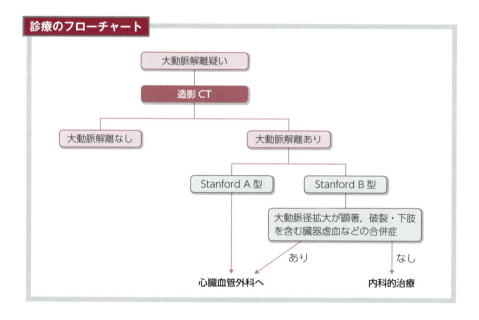

1 分類
◎ Stanford 分類
- A 型：上行大動脈に解離があるもの
- B 型：上行大動脈に解離がないもの

◎ DeBakey 分類
- Ⅰ型：上行大動脈に tear があり弓部大動脈より末梢に解離が及ぶもの
- Ⅱ型：上行大動脈に解離が限局するもの
- Ⅲa型：腹部大動脈に解離が及ばないもの
- Ⅲb 型：腹部大動脈に解離が及ぶもの

◎ 偽腔の血流状態による分類
- 偽腔開存型：偽腔に血流があるもの
- ULP(ulcer-like projection)型：偽腔の大部分に血流を認めないが，tear 近傍に限局した偽腔内血流(ULP)を認めるもの
- 偽腔閉塞型：三日月型の偽腔を有し，tear(ULP 含む)および偽腔内血流を認めないもの

2 診察のポイント
1．初療時に大動脈解離を疑う所見
- 突然の胸背部痛，移動する胸背部痛(70～80％)
- 血圧異常高値または低値(ショックバイタル)，または四肢の血圧差がないか
- 心雑音はないか(拡張期雑音があれば大動脈弁閉鎖不全を疑う)
- 脈圧は小さくないか，奇脈はないか(心タンポナーデを伴う)
- 主訴が失神・意識障害・痙攣・四肢麻痺などの脳血管障害の場合(頸動脈の解離を合併する場合)
- 急性心筋梗塞の患者では，Stanford A 型解離に合併した冠動脈閉塞の場合もまれにあるため，必ず心エコーにて大動脈基部の flap を確認すべきである

2．チェックすべき基礎疾患
40 歳以下の若年性では Marfan 症候群，大動脈二尖弁などの基礎疾患を聴取する．

3 移送・専門医への紹介が必要か
1．急性期
1) Stanford A 型
- Stanford A 型は，基本的に全例手術適応となるため心臓血管外科へ相談もしくは搬送するべきである
- ショックバイタル，吐血，喀血，血胸などを伴う場合は解離性大動脈瘤の切迫破裂の可能性があり，死亡率が極めて高い重篤な病態であることを認識し，疑った場合には速やかに心臓血管外科への紹介が必要である

2) Stanford B 型
- Stanford B 型では基本的に内科的治療を行うが，下肢虚血などの臓器虚血症状を合併する際には，心臓血管外科へコンサルトする
- 治療中に腹痛が持続する場合は，腹腔動脈や上腸間膜動脈の閉塞による腸管虚血症

状を疑う必要がある
- 腎動脈の閉塞を伴う場合は腎機能障害，乏尿などがみられることがあるが，多くは保存的に対処する
- 経過中に左胸水がしばしば貯留するが，これは大動脈の炎症に伴う反応性胸水の場合に多い．時に切迫性破裂との鑑別を要することがある

2. 亜急性期および慢性期
- 大動脈径の拡大した例では，慢性期に手術が必要になることがあり，CT は退院後 6 か月目に行い，急性期と比較する．瘤径の拡大がない場合は 1 年に 1 回のフォローとする
- 具体的には，大動脈径の急速な拡大（>5 mm/半年），大動脈最大径 60 mm 以上の場合は，心臓血管外科へ手術適応に関してコンサルトする

4 必要な検査

1．血液検査
- WBC，CRP，LDH，FDP，D-ダイマー，心筋逸脱酵素を含む
- D-ダイマーの高値は，500 ng/mL をカットオフ値とすると特異度 46.6%，感度 96.6% と報告されており，スクリーニングとして重要である

2．胸部 X 線
縦隔の拡大があれば疑うが，多くの場合臥位で撮影するため非特異的な所見となる）．

3．心電図
虚血性変化の有無を確認する．

4．心エコー
大動脈基部の拡張および flap，大動脈弁逆流，心囊液などがみられれば，Stanford A 型解離を強く疑う．また壁運動異常の有無も確認する．

5．胸腹骨盤部造影 CT
確定診断として最も重要である．腎機能障害がある場合でも，大動脈解離を疑う症例では造影 CT を躊躇してはならない．

5 治療
- 発症 48 時間以内は原則 CCU，ICU にて集中管理とする
- 絶対安静，禁食，バルーン挿入，モニター管理，必要があれば動脈圧ラインの確保を行う

1．降圧療法
最も重要な治療である．収縮期血圧 120 mmHg 以上の例では収縮期血圧 100～120 mmHg を目標にコントロールする．

1）Ca 拮抗薬
- ニカルジピン塩酸塩（ペルジピン®）0.5～6 μg/kg/分で持続静注（10～30 μg/kg を緩徐に静注，ニカルジピン塩酸塩原液を 50 kg の人で 1.5～18 mL/時）
- ジルチアゼム塩酸塩（ヘルベッサー®）5～15 μg/kg/分（ジルチアゼム塩酸塩 250 mg ＋生理食塩水 100 mL を 50 kg の人で 6～18 mL/時）

表1 急性大動脈解離のリハビリテーションプロトコル

病日	負荷試験	安静度	降圧治療	検査
1, 2	(−)	絶対安静 ベッド up 禁止	静注	造影 CT(day1), 採血 胸部 X 線
3, 4	受動座位(90°)	ベッド up 可	静注	胸部 X 線, 採血
5, 6	自動座位	床上フリー, 食事開始	静注 → 内服	胸部 X 線, 採血
7	立位	ポータブルトイレ可	内服	造影 CT(day7), 採血
8, 9	室内歩行	室内フリー	内服	
10〜12	200 m 歩行	棟内フリー	内服	胸部 X 線, 採血
13〜15	500 m 歩行	院内フリー, モニター中止	内服	造影 CT(day14), 採血
16〜18	シャワー	シャワー可	内服	
19〜21	入浴	入浴可	内服	造影 CT(day21), 採血
22〜		退院可	内服	

2) 亜硝酸剤

- ニトログリセリン 1〜5 μg/kg/分(ニトログリセリン原液を 50 kg の人で 6〜30 mL/時)
- 硝酸イソソルビド(ニトロール®) 1.5〜8 mg/時

徐々に静注から内服に切り替える．Ca 拮抗薬，ACE 阻害薬，ARB，β 遮断薬，少量の利尿薬などを適宜併用する．多くの場合単剤での血圧管理は困難である．

2. 鎮痛・鎮静

急性期治療において鎮痛・鎮静は極めて重要である．CCU では不穏で安静を保てなくなることがあり，その場合挿管し人工呼吸管理下で治療するほうが安全なケースもある．

1) 鎮痛

- モルヒネ塩酸塩 5〜10 mg 静注 or 筋注
- ペンタゾシン 15 mg 静注 or 筋注
- ブプレノルフィン塩酸塩(レペタン®) 0.2 mg 静注

2) 鎮静

- ヒドロキシジン塩酸塩(アタラックス®-P) 25〜50 mg 緩徐に静注
- ミダゾラム(ドルミカム®) 0.15〜0.3 mg/kg 緩徐に静注

3. 筆者らの施設におけるリハビリテーションのチェック項目

❶ 負荷試験は安静時収縮期圧が 140 mmHg 以上では行わず，降圧薬を強化．降圧目標は安静時収縮期圧 100〜120 mmHg．目標心拍数 70 回/分未満

❷ 負荷試験では試験前・直後・3 分後に自覚症状の有無と血圧をチェック

❸ 負荷試験にて収縮期圧が 30 mmHg 以上上昇，または 150 mmHg 以上となる場合，疼痛などの自覚症状の出現や増悪が持続した場合は次のステージには進まず，降圧薬を強化し，翌日以降に再試験

❹ 胸水出現例では原則毎日胸部 X 線を施行するが，著明な増加が認められなければ

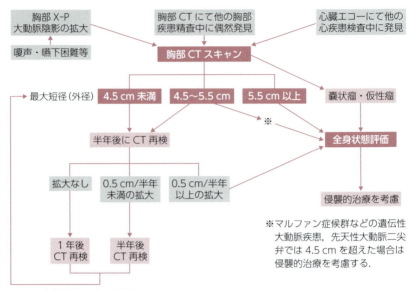

図1　胸部大動脈瘤の診断

〔日本循環器学会：循環器病の診断と治療に関するガイドライン（2010年度合同研究班報告）：大動脈瘤・大動脈解離診療ガイドライン（2011年改訂版）．http://www.j-circ.or.jp/guideline/pdf/JCS2011_Takamoto_d.pdf（2018年12月閲覧）〕

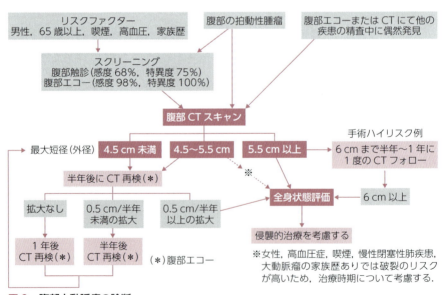

図2　腹部大動脈瘤の診断

〔日本循環器学会：循環器病の診断と治療に関するガイドライン（2010年度合同研究班報告）：大動脈瘤・大動脈解離診療ガイドライン（2011年改訂版）．http://www.j-circ.or.jp/guideline/pdf/JCS2011_Takamoto_d.pdf（2018年12月閲覧）〕

ステージを進めてよい
❺ 疼痛の再発や急激な増悪，バイタルサインの不安定化，WBC や CRP の再上昇などが認められた場合は，造影 CT を適宜追加で施行
❻ 造影 CT では大動脈の破裂や再解離，大動脈径の増大，ULP の拡大や増加，分枝血管の狭窄や閉塞に注意

筆者らの施設における急性大動脈解離リハビリテーションプロトコルを表1に示す．

Ⅱ 真性大動脈瘤

　胸部・腹部大動脈瘤の診断の流れを図1,2に示す．真性大動脈瘤は，多くの場合無症候性であり，多くは X 線，CT で偶然発見される．

【福冨基城】

閉塞性動脈硬化症，急性動脈閉塞

> **POINT**
> - 閉塞性動脈硬化症（ASO）は全身の動脈硬化性疾患の一部分症である．下肢症状を改善してQOLを向上させるのみならず，脳心血管疾患の発症を予防し，生命予後を改善させることが治療目標となる
> - 急性動脈閉塞は，迅速な診断と適切な治療を行なわなければ生命予後が不良となる救急疾患である

I 閉塞性動脈硬化症（ASO）

診療のフローチャート

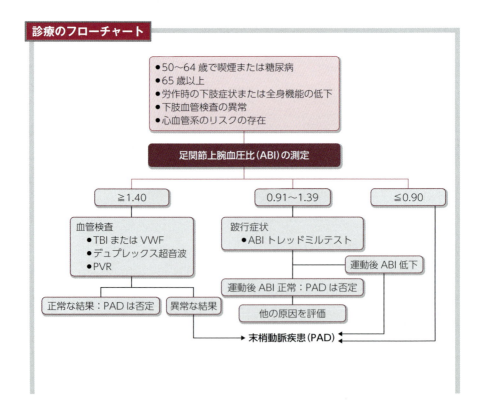

- 間欠性跛行を有する ASO 患者に対する治療

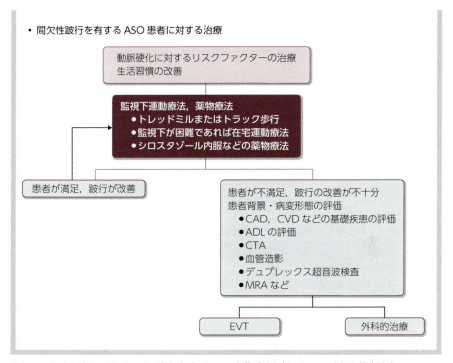

＊TBI：足趾上腕血圧比，VWF：速度波形，PVR：容積脈波記録，EVT：末梢血管内治療

1 診察のポイント

1. Fontaine 分類に基づく問診（表1）
さまざまな検査診断法があるなかで，症状によるこの分類が最も重症度分類を反映しているといわれており重要である．また，Rutherford 分類も用いられる．

2. 視診：皮膚蒼白，チアノーゼ，筋萎縮，爪変形，脱毛，潰瘍
- 下腿挙上試験：両下肢をできるだけ高く挙上し，足趾を 15 秒間屈曲させる．陽性：皮膚の蒼白
- 下腿下垂試験：挙上試験に続けて座位にして両下腿を下垂させる．皮膚紅潮までの時間，左右差を観察する

3. 触診
足背動脈，後脛骨動脈，膝窩動脈，大腿動脈の拍動，左右差を観察する．

4. 聴診
頸部，腹部，鼡径部における血管雑音を確認する．

5. 鑑別疾患
跛行の原因として頻度の高い疾患として腰部脊柱管狭窄症があり，鑑別が必要なことがある（表2）．

表1 Fontaine分類, Rutherford分類

Fontaine分類		Rutherford分類		
病期	臨床症状	等級	分類	臨床症状
I	無症状	0	0	無症状
II	間欠性跛行	I		間欠性跛行
a	軽度		1	軽度
b	中等度〜重度		2	中等度
			3	重度
III	安静時疼痛	II	4	安静時疼痛
IV	潰瘍・壊死	III	5	組織小欠損
		IV	6	組織大欠損

表2 腰部脊柱管狭窄症による神経性跛行との鑑別

症状の特徴	腰部脊柱管狭窄	閉塞性動脈硬化症
歩行しなくても足が痛む	YES	No
自転車に乗ると足が痛む	No	YES
前屈で足の痛みが改善する	YES	No
下肢の脈拍触知が良好	YES	No

2 移送・専門医への紹介が必要か

症状，診察，ABI測定から閉塞性動脈硬化症が疑われたら，専門医へ紹介する．

3 必要な検査

1．血圧脈波検査

動脈硬化を客観的に評価することのできる非侵襲的な検査である．

1）足関節上腕血圧比（ankle brachial index；ABI）

- スクリーニングとして最も使用される
- $ABI \leq 0.9$ では主幹動脈の狭窄や閉塞，$ABI \geq 1.4$ では動脈の石灰化が疑われる

2）足趾上腕血圧比（toe brachial index；TBI）

- TBIは石灰化の影響を受けにくい．
- 腎不全や糖尿病患者のように足関節血圧が正確に測定できない患者に有用である
- カットオフ値は 0.6〜0.7

3）サーモグラフィ

人体から出ている赤外線を受動的に検出し，体表面を二次元温度分布として画像に表現する．薬物療法の効果をみる際の短時間の経時的変化の観察が可能．

4）皮膚灌流圧（skin perfusion pressure；SPP）

目的とする部位の皮膚表面から1 mmの深さの灌流圧を測定する．創傷治癒の可能性評価に有用である．30〜40 mmHg未満では創傷治癒の可能性は低い．

2. 局在診断
1）超音波検査
- 感度・特異度は不明
- 利点：プラークの性状評価が可能．血行動態的な情報も併せて得られる
- 欠点：検者の技量に左右されやすい

2）CTアンギオグラフィ（CTA）
- 感度95〜99％，特異度94〜98％
- 利点：空間分解能が高く，詳細な三次元像が得られる．短い検査時間で撮影可能
- 欠点：放射線被曝，ヨード造影剤の使用，石灰化を有する血管の評価が困難．ステント留置部の評価困難

3）MRアンギオグラフィ（MRA）
- 造影MRAの診断能は，感度97％，特異度96％
- 利点：石灰化病変の評価可能，放射線被曝が少ない
- 欠点：検査時間が長い，体内金属の影響を受ける

4）血管造影
- 利点：確立した診断手法
- 欠点：二次元画像，放射線被曝，造影剤の使用が必要

4 診断のポイント
- 動脈硬化性疾患あるいは危険因子を有する患者では，間欠性跛行の訴えがなくても探し出すつもりで診察する
- 下肢の脈拍触知，血管雑音も忘れずに確認する
- ABIを用いたスクリーニングを積極的に行う

5 治療
1．保存的治療（薬物療法，運動療法）
1）薬物療法（表3）
　治療目標は，末梢への血流改善による虚血症状の改善とともに，全身の血管イベントを抑制することである．

2）運動療法
- すべての間欠性跛行に対して監視下運動療法（トレッドミル，トラック歩行）が勧められる
- 跛行を生じるに十分な強度で歩行し，疼痛が中等度になれば安静を繰り返す，1回30〜60分間，週3回行う

2．血行再建：血管内治療（PTA），外科的バイパス手術（図1）
- TASC分類を参考にする
- 血管内治療は，薬物・運動療法より効果発現が早く，外科的バイパス手術より侵襲が少ないという利点がある
- 筆者らの施設では可能な限り低侵襲な治療である血管内治療による血行再建を行う方針としており，その適応については心臓血管外科医師とカンファレンスを行い方針決定している

表3 薬物療法

一般名	効能・効果
内服薬	
シロスタゾール	・跛行症状の改善．臨床的有用性のエビデンスあり
ベラプロストナトリウム	・跛行症状の改善．シロスタゾール使用不可能な場合の選択薬
アスピリン	・心血管イベントの抑制効果 ・虚血性心疾患，脳梗塞合併例で服用させる ・チクロピジンは肝障害・無顆粒球症などの副作用があることから，筆者らの病院ではクロピドグレルを使用することが多い
チクロピジン塩酸塩 クロピドグレル硫酸塩	・心血管イベントの抑制効果 ・虚血性心疾患，脳梗塞合併例で服用させる ・チクロピジンは肝障害・無顆粒球症などの副作用があることから，筆者らの病院ではクロピドグレルを使用することが多い
イコサペント酸エチル	・心血管イベントの抑制効果．併用薬剤としての位置づけである．
点滴薬	
プロスタグランジン製剤	・疼痛，潰瘍の改善
アルガトロバン水和物	

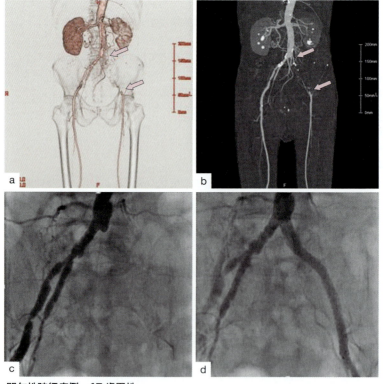

図1　間欠性跛行症例，67歳男性
左ABI 0.38．CTで左総腸骨動脈の完全閉塞 (a, b)．外来で禁煙指導，内服治療を行ったが症状は改善せず，血管内治療を行った (c, d)．治療後はABI 0.93まで改善．症状は消失した．

> **これだけは知っておきたい！**
> - ASO を有する患者は冠動脈疾患や脳血管障害を高率に発症しやすい
> - 合併する脳血管，虚血性心疾患が予後を左右する
> - 筆者らの施設では，閉塞性動脈硬化症の入院患者全例に血管エコーを用いたスクリーニングを行い，必要に応じて，適切な治療介入を行っている

II 急性動脈閉塞（血栓・塞栓）症

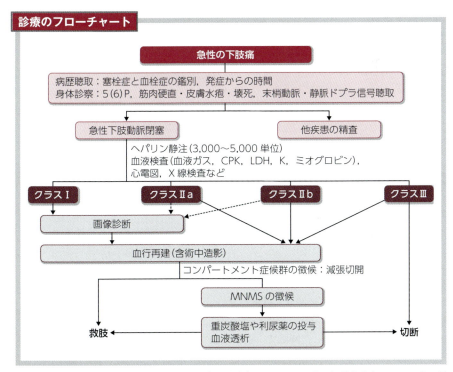

5(6)P：疼痛（Pain），脈拍消失（Pulselessness），蒼白（Pallor/Paleness），知覚鈍麻（Paresthesia），運動麻痺（Paralysis/Paresis），〔虚脱（Prostration）〕，MNMS：筋腎代謝症候群

1 診察のポイント
- 突然発症し急激に進行する．血栓症では側副血行を認めることもあり，塞栓症よりも緩徐に発生することもある
- 迅速かつ的確な初期診断には典型的な所見 5P と病歴聴取が重要である（表 4）

2 移送・専門医への紹介が必要か
急性下肢動脈閉塞は，迅速な診断と適切な治療を行わなければ肢と生命の予後は不

表4 5Pとポイント

5P	ポイント
患肢の疼痛(Pain)	発症の時期，部位，強度の時間的変化
脈拍消失(Pulselessness)	閉塞部位の推定
皮膚蒼白化(Pallor/Paleness)	対側との比較が重要
知覚鈍麻(Paresthesia)	重症度の評価に重要
運動麻痺(Paralysis/Paresis)	重症度の評価に重要

神経障害と運動障害は重症度の評価に重要でありしっかり評価することが重要．

良である．疑ったら速やかに専門医へ紹介する必要がある．

3 必要な検査
- 末梢(足背・後脛骨動脈など)の脈拍を触診＋ドプラ法で評価
- 血液検査：筋原酵素(CPK，ミオグロビン)，K，Cr，血液ガス，凝固〔PT，APTT，Fib(fibrinogen)，D-ダイマー〕など
- 局在診断
    - 下肢血管MDCT：撮影時間が短く血管外の情報も得られ，原因疾患の検索にも優れており，最初に考慮すべき画像診断法
    - MRA
    - 血管造影：引き続いて行う侵襲的治療法を考慮する場合に選択される

4 診断のポイント
病因として，①塞栓症(70～80％)，②血栓症(20～30％)があげられる．

1. 塞栓症
- 心原性(心房細動，僧帽弁膜症，心筋梗塞における左室内血栓，奇異性塞栓，感染性心内膜炎，心臓腫瘍など)
- 非心原性(大血管の粥腫，動脈瘤など)

2. 血栓症
- 大動脈解離，ASOの急性閉塞，外傷など

5 治療
- 身体所見で診断が確定した時点で，投与禁忌でない限りすべての患者にヘパリン投与を行う
- 重症度は，動脈閉塞部位と進展の程度，発症からの時間経過に依存する
- 発症4～6時間で神経，筋，皮膚の順で非可逆的変化に陥り，24時間で20％が肢切断に至る
- 重症度分類を参考に治療方針を決定する(表5)
    - クラスⅠ・Ⅱa：経カテーテル直接血栓溶解療法(catheter directed thrombolysis；CDT)
    - クラスⅡb：Fogartyバルーンカテーテルによる血栓塞栓除去術などの外科的血行再建
    - クラスⅢ：不可逆性であり壊死部の切断が推奨される

表5 重症度分類

重症度クラス	予後	所見		ドプラ信号	
		感覚消失	筋力低下	動脈	静脈
Ⅰ．救肢可能	即時には危険なし	なし	なし	聴取可能	聴取可能
Ⅱ．危機的					
a．境界型	ただちに治療すれば救肢可能	**軽度（足趾のみ）またはなし**	なし	（しばしば）聴取不能	聴取可能
b．即時型	即時の血行再建術により救肢可能	**足趾以外にも，安静時疼痛を伴う**	軽度～中等度	（通常は）聴取不能	聴取可能
Ⅲ．不可逆的	広範囲な組織欠損または恒久的な神経障害が不可避	重度～感覚消失	重度～麻痺（硬直）	聴取不能	聴取不能

感覚消失と筋力低下の有無に注意．また特に気をつけたらよい所見を**太字**で示した．
完全虚血後，不可逆的変化を生じるまでの時間は，神経は4時間，筋は6時間とされる．よって重症度の指標になる．感覚障害を認めた場合には，不可逆的変化が始まりかけている（危機的）と考え，迅速な対応が必要である．

> これだけは知っておきたい！

- 急性下肢動脈閉塞は，迅速な診断と適切な治療を行わなければ肢と生命の予後は不良である
- 死亡原因の1/3はMNMS（筋腎代謝症候群）との警告もある．
- 全身炎症性反応症候群（systemic inflammatory response syndrome；SIRS），代謝性アシドーシス，血清K上昇，筋原性酵素の著明な上昇，ミオグロビン尿がみられた場合は，MNMSの病態を考える

【大場祐輔】

高血圧症

> **POINT**
> - 高血圧患者の増加に伴い，病棟や救急外来において，高血圧患者を診る機会も増えてきている．その中で重症度，緊急性を評価し，治療や入院の必要性を判断する力が求められる
> - 本項では高血圧症に対する診療アプローチを記載する

診療のフローチャート

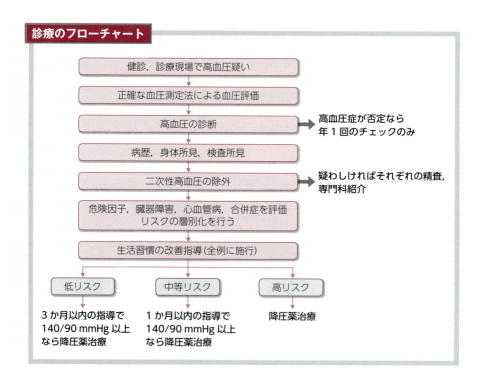

1 高血圧の診断のポイント

- 高血圧の診断は診察室血圧と家庭血圧から，正常血圧，白衣高血圧（後述），仮面高血圧，持続性高血圧の4つに分類できる（図1，表1）
- 血圧の値により高血圧の重症度を評価し（表1），後述するリスク層別化に用いる

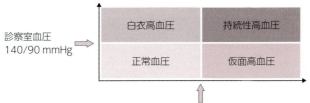

図1　白衣高血圧，仮面高血圧，持続性高血圧の診断

表1　成人における血圧値の分類（mmHg）

	分類	収縮期血圧		拡張期血圧
正常域血圧	至適血圧	＜120	and	＜80
	正常血圧	120〜129	and/or	80〜84
	正常高値血圧	130〜139	and/or	85〜89
高血圧	Ⅰ度高血圧	140〜159	and/or	90〜99
	Ⅱ度高血圧	160〜179	and/or	100〜109
	Ⅲ度高血圧	≧180	and/or	≧110
	（孤立性）収縮期高血圧	≧140	and	＜90

〔日本高血圧学会高血圧治療ガイドライン作成委員会（編）：高血圧治療ガイドライン2014．ライフサイエンス出版，2014，p19，表2-5を転載〕

- 高血圧の約90％は本態性高血圧症である．遺伝的要因が約40〜60％ほど関与しており，環境要因と複雑に絡み合い高血圧をきたす．残りの約10％が何らかの原因によって血圧が高値となる二次性高血圧症であり，本態性高血圧症の診断には二次性高血圧症の除外が必須となる．また高血圧診断の際には常に白衣高血圧，仮面高血圧か否かを意識すること重要である
- 高血圧の基準は診察室血圧で140/90 mmHg以上，家庭血圧では135/85 mmHg以上であり，測定方法により高血圧基準が変わってくる．➡206頁の「血圧の評価」項を参照
- 家庭血圧は白衣高血圧，仮面高血圧の診断に有用であり，また予後予測能も診察室血圧より優れていることから，両者に較差がある場合は家庭血圧による高血圧診断を優先する

2 白衣高血圧

- 白衣高血圧は，診察室で測定した血圧が高値であっても，診察室外血圧では正常血圧を示す状態である
- 高血圧患者の15〜30％にあたり，高齢者で増加する
- 白衣高血圧は持続性高血圧と比較した場合，臓器障害は軽度で，心血管予後も良好であるが，必ずしも良性というわけではない
- 白衣高血圧の患者の42.6％は10年の間に持続性高血圧に移行し，長期的な心血管イベントのリスクを高める．したがって白衣高血圧の診療では，臓器障害や心血管

表2 心血管病リスク層別化(診察室血圧)

リスク層 (血圧以外の予後影響因子)	血圧分類(mmHg)		
	Ⅰ度高血圧 sBP：140〜159 and/or dBP：90〜99	Ⅱ度高血圧 sBP：160〜179 and/or dBP：100〜109	Ⅲ度高血圧 sBP：180以上 and/or dBP：110以上
リスク第一層 (予後影響因子なし)	低リスク	中等リスク	高リスク
リスク第二層 (糖尿病以外の1〜2個の危険因子，3項目を満たすMetSのいずれか)	中等リスク	高リスク	高リスク
リスク第三層 (糖尿病，CKD，臓器障害，心血管病，4項目を満たすMetS，3個以上の危険因子のいずれか)	高リスク	高リスク	高リスク

sBP：収縮期血圧，dBP：拡張期血圧，MetS：メタボリックシンドローム
危険因子：高齢(65歳以上)，喫煙，脂質異常症，肥満(BMI≧25)，MetS，若年(50歳未満)発症の心血管病の家族歴，糖尿病
〔日本高血圧学会高血圧治療ガイドライン作成委員会(編)：高血圧治療ガイドライン2014．ライフサイエンス出版，2014, p33, 表3-2を一部改変して転載〕

リスクをしっかり評価し，必要に応じて積極的な治療介入が必要となる

3 病歴聴取，診察，検査のポイント

- 高血圧と診断されたら，症状の有無・バイタルサインで緊急度を評価．問題なければ，次に二次性高血圧症を疑う症状，所見はないか，臓器障害がないかを意識しながら，病歴，診察を行う
- 二次性高血圧症は積極的に疑い診察を行わないと見落としやすく，通常の降圧薬治療のみでは血圧コントロールが困難である場合が多い．このことから，初期診察の段階で二次性高血圧症を積極的に疑い，その有無を見極めることが大事である
- 本態性高血圧症であった場合は，後述する病歴，身体所見，検査所見から**表2**を用いて高血圧患者のリスク層別化を行い，降圧薬治療の適応の有無について判断し，治療方針を決定していく

◎以下の3つのポイントに注意し診断を進める
　❶ 高血圧の重症度(血圧値)，緊急度の評価，➡ 154頁の「高血圧緊急症」参照
　❷ 二次性高血圧の鑑別，➡ 152頁の「二次性高血圧症」参照
　❸ 心血管病の危険因子，臓器障害の有無

1. 診察のポイント(病歴)

1) 高血圧歴と治療歴

- 高血圧を指摘された時期と状況(場所，時間帯，血圧計の種類など)，持続時間，血圧レベル(過去の血圧)
- 治療歴がある場合は，降圧薬の種類と効果，副作用の有無

2) 高血圧素因と妊娠歴

- 生下時低体重・幼少期の体重増加の有無

- 妊娠歴のある女性では妊娠時の高血圧，糖尿病，蛋白尿の指摘の有無
- 高血圧，糖尿病，心血管疾患（発症と発症年齢）の家族歴

3）生活習慣の評価
- 運動（内容と頻度），睡眠（時間と質），食生活（食事内容，塩分や甘いものなどの嗜好），喫煙・飲酒・清涼飲料水（量と期間），性格と精神心理状態（不安感や抑うつ傾向），ストレス度（職場，家庭）

4）二次性高血圧の評価
- 脱力，麻痺，筋力低下，多尿（原発性アルドステロン症，腎血管性高血圧）
- 動悸，発汗，体重減少，振戦（褐色細胞腫，甲状腺機能亢進症）
- 急激な体重増加，筋力低下，月経異常（Cushing 症候群）
- いびきと無呼吸，昼間の眠気，集中力低下（睡眠時無呼吸症候群）
- 血尿，夜間頻尿，蛋白尿（腎実質性高血圧症）
- 漢方薬，経口避妊薬，NSAIDs（薬剤性）

5）臓器障害の評価
- 労作時の胸痛，動悸，息切れ（心臓疾患）
- 多尿，夜間尿，血尿，蛋白尿（腎臓）
- 間欠性跛行，下肢冷感（末梢動脈疾患）
- 一過性脳虚血発作，筋力低下，視力障害，めまい（脳血管障害）

2. 診察のポイント（身体所見）
- 血圧（安静座位，初診時は左右差と起立性変動も評価）
- BMI（身長，体重）による全身肥満と腹囲による腹部肥満の程度の評価
- 頸部所見（甲状腺腫，頸部血管雑音，頸静脈怒張の有無）
- 皮膚所見（皮膚線条，多毛）
- 眼底所見（細動脈の変化）
- 心臓所見（心尖拍動とスリルの触知，心雑音，Ⅲ・Ⅳ音，脈不整の聴診）
- 腹部所見（血管雑音とその放散方向，肝臓・腎臓腫大の評価）
- 四肢所見（動脈拍動の触知，冷感，潰瘍，浮腫）
- 神経学的所見

3. 検査のポイント（意識障害・痙攣・麻痺）
　心血管病リスク，二次性高血圧症の診断，臓器障害の評価のための検査を行う．

1）一般検査（初診時，経過観察中に年に数回は実施すべき検査）
- 尿一般検査（尿蛋白定性，尿糖定性，尿沈渣），血球数算定
- 血液生化学検査：クレアチニン（Cr），血液尿素窒素（BUN），尿酸，Na，K，Cl，Ca，空腹時血糖，HbA1c，空腹時トリグリセリド（TG），HDL コレステロール，総コレステロール（または LDL コレステロール），ALT，γ-GTP
- 胸部 X 線検査
- 心電図

2）二次性高血圧の精査（問診，身体所見，臨床検査より疑われる場合）
- ホルモン検査：血漿レニン活性，アルドステロン，コルチゾール，ACTH，カテ

表3 降圧目標

	診察室血圧
若年～前期高齢者まで	＜140/90 mmHg
後期高齢者	＜150/90 mmHg
糖尿病患者	＜130/80 mmHg
CKD（蛋白尿陽性）	＜130/80 mmHg
脳血管障害・冠動脈障害	＜140/90 mmHg

家庭血圧の降圧目標に関しては，診察室血圧より5 mmHg低い値を目安目標とする．
前期高齢者は65～74歳まで，後期高齢者は75歳以上である．
〔日本高血圧学会高血圧治療ガイドライン作成委員会（編）：高血圧治療ガイドライン2014．ライフサイエンス出版，2014，p35，表3-3を改変して転載〕

コラミン3分画，尿中カテコラミン3分画，またはメタネフリン2分画
- 腹部エコー（副腎，腎臓の評価）
- 夜間経皮酸素分圧モニタリング

3）臓器障害の評価
- 自律神経：起立試験，Head-up tilting test
- 頭部CT（MRI）検査，認知機能テスト
- 眼底検査（乳頭浮腫は高血圧緊急症でみられ，眼底出血は重症高血圧を示唆する）
- 心臓：心エコー，冠動脈CT，心臓MRI
- 腎臓：尿中微量アルブミン排泄量，尿蛋白，推算糸球体濾過量（eGFR）
- 血管：頸動脈エコー，足関節上腕血圧比（ABI），脈波伝播速度（PWV）

4 高血圧治療：生活習慣の管理と降圧薬治療

1．高血圧治療のポイント
- 治療対象は140/90 mmHg以上のすべての高血圧患者
- 白衣高血圧は，基本的には降圧薬治療は行わず，生活習慣改善指導と定期的な経過観察のみ
- 治療は生活習慣の修正と降圧薬治療により行われ，患者リスクレベルに応じ降圧薬治療開始時期は決定される（「診療のフローチャート」参照）
- 降圧目標は診察室血圧で140/90 mmHg未満であるが，心血管病リスクや臓器障害の有無で降圧目標は変わってくる（表3）．家庭血圧の降圧目標に対するエビデンスは少ないが，一般的に診察室血圧の降圧目標から5 mmHgだけ低い値を家庭血圧の降圧目標とする

2．生活習慣の管理
- 正常高血圧以外のすべての高血圧患者が生活習慣の修正の対象となる
- 本態性高血圧（全高血圧の約90％）の発症，進展には複数の遺伝因子と環境因子が関係しており，治療法には食塩過剰摂取や喫煙，運動不足など，環境因子の大部分を占めている生活習慣の修正が不可欠である

表4 降圧薬の禁忌,慎重投与について

	禁忌	慎重投与
Ca拮抗薬	徐脈 (非ジヒドロピリジン系)	心不全
ARB	高K血症,妊娠	腎動脈狭窄症 (両側性は原則禁忌)
ACE阻害薬	高K血症,妊娠 血管神経性浮腫など	腎動脈狭窄症 (両側性は原則禁忌)
利尿薬 (サイアザイド系)	低K血症	妊娠,痛風,耐糖能異常
β遮断薬	喘息,高度徐脈	末梢動脈疾患, 閉塞性肺疾患, 耐糖能異常

〔日本高血圧学会高血圧治療ガイドライン作成委員会(編):高血圧治療ガイドライン2014. ライフサイエンス出版, 2014, p46, 表5-2を改変して転載〕

- 生活習慣の修正項目としては,減塩(6 g/日未満),野菜・果物の摂取,コレステロール・飽和脂肪酸摂取制限,アルコール制限,禁煙,減量(BMI≦25を目標),運動(1日30分の有酸素運動),などがあげられる
- また自宅,職場での血圧測定とその記録を促し,家庭血圧測定を行う.

3. 降圧薬治療
1) 降圧薬治療のポイント
- 降圧薬の種類として,Ca拮抗薬,ACE阻害薬,ARB,利尿薬,β遮断薬,α遮断薬,アルドステロン拮抗薬などがあげられる
- 第1選択薬は,Ca拮抗薬,ARB,ACE阻害薬,利尿薬である
- β遮断薬は他のクラスの降圧薬と比較し,臓器障害,心血管病抑制効果に劣るエビデンスがあり第1選択薬には適さない
- 病態や合併症の有無に応じて,適切な降圧薬を選択する
- 降圧治療の原則は,単剤・低用量であり,1日1回服用,長時間作用型を用いる
- 副作用や降圧効果が不十分であれば,他の降圧薬に変更.効果不十分の場合は2〜3剤少量併用投与する.Ⅱ度以上の高血圧では初期から併用療法を考慮する
- 降圧速度は,2〜3か月で降圧目標にコントロールするぐらい緩徐のほうが副作用も少なく望ましい

2) 降圧薬の種類
- Ca拮抗薬,ARB,ACE阻害薬,直接レニン阻害薬,利尿薬,β遮断薬(含αβ遮断薬),α遮断薬,アルドステロン拮抗薬,K保持性利尿薬などの降圧薬がある
- 各薬剤の詳細に関しては,➡320頁の「生活習慣病,冠危険因子の管理」項を参照
- 主な降圧薬の禁忌,慎重投与に関して表4に記載しておく

3) 治療抵抗性高血圧
- 治療抵抗性高血圧は,利尿薬を含むクラスの異なる3剤の降圧薬を用いても血圧が目標まで下がらないものと定義されている

- 治療抵抗性高血圧の頻度は全体の10～20％といわれており，原因として，生活習慣の問題（食塩過剰摂取・肥満・飲酒など），偽性治療抵抗性高血圧（血圧測定の異常，服薬アドヒアランス不良，白衣高血圧），睡眠時無呼吸症候群，降圧薬不適切使用，併用薬剤の影響（NSAIDs，甘草など），二次性高血圧などがあげられる
- まず上記治療抵抗性因子を除去し，血圧コントロール向上のために，医師の治療への積極性と患者の高血圧治療に対する認知度を上げる努力が必要である
- わが国は食塩過剰摂取者が多く，食塩過剰摂取や腎機能低下がある場合は，体液量過多による治療抵抗性を示すことがあるため積極的な利尿薬使用が望まれる
- 利尿薬使用がされていれば，現在使用されている降圧薬の用量と種類の調整を試みる
- 治療抵抗性高血圧症は，臓器障害を有する抗リスク患者が多く，適切な時期に高血圧専門医への紹介が必要である

5 二次性高血圧

- 高血圧患者の診察において，常に二次性高血圧症を念頭に置き，下記に記す二次性高血圧を示唆する所見を見逃さず，必要に応じ診断に必要な特殊検査を行っていくことが重要である
- 図2に二次性高血圧のスクリーニングのフローチャートを記載した．二次性高血圧を疑ったら速やかに専門医へ紹介することが望ましい

1. 二次性高血圧を示唆する所見

- 発症年齢が20歳以下あるいは60歳以上で比較的急な発症
- 家族歴が明らかでない
- 高Na血症，低K血症，腹部血管雑音などの特徴的な所見
- 薬剤抵抗性高血圧
- 異なるクラスの降圧薬3剤を適切な用量使用してもコントロール不良
- 血圧のわりに臓器障害が著明

2. 二次性高血圧をきたす代表的な疾患

1）腎実質性高血圧

- 慢性腎不全，急性腎不全，糖尿病性腎症など，腎実質障害に伴って血圧が上昇する
- 原因としてNa排泄低下に伴う体液貯留や，レニン-アンジオテンシン（RA）系の活性化，交感神経緊張の亢進などが考えられる
- 検尿や血清クレアチニン測定で異常を認めた場合，腹部CT・エコーにより腎形態評価を行い，異常があれば早期に腎臓専門医への紹介する

2）腎血管性高血圧

- 腎動脈の狭窄あるいは閉塞により発症する高血圧である
- 原因として，中・高年に多い粥状動脈硬化（腎動脈起始部に好発），若年者に好発する線維筋異形成（腎動脈中遠位部に好発），若年女性に多い大動脈炎症候群などがあげられる
- 30歳以下または55歳以上で急性発症の重症高血圧，治療抵抗性高血圧，腹部血管雑音を認めた場合は本疾患を疑う

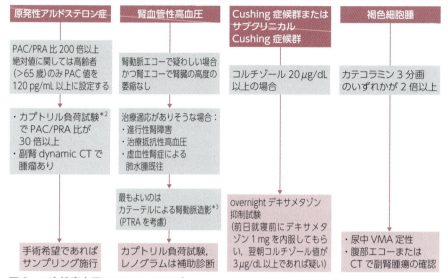

図2 二次性高血圧のスクリーニング

*[1] できれば午前中空腹時，30分安静臥位後が望ましい．内服薬はなるべく，α遮断薬またはCa拮抗薬のみにする．ACE阻害薬，ARBが入っている状況でしか採血できない場合は結果をみて判断．β遮断薬，利尿薬は最低2週間以上中止．

*[2] 30分安静臥位後に，PRA（血漿レニン活性），PAC採血，採血後カプトプリル（粉砕）50 mgを経口投与し，60分安静臥位後にPRA，PAC採血

*[3] MRA，腎動脈3D-CTは，基本的に否定をするものと考えたほうがよい．偽陽性がある程度の確率で生じる．

3）原発性アルドステロン症

- 副腎皮質球状層からのアルドステロン分泌過剰に伴い，典型例では高血圧，低K血症，低Mg血症を呈する
- 片側性のアルドステロン産生腺腫と両側性の過形成による特発性アルドステロン症が原因である
- 正常K値の例も多く，本態性高血圧との鑑別が困難であり，積極的なスクリーニング検査が望まれる

4）Cushing症候群

- コルチゾールの自律性の過剰分泌により，Cushing徴候，高血圧，糖尿病などを呈する
- 原因として，ACTH（副腎皮質刺激ホルモン）非依存性の副腎腺腫とACTH依存性の下垂体ACTH産生腫瘍，異所性ACTH産生腫瘍などがある
- 中心性肥満，満月様顔貌，赤色皮膚線条など典型的な所見を伴い，比較的本疾患を

疑うのは容易である
- しかし，副腎サブクリニカル Cushing 症候群や軽症例では特徴的な身体所見を示さないこともあるので診断が難しいこともある．

5）褐色細胞腫
- カテコラミン過剰分泌により高血圧をきたす
- 副腎外性，両側性，多発性，悪性が各々約 10% を占める
- 運動，ストレス，排便などで誘発される発作性高血圧が有名である
- その他，発汗，動悸，頭痛など多彩な症状を示す

6）薬物誘発性高血圧
- 代表薬剤として，NSAIDs，グリチルリチン（甘草），経口避妊薬，エリスロポエチン，シクロスポリン，糖質コルチコイド，交感神経刺激薬などがあげられる
- 高血圧患者では他の疾患を合併し，複数の医療機関を受診している可能性が高く，コントロール不良の高血圧の場合は，薬剤誘発性高血圧を考慮する

7）甲状腺機能亢進症・低下症
- 甲状腺機能は亢進・低下のいずれも血圧高値をきたしうる
- 亢進症では収縮期血圧，低下症では拡張期血圧が高値を示す

6 高血圧緊急症
- 高血圧緊急症は，血圧の高度の上昇（多くは 180/120 mmHg 以上）によって，脳，心，腎，大血管などの標的臓器に急性の障害が生じ進行する病態である
- 血圧異常高値であっても，臓器障害の急速な進行がない場合は緊急降圧治療の適応にはならず，切迫症として扱う
- 急性糸球体腎炎による高血圧性脳症，子癇，大動脈解離などでは，血圧が異常高値でなくても緊急降圧の対象となる
- 緊急症が疑われる症例は，迅速な診察と検査によって診断および病態の把握を行い，早急な治療開始が必要である

1．高血圧緊急症の代表疾患
- 高血圧性脳症
- 乳頭浮腫を伴う加速型–悪性高血圧症
- 褐色細胞腫クリーゼ
- 高血圧性急性左心不全
- 急性冠症候群（急性心筋梗塞，不安定狭心症）に合併した重症高血圧
- 急性大動脈解離に合併した高血圧
- 子癇：高血圧緊急に従来の子癇に加え，収縮期血圧≧180 mmHg あるいは拡張期血圧≧120 mmHg の妊婦も高血圧緊急症に加えられた

2．高血圧緊急症病態把握のためのチェック項目
上記代表疾患を考慮した，病歴，診察，検査を行う．

1）病歴
- 頭痛，視力障害，局所神経症状，悪心・嘔吐，胸背部痛，心・呼吸器症状など

2）身体所見
- 血圧：原則として四肢測定（左右差の上肢は必ず）
- 中枢神経系：意識障害，片麻痺（巣症状の有無），痙攣
- 眼底：乳頭浮腫，出血，白斑の有無
- 頸部：頸静脈怒張，頸部血管雑音
- 胸部：心雑音，Ⅲ・Ⅳ音の有無，湿性ラ音など
- 腹部：肝腫大，血管雑音，（拍動性）腫瘤など
- 四肢：浮腫

3）緊急検査
- 血液生化学：BUN，Cr，Na，K，Cl，糖，LDH，CPK，D-ダイマーなど
- 尿一般検査：蛋白尿，血尿の有無
- 心電図，胸部 X 線（急性大動脈解離が疑われる場合は胸部・腹部造影 CT，心・腹部エコー）
- 頭部 CT：神経学的異常所見があるときは必ず施行

3．治療
- 緊急症では入院治療が原則
- 必要以上に急速で過度な降圧は虚血性障害（脳梗塞，心筋梗塞，腎機能障害など）を引き起こす可能性が高いので，観血的に血圧モニターを行い，原則として経静脈的に降圧を図る
- 高血圧切迫症でも心血管病の既往など高リスクを有する場合は，入院加療が望ましい

1）降圧目標
- はじめの 1 時間以内では平均血圧で 25％以上は降圧せず，次の 2～6 時間では 160/100～110 mmHg を目標とする
- 初期降圧目標に達したら，内服を開始し，注射薬は用量を漸減しながら中止する
- 高血圧切迫症では，診断後数時間以内に治療開始すべきであるが，その後 24～48 時間かけて比較的緩徐に 160/100 mmHg 程度まで降圧を図る．
- ニフェジピン（アダラート®）カプセル内容部の投与やニカルジピン塩酸塩（ペルジピン®）注のワンショット静注は，過度の降圧や反射性頻脈をきたすことがあるため行わない
- 降圧薬で使用できる注射薬を表 5 に示した

2）代表疾患の治療について
◎高血圧性脳症
- 急激または著しい血圧上昇により脳血流自動調節能が破綻し，脳浮腫を生じている状態．頭痛，悪心・嘔吐，意識障害，痙攣などを伴い，巣症状は比較的まれ
- 脳卒中は原則として緊急降圧が禁忌であるため除外が重要である
- 脳血流の自動調節能が障害されているため，急激で大きな降圧で脳虚血に陥りやすい
- ニカルジピン，ジルチアゼム，ニトロプルシドなど，用量を調節しやすい薬剤の持

表5 高血圧緊急症に用いる注射薬(降圧薬)

	薬剤(一般名)	用法・用量	効果発現	作用時間	副作用・注意点	主な適応
血管拡張薬	ニカルジピン塩酸塩	持続静注 0.5〜6 μg/kg/分	5〜10分	60分	頻脈，頭痛など	緊急症全般
	ジルチアゼム塩酸塩	持続静注 5〜15 μg/kg/分	5分以内	30分	徐脈，房室ブロックなど 不安定狭心症では低用量から	急性心不全を除く緊急症全般
	ニトログリセリン	持続静注 5〜100 μg/分	2〜5分	5〜10分	頭痛，嘔吐，頻脈など 遮光が必要で耐性ができやすいので注意	急性冠症候群
	ヒドララジン塩酸塩	静注 10〜20 mg	10〜20分	3〜6時間	頻脈，頭痛など 狭心症増悪や持続性低血圧に注意	子癇
交感神経抑制薬	プロプラノロール塩酸塩	静注 2〜10 mg (1 mg/分)→ 2〜4 mg/4〜6時間ごと			徐脈，房室ブロック，心不全など	他薬剤による頻脈の抑制

〔日本高血圧学会高血圧治療ガイドライン作成委員会(編)：高血圧治療ガイドライン 2014. ライフサイエンス出版，2014，p110, 表 12-3 を改変して転載〕

続静注で治療を開始し，血圧値と神経症状を監視しながら，降圧速度を調節する
- 最初 2〜3 時間で 25％程度の降圧がみられるように降圧を行う

◎加速型-悪性高血圧症(悪性相高血圧)
- 拡張期血圧が 120〜130 mmHg 以上であり，細動脈障害に伴う腎機能障害が急速に進行し，放置すると心不全，高血圧性脳症，脳出血などが発症する予後不良な病態
- 急速な降圧は重要臓器虚血をきたす危険を伴うため，最初の 24 時間の降圧は拡張期血圧 100〜110 mmHg までにとどめる
- 多くは経口薬で治療目的を果たすことができる．数日かけて降圧を行う
- 過度の降圧に注意しながら，少量からの ACE 阻害薬，ARB を使用が推奨される

◎褐色細胞腫クリーゼ
- カテコラミンの過剰分泌により急激な血圧上昇を示す
- フェントラミンメシル酸塩 2〜5 mg を 1 mg/分の速度で血圧が落ち着くまで 3〜5 分ごとに静注
- 初回量の静注後は，持続静注を行ってもよい
- 選択的 α 遮断薬であるドキサゾシン内服を開始する
- 頻脈，不整脈に関して十分量の α 遮断薬を投与した後に β 遮断薬を用いる
- β 遮断薬単独投与は α 作用が増強し，血管収縮を亢進させ，血圧上昇を引き起こすため禁忌である

◎高血圧性急性左心不全
- 効果発現は早く，後負荷，前負荷ともに軽減するニトロプルシドが第 1 選択薬とし

て望ましい．ニカルジピン持続静注も推奨される
- 虚血性心疾患を伴う場合は，ニトログリセリンも有用である
- カルペプチドやフロセミドの併用で肺水腫をコントロールし，通常10～15%程度の収縮期血圧の低下を目指す
- 一定の降圧が得られたら，ACE阻害薬，ARB，Ca拮抗薬などの内服併用治療へ移行する

◎急性冠症候群（急性心筋梗塞，不安定狭心症）に合併した重症高血圧
- 収縮期血圧140 mmHg未満を目標に管理する
- 降圧，心筋酸素需要量の減少，冠血流量の増加目的にニトログリセリン持続静注を行う
- 下壁梗塞で右室梗塞合併が疑われる場合はニトログリセリン投与を避ける
- 著明な徐脈など禁忌がない場合はβ遮断薬を併用する．β遮断薬使用困難や降圧不十分な場合はジルチアゼムを用いる
- 急性期からのβ遮断薬や早期からのACE阻害薬の投与が予後改善に有用である

◎急性大動脈解離に合併した高血圧
- 進展，破裂の危険性を減少させるため，迅速な降圧，心拍数コントロール，鎮痛を必要とし，収縮期血圧を100～120 mmHgにコントロールする
- Ca拮抗薬（ニカルジピン，ジルチアゼム），ニトログリセリン，ニトロプルシドとβ遮断薬を組み合わせて持続注入を行う
- 慢性期大動脈解離では，収縮期管理目標を130～135 mmHg未満とする

◎子癇
- 妊娠20週以降に初めて痙攣発作を起こし，てんかんや二次性痙攣が否定されたもの
- 治療は妊娠高血圧症症候群の成書を参照のこと

7 移送・専門医への紹介と相談について

- 当直などをしている場合，頭痛，悪心，胸背部痛などの症状を主訴にもつ重症高血圧患者と遭遇する機会がたびたびある
- そのような高血圧患者の中には，悪性相高血圧症，虚血冠症候群，大動脈解離など致死的疾患を背景疾患にもつ可能性がある．バイタルサイン，血液検査での臓器障害の有無を必ず確認し，それらの背景疾患を見落とないように心がける．少しでも疑われるようであれば入院のうえ，厳重な血圧管理を行うか，速やかに専門機関への紹介・移送をすることが重要である
- その他，二次性高血圧症が疑われる症例，治療抵抗性高血圧症，妊娠高血圧症に関しては高度な診断技術，治療が必要となるため高血圧専門医へ紹介することが望ましい
- また，腎障害，心不全，脳卒中合併高血圧における治療方針の確認でも，専門医と相談することが望ましく，病態によっては腎臓内科，内分泌科など，各専門医への相談・紹介も考慮する

> **これだけは知っておきたい！**

- 現在の高血圧ガイドラインにおいて，β遮断薬は臓器障害や心血管病抑制効果が他の降圧薬と比較し劣ることから，第1選択薬になってはいないが，循環器内科医は慢性心不全や虚血性心疾患既往がある高血圧患者に対して，心保護目的もかね積極的にβ遮断薬を導入している
- 比較的若年者の高血圧を診た場合は二次性高血圧の可能性が高く，慎重な診察・精査が望まれる
- 高血圧患者の大多数は無症状であり，患者，医師ともに危機感なく，しっかりとした血圧管理もされず漠然と降圧薬内服治療が行われているケースをよく目にする．長期間血圧高値が続くと，脳梗塞，腎不全，心不全，虚血性心疾患などの全身臓器障害をきたすリスクが高くなるため，可能な限り速やかに，厳密な血圧管理を行う必要がある
- 臨床研究のレベルで侵襲的な治療法であるが，治療抵抗性高血圧患者や降圧薬内服をできるだけ避けたい新規高血圧患者に対し，交感神経活動の亢進を抑制する腎デナベーション（腎交感神経除神経術）が将来的な有効的な治療として期待されている

【奥山貴文・小森孝洋】

肺血栓塞栓症，深部静脈血栓症

> **POINT**
> - 肺血栓塞栓症(PTE)は致死性の高い疾患であり，早期診断，治療が救命率に直結する
> - PTE の原因の大部分は下肢深部静脈血栓であり，深部静脈血栓症(DVT)の予防や早期診断が肺血栓塞栓症の発症率を低下させる

診療のフローチャート

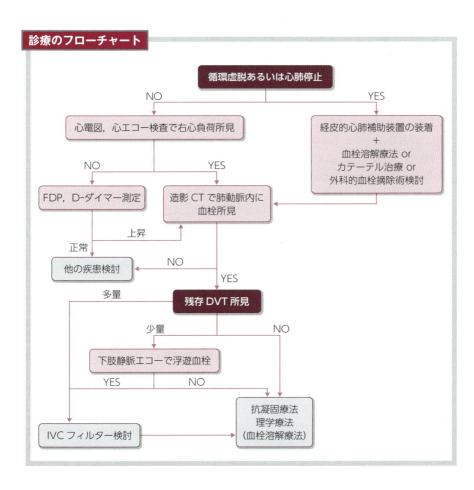

1 静脈血栓塞栓症(VTE)の病態と頻度

- 肺血栓塞栓症(pulmonary thromboembolism;PTE)と深部静脈血栓症(deep vein thrombosis;DVT)を併せて静脈血栓塞栓症(venous thromboembolism;VTE)と呼ぶ
- DVT とは筋膜より深い四肢の静脈(深部静脈)内に血栓を発生する病態であり、剖検での発生頻度は、欧米では病院死亡の 24〜60％ にも上るといわれている．わが国での DVT 疫学調査はないが，日本人における DVT 発症頻度は欧米の 1/4 くらいとされている(12 人/10 万人以下)[1]
- 一般に，「エコノミークラス症候群」として認知されてきている病態である
- DVT は PTE の原因となり，生命予後に大きくかかわるほか，血栓後症候群を引き起こし，患者の QOL を低下させる可能性がある．
- PTE とは静脈，心臓内で形成された血栓が遊離して，急激に肺動脈を閉塞することによって生じる病態であり，塞栓源の 90％ 以上は下肢，骨盤内静脈に生じた血栓である．国内での死亡率は 14％ と急性心筋梗塞より高く，予防，早期診断，適切な治療が大きく死亡率を改善する疾患である
- わが国の一般人口における PTE の発症数は，最近 15 年で 2.5 倍に増加していることが判明しており，診断率の向上やハイリスク患者に対する手術の増加が原因とされる
- VTE は多因子疾患であり，Virchow の三徴に沿ってリスク因子を分類したものが**表 1** である
- VTE のうち院外発症が 49％，院内発症 51％ とする報告があり，院内発症例のうち 69％ が術後症例であるといわれる．院内発症例は周術期に多く，特に整形外科，産婦人科，消化器外科領域で頻度が高い

2 PTE の診断

1. 症状

- PTE と診断できる特異的な自覚症状はない
- 呼吸困難は 76％ 程度の患者に認めるが，胸痛，発熱，失神，咳嗽など非特異的な症状も多い
- 発症状況としては安静解除直後の最初の歩行時，排便・排尿時，体位変換時などに突然症状が起こることが多いという点が特徴的

2. 身体所見

- 頻呼吸，頻脈が高頻度に認められるほか，循環不全に陥っているとショックや低血圧を認める
- 前胸部聴診では肺高血圧を示唆するⅡp音亢進を聴取し，傍胸骨拍動を触知することもある
- 肺動脈領域での拡張期逆流性雑音(Graham-Steell 雑音)が聴取できることもある．
- 右心不全をきたしていると頸静脈怒張や右心性Ⅲ・Ⅳ音を聴取し，肺野では不連続性ラ音を聴取することがある
- DVT に伴う所見として下肢の発赤，腫脹，疼痛や，足首を屈曲させると下腿に疼

表1　VTEの危険因子

	後天性因子	先天性因子
血流停滞	長期臥床 肥満 妊娠 心肺疾患（うっ血性心不全，慢性肺性心など） 全身麻酔 下肢麻痺 下肢ギプス包帯固定 下肢静脈瘤	
血管内皮障害	各種手術 外傷，骨折 中心静脈カテーテル留置 カテーテル検査・治療 血管炎 抗リン脂質抗体症候群 高ホモシステイン血症	高ホモシステイン血症
血液凝固能亢進	悪性腫瘍 妊娠 各種手術，外傷，骨折 熱傷 薬物（経口避妊薬，エストロゲン製剤など） 感染症 ネフローゼ症候群 炎症性腸疾患 骨髄増殖性疾患，多血症 発作性夜間血色素尿症 抗リン脂質抗体症候群 脱水	アンチトロンビン欠乏症 プロテインC欠乏症 プロテインS欠乏症 プラスミノゲン異常症 異常フィブリノゲン血症 組織プラスミノゲン活性化因子インヒビター増加 トロンボモジュリン異常 活性化プロテインC抵抗性（Factor V Leiden[*]） プロトロンビン遺伝子変異（G20210A）[*]

[*]日本人には認められていない．
〔日本循環器学会：肺血栓塞栓症および深部静脈血栓症の診断，治療，予防に関するガイドライン（2017年改訂版）．http://www.j-circ.or.jp/guideline/pdf/JCS2017_ito_h.pdf（2018年12月閲覧）より〕

痛を生じるHoman's徴候を認める

3. 血液検査

- 特異的な所見は乏しいが，動脈血液ガス分析で低酸素血症，低二酸化炭素血症，呼吸性アルカローシスを認める
- D-ダイマーはフィブリン分解産物の集まりであり，二次線溶の亢進でのみ上昇するため，増加は血栓の存在を示唆する．D-ダイマー0.5 μg/μL以下のときの陰性的中率は100％[2]だが，偽陽性率が高いことも知られている[3]．カットオフ値1.0 μg/μLの場合，特異度は52％である[4]
- VTE以外の血栓症や播種性血管内凝固症候群（DIC），妊娠中にも増加するため特異的ではないが，陰性的中率が高く，陰性の場合には血栓症をほぼ除外しうるため有用である

4. 胸部X線検査

- 胸部X線では心拡大や右肺動脈下行枝の拡張がみられ，肺野の透過性亢進が認められる

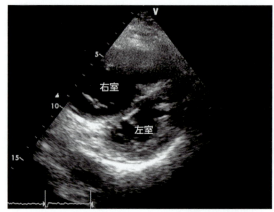

図1　急性肺血栓塞栓症の心エコー図(D-shape)

- 肺動脈中枢部の拡張(Fleischner sign)，肺動脈の拡張と急速な狭小化(knuckle sign)，胸膜を底辺，肺動脈を頂点とする楔状肺硬化像(Hampton's sign)などが知られているが，特異的所見はない

5. 心電図
- 心電図としては洞性頻脈，右側胸部誘導の陰性T波が約50％に認められ，教科書的に有名なSⅠQⅢTⅢは約30％に認めるのみにとどまる[5]
- 新たな完全・不完全房室ブロックの出現は重症例で認めるため注意が必要である

6. 心エコー
- 右室径の拡大がみられ，右室/左室径の比が1.0以上(正常では0.6以下)となる
- また右室圧上昇により心室中隔の奇異性運動，平坦化，左室の扁平化(D-shape)が認められ(図1)，急性例では右室心尖部壁運動のみが保たれる(McConnell sign)
- 下大静脈は20 mm以上に拡大し，呼吸性変動は消失する
- まれではあるが心腔内，肺動脈内の血栓を描出できることもある

7. 胸部造影CT
- 動脈相で肺動脈レベルの評価，静脈相で下肢DVTの評価を主に行う
- 迅速，簡便に施行でき，マルチスライスCTで陽性尤度比24.1，陰性尤度比0.15と正診度が優れていることから，診断のゴールドスタンダードであるが，腎機能障害や造影剤アレルギーがある場合には施行しにくい

8. MRI
- 肺動脈区域枝までの検出精度は良好で，非侵襲的であるが，検査時間が長いため緊急検査としては不向き

3 PTEの重症度判定と治療

1. 重症度と予後
- PTEは右心負荷所見の有無により予後や再発率が有意に異なることから，患者の血行動態所見と心エコー所見を組み合わせた臨床重症度分類(表2)が用いられる．

表2 急性PTEの臨床重症度分類

	血行動態	心エコー上右心負荷
Cardiac arrest/Collapse	心停止あるいは循環虚脱	あり
Massive（広範型）	不安定 ショックあるいは低血圧（定義：新たに出現した不整脈，脱水，敗血症によらず，15分以上継続する収縮期血圧＜90 mmHg あるいは≧40 mmHgの血圧低下）	あり
Submassive（亜広範型）	安定（上記以外）	あり
Non-massive（非広範型）	安定（上記以外）	なし

〔Jaff MR, et al：Management of massive and submassive pulmonary embolism, iliofemoral deep vein thrombosis, and chronic thromboembolic pulmonary hypertension：a scientific statement from the American Heart Association. Circulation 123：1788-1830, 2011 ならびに Guidelines on diagnosis and management of acute pulmonary embolism. Task Force on Pulmonary Embolism, European Society of Cardiology. Eur Heart J 21：1301-1336, 2000 より改変〕

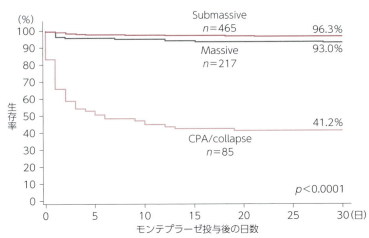

図2 重症度別の生存率

- 図2に示すとおり，Submassive，Massive の発症30日後の生存率は90％以上であるが，Collapse は41％と不良であり，特に発症5日目までの死亡率が極めて高い．そのため重症例では早期診断，早期治療介入が生命予後改善に不可欠である

2. PTEの治療
1）呼吸管理
- PaO_2 60 mmHg（SpO_2：90％）以下であれば酸素投与を開始する
- CO_2 が蓄積する呼吸不全ではないため，頻回の血ガスは必要なく SpO_2 によるモニタリングで十分である
- 酸素吸入で SpO_2 90％以上を維持できない場合は人工換気を開始する．このとき胸腔内圧が増加すると静脈還流が減少し右心不全を悪化させるため，1回換気量は7 mL/kg と少なめでの設定が推奨されている．

2）循環管理
- 心拍出量低下・正常血圧例にはドパミン，ドブタミンの投与が Class Ⅱa で推奨されており，心拍出量低下・低血圧例にはノルアドレナリン投与が Class Ⅱa で推奨されているが，アドレナリン，PDE Ⅲ阻害薬の有効性は明確でない
- 低血圧例に容量負荷を行うと，右室への容量負荷がかえって左室を圧排し，左心拍出量を低下させる可能性がある
- 心肺停止で発症し心肺蘇生が困難な例や，酸素療法や薬物療法にても低酸素血症や低血圧が進行し呼吸循環不全を安定化できない例などには，速やかに経皮的心肺補助装置（PCPS）を導入する

3）薬物療法
① **抗凝固療法**：禁忌がなければ全例で施行する．出血性潰瘍，脳出血急性期，出血傾向，悪性腫瘍，動静脈奇形，重症かつコントロール不能の高血圧，慢性腎不全，慢性肝不全，出産直後，大手術，外傷，深部生検後の2週間以内など，易出血性の病態が想定される場合には慎重に適応を判断する．
  - 未分画ヘパリン：80 単位/kg または 5,000 単位をボーラスで単回静脈投与し，その後 18 単位/kg/時 または 1,300 単位/時で持続静注を開始．APTT を 1.5〜2倍になるよう調節する．経口抗凝固薬の開始に伴って中止を検討する．ヘパリン起因性血小板減少症（heparin-induced thrombocytopenia；HIT）に注意する
  - ワルファリン：3〜5 mg/日から開始し，PT-INR 2.0〜3.0 でのコントロールが推奨される．可逆的な危険因子がある場合には 3 か月間，先天性凝固異常症や特発性の肺血栓塞栓症では少なくとも 3 か月以上の投与を行い，それ以降の抗凝固薬の継続はリスクとベネフィットを勘案して決定する．がんなどの発症素因が長期にわたって存在する患者，あるいは複数回の再発をきたした患者においては長期投与を考慮する
  - 低分子ヘパリン（フォンダパリヌクス）：Xa 阻害薬の皮下注製剤であり，未分画ヘパリンの代わりに使用できる．高価ではあるが，未分画ヘパリンと比較して作用に個人差，製剤差が少なく，モニタリングが不要なため，簡便に使用が可能である．血小板減少の頻度が少ないことも知られる．投与量は以下のとおり

体重	
50 kg 未満	5 mg 皮下注/日
50 kg 以上 100 kg 以下	7.5 mg 皮下注/日
100 kg 超	10 mg 皮下注/日

表3　経口Xa阻害薬のVTEへの投与方法

	VTEへの投与方法	VTEへの投与時の減量基準	特徴
エドキサバン（リクシアナ®）	60 mg 1日1回	体重60 kg以下→30 mg 30≦Ccr≦50 mL/分→30 mg 15≦Ccr≦30 mL/分→30 mg慎重 Ccr＜15 mL/分→禁忌	下肢整形外科手術（膝関節全置換術，股関節全置換術，股関節骨折手術）施行患者における静脈血栓塞栓症の発症抑制 エドキサバン30 mg 1日1回手術後12時間を経過し手術創などから出血がないことを確認してから投与を開始→14日まで
リバーロキサバン（イグザレルト®）	15 mg 1日2回21日→15 mg 1日1回	初期3週間の15 mg 1日2回投与中は，出血のリスクに十分注意する 漫然と継続投与しない	〈効能または効果に関連する使用上の注意〉 〈静脈血栓塞栓症（深部静脈血栓症および肺血栓塞栓症）の治療及び再発抑制〉 (1) ショックや低血圧が遷延するような血行動態が不安定な肺血栓塞栓症患者または血栓溶解剤の使用や肺塞栓摘出術が必要な肺血栓塞栓症患者における有効性および安全性は確立していないため，これらの患者に対してヘパリンの代替療法として本剤を投与しないこと (2) 下大静脈フィルターが留置された患者における本剤の使用経験が少ないため，これらの患者に投与する場合には，リスクとベネフィットを十分考慮すること
アピキサバン（エリキュース®）	10 mg 1日2回7日→5 mg 1日2回	初期7日間の10 mg 1日2回投与中は，出血のリスクに十分注意する 漫然と継続投与しない 30≦Ccr≦50 mL/分→慎重 Ccr＜30 mL/分→禁忌	

▶経口Xa阻害薬：現在エドキサバン，リバーロキサバン，アピキサバンのDOAC 3剤がVTEに対する治療薬として使用可能となっている．リバーロキサバン，アピキサバンは単剤での急性期PTE治療にも承認されており，一方エドキサバンはヘパリン投与後の切り替えに限定されている．またエドキサバンは整形外科領域での周術期のDVT予防に用いることができることも特徴である．それぞれ投与方法，用量，特徴が異なるため，注意を要する（表3）

- ワルファリンとDOACでどちらがよいという結論は出ていないため個々の症例に合わせて使い分けているのが現状である

② **血栓溶解療法**：ショックや低血圧が遷延する場合は，禁忌例を除き血栓溶解療法を第1選択とする．正常血圧でも右心機能障害を有する場合には，効果と出血のリスクを慎重に評価し，血栓溶解療法も選択肢に入れる．投与開始時期は発症早期に投与したほうが効果的ではあるが，発症から14日までも効果は認められている．
　国内で保険適用があるのはモンテプラーゼのみであり，モンテプラーゼ13,750〜

27,500単位/kgを緩徐に静脈内投与する．また保険適用外であるが，ウロキナーゼは24〜96万単位/日を数日間静脈内投与する．

4）カテーテル治療
- Massive あるいは Collapse のうち，上記の種々の治療を行ったにもかかわらず不安定な血行動態が持続する場合，循環虚脱からの離脱を目的に施行することがある
- カテーテル的血栓溶解療法，カテーテル的血栓破砕・吸引術などが知られているが，米国の ACCP のガイドラインではいずれも推奨度は低い．なお国内のガイドラインでもカテーテルは class Ⅱb

5）外科的治療
- Massive で血行動態が不安定な例では，外科的血栓摘除術により劇的効果が得られる
- 右室機能不全を合併し出血のリスクが高い症例では，外科的治療の適応を考慮する．ただし外科的肺血栓摘除術の死亡率は高く，海外で20％，日本で21.2％と報告されているため，慎重に適応を考慮する

6）下大静脈フィルター
- 欧米においても下大静脈フィルターの適応に関しては十分な論拠がなく，永久留置型下大静脈フィルター挿入後，短期では肺血栓塞栓症の発症が有意に予防されるが，2年以上経過するとむしろ深部静脈血栓症が増加するとの報告がある
- REPIC 研究[6]の結果，フィルター留置2年後の深部静脈血栓再発が20.8％と有意に高く（対照11.6％），現在では極力フィルターを永久留置すべきではないと指摘されている
  ➡ したがって現状においては，抗凝固療法の維持不能例や下大静脈内の血栓，近位部の大きな浮遊血栓などに対し，リスクとベネフィットを考慮して一時留置型もしくは回収可能型の大静脈フィルターを用いることが多い

7）理学療法
- PTE 急性期における理学療法の適応については議論のある点である．急性期にも圧迫療法を行うことによりさらなる DVT 形成を抑えることができるという考えがある一方で，圧迫により血栓が遊離し PTE を誘発させるおそれもある
- 抗凝固療法と弾性ストッキングによる圧迫，積極的な早期歩行が治療の主流ではあるが，循環動態が安定していること，超音波にて近位部の浮遊血栓がないことなどを確認し，抗凝固療法の効果が治療域に達したことを確認した後に応用するのが無難と思われる

4 VTE の予防
- 致死性疾患である PTE の発症を防ぐために最も重要なのは，VTE 自体の予防である
- 2004年に厚生労働省が致死的合併症である PTE の予防に予防管理料を新設した．予防法が保険診療内に採用されたのは画期的な試みであり，特に周術期の VTE 予防が大切であることになる
- 日本循環器学会のガイドラインでは VTE のリスクレベルを低リスク，中リスク，

高リスク，最高リスクの4段階に分類し，さらに付加的な危険因子（VTEの既往，血栓性素因，ギプスによる下肢固定など）を加味して総合的に評価すべきとしている．それに対応する予防法は，出血の合併症の頻度が明らかでない抗凝固療法による薬物的予防法よりも，理学的予防法の比重を高めた推奨となっている
➡ しかし整形外科領域においては，経口Ⅹa阻害薬であるエドキサバンが術後14日間に限って予防投与が可能となり，従来の抗凝固療法よりも投与が簡便であることなどから，広く用いられるようになった

1．早期歩行
- DVT予防の基本である
- 早期歩行は下腿ポンプ機能を活性化させ，下肢への静脈うっ滞を減少させる
- 早期離床が困難な患者では，下肢の挙上やマッサージ，自動的および他動的な足関節運動を実施することが推奨される

2．圧迫療法
1）弾性ストッキング
- 下肢を圧迫して静脈の総断面積を減少させることにより静脈の血流速度を増加させ，下肢への静脈うっ滞を減少させる
- 出血などの合併症がない利点があり，術前後を問わず，リスクが続く限り終日着用が望ましい
- VTEにおいてはハイソックスタイプが第1選択である

2）間欠的空気圧迫療法（フットポンプ，IPC）
- 原理は弾性ストッキングとほぼ同様であり，原則として手術前，手術中より装着を開始する
- 安静臥床中は終日着用し，離床してからも十分な歩行が可能となるまでは，臥床中の着用を続けることが推奨されているが，実際には院内の台数が限られる施設も多く，術後経過をみながら弾性ストッキングに切り替えていくことが多い

3．抗凝固療法
1）低用量未分画ヘパリン（皮下注）
- 8〜12時間ごとに未分画ヘパリン5,000単位を皮下注射する
- 高リスクでは単独でも有効であるが，最高リスクでは理学的予防法と併用する．

2）用量調節未分画ヘパリン（持続静注または皮下注）
- 最初に約3,500単位の未分画ヘパリンを皮下注射し，投与4時間後のAPTTが正常上限となるよう，8時間ごとに未分画ヘパリンを前回投与量±500単位で皮下注射する
- 最高リスクでは単独使用でも効果があるが，煩雑な方法である

3）ワルファリン（経口薬）
- 効果が現れるまでに3〜5日を要するので，術前から投与を開始し，PT-INR 1.5〜2.5程度にコントロールする
- モニタリングを必要とするが，最高リスクにも単独で効果があり，安価で経口薬という利点がある

4）低分子ヘパリン（エノキサパリン），Xa阻害薬皮下注射（フォンダパリヌクス）

- いずれも作用に個人差が少なく，1日1〜2回の皮下投与でモニタリングが不要である
- 血小板減少や骨減少といった副作用の頻度も低いため，欧米ではVTE予防薬の中心となっている

5）経口Xa阻害薬（エドキサバン）

- 経口Xa阻害薬の中では唯一，予防について保険収載されている
- 下肢整形外科手術（膝関節全置換術，股関節全置換術，股関節骨折手術）施行患者におけるVTE発症抑制のため，エドキサバン30 mg，1日1回を投与する
- 手術後12時間を経過し，手術創などから出血がないことを確認してから投与を開始し，14日まで投与可能となっている

文献

1) Sakuma M, et al：Venous thromboembolism：deep vein thrombosis with pulmonary embolism, deep vein thrombosis alone, and pulmonary embolism alone. Circ J 73：305-309, 2009
2) de Moerloose P, et al：Contribution of a new, rapid, individual and quantitative automated D-dimer ELISA to exclude pulmonary embolism. Thromb Haemost 75：11-13, 1996
3) Kelly J, et al：Plasma D-dimer in the diagnosis of venous thromboembolism. Arch Intern Med 162：747-756, 2002
4) Vossen JA, et al：Clinical usefulness of adjusted D-dimer cut-off values to exclude pulmonary embolism in a community hospital emergency department patient population. Acta Radiol 53：765-768, 2012
5) Kumasaka N, et al：Clinical features and predictors of in-hospital mortality in patients with acute and chronic pulmonary thromboembolism. Intern Med 39：1038-1043, 2000
6) Decousus H, et al：A clinical trial of vena caval filters in the prevention of pulmonary embolism in patients with proximal deep-vein thrombosis. Prévention du Risque d'Embolie Pulmonaire par Interruption Cave Study Group. N Engl J Med 338：409-415, 1998

【久保田香菜】

肺高血圧症

> **POINT**
> - 肺高血圧症は長らく有効な治療法がない重症の難治性疾患とされてきたが，2000年代に入って種々の治療法が開発され，患者の生命予後は劇的に改善している
> - 早期診断，早期治療介入がその後の治療成績に大きな影響を与えることが知られており，できるだけ早い専門医への紹介が生命予後のカギを握っている

診療のフローチャート

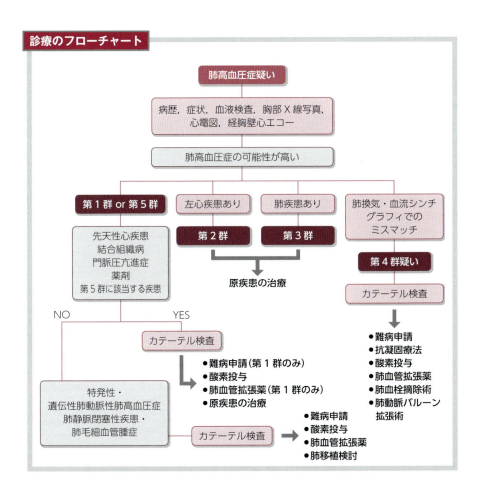

1 肺高血圧症の分類と頻度

- 肺高血圧症は，右心カテーテル検査にて安静時仰臥位で実測した肺動脈平均圧（mean PAP）が25 mmHg以上を示す病態である
- 肺高血圧症の原因は極めて多彩であり，これまでさまざまな観点から分類が試みられてきたが，現在は2013年にフランスのニースで開催された第5回肺高血圧症ワールドシンポジウムで提唱された肺高血圧症臨床分類（ニース分類）を標準的に用いる
- 表1はニース分類に基づいて改訂された，日本循環器学会の「肺高血圧症治療ガイドライン」に掲載されている肺高血圧症の臨床分類である

1. 第1群：肺動脈性肺高血圧症（pulmonary arterial hypertension；PAH）

- 肺動脈自身に病変の首座がある，難治性で予後不良の肺高血圧症の総称である．1998年から厚生労働省による特定疾患治療研究事業（現，指定難病）に指定され，2013年の登録患者数は約2,600人と比較的まれな疾患である
- 誘因と考えられる原疾患が指摘できない特発性PAH（IPAH）と，家族歴があるか*BMPR2*遺伝子などの変異が確認されている遺伝性PAH（HPAH）は，まとめてI/HPAHと呼ばれる．これらのわが国での発生は2006〜2007年の報告では平均年齢46.0±19.6歳で，男女比1：2.0と女性優位，頻度は7.52人/100万人，うちHPAHは7.6％であった

表1　肺高血圧症の分類

第1群：肺動脈性肺高血圧症（PAH）	第2群：左心性心疾患に伴う肺高血圧症
1.1　特発性PAH 1.2　遺伝性PAH 　　1.2.1　BMPR2 　　1.2.2　ALK1, endoglin, SMAD9, CAV1 　　1.2.3　不明 1.3　薬物・毒物誘発性肺動脈性肺高血圧症 1.4　各種疾患に伴うPAH 　　1.4.1　結合組織病 　　1.4.2　ヒト免疫不全ウイルス感染症 　　1.4.3　門脈肺高血圧 　　1.4.4　先天性心疾患 　　1.4.5　住血吸虫症	2.1　左室収縮不全 2.2　左室拡張不全 2.3　弁膜疾患 2.4　先天性・後天性の左心流入路・流出路閉塞
	第3群：肺疾患および/または低酸素血症に伴う肺高血圧症
	3.1　慢性閉塞性肺疾患 3.2　間質性肺疾患 3.3　拘束性と閉塞性の混合障害を伴う他の肺疾患 3.4　睡眠呼吸障害 3.5　肺胞低換気障害 3.6　高所における慢性曝露 3.7　発育障害
	第4群：慢性血栓塞栓性肺高血圧症（CTEPH）
	第5群：詳細不明な多因子のメカニズムに伴う肺高血圧症
第1'群：肺静脈閉塞性疾患（PVOD）および/または肺毛細血管腫症（PCH） **第1"群：新生児遷延性肺高血圧症（PPHN）**	5.1　血液疾患：慢性溶血性貧血，骨髄増殖性疾患，脾摘出 5.2　全身性疾患：サルコイドーシス，肺組織球増殖症，リンパ脈管筋腫症 5.3　代謝疾患：糖原病，Gaucher病，甲状腺疾患 5.4　その他：腫瘍塞栓，線維性縦隔炎，慢性腎不全区域性肺高血圧

〔Simonneau G, et al：Updated clinical classification of pulmonary hypertension. J Am Coll Cardiol 62：D34-D41, 2013 より〕

- 結合組織病に合併するPAH(CTD-PAH)はPAHの中で最も患者数が多い可能性があり，わが国では混合性結合組織病(MCTD)の16％，全身性エリテマトーデス(SLE)の9.3％，強皮症(SSc)の11.4％に合併するといわれている．特にSScに合併したPAHは難治性であることが知られ，注意を要する
- 先天性心疾患に合併するPAH(CTD-PAH)の正確な頻度は明らかになっていないが，多くの先天性シャント性心疾患がPAHと類似した肺動脈障害を起こすこと，現在日本では40万人以上の先天性心疾患が成人期に入っていることを考慮すると，今後も総数が増加していくことが予想される．諸外国の報告によるとCTD-PAHの頻度は1.6〜12.5人/成人100万人とされ，このうち25〜50％がEisenmenger化するといわれている
- 肺静脈閉塞性疾患(PVOD)/肺毛細血管腫症(PCH)は臨床的にはPAHと類似した病態を示すが，組織所見や治療薬への反応性などには差異があるため，第1'群と別に分類されている

2. 第2群：左心系心疾患による肺高血圧症

- 肺高血圧症の定義を満たし，かつ左心系疾患の存在により肺動脈楔入圧(PCWP)が15 mmHg以上を満たす．左室収縮障害，拡張障害，弁膜症，左室流入路・流出路閉塞などを原因とし，肺高血圧症の中では最も頻度が高く，かつ予後良好である

3. 第3群：肺疾患および/または低酸素血症による肺高血圧症

- 慢性閉塞性肺疾患，間質性肺疾患などの種々の呼吸器疾患や低酸素血症に合併する．肺実質障害による肺高血圧症であり，mPAPが40 mmHg以上の高度肺高血圧症は少ないとされる

4. 第4群：慢性血栓塞栓性肺高血圧症(chronic thromboembolic pulmonary hypertension；CTEPH)

- 器質化した肺動脈血栓により広範囲に肺動脈が閉塞して起こる肺高血圧症であり，急性肺血栓塞栓症の血栓が器質化して発症するものと考えられているが，正確な成因は解明されていない．第1群と同様に1998年から難病指定され，2013年の登録患者数は約2,100人である．PAHと比較すると高齢者に多く発症する
- 原因不明の呼吸不全として経過観察されていることも少なくなく，肺血流シンチグラフィの普及などによる診断技術の向上とともに，今後症例数が増加していくことが予想される

5. 第5群：詳細不明な多因子のメカニズムに伴う肺高血圧症

- 血液疾患，全身性疾患，代謝疾患などに高度な肺高血圧症が合併することがあるが，頻度は肺高血圧症の2.4％程度と極めてまれである

2 肺高血圧症の診断(図1)

- 肺高血圧症の治療においては，治療開始の時点で無症状もしくは軽症であること，肺循環動態の異常が軽度であることが予後良好に寄与することが判明している
- 早期の治療介入を可能にするためには，患者の所見から肺高血圧症を疑うこと，疑った場合には速やかに鑑別診断を行い，早期に診断することが重要である

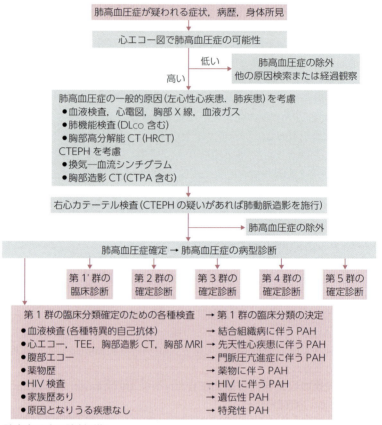

図1 肺高血圧症の診断手順
〔日本循環器学会：肺高血圧症治療ガイドライン（2017年改訂版）．http://www.j-circ.or.jp/guideline/pdf/JCS2017_fukuda_h.pdf（2018年12月閲覧）より〕

1．問診・身体診察

- 肺高血圧症の代表的な症状は労作時息切れ，全身倦怠感などであるが，いずれも非特異的である．そのほかに頻度は少ないが，胸痛，労作時失神，咳嗽などが認められることもある
- いずれも他の心疾患や肺疾患でも生じてくる症状ではあるが，これらを見たときに肺高血圧症を鑑別にあげることを忘れないようにする．
- 表2に示すNYHA心機能分類やWHO肺高血圧症機能分類を用い，症状の重症度を評価する
- 自覚症状がなくても肺高血圧症の危険因子がある患者（家族歴，結合組織病，先天性心疾患，門脈疾患など）に対しては，定期的なスクリーニングが推奨される
- 身体診察の際には頸静脈の視診，胸骨左縁前胸部の触診，前胸部の聴診に特に注意する

表2 肺高血圧症機能分類

NYHA 心機能分類
- Ⅰ度：通常の身体活動では無症状
- Ⅱ度：通常の身体活動で症状発現，身体活動がやや制限される
- Ⅲ度：通常以下の身体活動で症状発現，身体活動が著しく制限される
- Ⅳ度：どんな身体活動あるいは安静時でも症状発現

WHO 肺高血圧症機能分類
- Ⅰ度：身体活動に制限のない肺高血圧症患者
  普通の身体活動では呼吸困難や疲労，胸痛や失神など生じない
- Ⅱ度：身体活動に軽度の制限のある肺高血圧症患者
  安静時には自覚症状がない．普通の身体活動で呼吸困難や疲労，胸痛や失神などが起こる
- Ⅲ度：身体活動に著しい制限のある肺高血圧症患者
  安静時に自覚症状がない．普通以下の軽度の身体活動では呼吸困難や疲労，胸痛や失神などが起こる
- Ⅳ度：どんな身体活動もすべて苦痛となる肺高血圧症患者
  これらの患者は右心不全の症状を表している．安静時にも呼吸困難および/または疲労がみられる．どんな身体活動でも自覚症状の増悪がある

〔Barst RJ, et al：Diagnosis and differential assessment of pulmonary arterial hypertension. J Am Coll Cardiol 43(12 Suppl S)：40S-47S, 2004 より〕

- 右心不全を生じていると頸静脈怒張が観察される．また傍胸骨拍動を触れることがある
- 聴診では胸骨左縁でⅡp音の亢進を聴取することが多く，肺高血圧症の診断において感度・特異度ともに高いとされる
- 中等度以上の肺高血圧症になるとⅣ音，肺動脈性駆出音，三尖弁逆流を示す第4肋間胸骨左縁〜心尖部にかけての高調な収縮期逆流性雑音などを聴取する

2. 胸部X線検査
- 肺高血圧症の胸部X線では，肺動脈主幹部の拡張が左第2弓の突出として認められる
- 病期が進行すると右房拡大が右第2弓を突出させ，右室拡大が左第4弓を突出，また右室流出路の拡大が左第3弓を突出させることがある
- 一方で末梢肺動脈は狭小化するため，末梢肺野は透過性が亢進する

3. 心電図
- 心電図変化としては右室肥大，右室負荷，右房負荷の所見がみられる
  → しかし心電図検査の感度は55％，特異度は70％とともに低く，これらの所見が得られない場合にも肺高血圧症を否定することはできない
- 肺高血圧患者の80％近くで右室肥大の所見としてaVR，V1，V2誘導でR波の増高，Ⅰ，aVL，V3〜6誘導で深いS波がみられ，右軸偏位を認める（図2）．右房負荷の所見としてはⅡ誘導で肺性P波（P波≧250μV）がみられる

4. 血液検査
- うっ血肝による肝機能障害は肺高血圧症患者でよく認める所見であるが，特異的なものはなく診断の意義は乏しい
- BNP，尿酸値は重症度の評価に用いる

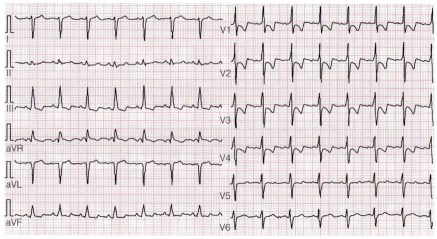

図2 肺高血圧症の心電図

> しかし原因検索においては血液検査は有用であり，核抗体を含めた結合組織病の検索，甲状腺疾患の評価，肝炎ウイルスやHIVなどの感染症，CTEPHの診断のため凝固線溶能の評価など幅広く行う必要がある

5．6分間歩行，心肺運動負荷試験

- 運動負荷試験は重症度判定，運動耐容能測定，治療効果判定，予後予測などを目的に施行される
  > 特に6分間歩行は簡便かつ安全に施行できる検査法であり，肺高血圧症では主要な評価項目である．患者自身のペースで平坦な廊下などを30m程度の片道で往復させ，6分間での歩行距離，SpO_2の低下，Borgスケールによる運動強度の評価を併せて行う．歩行距離が短いほど予後不良である

6．呼吸機能検査

- 呼吸機能検査は第3群の鑑別と拡散能評価を目的とする
- 呼吸器疾患の鑑別については本項では省略するが，慢性閉塞性肺疾患や間質性肺疾患で肺高血圧症を認める場合には，原疾患そのものが重症であることが多く，$FEV_{1.0\%}$や%VCは著明な低値を示す
- また拡散能の指標であるdiffusing lung capacity for carbon monoxide（DL_{CO}）は，肺高血圧症では軽度の低下をきたすことが知られているが，≦30%と著明な低値を示す場合にはPVODなどの肺静脈疾患を疑う

7．心エコー

- 心エコーは肺高血圧症の診断治療の中で，スクリーニング，重症度評価，予後予測，経過観察とさまざまな情報を得ることができる重要な検査法である
- 肺高血圧症のスクリーニングとして最も重要視される所見は，収縮期肺動脈圧上昇による三尖弁逆流血流速上昇，右室拡大，右室肥大，拡大した右室による左室の圧

排(いわゆる D-shape)などである．重症例では心囊水貯留も認める
- 心エコーでの肺高血圧症の診断には明確な基準はないが，三尖弁逆流血流速が 2.8〜3.0 m/秒以上，すなわち右室-右房圧較差(TRPG)が 31〜36 mmHg 以上となった場合になされることが多い
- 広く用いられている肺動脈圧推定法は，連続波ドプラ法で三尖弁逆流血流速を測定し，簡易ベルヌーイ式を適応することによって TRPG を算出する．その値に右房圧を足したものが推定収縮期肺動脈圧とされるが，右房圧は 5 または 10 mmHg と固定値を用いる場合と，下大静脈径と呼吸性変動の程度により推定値を用いる場合がある

8. 胸部 CT・MRI
- 原因精査や肺，心臓の構造的，機能的評価に用いる
- 第 2・3 群の鑑別のほか，PAH と CTEPH の鑑別，PVOD/PCH の鑑別補助，合併心奇形や肺動静脈瘻の有無などの検討にも有用である

9. 肺換気血流シンチグラフィ
- 実施できる施設が限られるが，CTEPH と PAH の鑑別に最も有用な方法である
- CTEPH の診断能は感度 96〜97%，特異度 90〜95% と極めて高い
- 後述するが CTEPH は外科的もしくはカテーテル治療によって改善の余地があり，薬剤が主体の PAH に対する治療とは大きく方針が異なるため，確実に鑑別する必要がある
- 肺血流シンチグラフィで血管分布に一致する集積欠損像を認め，換気と血流のミスマッチを認めた場合には CTEPH を積極的に疑う

10. 肺動脈造影
- 肺動脈内血栓の存在を確認するために行う検査であり，CTEPH と PAH の鑑別に有用である
- 大腿静脈あるいは内頸静脈アプローチで，バルーン付き造影用カテーテルを左右の肺動脈内に進め，選択的に肺動脈を造影する

11. 右心カテーテル検査
- 肺高血圧症の確定診断および血行動態把握のためには，肺動脈圧と心拍出量を測定して肺血管抵抗を算出することが必須であり，それらの情報は右心カテーテル検査でしか得られない
- 侵襲的な検査ではあるが，初回診断時には必須，その後も重症度判定や治療効果判定のため必要に応じて施行することが求められる
- 内頸静脈もしくは大腿静脈からアプローチで行うが，抗凝固療法を行っている患者が多いため，血管エコーガイドなどを用いた穿刺を行う
- 肺高血圧症患者では重度の三尖弁逆流や肺動脈圧の著明な上昇を認めるため，経大腿静脈アプローチでは肺動脈までカテーテルを進めることが容易ではなく，内頸静脈からのアプローチが望ましい
- またカテーテルを進めるためにガイドワイヤを要することも少なくなく，一般的な左心疾患での右心カテーテル検査に比べて手技が煩雑である

- 心拍出量測定には熱希釈法とFick法があるが，肺高血圧症においては三尖弁逆流や右房・右室の拡大が影響して正確な心拍出量の測定は難しいため，Fick法が望ましい
- 肺血管抵抗は〔平均肺動脈圧(mmHg) − 平均肺動脈楔入圧(mmHg)〕/心拍出量(L/分)で算出され，この式で算出されるwood単位の血管抵抗値に係数80をかけたCGS単位(dynes・秒・cm^{-5})に変換して用いることが多い
- 肺血管抵抗の正常値は20〜130 dynes・秒・cm^{-5}である
- またシャント性疾患の除外のため，初回検査では必ず，酸素分圧測定によるO_2 step upの部位確認と肺体血流量およびその比を測定する

3 肺高血圧症の治療

- 肺高血圧症は1960年代からその概念が提唱されていた疾患であるが，有効な治療法がなく，長らく重症難治性疾患とされてきた
- 1991年に報告された米国のデータでは，I/HPAH患者の診断時平均年齢は36歳と若年で，平均生存期間2.8年と極めて予後不良な疾患であることが確認されていた
  ⇒ しかし1990年代にプロスタグランジンI_2製剤の持続注入療法が開発され，その後2000年代に入ってエンドセリン受容体拮抗薬，PDE-5阻害薬などの各種内服薬が登場し，生命予後は改善傾向にある．また近年，単剤で効果が少なければ併用していく逐次併用療法(sequential combination therapy)ではなく，最初から併用療法を行う初期併用療法(upfront combination therapy)の有効性が示され，今後のさらなる検討が期待されている．さらにCTEPHに対しては肺動脈バルーン形成術(BPA)が用いられ，諸外国と比べて良好な成績が日本国内で得られている
- 肺高血圧症全体に対する治療アルゴリズムはなく，2013年にニースで提唱されたPAH治療アルゴリズムが主に用いられる
  ⇒ しかし第2・3群に対しては現時点ではPAH治療薬の保険適用がなく原疾患の治療が優先されるため，第1・4群が対象となる
- PAH治療薬の投与法や管理についてはいまだ専門家の間で検討がなされている段階であること，各々が極めて高価で特異的な作用を示す薬剤であるため，基本的には難病指定を受けた患者に慎重に投与すべきであることなどから，専門の医師による投与が好ましいとされる

1. 酸素投与，在宅酸素療法
- 肺高血圧症では心拍出量が低下するため，末梢への酸素運搬能力は低下している
- 先天性心疾患など肺高血圧症をきたす原疾患自体が低酸素血症を生じさせていることもあり，この低酸素血症は肺動脈の血管を収縮させてさらに肺高血圧症を増悪させ，悪循環に陥っていることも多い
- 明らかな低酸素血症や呼吸不全がなくても，労作時息切れやADL低下がみられる症例では積極的に試みる

2. 抗凝固療法
- I/HPAHに対しては国内外のガイドラインではclass Ⅱaに位置づけられている

が，後述のエポプロステノールなどの強力な抗血小板凝集抑制作用をもつ薬剤との併用は肺胞出血の危険性を高めることも報告されており，慎重に使用すべきである
- 一方で，CTD-PAH に対しては class I に推奨されている

3．プロスタグランジン(PG)製剤
- PG 製剤は細胞内の cAMP を介して血管拡張作用とともに血小板凝集抑制作用，平滑筋増殖抑制作用を有する
- 2018 年 8 月時点で国内では経口薬のベラプロスト，半減期の長い経口薬であるセレキシパグ，持続静注のエポプロステノール，持続皮下注射または持続静注のトレプロスチニル，吸入薬のイロプロストが使用可能である
- エポプロステノールやトレプロスチニルは強い肺血管拡張作用をもつため重症の患者に用いられることが多いが，静注，皮下注に伴う患者の肉体的精神的負担が極めて大きく，かつ副作用や合併症を生じやすい治療法であるため，導入や管理は慎重に行うべきである

4．エンドセリン(ET)受容体拮抗薬
- ET-1 は強力な血管収縮活性を有する物質であり，そのほかに炎症の誘導，抗アポトーシス作用，線維化作用なども示す
- この ET-1 の受容体を拮抗することで，ET 受容体拮抗薬は肺高血圧症の予後改善に寄与する
- 国内で使用可能な薬剤はボセンタン，アンブリセンタン，マシテンタンの 3 種類でいずれも経口薬である．肝機能障害や浮腫などの副作用に気をつけて使用する

5．PDE-5 阻害薬
- PDE-5 阻害薬は肺血管のトーヌス調節に極めて重要なシグナル経路である NO-cGMP 経路をターゲットとしており，PDE-5 を阻害して cGMP の分解を抑制することで血管拡張に働く
- PDE-5 が主に肺血管や陰茎血管に分布するため，優れた肺選択性を発揮する
- 国内では，当初 ED の治療薬として認可を得ていたシルデナフィルと，タダラフィルの 2 種類の経口薬が使用可能である

6．可溶性グアニル酸シクラーゼ(sGC)刺激薬
- NO-cGMP 経路において，sGC は NO によって活性化され，cGMP 産生を介して血管平滑筋弛緩，平滑筋細胞増殖抑制などの作用を示すため，sGC を刺激することで肺血管拡張につながる
- 国内ではリオシグアトが唯一使用可能な薬剤であり，2014 年 1 月から CTEPH に，2015 年 1 月からは PAH に対しても承認された

7．ステロイド，免疫抑制薬
- CTD-PAH は原疾患によって推奨される治療法が異なる
- MCTD，SLE，Sjögren 症候群に伴う PAH では早期からの PAH 薬の併用と免疫抑制薬を組み合わせた治療が効果的であることが知られているが，SSc に合併した PAH は PAH 薬や免疫抑制薬を早期から導入しても改善に乏しく，5 年以内の死亡率は 20〜40％と高い

8. 肺移植

- 薬物療法が無効な肺高血圧症に対しては，最後の治療法として肺移植がある
- 脳死両肺移植が世界的に標準であるが，わが国では約 800 日の待機期間があるため，近親者からの生体肺移植も重要視されている
- 移植後の 5 年生存率は 78.8% と比較的良好である

9. 肺動脈血栓内膜摘除術（PEA），肺動脈バルーン形成術（BPA）

- いずれも CTEPH に対する観血的治療法である
- PEA は根治治療として行われる開胸術であり，主に肺動脈中枢に血栓を認める中枢型 CTEPH に対して有用である
- 一方，BPA は経カテーテル的に行う肺動脈拡張術であり，肺動脈末梢に病態の首座がある末梢性 CTEPH に用いられる
- いずれも一部の専門施設に集約している特殊な治療法であり，どちらが適切であるかは施行する専門家によるハートチームでの判断が重要である

参考文献

1) 日本循環器学会：循環器病ガイドラインシリーズ 肺高血圧症治療ガイドライン（2017 年改訂版）．http://www.j-circ.or.jp/guideline/pdf/JCS2017_fukuda_h.pdf
2) 伊藤 浩，松原広己（編）：肺高血圧症診療マニュアル—根治を目指す最新の治療指針．南江堂，2012
3) 福田恵一（編）：早期診断・治療のための肺高血圧症 Q & A．先端医学社，2015
4) Simonneau G, et al：Updated clinical classification of pulmonary hypertension. J Am Coll Cardiol 62 (25 Suppl)：D34-D41, 2013
5) 巽浩一郎（編）：最新医学別冊 診断と治療の ABC 肺高血圧症．最新医学社，2015
6) 肺高血圧症最新薬物治療の実際—循環器病編．Modern Physician 32（臨時増刊号），2012

【久保田香菜・上野修市】

睡眠時無呼吸症候群

> **POINT**
> - 高血圧患者における閉塞性睡眠時無呼吸症候群(OSA)の合併率は高い
> - continuous positive airway pressure(CPAP)の使用により無呼吸の改善に加え降圧効果が期待されるが，良好なコンプライアンスおよび減量を含む生活習慣の是正を念頭に置いて使用することが肝要である
> - 心不全患者における中枢性睡眠時無呼吸症候群の合併率は高い
> - adaptive servo-ventilation(ASV)は，通常の内科治療でも高度うっ血が残存し，導入による効果が期待され，中止により心不全悪化が予想される患者に使用する

診療のフローチャート

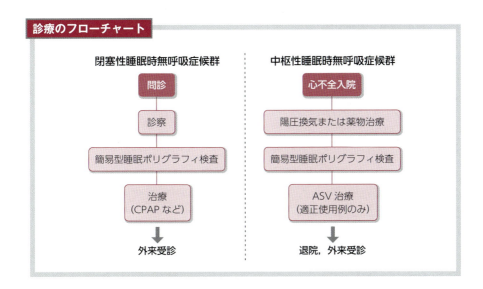

近年，心血管疾患に睡眠呼吸障害を高率に合併することが明らかとなった．外来では高血圧患者における閉塞性睡眠時無呼吸症(obstructive sleep apnea；OSA)の合併が，入院では心不全患者における中枢性睡眠時無呼吸症候群の合併が多い[1]．

表1　Epworth 眠気尺度（ESS）

あなたの最近の生活のなかで次のような状況になると，眠くてうとうとしたり，眠ってしまうことがありますか．下の数字でお答えください（○で囲む）．
質問のような状況になったことがなくとも，その状況になればどうなるかを想像してお答えください．
0＝眠ってしまうことはない，1＝時に眠ってしまう，2＝しばしば眠ってしまう，3＝だいたいいつも眠ってしまう

状況	点数
1. 座(すわ)って読書中	0　1　2　3
2. テレビを見ているとき	0　1　2　3
3. 人の大勢いる場所（会議や劇場など）で座っているとき	0　1　2　3
4. 他の人の運転する車に，休憩無しで1時間以上乗っているとき	0　1　2　3
5. 午後に，横になって休息をとっているとき	0　1　2　3
6. 座って人と話をしているとき	0　1　2　3
7. 飲酒せずに昼食後，静かに座っているとき	0　1　2　3
8. 自分で車を運転中に，渋滞や信号で数分間，とまっているとき	0　1　2　3

1 閉塞性睡眠時無呼吸症候群（OSA）[1]

1. OSA の疫学・病態生理

- 欧米などの疫学調査では，平均すると5人に1人は無呼吸低呼吸指数（apnea hypopnea index；AHI）≧5であり，15人に1人は AHI≧15，つまり循環器疾患発症リスクの高まる中等症〜重症の OSA を合併する
- OSA は，低酸素血症や交感神経活性の亢進などを介して二次的に種々の病態を惹起すると考えられる

2. OSA の診断方法

1）問診

- なるべくベッドパートナーに同席してもらい睡眠について問診を行う
- 眠気の評価には，Epworth 眠気尺度（Epworth sleepiness scale；ESS）を用いる（表1）．日本人では5点以上11点未満を（±），11点以上を（＋）とし，5〜11点未満の点数でも OSA を疑う
- OSA に関連した身体所見（肥満の有無），生活習慣（高血圧の有無）などの問診も行う（表2）

2）スクリーニング

- パルスオキシメータで，夜間睡眠時の酸素飽和度（SpO_2）を記録し，酸素飽和度低下指数（SpO_2 低下回数/時間）（oxygen desaturation index；ODI）や90％未満低下時間などの指標から OSA をスクリーニングする．これらはポリソムノグラフィによって得られる AHI と相関性が高く，在宅でのスクリーニングも可能

3）簡易型睡眠ポリグラフィ検査

◎一般的には，ESS が5点以上，パルスオキシメトリー検査で3％ ODI が5回/時以上の場合，本検査を施行．筆者らの施設での外来または入院患者では比較的重度

表2 OSAの問診でのポイント

1. OSAに直接関連するもの
1) いびき，無呼吸，日中過眠の程度
2) OSAの原因疾患 　①耳鼻咽喉科的疾患：小児では扁桃肥大，アデノイド過形成，成人では鼻炎の有無 　②内分泌疾患：甲状腺機能低下症，先端巨大症，Cushing症候群などの有無 　③関節リウマチに伴う顎関節炎の有無 　④腎疾患：慢性腎臓病やネフローゼの有無
3) OSAの合併症：高血圧，糖尿病，心疾患(虚血性心疾患・心不全)，多血症

2. 社会的問題
交通事故，ニアミスの有無，労災

3. 職業での問題
仕事中に眠ってしまう，仕事の効率が悪い

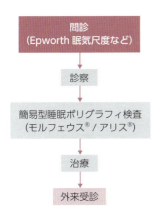

図1　診断のフローチャート(循環器SAS外来)

のOSAの患者が多いので，直接，簡易型睡眠ポリグラフィを施行する場合も少なくない(図1)
- 本検査では，気流を測定するためのサーミスタ(温度センサー)や圧力センサー，いびき音を測定するマイク，パルスオキシメータを装着し，気道の狭窄の程度，低呼吸の有無を測定し，睡眠中の呼吸状態を測定する．近年，簡易型睡眠ポリグラフィの精度が比較的高いことが示され，循環器領域では頻用される場合が多い

4) フルポリソムノグラフィ
- 簡易検査の項目に加え，脳波や筋電図・眼球の動きなどを測定することで，睡眠の深さ(睡眠段階)，睡眠の分断化や覚醒反応の有無，睡眠構築，睡眠効率などを呼吸状態の詳細と合わせて，定量的に算出する
◎筆者らの科では，簡易型睡眠ポリグラフィでの重症度判断が難しい場合，臨床症状に比し簡易型での結果が軽度の場合に限定して行う

3. OSAの治療(図2)

基本的にはAHIの重症度(表3)により治療方針を決める．OSAは肥満を原因にし

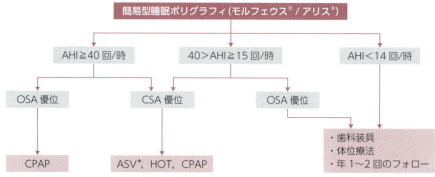

図2　簡易型無呼吸検査後の診断・治療チャート
＊ASVの導入に関してはSERVE-HF試験に対する日本循環器学会・日本心不全学会からの「心不全症例におけるASV適正使用に関するステートメント(第1報，第2報)」を参照．

表3　無呼吸・低呼吸の定義およびSASの重症度

- 無呼吸・低呼吸の定義
  ⇒無呼吸低呼吸指数(AHI)：睡眠時1時間あたりの無呼吸と低呼吸の平均回数
  - 無呼吸：睡眠中に10秒以上換気が停止
  - 低呼吸：換気が50％以下に低下
- SASの重症度の判定
  ⇒AHI(1時間の無呼吸と低呼吸の平均回数)
  - 軽度　：5〜15回/時
  - 中等度：16〜30回/時
  - 重度　：30回/時以上

て起こることが多く，減量は有効な治療であるが，日中の眠気のため運動量が減少していることが多く，減量単独ではコントロールが困難．重度OSA患者に対してはcontinuous positive airway pressure(CPAP)を進めてゆくことが肝要

1) 軽度〜中等度OSA(簡易型睡眠ポリグラフィでAHI：5〜40回/時)
- 側臥位での睡眠：仰向けの場合，舌の付け根や軟口蓋が気道に落ち込み，呼吸が困難．側臥位では重力の影響が少なく気道の閉塞状態が緩和される
- 口腔マウスピース：睡眠の際にマウスピースを装着し，顎と舌を前方に固定することで気道の閉塞を防ぐ．口腔外科コンサルト，または患者のかかりつけの歯科にて施行してもらう
- 特にAHI 15回/時以上の中等度OSA患者では，6か月に1回程度のフォローが必要．6か月後に簡易型睡眠ポリグラフィを行う

2) 重度OSA(簡易型睡眠ポリグラフィでAHI：40回/時以上，フルポリソムノグラフィでAHI：20回/時以上)
- CPAPは，一定の圧を加えた空気を鼻から送り込むことによって，気道の閉塞を取り除き，睡眠中の気道閉塞を防ぐ非常に有効な治療法．重度OSA患者では第1

選択
- 睡眠時に鼻マスクを装着し，一定圧力を気道に送り，上気道を陽圧（4〜20 cmH₂O程度）に保つ．入院中であれば専門業者に連絡し，導入を開始する
- 保険適用がある治療法で，原則的に1か月に1度の受診が必要．AHI 40回/時以上の場合，外来・入院を問わず外来予約（重度OSAで心血管イベントに対する一次予防目的で，クラスⅠ，エビデンスレベルB）

　＊従来はCPAP療法を始める際に，外来であれば1泊入院，入院中であれば1泊を要して，睡眠検査をしながら適正な圧設定（CPAPタイトレーション）を必要としていた．最近では，呼吸状態に応じた自動圧設定機能をもったオートCPAPを使用する場合が多くなり，タイトレーションを必要としないで導入が可能となっている．筆者らの科で使用するCPAPのほとんどはオートCPAPとなっている．

　＊中等度から重度OSAを有する脳心血管疾患患者2,717人に対するランダム化比較試験であるSAVE試験において，CPAPによる脳心血管疾患イベントの抑制効果は認められなかった[2]．平均のCPAP装着時間が1晩あたり3.3時間と短く，アドヒアランスが不十分な群が対象であった可能性が指摘される．また対象患者が脳心血管疾患患者であり二次予防の要素が強い点にも留意が必要である[2]．

2 中枢性睡眠時無呼吸（central sleep apnea；CSA）[1]

1．CSAの疫学

　CSAは心不全で比較的多く認められる無呼吸パターンであり，多くの場合，そうした心血管系疾患の結果として出現する．特に心不全患者におけるCSAの合併率は高く，AHI 15回/時以上をカットオフ値とすると心不全の51.9％が睡眠呼吸障害を合併し，そのうちの63％がCSA．チェーン・ストークス呼吸（Cheyne-Stokes respiration；CSR）は基本的に中枢性睡眠時無呼吸低呼吸に伴う呼吸パターンで，収縮障害，拡張障害，各種弁膜疾患などのさまざまな病態で認められる．

2．CSAの診断方法

　閉塞性同様，筆者らの科では簡易型無呼吸モニターを主に用いて診断（図3）．CSRは，図4のように胸・腹の動きの停止および気流の停止した状態（矢印実線）と頻呼吸を周期的に繰り返す特徴的な呼吸である．重症度の判定は閉塞型同様，AHIを用いる．

　＊CSAは慢性心不全患者において高率に認めるため，入院を要する心不全患者においては積極的に簡易型睡眠ポリグラフィの検査を施行することがガイドラインでも推奨されている．

　＊Bi-PAP（Vision）での治療を必要とする急性左心不全の場合，Off後，O₂が不要となり心不全コントロールがある程度良好になった時点で，簡易型睡眠ポリグラフィを施行（入院後7〜10日を目安）．

3．CSAの治療（図2）

1）ASV（adaptive servo-ventilation）

- Bi-PAPと同様にIPAPとEPAPを供給し，無呼吸時には設定した呼吸回数に応じ，BackUp換気を行う
- BackUp圧や頻度は自動調節でき，無呼吸時に最大のPressureSupportが加えられる．Bi-PAPに比し，より良好にCSAコントロールが可能
- ASVはCPAP，Bi-PAPの継続困難例や治療不十分な症例でも効果的とされ，AHI改善効果も高い（クラスⅠ，エビデンスレベルA）

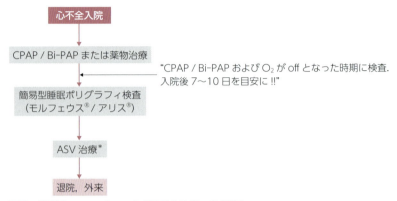

図3 診断のフローチャート（心不全入院；2週間）
＊ASVの導入に関してはSERVE-HF試験に対する日本循環器学会・日本心不全学会からの「心不全症例におけるASV適正使用に関するステートメント（第1報, 第2報）」を参照.

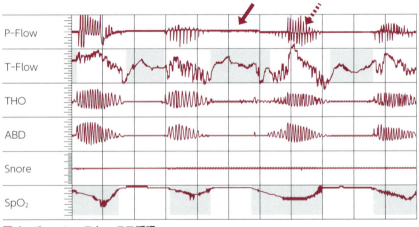

図4 チェーン・ストークス呼吸

◎ ASVの使用に関しては明確な適応基準は定められていないが, 一般的にはNYHA Ⅲ度以上でAHIが20回/時以上のCSAに対しての使用する場合が多い
- SERVE-HF試験では, 左室駆出率が45％以下の心不全で, CSAを主体とする睡眠時呼吸障害を合併する患者1,325人を, ガイドラインに準じた医学的管理のみを行う群と, ガイドラインの推奨手順に従い1晩5時間, 週7日間のASVを追加する群（ASV群）にランダム化して追跡した. ベースラインのAHIは, 両群とも1時間当たり平均約31回であったが, 中央値31か月の追跡で, ASV群では6.6回に低下し, ASVがCSAを効果的に治療することが示唆された[3]
- 一方, 主要評価項目（全死亡, 救急心血管治療, 心不全増悪による予定外入院の複合評価）到達率は, ASV群と対照群の両群間に有意差は認められなかった. また,

ASVの追加は，QOLや6分間歩行距離，症状などの機能関連指標も改善せず，全死亡と心血管死は，ASV群で対照群と比べて有意に高かった[3]
- これを受けて日本循環器学会は以下のステートメントを発表した[4]
  ❶ 中枢型優位の睡眠時無呼吸を伴い安定状態にある左室収縮機能低下（左室駆出率≦45％）に基づく心不全に対して，睡眠時無呼吸低呼吸の治療を目的とした新たなASVの導入は控える
  ❷ ただし，通常の内科治療を行っても高度のうっ血があり，ASVが導入され功を奏し，ASVの中止により心不全の悪化が予想される患者に対してはASVを継続して使用してもよい
  ❸ ASVを現在使用中の患者では心不全が安定化していると判断された場合，ASVの離脱が可能かどうかを検討する．特に中枢型優位の睡眠時無呼吸を伴いASVを使用開始した患者に関しては，ASVの離脱，他治療への変更を考慮し，ASVを使用継続する場合には患者の理解を得る
- 以上から，CSAを伴うコントロール困難な心不全症例を中心に導入を検討し，心不全が安定化した場合は離脱を試みる必要があると考えられる

2）在宅酸素療法（HOT）
- 就寝中の酸素投与により，CSAは消失．生命予後改善のエビデンスはないが，昼間の活動性の向上（息切れ，倦怠感の改善など）があり，QOL向上に寄与．NYHA Ⅲ度以上の患者でAHI 20回/時以上ASVに忍容性の低い患者で使用．夜間 O_2 1〜3 L/分（AHI低下，QOLおよび心機能改善を目的として，クラスⅡa，エビデンスレベルA）

3）CPAP
- 閉塞性同様，就寝時にCPAPを行うことで無呼吸と酸素飽和度の低下を防ぐ．CANPAP試験[5]において，重症の心不全患者における心移植までの期間を延長
- 中枢性無呼吸の場合，閉塞性に比べ昼間の眠気，だるさなどの自覚症状が少なく，コンプライアンス不良例が多い（AHI 15回/時未満に改善し，かつ忍容性が十分な場合，クラスⅡa，エビデンスレベルB）

  ＊ASV（またはCPAP・HOT）導入時期に関しては退院前4〜7日を目安に行う．
  ＊CSA患者におけるCPAPに関しては，わが国のガイドラインと保険適用の基準が完全には一致しておらず，保険診療ではCPAPの適応は簡易型ポリソムノグラフィの使用はAHI 40回/時以上とされるので，導入に際しては注意が必要である．
  ＊いずれの治療も保険適用であり，月1回の外来受診が必要．退院後，循環器SAS外来に予約する．

文献
1) 日本循環器学会：循環器病の診断と治療に関するガイドライン（2008-2009年度合同研究班報告）循環器領域における睡眠呼吸障害の診断・治療に関するガイドライン．2010
2) McEvoy RD, et al：CPAP for prevention of cardiovascular events in obstructive sleep apnea. N Engl J Med 375：919-931, 2016
3) Cowie MR, et al：Adaptive servo-ventilation for central sleep apnea in systolic heart failure. N Engl J Med 373：1095-1105, 2015

4) 日本循環器学会，日本心不全学会：心不全症例における ASV 適正使用に関するステートメント（第 1 報）— SERVE-HF 試験のプレス発表を受けて．
5) Arzt M, et al：Suppression of central sleep apnea by continuous positive airway pressure and transplantation-free survival in heart failure: a post hoc analysis of the Canadian continuous Positive Airway Pressure for patients with central sleep apnea and heart failure trial (CANPAP). Circulation 115：3173-3180, 2007

【永井道明】

第3章 特別な配慮を要する患者

慢性腎不全，血液透析症例

> **POINT**
> - 慢性腎不全，血液透析患者は多様な原因で動脈硬化を生じやすい
> - 透析患者の死因の約30%が心疾患(心不全，心筋梗塞)である
> - 腎臓内科，透析医との連携が大切である

1 把握すべき病態のポイント

- 心腎症候群，慢性腎心症候群という概念がある(図1)
- 高血圧症，糖尿病，脂質異常症などの動脈硬化危険因子を有していることが多い
- 高P血症，高Ca血症，二次性副甲状腺機能亢進症の合併
- 慢性炎症，酸化ストレス
- 体液過剰による容量・圧負荷の増大，心筋・血管壁への物理的なストレス
- 腎性貧血，鉄喪失による貧血

2 治療・マネジメントのポイント

1. 心不全

- 透析患者の死亡原因として最多
- その背景には虚血性心疾患，弁膜症などが存在する
- これらの基礎心疾患で心機能が低下している症例は透析困難に陥りやすい
- 透析中に胸痛や血圧低下が生じて十分な除水ができなくなる
- 長年の高血圧による左室肥大など拡張障害の要素もある
- 塩分制限(6 g/日)
- 体液管理(透析間の体重増加は，中1日でドライウェイトの3%未満，中2日で5%未満)
- ACE阻害薬やβ遮断薬の考慮
- 貧血の改善(血液透析患者：Hb 10〜12 g/dL，腎不全保存期：Hb 11〜13 g/dL)
- 高度心機能低下例では内シャントの閉鎖も考慮
- 推定シャント血流量が心拍出量の20%を超える場合には血流量過剰を疑う

2. 虚血性心疾患

- 心筋梗塞の新規発症は高P，高Ca，高副甲状腺ホルモン(PTH)と関連を示唆されている
- 血清P濃度の目標 3.5〜6.0 mg/dL
- 血清補正Ca濃度の目標 8.4〜10.0 mg/dL

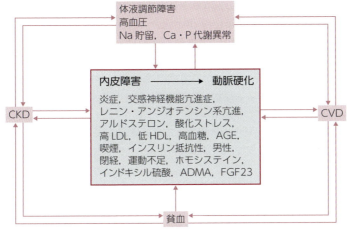

図1 心腎連関
CKD：慢性腎臓病，CVD：心血管疾患，AGE：終末糖化産物，ADMA：非対称性ジメチルアルギニン，FGF23：線維芽細胞増殖因子23
〔日本腎臓学会（編）：CKD診療ガイド2012，東京医学社，2012より〕

- 血清P濃度，血清補正Ca濃度，血清PTH濃度の順に優先して管理する
- 無症候性心筋虚血の頻度が高いことに注意する
- トロポニンTやH-FABP（ヒト心臓由来脂肪酸結合蛋白）などのバイオマーカーは偽陽性となりやすい
- CPK-MBも心筋障害がなくても総CPKの5％以上となりやすい
- 運動負荷試験は運動耐容能が低下している患者が多いので注意
- また，心筋血流シンチグラフィでは3枝病変の検出は困難である
- 冠動脈CTは石灰化が強いと狭窄の程度がわかりにくい

3. 心臓弁膜症

- 透析患者は一般集団より若年で大動脈弁狭窄症を発症し，その進行も早い
- 一般には大動脈弁通過血流速度0.3 m/秒/年，平均圧較差7 mmHg/年ずつ増加
- 大動脈弁口面積0.1 cm^2/年ずつ低下
- 透析患者では0.23 cm^2/年で低下するといわれている
- 僧帽弁輪石灰化（mitral annular calcification；MAC）を認めることが多い
- 僧帽弁狭窄症（MS）に至る例もある
- 心機能が高度に低下して透析困難になって，初めて紹介されることを経験する
- そうなってからでは周術期合併症・死亡のリスクが上がる
- 定期的に聴診することが大切
- 心雑音があれば一度は心エコーを行い，その重症度に合わせて定期フォローをする
- ドライウェイトを以前より下げることがあれば，既知の弁膜症が進行している可能性を考える

- P 吸着薬として Ca を含まないセベラマー塩酸塩，炭酸ランタンが推奨される

4. 末梢動脈疾患(peripheral artery disease；PAD)
- 腎機能障害，維持透析は危険因子とされている
- 透析患者の 2.6% に四肢切断既往を有するという報告がある
- 冠動脈疾患を有する透析患者の PAD 有病率は 30%，非透析患者は 10%
- 透析患者の PAD の評価には症状，身体所見に加えて検査を組み合わせて評価する
- 実施する検査
  - ▶ 足関節上腕血圧比，足趾上腕血圧比，皮膚組織灌流圧，下肢動脈エコー，CT アンギオグラフィ，MR アンギオグラフィ

5. 心房細動
- 心房細動合併透析患者の抗凝固療法には以下のような注意が必要である
  - ▶ 出血リスクが一般集団より高いため，いわゆる CHADS2 スコアだけで投与しない
  - ▶ 適応は明らかな一過性脳虚血発作(TIA)，脳梗塞の既往，機械弁置換術後，左房内血栓の存在など
  - ▶ ワルファリン以外の抗凝固薬は禁忌

6. 房室ブロック
- 原因は，刺激伝導系への Ca の沈着，透析アミロイドーシス，心筋梗塞など
- 虚血が原因であれば，その解除を優先する
- 透析中だけ房室ブロックになるという病歴は虚血が隠れているかもしれない
- 前述したが胸痛がないことはよくある
- モニター心電図だけでは不十分で，必ず 12 誘導心電図を記録する
- 電解質異常をチェックする
- 内服薬を確認する
- 改善できる要因がなければ，恒久的ペースメーカ植込みを必要とする

7. 造影剤腎症
- 保存期腎不全患者に冠動脈造影など造影検査を行う場合，造影剤腎症の予防を行う
- 造影剤投与後 72 時間以内にクレアチニン(Cr)が 0.5 mg/dL 以上，あるいは 25% 以上上昇
- Cr は造影剤投与後 4〜7 日でピーク
- 経動脈投与は経静脈投与と比較して造影剤腎症の発症リスクが高い
- 造影 CT では GFR 45 mL/分/1.73 m^2 未満で予防を考慮
- 冠動脈造影では GFR 60 mL/分/1.73 m^2 未満で予防を考慮
- 生理食塩水を造影前 6〜12 時間前から造影後 6〜12 時間後まで 1 mL/kg/時で投与
- 重炭酸ナトリウム 150 mEq/L を造影前 1 時間は 3 mL/kg/時，造影後 6 時間は 1 mL/kg/時投与する方法もある
- 心機能高度低下例では輸液量を減量することもある
- メトホルミンは造影前から中止して，造影後 48 時間は投与を再開しない
- 透析患者において造影剤投与直後の透析の必要性は否定的な見解が多い

8. 腎性全身性線維症
- 腎障害患者にGd造影を行うと，腎性全身性線維症を生じることがある
- 数か月後に皮膚の腫脹，疼痛，硬化，関節拘縮などを起こす
- GFR 30 mL/分/1.73 m^2 では投与を避ける
- GFR 30〜60 mL/分/1.73 m^2 では十分に必要性を検討すること

3 陥りがちなマネジメントが困難になる事態とそれへの対応

1. 心不全治療で腎機能が悪化する
- 利尿薬としてヒト心房性Na利尿ペプチド(hANP)，トルバプタンを選択する
- 低用量ドパミンは腎血管拡張と利尿作用があるため，以前はよく使われてきたが，否定的な意見もある
- 低左心機能では利尿薬だけに頼らずドブタミンで心収縮をサポートするとよい

2. β遮断薬
- 心不全にはβ遮断薬を使用することが多いが，腎機能低下例では減量も必要
- 時に薬剤性の徐脈性不整脈を経験する
- 腎排泄・肝代謝など考慮した薬剤の選択を行う
- 投与量の調節が不要
  ➡ αβ遮断薬カルベジロール，$β_1$選択性メトプロロールなど
- 心不全や心室性不整脈にエビデンスのあるビソプロロールは減量が必要である

3. 抗不整脈薬
- 抗不整脈薬も腎排泄が多いので注意が必要
- 過量投与で致死性不整脈を生じる
- 比較的使用しやすい肝代謝の抗不整脈薬を以下に示す
  ▶ Ib群：アプリンジン，メキシレチン
  ▶ Ic群：プロパフェノン
  ▶ Ⅲ群：アミオダロン
  ▶ Ⅳ群：ベラパミル

4. ジギタリス製剤
- ジゴキシンが漫然と処方されていることがある
- 高齢者の心不全によくみられる処方だが，徐々に生理的にも腎機能は低下していく
- ジギタリス中毒には注意する
- 有効血中濃度 0.8〜2.0 ng/mL → 腎不全患者では 0.5〜1.1 ng/mL を推奨
- 0.8 ng/mL 未満で効果があったり，2.0 ng/mL 未満でも中毒を起こしたりする
- 定期的な血中濃度のフォローと臨床所見が大切
- 腎不全ではジゴキシン様免疫反応因子が上昇し，血中濃度が過大評価される可能性がある
- 透析では除去されない

【石山裕介】

妊娠・周産期管理

> **POINT**
> - 妊娠により末梢血管が拡張し，妊娠後期には循環血液量と母体心拍出量が約40％増加する
> - 妊娠に際し，肺高血圧，心不全，Marfan症候群，チアノーゼ性心疾患などは厳重な注意が必要である
> - 妊娠中に使用可能な循環器系薬剤には，メチルドパ，ジゴキシン，ラベタロール，ニフェジピン，ヘパリンなどがある

1 心疾患患者と妊娠

1. 母体の安全

- 妊娠は母体にとって心血管系への容量負荷となり，分娩は運動負荷となる
  ➡ 妊婦が心疾患をもつ場合，シャント血流の増大や心不全増悪などさまざまな問題を生じる
- 既存の心疾患が妊娠のため増悪した場合，治療方針は通常の場合と変わらないが，母体の安全と胎児の発育の両方を考慮しなくてはならない

2. 胎児への影響

- 母体の心疾患に対する検査・投薬・手術の結果，胎児の死亡・奇形・発育遅滞が起こりうる．原則として，妊娠中はこれらを避けるべきである
- ただし，胸部X線では奇形のリスクは増大しない．核医学検査は，胎児への曝露が起こりうるので原則行わない

3. 新生児への影響

- 心疾患の母体では子宮への血液量が健常な場合と比べて少なく，新生児期に問題を起こしやすい
- 先天性心疾患の母親からは先天性心疾患をもつ新生児が生まれる確率が高い
- 母乳へは多くの薬剤が微量ではあるものの移行するが，ジゴキシン，カプトプリル，メチルドパなどは授乳中に使用可能である

2 疾患各論

妊娠の際に厳重な注意を要する，あるいは妊娠を避けることが強く望まれる心疾患を表1に示す．

以下，臨床的に遭遇する，頻度の比較的高い疾患について解説する．

表1 妊娠の際に厳重な注意を要する，あるいは，妊娠を避けることが強く望まれる心疾患

- 肺高血圧（原発性肺高血圧，Eisenmenger 症候群）
- 大動脈弁狭窄症（圧較差＞40〜50 mmHg）
- 心不全（NYHA 分類Ⅲ〜Ⅳ度，左室駆出率＜35〜40％）
- Marfan 症候群，大動脈拡張疾患（上行大動脈拡張期径＞40 mm）
- 機械弁
- チアノーゼ性心疾患（動脈血酸素飽和度＜85％）

〔日本循環器学会：循環器病の診断と治療に関するガイドライン（2009 年度合同研究班報告）　心疾患患者の妊娠・出産の適応，管理に関するガイドライン（2010 年改訂版）．http://www.j-circ.or.jp/guideline/pdf/JCS2010niwa.h.pdf（2018 年 12 月閲覧）より〕

1. 肺高血圧（原発性肺高血圧，Eisenmenger 症候群）

- 妊娠に際しては，右室が肺循環へ十分な量の血液を駆出できないこと，短絡孔があれば右左短絡を生じて低酸素血症となることが問題となる
- 原発性肺高血圧では母体死亡率が 50％ を超える．出産時の急激な肺循環動態の変化に適応できず，急速な右心不全あるいは全身状態の悪化により出産後数時間〜数日以内に死の転帰をとることが多い
- Eisenmenger 症候群においても，妊娠による母体死亡は 30〜70％ と高率で，胎児死亡率も 50％ と高率である
- いずれの病態でも妊娠自体を避けるべきであり，妊娠した場合でも早期の人工妊娠中絶を勧めるべきである
- また，Eisenmenger 症候群では早産が多く（約 80％），たとえ初期の流産の時期を乗り切ったとしても妊娠 30 週前後で子宮内発育遅延や母親の心不全などが出現するため，早期の分娩を考慮する

2. 心不全（NYHA 分類Ⅲ〜Ⅳ度，左室駆出率＜35〜40％）

- 拡張型心筋症，周産期心筋症，アドリアマイシン心筋症などで左室収縮能が低い場合に注意が必要である
- NYHA 分類Ⅱ度以下では妊娠が許容されることが多いが，母体死亡率はⅡ度以下で 0.4％，Ⅲ度以上では 6.8％，胎児死亡率はⅣ度で 30％ と報告されている
- NYHA 分類Ⅲ度以上の患者では妊娠しないように勧め，たとえ妊娠しても早期に中絶を行うべきである
- 妊娠中の β 遮断薬の継続は可能である

3. Marfan 症候群（上行大動脈拡張期径＞40 mm）

- 妊娠に伴う生理的変化で大動脈壁のコンプライアンスは上昇し，Marfan 症候群ではその脆弱性が顕著となる
- 加えて心大血管に対する容量負荷・圧負荷が加わることが解離や大動脈破裂の原因となる
- 大動脈径 44 mm 以上の場合は，妊娠しないように指導する
- 大動脈径 40 mm 以下では解離の発生は少なく，通常分娩が可能とされている

表2　妊娠・授乳中に使用できる薬剤・使用できない薬剤

妊娠中使用可能な循環器系薬剤
メチルドパ，ヒドララジン，ジゴキシン，ラベタロール，Ca拮抗薬（妊娠20週以降，ニフェジピンのみ），リドカイン，キニジン，プロカインアミド，ヘパリン
妊娠中に使用してはならない循環器系薬剤
ワルファリン，アンジオテンシン変換酵素（ACE）阻害薬，アンジオテンシンⅡ受容体拮抗薬（ARB），アミオダロン，ボセンタン
授乳中使用可能な循環器系薬剤
アムロジピン，エナラプリル，カプトプリル，キニジン，ジゴキシン，ジルチアゼム，ニカルジピン，ニフェジピン，ヒドララジン，フレカイニド，プロカインアミド，ベラパミル，メキシレチン，メチルドパ，ラベタロール，リドカイン，ワルファリン
授乳中の使用に問題があるとされている循環器系薬剤
アミオダロン

- 児に遺伝する確率は50％と高率であることも十分説明する必要がある
- また，大動脈二尖弁，大動脈縮窄などの大動脈壁に嚢胞性中膜壊死を伴う疾患も妊娠中の大動脈拡大に注意を要する

4．チアノーゼ性心疾患（動脈血酸素飽和度＜85％）

- 胎児リスクが高く，動脈血酸素飽和度90％未満では児の生存率は50％以下と低く，特に85％以下では児が生存する確率は12％程度と低い
- 妊娠出産に伴う母体の心血管系合併症は30％程度である
- 妊娠中は体血管抵抗の低下により右左短絡が増加するためチアノーゼは増強する
- また心予備能が低いため，容量負荷や血行動態の変化に対応できず心不全の増悪をみることがしばしばある

　このほかに，特発性QT延長症候群は，妊娠・分娩という負荷によりtorsade de pointesを発症する危険性があるが，実際には，分娩後9か月ごろにtorsade de pointesを起こす危険性が一番高い．したがって，妊娠中から分娩後まで慎重なフォローが必要である．

3 投薬について（表2）

1．薬物動態の変化

- 妊娠中は薬物動態に変化が生じる
  - ➡ 腎臓からの薬剤排泄の増加，胎盤での代謝，循環血漿量の増加のために，薬物の血中濃度が低下する
- 一方，妊娠中は血液のアルブミン濃度が減少するために遊離型の薬剤分画が拡大し，薬効としては維持される可能性がある
  - ➡ 単純に血中濃度のみから投与量を増加すると，効果が強すぎるおそれがある

2．安全とされているもの

- 心疾患の母体に対してやむを得ず投薬を行う場合，安全とされているものは，メチルドパ，ヒドララジン，ジゴキシン，ラベタロール，キニジン，プロカインアミ

ド，Ca拮抗薬（妊娠20週以降，ニフェジピンのみ），利尿薬（サイアザイド系，フロセミド），ヘパリンなどである
  ➡ ただし，利尿薬については循環血液量を低下させ，胎盤血流量も低下させるので，肺水腫や心不全徴候がある場合に限り必要最小限を用いる

3. 禁忌
- ワルファリン〔催奇形性（骨形成・軟骨形成の異常），水頭症などを特徴とする胎児ワルファリン症候群〕，ACE阻害薬（催奇形性，羊水過少）や，ARBなどは，妊娠中またはその可能性がある場合にも禁忌である
- 解熱鎮痛薬（アスピリンなど）によって動脈管閉鎖が起こる可能性がある．アミオダロンは胎児の甲状腺機能異常，ボセンタンは催奇形性の可能性のため投与しない

4. 有益性＞危険性
- 添付文書上，治療の有益性が危険性を上回ると判断される場合にのみ妊婦に投与可能となっている内服降圧薬は，以前はヒドララジンとメチルドパおよびアテノロールのみであった
- 2011年6月に厚生労働省より通達があり，ニフェジピンは妊娠20週以降，ラベタロールは週数を問わず，妊婦に対して治療上の有益性が危険性を上回る場合にのみ投与可能となった

参考文献
1) 日本循環器学会：循環器病の診断と治療に関するガイドライン（2009年度合同研究班報告）　心疾患患者の妊娠・出産の適応，管理に関するガイドライン（2010年改訂版），2010
2) 日本妊娠高血圧学会（編）：妊娠高血圧症候群（PIH）管理ガイドライン2009．メジカルビュー社，2009
3) 井上 博：妊娠と心疾患．小川 聡，他（編）：専門医のための循環器病学．pp540-543，医学書院，2014
4) 髙橋利絵子：心疾患を持つ患者の妊娠・出産．吉川純一（監）：循環器専門医研修テキスト．pp395-397，文光堂，2011

【石橋和世】

高齢者

> **POINT**
> - 日常診療において65歳以上の患者が占める割合は，入院患者の70％以上，外来患者の50％近くに達している
> - 65歳以上の高齢者における循環器疾患での入院平均在院日数は，精神系，神経系に次ぐ第3位(50.6日)であり，急性期診療のイメージが強い循環器病棟においても高齢入院患者のマネジメントは重要である
> - 本項では，循環器領域に限らず高齢者診療において注意すべきポイントを解説する

1 把握すべき病態のポイント

1. 高齢者の心血管リスクの評価
- 高血圧症，糖尿病，脂質異常症の有無に加えて，喫煙，心血管病の家族歴，慢性腎臓病(CKD)の評価を行う
- 検査：頸動脈エコー，足関節上腕血圧比(ABI)など

2. 高齢者特有の病態
- 入院理由となった主病態以外に，退院困難や早期再入院のリスクを把握する
  ➡ 認知機能，ADL，病態への理解など
- 高齢者総合機能評価(comprehensive geriatric assessment；CGA)と呼ばれるツールがあり，特にCGA7は生活機能低下を簡便に評価できる
  ➡ CGA7およびその大まかな解釈，次へのステップを**表1**に示す
- その他，せん妄や認知機能の低下，転倒への対応に加えて，薬物の処方に際しても特別な注意を要する

2 治療・マネジメントの具体的ポイント

1. 高血圧症
- 高血圧症の過度の降圧や起立性低血圧，食後血圧低下は転倒リスクとなるため注意を要する
- 血圧コントロール悪化や治療抵抗性高血圧では**表2**を考慮する

2. せん妄
- 診断は以下のCAM(Confusion Assessment Method)に基づく
  ❶ 精神状態変化の急性発症 or 変動性の経過
  ❷ 注意機能障害がある
  ❸ 混乱した思考がある

表1 CGA7

	質問事項	調査内容	大まかな解釈	次へのステップ
(1)	外来患者の場合：診察時に被検者の挨拶を待つ	意欲	意欲の低下	Vitality index
	入院患者もしくは施設入所者の場合：自ら定時に起床するか，もしくはリハビリテーションへの積極性で判断			
(2)	「これから言う言葉を繰り返してください（桜，ネコ，電車）」	認知機能	復唱ができない⇒難聴，失語などがなければ，中等度の認知症が疑われる	MMSE またはHDS-R
	「あとでまた聞きますから覚えておいてください」			
(3)	外来患者の場合：「ここまでどうやって来ましたか？」	手段的ADL	付き添いが必要⇒虚弱か中等度の認知症が疑われる	IADL
	入院患者もしくは施設入所者の場合：「普段バスや電車，自家用車を使ってデパートやスーパーマーケットに出かけますか？」			
(4)	「先程覚えていただいた言葉を言ってください」	認知機能	遅延再生（近時記憶）の障害⇒軽度の認知症が疑われる．遅延再生が可能であれば認知症の可能性は低い	MMSE またはHDS-R
(5)	「お風呂は自分ひとりで入って，洗うのに手助けは要りませんか？」	基本的ADL	入浴，排泄の両者が×⇒要介護状態の可能性が高い．入浴と排泄が自立していれば他の基本的 ADL も自立していることが多い	Barthel index
(6)	「失礼ですが，トイレで失敗してしまうことはありませんか？」			
(7)	「自分が無力だと思いますか？」	情緒・気分	無力だと思う⇒うつの傾向がある	GDS-15

〔高齢者総合的機能評価簡易板 CGA7 の開発．日老医誌 41(Suppl，第46回日本老年医学会学術集会抄録集)：124，2004 より一部改変〕

表2 二次性・治療抵抗性高血圧での考慮事項

二次性高血圧	腎実質性高血圧(治療抵抗性は専門医への紹介が望ましい)
	腎血管性高血圧(動脈硬化性)(疑い例は専門医への紹介が望ましい)
	原発性アルドステロン症(疑い例は専門医への紹介が望ましい)
	偽アルドステロン症(甘草を含む漢方薬や健康食品による)
	NSAIDs による降圧薬の効果減弱
服薬アドヒアランスの低下	副作用による自己中止
	トイレ回数を減らすために利尿薬を除いて内服している*
	認知機能低下に伴う飲み忘れ(薬剤処方の単純化，一包化，介護者による服薬管理，を順次検討する)

＊夜間頻尿に対しても少量利尿薬が頻尿を悪化させる報告はない．

❹ 意識レベルの変化がある
➡ ❶ と ❷ は必須，さらに ❸ または ❹ があればせん妄と診断する

表3 せん妄に使用可能な抗精神病薬

一般名（商品名）	投与量	半減期	特徴
〈経口〉			
リスペリドン（リスパダール®）	0.5 mg	21時間	腎障害（Ccr＜50 mL/分）の場合，排泄遅延による過鎮静の可能性
クエチアピンフマル酸塩（セロクエル®）	25 mg	3時間	急激に耐糖能を悪化させうるため糖尿病では原則禁忌
ペロスピロン塩酸塩（ルーラン®）	4 mg	2時間	国産薬で，有効性は小規模の報告のみ．腎障害・糖尿病でも使用可能
〈静注・筋注〉			
ハロペリドール（セレネース®）	5 mg	24時間	ParkinsonismやQT延長症候群を引き起こす可能性

表4 転倒のリスクとなる薬剤

- ベンゾジアゼピン系睡眠薬
- 抗不安薬・抗精神病薬・抗うつ薬
- 降圧薬
- 利尿薬
- 排尿障害治療薬
- 血糖降下薬
- 鎮痛薬・オピオイド
- アミノグリコシド系抗菌薬
- H2受容体拮抗薬
- ステロイド　など

- せん妄を引き起こさない努力が最も重要．また抗精神病薬の使用は認知症高齢者の死亡率を上昇させる
- せん妄の予防は，以下のHELP（hospital elder life program）に従う
  ❶ 見当識の是正（時計やカレンダー，昼夜の区別）
  ❷ 活動性の向上・早期離床（リハビリテーション導入など）
  ❸ 精神に影響しうる薬剤の減量・中止
  ❹ 適切な睡眠・補液・栄養
  ❺ 視聴覚機能の補助（眼鏡，補聴器など）
  ❻ 家族のケアへの介入（付き添いなどへの協力の依頼）
- 予防効果が認められている薬剤の例としては，ラメルテオン（ロゼレム®）があげられる
- せん妄になってしまった場合に使用が認められている抗精神病薬を表3に示す

3. 転倒
- 事前に転倒のリスクを把握しておく
- 転倒のリスクとなる薬剤を表4に示す

4. 薬物有害事象の評価
- 高齢者の内服薬処方にあたっては，以下を意識してほしい

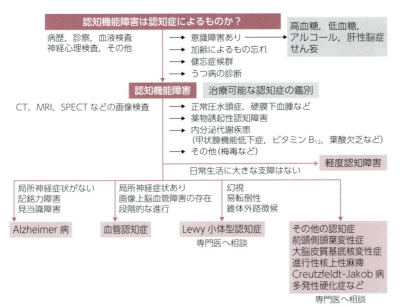

図1 認知機能障害診断のためのフローチャート

- ▶予防薬のエビデンスは妥当か？
- ▶対症療法は有効か？
- ▶薬物療法以外の手段は？
- ▶優先順位は？
- 以下に示すような工夫を行う
  - ▶服薬数を少なく：合剤などの使用を考慮する
  - ▶服薬法の簡便化：服用回数を減らす，服用方法の混同を避ける
  - ▶介護者が管理しやすい服薬法：出勤前，帰宅後などにまとめる
  - ▶一包化調剤の指示：口腔内崩壊錠(OD錠)や貼付剤の選択
  - ▶服薬カレンダーの利用
- 肝・腎機能に加えて，抗不整脈薬などは適宜血中濃度を測定して投与量の調整を行う

5. 認知機能低下（図1）

- 改訂長谷川式簡易知能評価スケール(HDS-R)を利用する
- treatable dementia(治療可能な認知症)を見逃さない
  - ▶血液検査：甲状腺機能，ビタミンB_{12}，電解質異常，血糖，アルコール，アンモニアなど
  - ▶CT，MRI：慢性硬膜下血腫，脳腫瘍，正常圧水頭症

【小林久也】

がん診療と循環器疾患

> **POINT**
> - がんの種類によって例外はあるものの，一般に高齢になるほどがんの有病率は高くなる．また，循環器疾患，特に虚血性心疾患や弁膜症，心房細動などの不整脈も同様に高齢者に多くなる．すなわち循環器疾患とがんを有するケースは多く存在するといえる
> - 循環器疾患とがん診療というと，一昔前は一見さほど関連性がないように思われることもある．しかし最近，新しい臨床研究分野として「腫瘍循環器学(onco-cardiology/cardio-oncology)」が発展しつつある
> - 「腫瘍循環器学(onco-cardiology/cardio-oncology)」とは，がんと循環器の両者を一元的に考える分野であり，がん関連血栓症(cancer-associated thrombosis)や抗がん薬などによる薬剤性心筋症が代表的である

- がん患者は血液凝固能が亢進する．その結果，動脈・静脈血栓症や肺塞栓症，非細菌性血栓性心内膜炎を起こし，血行動態が破綻するケースがある
- 非心臓悪性腫瘍により，脈管浸潤や腫瘍塞栓を起こし，血行動態が破綻するケースがある
- がんの手術予定の患者の中に基礎心疾患や心機能低下を有するケースがある
- 抗がん薬治療により薬剤性心筋症を起こすケースもある
- 心臓原発悪性腫瘍，転移性心臓腫瘍のようなまれなケースがある
- 上記のようなケースでは循環器内科の役割は欠かせない(図1)

1 把握すべき病態のポイント
❶ がん患者は凝固系の亢進により血栓形成のリスクが上がる
❷ がんの脈管浸潤，腫瘍塞栓により血行動態に影響を与える場合がある
❸ 心毒性を有する抗がん薬がある
❹ 心臓腫瘍がある

2 治療・マネジメントのポイント
1. **担がん患者は凝固系亢進し，血栓形成のリスクが高くなる**(➡ 159頁の「肺血栓塞栓症，深部静脈血栓症」項を参照)
- がん患者は，がん由来物質により血管内皮細胞が抗血栓性より血栓形成傾向に変化することが示唆されている．それが1つの要因となって凝固系が亢進するといわれている

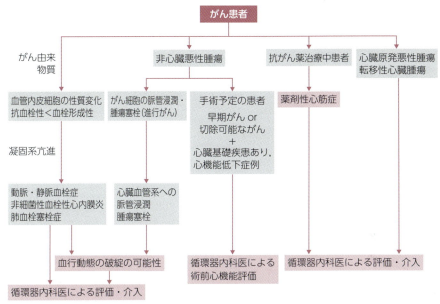

図1 がん患者における循環器系への影響と循環器内科医の役割

- ゆえに深部静脈血栓症(DVT), 肺塞栓(PE)の合併が問題視される. 血栓リスク評価が行われ, 必要に応じてしばしば循環器内科が診療に携わることがある
- また, 脳梗塞を合併した場合は Trousseau 症候群と呼ぶ
- 診断は臨床症状のほか, FDP, D-ダイマーの測定, DVT・PE を疑う場合は DVT エコーと DVT-CT, 脳梗塞を疑う場合は頭部 CT・MRI を行う
- 治療としては一般にワルファリン, ヘパリン, 直接経口抗凝固薬(DOAC)のエドキサバン, リバーロキサバン, アピキサバンによる抗凝固療法などがある
- 脳梗塞(Trousseau 症候群)の場合は速やかに専門家へコンサルトする
- 深部静脈血栓が薬物でコントロールがつかない場合や, 抗凝固療法の禁忌にあたる場合, 下大静脈に血栓が存在する場合は下大静脈フィルターの適応となる

2. がんの脈管浸潤, 腫瘍塞栓による血行動態への影響

- 脈管浸潤, 腫瘍塞栓によりさまざまな症状や, 各臓器の血管に浸潤, 塞栓を起こせば各々の臓器障害をきたす
- 特に血行動態そのものに影響を与える場合としては, 大血管(大動脈, 上下大静脈, 肺動脈, 肺静脈), 腎動静脈などの脈管浸潤, 腫瘍塞栓は注意を要する. 時に PTTM(pulmonary tumor thrombotic microangiopathy)による重篤な肺高血圧症が問題となることがある
- このような場合, 血行動態の変化や心血管イベントの評価について循環器内科医が相談を受けることもある
- しかしながら, 脈管浸潤, 腫瘍塞栓を起こしているがん患者の多くはすでに進行し

表1 心筋障害を起こす可能性がある薬剤

	一般名	商品名
アンスラサイクリン系抗がん薬	ドキソルビシン	アドリアシン®
	エピルビシン	ファルモルビシン®
	ダウノルビシン	ダウノマイシン®
	ミトキサントロン	ノバントロン®
	イダルビシン	イダマイシン®
代謝拮抗薬	カペシタビン	ゼローダ®
	フルオロウラシル	5-FU
	シタラビン	キロサイド®
植物アルカロイド	パクリタキセル	タキソール®
	ドセタキセル	タキソテール®
	エトポシド	ラステット®, ベプシド®
	イリノテカン	カンプト®, トポテシン®
	ビンデシン	フィルデシン®
	ビノレルビン	ナベルビン®
分子標的薬	ベバシズマブ	アバスチン®
	トラスツズマブ	ハーセプチン®
	イマチニブ	グリベック®
	ソラフェニブ	ネクサバール®
	スニチニブ	スーテント®

ているステージであり，抗がん薬治療や緩和治療が施される場合が多い

3. 抗がん薬治療中の患者（→63頁の「心筋症」項を参照）

- 薬剤（特に，抗がん薬）の中には心毒性，不可逆性の薬剤性心筋症をきたしうるものがある（表1）
- 特にアンスラサイクリン系のドキソルビシン（アドリアシン®）による心筋症は有名である
- 心筋症をきたしうる抗がん薬治療前は必ず心電図，経胸壁心エコーでの心機能評価を行う
- 抗がん薬使用中は定期的にエコーで評価を行う．拡張障害が先行して起こる可能性が高いため，早期発見のためには拡張能の評価は欠かせない
- 薬剤性心筋症と判断した場合は薬剤の中止を検討する
- 心不全をきたした場合は病態に合わせた一般的な治療を行う
- 心筋症が重症化した場合は心移植が検討されることもある

4. 心臓原発の腫瘍

- 循環器内科が扱う心臓原発の腫瘍としては，良性腫瘍の心臓粘液腫が多い
- 悪性腫瘍はまれではあるが，心臓血管肉腫，心膜中皮腫，転移性心臓腫瘍などが報告されている
- 心不全症状，不整脈，心タンポナーデを契機に発見されることがあり，診断は心エ

コー，生検などがある
- 良性の心臓粘液腫の多くは外科手術が行われる
- 悪性原発性腫瘍は予後が不良であるため，治療法は放射線療法，化学療法，合併症の管理などの緩和的治療が行われることが多い
- 転移性心臓腫瘍の治療法は発生部位によって決まり，全身化学療法や緩和治療が行われる

5. 各がんに対する手術を控えた患者（→ 431 頁の「術前コンサルト」項も参照）

- がんそのものが血行動態などに直接関係ないと思われるケースでも，手術の際に心電図異常や心機能低下が疑われた場合，特に全身麻酔を要するものでは血行動態に大きな影響がある．したがって，術前は心機能評価のためわれわれ循環器内科医の介入は欠かせない
- 術前の心機能評価を依頼されたら，基礎疾患や背景，がんの種類，手術の内容，麻酔方法を十分に把握し，病態，術式に合わせた評価を行う．得られた情報は執刀医，麻酔科医に提供する

3 陥りがちなマネジメントが困難になる事態とそれへの対応

- 抗血小板薬や抗凝固薬内服中の患者には，がんの術前や出血を合併しているケースがある．しばしば循環器的に必須であるこれらの薬剤が休薬にせまられる場合がある．対応法は別項を参照
- がんと循環器疾患を有する患者は，がんの生命予後を無視してはならない．がんが生命予後を規定する場合は，循環器疾患に対する侵襲的治療の適応判断には十分な注意が必要である

【金子大介】

第4章

循環器系検査・手技

血圧の評価
診察室血圧，家庭血圧，24時間血圧計

> **POINT**
> - 現在，日常診療で用いられる血圧測定方法としては，診察室血圧，家庭血圧，自由行動下血圧(ambulatory blood pressure monitoring；ABPM)がある
> - どの測定法も高血圧の診断に用いるわけだが，現在は，診察室血圧＝バイタルの測定，家庭血圧とABPM＝高血圧の管理，といった意味合いが強い

1 各血圧測定法の特徴

1．診察室血圧

- 診察室外血圧(家庭血圧，ABPM)が，診察室血圧と比較し心血管イベント予測能が強いということが明らかであるため，高血圧の診断目的としては，診察室血圧よりも重要視される
- 図1に「高血圧治療ガイドライン2014」(日本高血圧学会)の高血圧診断マネジメントを示す．診察室血圧と家庭血圧の測定値に乖離がある際は，家庭血圧が優先される
- それでは，診察室血圧を測定する意味がないか？というと，そうではなく，例えば救急室で，患者のバイタル測定は診察室血圧のみでしか評価できない
- そのためにも，高血圧診療以外においても，普段の外来で，診察室血圧は測定しておいたほうがよい．普段の血圧がどれくらいかがわかれば，何か患者が不調を訴えたときに，普段の血圧(バイタルサイン)が参考になる．その際，心拍数(脈拍数)も必ず測定しておく
- 従来，診察時の血圧測定は，水銀血圧計を用いてきた．しかし，「水銀に関する水俣条約」が2020年までに発効するため，今後は，水銀血圧計は使用できなくなる．その代用については，政府，医師会，学会などで現在検討中である
- 現在でも，自動血圧計を用いて診察室血圧が測定されているのがほとんどである

2．家庭血圧

- 高血圧の診療ということを考えれば，家庭血圧を測定しないことはわが国ではほとんどありえない．ただし，家庭血圧をこれほどまでに診療に用いているのは日本だけである
- 現在わが国で市販されている家庭血圧計は，すべて検定済みのものなので，値段によって信頼性が変わるわけではない(海外では別の話である)．ただし，上腕で測定するタイプが推奨される

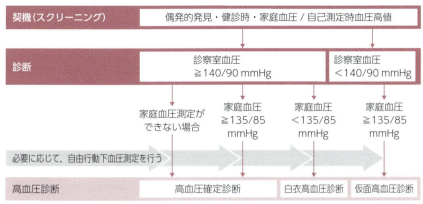

図1　血圧測定と高血圧診断手順
〔日本高血圧学会高血圧治療ガイドライン作成委員会（編）：高血圧治療ガイドライン2014．日本高血圧学会，2014より一部改変〕

- 家庭血圧の最大のメリットは，長期間測定が可能なことである．たまに測定するのでは，診察室血圧と変わりがない．実際，家庭血圧においても測定開始初期のころや，血圧計新品に変えたときに，血圧が高く出ることがある
- 反対に，唯一のデメリットは，患者が適切な条件で測定しているかが確認できないことである．家庭血圧の測定条件を**表1**に示す

3. ABPM（図2）

- 2008年より保険適用となっている
- 海外の高血圧診療では，家庭血圧よりABPMのほうが用いられているようである．その理由としては，診察室外血圧の評価法としてABPMのほうが歴史が古く，エビデンスが多いことと，前述したように，家庭血圧の信頼性が低いことによる．ただし，最近になって，Lancetなどのジャーナルにも，家庭血圧を用いた降圧薬の介入研究が掲載されるようになってきた
- 診察室血圧でも家庭血圧でも治療方針の決定に悩む場合は，ABPMを行うべきである
- 測定間隔は決まったものがないが，30分間隔以内でとれば，おおよその，その症例の一日の血圧の動きが把握できるとされている

2 各血圧測定法を用いて評価される臨床で有用な特徴

1. 白衣高血圧と仮面高血圧

- 厳密にいえば，未治療高血圧患者においてのみ定義される．診察室血圧が高血圧で，診察室外血圧が正常血圧を白衣高血圧，反対に，診察室血圧が正常血圧で，診察室外血圧が高血圧を仮面高血圧という．各々の血圧測定法の高血圧の基準を**表2**に示す
- 白衣高血圧は，正常血圧と心血管イベントの同等のリスク，仮面高血圧は，リスクが高いとされている

表1　家庭血圧測定の方法・条件・評価

1. 装置
上腕カフ・オシロメトリック法に基づく装置
2. 測定環境
1）静かで適当な室温の環境 2）原則として背もたれつきの椅子に脚を組まず座って1～2分の安静後 3）会話を交わさない環境 4）測定前に喫煙，飲酒，カフェインの摂取は行わない 5）カフ位置を心臓の高さに維持できる環境
3. 測定条件
1）必須条件　a. 朝，起床後1時間以内 　　　　　　　　排尿後 　　　　　　　　朝の服薬前 　　　　　　　　朝食前 　　　　　　　　座位1～2分安静後 　　　　　　b. 晩（就床前） 　　　　　　　　座位1～2分安静後 2）追加条件　a. 指示により，夕食前，晩の服薬前，入浴前，飲酒前など，その他適宜，自覚症状のあるとき，休日昼間，深夜睡眠時
4. 測定回数とその扱い
1機会原則2回測定し，その平均をとる 1機会に1回のみ測定した場合には，1回のみの血圧値をその機会の血圧値として用いる
5. 測定期間
できるかぎり長期間
6. 記録
すべての測定値を記録する
7. 評価の対象
朝測定値5日（5回）以上の平均 晩測定値5日（5回）以上の平均 すべての個々の測定値
8. 評価
高血圧　　　朝・晩それぞれの平均値≧135/85 mmHg 正常域血圧　朝・晩それぞれの平均値＜135/85 mmHg

〔日本高血圧学会高血圧治療ガイドライン作成委員会（編）：高血圧治療ガイドライン2014．日本高血圧学会，2014より一部改変〕

- 上記の定義からすると，降圧薬治療中の患者においては，仮面高血圧という概念は存在しない．すでに高血圧と診断されているためである．欧米では，治療中の場合はuncontrolled masked hypertensionと区別している．白衣高血圧も同様で，降圧薬治療中で，診察室血圧が正常で，診察室外血圧が高値の場合は，その差を白衣効果と呼ぶ
- 白衣高血圧は，正常血圧と心血管イベントの同等のリスク，仮面高血圧は，リスクが高いとされている．これは，ABPMによって分類された報告でのイベントリスクとの関係が多く，家庭血圧によって分類されたものについては，あまりない
- 仮面高血圧はリスクであることは間違いないが，治療することによって臓器障害や

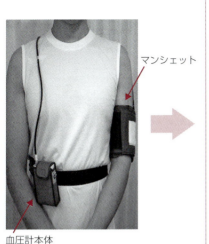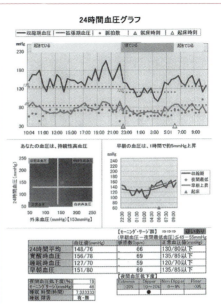

図2　自由行動下血圧計と当院での検査結果用紙

表2　異なる測定法における高血圧基準(mmHg)

		収縮期血圧		拡張期血圧
診察室血圧		≧140	かつ/または	≧90
家庭血圧		≧135	かつ/または	≧85
自由行動下血圧	24時間	≧130	かつ/または	≧80
	昼間	≧135	かつ/または	≧85
	夜間	≧120	かつ/または	≧70

〔日本高血圧学会高血圧治療ガイドライン作成委員会(編):高血圧治療ガイドライン 2014.日本高血圧学会,2014より〕

イベント抑制効果があるかを証明した研究はまだない

2. 血圧日内変動

- 正常の血圧日内変動パターンは dipper(日中の血圧と比較し夜間の血圧の低下度が10%以上 20%未満)であり,低下度が 20%以上を extreme-dipper,0%以上 10%未満を non-dipper,夜間血圧が日中血圧より上昇する場合を riser と呼ぶ(図3)
- 古典的には,未治療高血圧患者に用いられる分類である
- Riser＞extreme-dipper＞non-dipper＞dipper の順に,心血管イベントのリスクになる
- 再現性には問題がある(特に dipper と non-dipper)

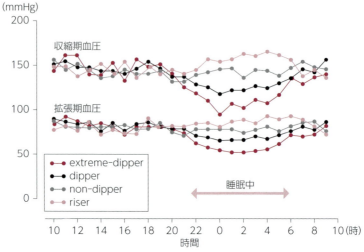

図3 血圧日内変動パターン

- 血圧日内変動への介入が，臓器障害の進行や心血管イベントにかかわるかは不明である

3．夜間血圧
- ABPMで捉えられる夜間血圧は昼間の血圧よりも心血管イベントの予測能に優れる
- 夜間血圧が上昇する原因は，慢性腎臓病による体液貯留であったり，睡眠時無呼吸症候群であったりするため，このような患者背景を反映した結果であるともいえる
- 夜間血圧が高くなるのが悪いのか？ 前述した血圧日内変動が消失するのが悪いのか？ に対する明確な答えはない
- 最近では家庭血圧計でも夜間血圧の測定は可能である

4．モーニングサージ
- ABPMにて，夜間最低血圧とその前後2ポイントの合計3ポイントの平均と，起床後2時間の平均の血圧との差をモーニングサージと呼ぶ
- これは，24時間平均血圧レベルと独立して心血管イベントのリスクとなる
- 日本人においては，特に脳卒中への寄与が大きい
- 日本人は欧米人と比較し，診察室血圧や24時間平均血圧が同じでも，モーニングサージが高い可能性がある

5．早朝高血圧
- 一般的には，家庭血圧での朝の測定の条件で測定された血圧が135/85 mmHg以上を指す．治療の有無は問わない
- モーニングサージと違って，変動ではなく血圧の絶対値のため治療目標になりうる
- したがって，治療した結果早朝血圧が低下しても，早朝血圧が低下したからよいのか？ モーニングサージが抑制されたからよいのか？ は判断できない

6. 血圧変動性

- 上述した血圧日内変動やモーニングサージも血圧変動性の1つである
- よく使われる指標で、複数の血圧値の平均から算出される標準偏差（standard deviation；SD）を血圧変動性と呼ぶ
- 標準偏差は、平均値の大きさに依存するため、標準偏差を平均値で割った変動係数（coefficient variation；CV）を用いる場合もある
- ほかに、ARV（average real variability）、RSD（residual standard deviation）、VIM（variation independent of mean）などの指標もあるが、SD、CVを含めてどちらかというと研究向きの指標である
- いずれの血圧変動性の指標も臓器障害や心血管イベントとの関連は多数報告されているが、血圧の平均値よりも予後予測能が上回るかどうかは不明である
- 血圧変動性に特化した介入が不可能であり（平均値も必然的に下がってしまうため）、今のところマーカーの意味合いが強い

【星出　聡】

心電図,ホルター心電図

> **POINT**
> - 12誘導心電図を読む前には測定条件を確認する
> - 過去の12誘導心電図がある場合,比較も大事である
> - 12誘導心電図は情報量が多く,ホルター心電図は長時間観察に向いている.使い分けが大事である

1 検査の意義
- 12誘導心電図は心臓の電気活動を記録したものである
- 肢誘導で前額面,胸部誘導で水平面からの心臓の電気活動を表す
- 心電図のP波は心房の興奮,QRSは心室の興奮を表す(図1)
- 心電図からわかることは表1のような項目である
- ホルター心電図は24時間の心電図記録であり,不整脈・虚血性心疾患の記録に有用である
    - ➡ ただし多くても2つの誘導しか記録できないため情報量が少なく,不整脈・虚血性心疾患の診療にはある程度有用だが,むしろ長時間観察するのに向いている
- 12誘導心電図は心臓のベクトルを12方向から記録したもので情報量が多いが,長時間記録するには不向きである

2 適応疾患
- 12誘導心電図は循環器疾患一般はもちろんのこと,入院時のルーチン検査としても行われる.検診などでは健常人も対象になる
- ホルター心電図では不整脈・虚血性心疾患の診断,めまい・動悸・失神・胸痛の精査,抗不整脈薬の薬効判定,ペースメーカ植込み後の検査などが対象である

3 検査の実際
1. 12誘導心電図
1)検査の実施
1. 患者を仰臥位にし,胸部と四肢を露出させる
2. 電極付着部位をアルコール綿で清拭する.電極にクリームを塗布する
3. 四肢・胸部に電極をとりつける
4. 心電図の波形,記録条件を確認し,記録を行う
5. 電極を取り外し,患者に付着したクリームを拭きとる.電極をきれいにする

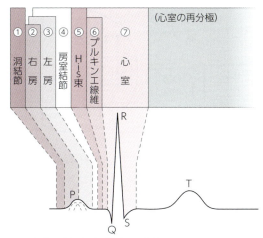

図1 心電図波形と伝導路の関係
Pは心房の興奮，QRSは心室の興奮，STは心室の再分極過程．

表1 心電図からわかること

1. 不整脈，調律異常
2. 狭心症，心筋虚血
3. 心筋梗塞（急性・陳旧性）
4. 心房負荷，心室負荷
5. 薬物中毒・効果（特にジギタリス，抗不整脈薬）の診断
6. そのほか：電解質異常，胸水，心嚢水，甲状腺機能異常，呼吸器疾患など

2）検査の解釈

◎測定条件の確認
- 誘導心電図がどのような条件で記録されたかをまず確認する
- 記録紙の端のほうに記載があることが多い．または心電図の機械の画面で記録条件を確認する
- 感度 1.0 mV/10 mm，紙送り速度 25 mm/秒が標準的な記録条件である（図2）
- 記録を Auto で行ったとき，左室高電位の患者では自動感度調整で 0.5 mV/10 mm の測定に切り替わることがあるので注意を要する
- 感度が 1/2 になると ST 変化を過小評価することがある

◎基本調律
- 洞調律かどうか検討するためにP波を探す
- II・V_1 誘導が見やすい
- 洞性P波であればI・II・aV_F 誘導で上向きのP波，異所性P波であればII・III・aV_F 誘導で下向きのことが多い
- 洞性P波であれば，QRSに先行して洞性P波があり，PQ間隔が正常である
- 洞性P波があってもQRSがP波に無関係に出現している場合，房室解離や房室ブ

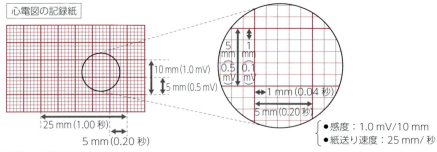

図2　心電図の記録紙

ロックである
- 異所性P波であれば異所性心房調律，異所性P波がQRSの後方に出現するような場合は接合部調律に逆行性P波を伴う場合がある
- P波がない場合，基線が細かく不規則に揺れていれば心房細動のf波，鋸歯状であれば心房粗動のF波，全く平坦である場合心房静止である

◎心拍数
- 心拍数（HR）50〜100/分であれば正常である．これ以下であれば徐脈，これ以上であれば頻脈とする
- 頻脈の場合，規則的でnarrow QRSであれば洞性頻拍，上室頻拍〔房室結節リエントリー性頻拍（AVNRT），房室回帰性頻拍（AVRT），心房頻拍など〕，心房粗動（2：1伝導）のことが多い．不規則であれば心房細動であることが多い
- wide QRS tachycardiaではまず心室頻拍を想定して緊急対応が必要である．バイタルサインが安定している場合，鑑別としては脚ブロックや変行伝導を伴う上室性頻拍が考えられる．心室頻拍では房室解離が認められることが特徴的であるが，緊急対応の際にはそこまで鑑別する余裕がない場合も多い
- 徐脈の場合，洞不全症候群（洞徐脈，洞房ブロック・洞停止，徐脈頻脈症候群），房室ブロック（1〜3度）を考える

◎波形診断
波形の各部分を順に見ていけば見落としが少ない．波形の計測法には定義があるため，それに沿って波形の各部分を評価する（図3）．

❶ QRS電気軸
正常：−30〜110°
異常：▸左軸偏位：Ⅱ・Ⅲ・aVF誘導でQRSが陰性
　　　▸右軸偏位：Ⅰ誘導でQRSが陰性，Ⅱ・Ⅲ誘導でQRSが陽性

❷ P波
正常：高さ2.5 mm以内，幅0.11秒以内
異常：▸右房負荷（肺性P）：Ⅱ・Ⅲ・aVF誘導でP波が増高
　　　▸左房負荷：V1が2相性で陰性部分が大きい場合．Ⅰ・Ⅱ・V5・6で幅

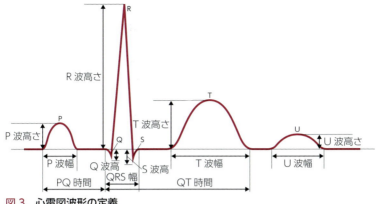

図3　心電図波形の定義

　　の広い2峰性P波の場合，僧帽Pとも呼ばれる
❸ PQ間隔（P波の始まりからQ波まで）
　正常：0.12〜0.20秒
　異常：▶短縮：WPW症候群，LGL症候群などの副伝導路症候群
　　　　▶延長：房室ブロック
❹ QRS波
　正常：幅0.06〜0.10秒，移行帯V3・4，肢誘導のQRSの大きさ＞5mm，胸部誘導のQRSの大きさ＞10mm
　異常：▶QRS幅拡大：脚ブロック，電解質異常，薬剤性など
　　　　▶異常Q波：幅0.04秒以上かつR波高の1/4以上の深さのQ波．冠動脈支配と関連して考える
　　　　▶R波増高不良：胸部誘導のR波が左側の胸部誘導に向かっても増高しない場合．虚血性心疾患を疑う
　　　　▶R波高が高い場合：左側胸部誘導にて上昇する場合，左室肥大（SV1＋RV5≧35mm）．心肥大が著明な場合，ST変化を伴う場合がある．右室肥大の場合は右側胸部誘導のR波増高をみる．不完全右脚ブロック型や右軸偏位を伴う場合もある
　　　　▶後壁梗塞の場合V1・2でR波の増高をみる
　　　　▶R波高が低い場合：低電位．心囊水貯留，肺気腫，肥満，心筋梗塞などで生じる
❺ ST部分
　正常：基線と同じ高さ
　異常：▶低下：虚血性心疾患，左室肥大，ジギタリス効果など．下降型・水平型ST低下では虚血性心疾患を考慮．上向き型ST低下は健常人でも心拍数上昇時にみられることがあり，病的意義は少ない
　　　　▶上昇：急性心膜炎（広範な誘導で上昇），急性心筋梗塞〔ST上昇に加

表2　心筋梗塞の部位

ST 上昇の誘導	心筋梗塞の部位
V1〜4	前壁梗塞
Ⅰ，aVL，V5〜6	側壁梗塞
Ⅰ，aVL，V1〜6	前側壁梗塞
V1〜3	前壁中隔梗塞
Ⅱ，Ⅲ，aVF	下壁梗塞
Ⅰ，aVL，V5〜6，Ⅱ，Ⅲ，aVF	下側壁梗塞

え，対称性の低下も伴っている場合（鏡像変化），表2］，早期再分極（健常若年男性に多い）

❻ T 波
　正常：▶Ⅰ・Ⅱ・aVL・aVF・V3〜6 誘導では陽性，aVR では陰性
　　　　▶肢誘導では T 波高＜5 mm
　　　　▶胸部誘導では T 波高＜10 mm
　異常：▶T 波増高：高 K 血症
　　　　▶陰性 T 波：心筋梗塞，心筋症，脳血管障害，心肥大
　　　　▶T 波平低：心肥大，心筋症，低 K 血症

❼ U 波
　正常：正常 U 波は向きが T 波と同方向で，肢誘導＜1 mm，胸部誘導＜2 mm
　異常：▶陰性 U 波：左側胸部誘導で認められる場合，左前下行枝の高度狭窄を示唆
　　　　▶陽性 U 波：右側胸部誘導で認められる場合，左回旋枝の心筋虚血を示唆することがある

❽ QT 間隔：修正 QT 間隔（QTc）は実測 QT 間隔/$\sqrt{RR}$ 間隔で算出
　正常：0.36 秒＜QTc≦0.44 秒，おおまかには RR 間隔の 1/2
　異常：▶QT 延長：QT 延長症候群（遺伝性，二次性）
　　　　▶QT 短縮：高 Ca 血症，ジギタリス

❾ ペースメーカリズム
　▶心電図にペーシングのスパイクが入っている場合である．P 波にスパイクが先行する場合，心房ペーシング，QRS 波にスパイクが先行する場合心室ペーシングである
　▶右室ペーシングの場合，ペースメーカリードの位置が心尖部の場合，QRS 波はⅡ・Ⅲ・aVF が陰性，リードが心室中隔の上〜中部の場合 QRS 波がⅡ・Ⅲ・aVF で陽性になる

2. ホルター心電図の判読
❶ 誘導を確認する
❷ 基本調律を把握したうえで，1 日心拍数を確認する．正常心拍数は 1 日当たり約 10 万回である．15 万回以上では頻脈，6 万回以下は徐脈を考える．6 万回前後

の場合ペースメーカ植込み適応になることが多い．平均脈拍数や脈拍数の日内トレンドを評価する．労作時に脈拍増加がみられているかどうか，過剰な脈拍増加がないかをチェックする．発作性上室頻拍（PSVT）などの頻脈性不整脈の場合，急な脈拍上昇と急な頻脈の停止による脈拍低下が認められる．心房細動では脈拍が一定ではないためトレンドグラフの線が不規則に乱れて表示される

❸ 期外収縮の数を確認する．上室性期外収縮と心室性期外収縮に分けて記録されている．連発がないか，出現に日内変動がないかなどをチェックする

❹ 最大 R-R 間隔を確認する．徐脈性不整脈の患者の場合，行動記録表でめまいや意識障害の有無と合わせて評価する

❺ 心拍数と ST 部分のトレンドを確認する．狭心症の場合，心拍上昇に合わせて ST 部分のトレンドグラフが緩やかに低下し，その後回復するようなパターンをとる．ST 部分のトレンドグラフが急に低下したり上昇したりするパターンの場合は体位の変化によるものであることが多い

❻ 行動記録表を見ながら実波形を読影する．検査の目的に合わせて注意すべき箇所は異なる．動悸精査であれば動悸症状に一致して不整脈が認められるか，胸痛精査であれば胸痛症状に一致する ST 変化が認められるかなど，行動記録表に記載された症状と心電図波形を比較して判断する

4 患者説明のポイント

1. 12 誘導心電図

- 力を入れずに楽にして検査を受けるよう説明する
- 検査の目的により 1～3 分間の記録を測定する場合がある

2. ホルター心電図

- 検査中は入浴できないことを伝える
- 普段どおりの生活をすることが重要である．患者によっては検査だから普段よりも安静に，慎重に過ごしてしまう者も多いが，安静にしていると評価したい不整脈や虚血の発作が生じないことが多いため，せっかくの検査の意義がなくなることを説明する
- 不整脈・胸痛の発生頻度が低い患者においては，検査の実施中に発作が出現しないと，不整脈・胸痛の詳細がわからないかもしれないことを説明する

【小森孝洋】

運動負荷心電図

> **POINT**
> - 運動負荷試験が有効である症例を把握する
> - 禁忌例を除外する
> - 負荷直前の状態を確認したうえで，安全に負荷を施行する

1 目的

1. 虚血性心疾患の診断
2. 虚血重症度判定
3. 治療効果判定
4. 冠疾患ハイリスク患者のスクリーニング
5. 心臓リハビリテーション
6. 不整脈の評価

などがあげられる．リハビリテーションは他項に譲り，本項では主に虚血診断に関する事項を述べる．

胸痛を主訴に来院する患者は多い．胸痛は病歴から典型的な心筋虚血に由来するものと思われるものから，判断に困窮するものまで多彩である．少なくとも心筋虚血を鑑別するために運動負荷による判定は有用である．また，どの程度の負荷により虚血が誘発されるのか，運動耐容能も検討可能である．さらには，薬物療法や，冠動脈形成術の治療効果判定にも有用である．

2 安全の確保

- 運動負荷検査は虚血を誘発し得る検査である．したがって，心筋虚血による重篤な心事故が惹起される可能性があり，検査を依頼する医師は留意する必要がある
- 患者には有用性・危険性を十分話し，その旨カルテに記載をしておく必要がある
- 諸外国からの報告も多々あるが，わが国では全国 107 の施設調査結果にて，トレッドミル 611,868 件において，死亡 1 件，入院を要する重篤事故（心筋梗塞を含む）は 14 件であったとの報告がある．数字上は一見頻度が高くないように思えるが，病院の特徴にもよると考えられる
- 特に筆者らの病院では虚血心鑑別の依頼が多く，さらにはハイリスク患者を中心に負荷をかけるので細心の注意を払う必要がある
- 常に緊急時の対応も確実に行えるように心がける必要がある．救急カートの中身の確認，除細動器の動作確認は毎回怠らないように準備する

表1 運動負荷試験の禁忌

絶対禁忌	相対禁忌
急性心筋梗塞発症早期(2日以内)	左冠動脈主幹部狭窄
不安定狭心症(高リスク症例)	中等度以上の狭窄性弁膜症
コントロール不良の不整脈	高度の電解質異常
高度の狭窄性弁膜症	重症高血圧
急性あるいは重症心不全	頻脈性または徐脈性不整脈
急性肺塞栓または肺梗塞	閉塞性肥大型心筋症などの流出路狭窄
急性心筋炎または心膜炎	運動負荷が行えない精神的・身体的障害
大動脈解離などの重篤な血管病変	高度房室ブロック

〔日本循環器学会：循環器病の診断と治療に関するガイドライン(2007-2008年度合同研究班報告)，冠動脈病変の非侵襲的診断法に関するガイドライン．http://www.j-circ.or.jp/guideline/pdf/JCS2010_yamashina_h.pdf(2018年12月閲覧)より〕

3 禁忌

- 運動負荷試験の絶対禁忌，相対禁忌を表1に示す．
- 胸部症状が大動脈弁狭窄症に起因していることもある．カルテの聴診所見を確認することは必須であり，心エコー図があればあらかじめ参考にする．万一記載がない場合や，近医から直接の検査依頼などの場合は，検査施行医が最後のゲートキーパーとなる．必ず検査前の身体所見を確認することが重要である
- 不安定狭心症に関しても要注意である．依頼時には安定型狭心症でも，検査施行までに数日のタイムラグがあり，不安定化していることがある．直近の胸痛頻度や性状，誘発される労作の程度など負荷前に再確認をしておく

4 負荷器具

- 筆者らの科では，虚血を鑑別する運動負荷試験(非画像検査)はトレッドミルを用いて行う(図1)
- 古典的なマスター法は負荷中の心電図，血圧測定が困難であり，特にハイリスク例での施行は盲目的で危険である

5 トレッドミル運動負荷試験のプロトコール

- トレッドミル負荷は速度と傾斜を多段階漸増させる負荷法である．標準的なBruce法を用いる(表2)．
- また，高齢者でいきなりBruceステージ1に相当する負荷がかけられない方のために，modified Bruce法を用いる．しかしながら，負荷の時間はかかるが，負荷量は増さないので注意が必要である(ゆっくり時間をかけた負荷となるので，逆に下肢疲労で目標心拍数に到達しないことがある)

6 十分な負荷

- 目標心拍数は最大心拍数の85％とする
- 最大心拍数はBlackburnの計算式：220－年齢より算出する

7 運動中止基準を知る

基本的に症候限界性負荷を行う．目標心拍数に到達し，なおかつ症候限界〔Borg指数(表3)の"旧17，新7：かなりきつい"〕が判断基準となる．特に負荷中に以下の症

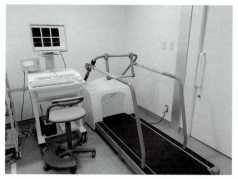

図1 トレッドミルとモニター心電計，血圧計

表2 Bruce法

ステージ（各3分）	速度〔mile/時（km/時）〕	傾斜（%）	予測MetS
1	1.7(2.7)	10	4.8
2	2.5(4.0)	12	6.8
3	3.4(5.5)	14	9.6
4	4.2(6.9)	16	13.2
5	5.0(8.0)	18	16.6
6	5.5(8.8)	20	20.0
7	6.0(9.6)	22	—

〔Bruce RA, et al：Exercising testing in adult normal subjects and cardiac patients. Pediatrics 32(Suppl)：742-756, 1963 より〕

状，所見が認められた場合には中止とする．

1. 自覚症状
- 胸痛については，有意なST変化を伴うものは中止．ST変化のないものは，虚血以外の可能性もあり慎重に経過観察

2. 他覚症状
- ふらつき，チアノーゼなど．転倒の可能性には十分注意する

3. 心電図ST変化
- 水平型（horizontal），下降型（downslope，sagging）は中止基準（表4）．負荷に伴うupslope型のST変化は負荷継続

4. 不整脈
- 心室頻拍．R on Tは中止基準．体動により負荷中モニターでは確認が容易ではないこともある

5. 血圧
- 負荷により血圧上昇するので，負荷前の血圧は重要である
- 原則として収縮期200 mmHg以上，拡張期110 mmHgの場合，運動負荷は避けた

表3 Borg 指数

(旧)		(新)	
20	もう限界	10	非常に強い
19	非常にきつい	9	
18		8	
17	かなりきつい	7	とても強い
16		6	
15	きつい	5	強い
14			
13	ややきつい	4	多少強い
12		3	
11	楽である	2	弱い
10			
9	かなり楽である	1	やや弱い
8			
7	非常に楽である	0.5	非常に弱い
6	安静	0	感じない

〔Borg G：Perceived exertion and pain scales. Scand J Rehabil Med 2：92-98, 1970 より〕

表4 運動中止基準

自覚症状
・被験者の中止要請 ・ST 下降を伴う軽度の胸痛 ・ST 下降を伴わない中等度の胸痛 ・呼吸困難，下肢疲労，全身疲労〔旧 Borg 指数 17(かなりきつい)相当〕
他覚所見
・ふらつき ・ろうばい ・運動失調 ・蒼白 ・チアノーゼ ・嘔気 ・欠伸その他の末梢循環不全症状
ST 変化
・ST 下降(水平型，下降型で 0.1 mV 以上) ・ST 上昇(0.1 mV 以上)
不整脈
・心室頻拍 ・R on T 現象 ・連続する心室期外収縮 2・3 段脈 ・30%以上の心室期外収縮 ・持続する上室頻拍や心房細動の出現 ・2・3度の房室ブロック ・脚ブロックの出現
血圧反応
・過度の血圧上昇(収縮期 250 mmHg 以上，拡張期 120 mmHg 以上) ・血圧の低下(運動中 10 mmHg 以上の低下，あるいは上昇しない場合)
心拍反応
・予測最大心拍数の 85～90% ・異常な徐脈
その他
・心電図モニターや血圧モニターが正常に作動しないとき

〔日本循環器学会：循環器病の診断と治療に関するガイドライン(2007-2008 年度合同研究班報告)，冠動脈病変の非侵襲的診断法に関するガイドライン．http://www.j-circ.or.jp/guideline/pdf/JCS2010_yamashina_h.pdf(2018 年 12 月閲覧)より〕

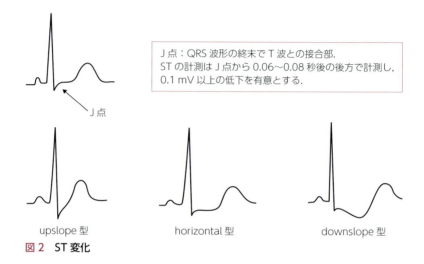

図2 ST変化

ほうがよい
- 中止基準として,重要な点は血圧低下である.運動により10 mmHg以上の低下を認める場合,重篤な虚血によりstunningが誘発されている可能性が強い.即刻中止し,回復期の十分な経過観察を要する

8 虚血判定：ST変化について（図2）
- 運動による脈拍増加によるupslope型ST低下は虚血とは判断しない.水平型（horizontal），下降型（downslopeあるいはSagging）を陽性とする
- また,陰性U波は陽性と考える（特異度が高い.特に胸部誘導の陰性T波は左冠動脈中枢側であることが多く,虚血面積が広い可能性がある）.負荷中の体動を伴う心電図では判別困難であり,回復期の心電図を慎重に観察すること

9 検査の実際
以上を踏まえて,以下の手順で実践する.
① 症例の検査目的を確認する
② 負荷をかけてよい状態か,直近の病歴を確認し,身体所見を再確認する
③ 心電図（四肢の電極位置が両肩と両側の腸骨付近であるMason-Liker誘導法），マンシェットを装着する
④ 臥位での心電図,血圧を測定・記録をする
⑤ 立位での心電図,血圧を測定・記録をする
⑥ 負荷を開始する
⑦ 胸部症状,症候を確認しながら継続する.転倒に注意
⑧ 中止基準を満たし,負荷終了
⑨ 回復期の血圧,脈拍,心電図を4分間測定
⑩ 終了

10 レポート

① 目的
② 負荷法，時間
③ 負荷中の最大心拍数，血圧，負荷終了時の状況，Borg 指数，症状
④ 心電図変化：安静時・負荷時・回復期，各々における不整脈の有無
⑤ 最大運動量（MetS）
⑥ 判定：Positive，Negative，Equivocal（ST 部分は陰性だが 0.1 mV に近い，あるいは明らかな胸痛が誘発され，回復期で消失したなど），Inconclusive（目標心拍数に達せず）
⑦ その他：原疾患，内服薬など
⑧ 施設によりレポート形式は違うが上記①〜⑥までは必ず記載する．また，（ⅰ）実記録（1 分枚の心電図），（ⅱ）検査終了時のテーブルサマリ（負荷時間，速度，傾斜，負荷量，心拍数，血圧，期外収縮，ST レベル），（ⅲ）トレンドグラフも添付する．以下一例を記載する

◆目的：虚血精査
◆負荷法，時間：Bruce ステージ 3　0 分 30 秒（計 9 分 30 秒）
◆終了理由：目標心拍数到達（150 回/分）（予想最大脈拍数の 88%）
◆ Borg 指数：17/20　　症状：負荷中，回復期　胸痛なし

	心拍数	血圧	ST 変化	不整脈
負荷前	62	130/76	ST 異常なし	出現なし
負荷中	150	186/104	Upslope 型のみ	出現なし
回復期	61	126/74	速やかに回復	心室性期外収縮単発

◆最大運動量：7.6 MetS
◆判定：虚血陰性

＊

　トレッドミル運動負荷試験は，検査目的を明確にして行うこと．施行においては禁忌症例を確実に除外することが重要であり，依頼医ではなく，施行医がゲートキーパーの役割を果たさなければならない．トレッドミル検査はいうまでもなく虚血を鑑別するための検査であり，負荷により虚血が誘発される可能性があることを常に意識することが重要である．また，確実な心電図の装着など，熟練した技師との協同作業も重要である．試行中は心電図モニターだけを見つめるのではなく，自覚症状を聞きながら，全体的に情報を取得し，回復時も虚血が惹起され続けているかもしれないと注意深く経過をみることが重要である．

【河野　健】

循環器疾患のための X線読影法

> **POINT**
> - 数多くの循環器疾患を診療するうえで胸部X線写真の正常解剖および基本的な異常像を正しく評価することは必須の基本診療技術の1つである
> - その際には胸部X線で撮影された所見(心臓,血管,肺,気管,縦隔,骨,軟部組織,頸部・腹部など)のすべてを解剖学の知識と照らし合わせて系統的に読影する必要がある
> - 初診外来や救急外来で初めて胸部X線検査が施行される場合には,本文に記載するような正常所見と異常所見とを正しい"眼"と"知識"で判読していかなければならない
> - また弁膜症や肥大型心筋症などの二次性心筋症を基礎疾患とする慢性心不全患者の外来診察時には,これまでの過去のX線像と比較することで,継時的な変化を評価していくことも心がけなければならない

1 基本的な読影項目

まずは胸部X線写真の正常解剖を正しく評価していくために,自分なりに評価する項目を確認していく必要がある.以下にその一例をあげる(図1).

1. 撮影体位,正しいX線線量の評価
- 縦隔のさまざまな線が確認できる
- 横隔膜と重なる肺野の血管影が確認できる
- 肋骨横隔膜角近傍の肺野末梢の血管(A8b)が鮮明に末梢まで確認できる
- 乳房と重なる肺野の血管が確認できる

2. 正面性
- 棘突起が椎弓根間の正中にあるか
- 棘突起が鎖骨内側端の正中にあるか
- 肋骨の間隙は左右対称かどうか

3. 軟部組織
- 頸部の腫大(甲状腺,リンパ節)の有無,甲状腺腫大では気管の偏位に注意する
- 腋窩や鎖骨上窩に腫大(リンパ節など)の有無

4. 骨性胸郭,胸膜の肥厚・癒着
- 骨全体に硬化性病変や溶解性病変(骨の透過性亢進,骨辺縁が境界明瞭かどうか)はないか

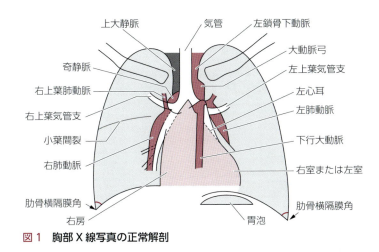
図1　胸部X線写真の正常解剖

- 頸椎，胸椎の棘突起，椎弓根が確認できるか
- 肋骨横隔膜角（costophrenic angle）が鋭角かどうか．特に側面像での後部肋骨横隔膜角が胸腔の最下部になるので少量の胸水貯留は同部位で評価する．胸水胸膜の肥厚像の有無

5．横隔膜の高さ
- 右横隔膜は左より1～2cm程度高く，通常は第10後方肋間・第6前方肋間に存在する

6．縦隔陰影（心陰影）の形状
- 肺門部の高さは左が約1.5cm程度高位である（位置関係が逆転している場合は右上肺野や左下肺野の含気減少を疑う）
- 下肺静脈は下肺野内側から直接縦隔に流入するため肺門影の形成には関与しない

7．肺野，肺野の濃度差，葉間裂の走行と高さ，気管分岐部（左右気管支）の角度
- 上肺と下肺の血管径は1：1.5～2.0である．ただし仰臥位の撮影では合致しない
- 上肺野では胸壁に接する血管が認められれば末梢血管は拡張している．下肺野では血管が胸膜に接することは正常でもみられることがある
- 右中間気管支幹の肺動脈径は交差する後肋骨径とほぼ同じである
- 右上葉支より1～2cm外側にB3bが正切像として認められる（A3bは内側に接している）

8．心陰影
- 正面像では右第1・2弓，左第1～4弓の形態と突出の程度を読影する
- 右第1弓は上大静脈（高齢者では上行大動脈右縁），右第2弓は右房（右心室は心陰影の形成には関与しない，左房拡大では左右気管支角の拡大や第2弓内側に二重影を呈することがある），左第1弓は大動脈弓，左第2弓は左肺動脈，左第3弓は左房左心耳，左第4弓は左心室となる

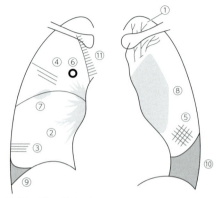

図2 心不全を伴う胸部X線の検査所見
① cephalization（角出し像）：肺尖部への血流の再分布所見（肺静脈圧 15〜20 mmHg）
② perivascular cuffing（肺血管周囲の浮腫）：間質性肺水腫所見（肺静脈圧 20〜30 mmHg）
③ Kerley B line：間質性肺水腫所見（肺静脈圧 20〜30 mmHg）
④ Kerley A line：間質性肺水腫所見（肺静脈圧 20〜30 mmHg）
⑤ Kerley C line：間質性肺水腫所見（肺静脈圧 20〜30 mmHg）
⑥ peribronchial cuffing（気管支周囲の浮腫）：間質性肺水腫所見（肺静脈圧 20〜30 mmHg）
⑦ vanishing tumor（一過性腫瘤状陰影）：肺胞性肺水腫所見（肺静脈圧 30 mmHg 以上）
⑧ butterfly shadow（蝶形像）：肺胞性肺水腫所見（肺静脈圧 30 mmHg 以上）
⑨⑩ costophrenic angle（肋骨横隔膜角）の鈍化：胸水
⑪ 上大静脈の突出

> **ポータブル撮影での注意点**
> - ほとんどの場合は臥位，（半）座位で撮影され，体の前方からX線が照射されるためフィルムから遠くに位置する前胸壁側の構造物は拡大して撮影される
> - そのため上縦隔や心臓は正常でも拡大して見えてしまう．立位と比較した場合は心陰影で約14%，上縦隔で50%程度まで拡大されるとの報告もある

2 心不全に伴う胸部X線検査の所見について

　心胸郭比の拡大（左室，左房，肺動脈などの拡張），肺門部と肺野血管陰影の増強，Kerley line，胸水の存在などに注意していく（図2）．

1. 心陰影の拡大，心房心室と大血管の形態

- 通常の立位背腹撮影では，通常は心不全の症例では心陰影は拡大しており，心胸郭比（cardiothoracic ratio；CTR）が50%以上となっている場合が多い．なお，上記のようにポータブル撮影による仰臥位腹背撮影の場合や肥満者，吸気が不十分である場合などにはCTRでは拡大されて見えてしまうので注意が必要
- CTRが拡大している場合は左右の各弓の形態と突出の程度により，左心系か右心系または両心の負荷を表している可能性がある．横隔膜の挙上などによって心臓が回旋している（心尖部が正面側を向いている）場合は，CTRが拡大していなくても心エコー図で心肥大・心拡大を認めることもある

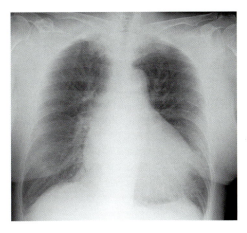

図3 急性左心不全による肺うっ血
心不全発症後(臥位). 撮影条件の違いはあるが,心不全による上肺野血管陰影の拡大と肺動脈/気管支径の拡大, Kerley A line を認める.

2. 肺血管,肺野,肺門部の異常

うっ血性心不全においては,左室拡張末期圧(LVEDP)の上昇とそれに伴う肺動脈楔入圧(PCWP)の上昇の程度に応じて一連の肺血管,肺野の異常が出現する.

1) 心不全の初期(PCWP 12〜18 mmHg)に認められる所見
◎肺静脈拡張と肺血流再分布である
- 健常者では立位では重力の影響で下肺野への血流が増加するため肺血管径も下肺野で大きく,並走する気管支の径とほぼ同等である(図3)
- 初期ではこの上下肺野の血管径の差が消失し,さらに上昇すると下肺野の血管攣縮なども加わり逆転する.仰臥位では血流分布の差が消失する

2) PCWP が上昇(PCWP 18〜25 mmHg)
- 気管支や血管周囲,小葉間隔壁などの間質部分へ水分が漏出し,**間質性肺水腫**を生じる(図4)
- 間質性肺水腫はまずは肺の末梢の間質から中枢側へと進展するため,肺血管陰影の不明瞭化や血管陰影の拡大(hilar haze, perivascular cuffing),気管支壁の肥厚像として確認される
- 気管支壁の肥厚は X 線に対して接線方向に走行する右上肺野の B3b のような気管支の正切像で観察できる(peribronchial cuffing).また間質性肺水腫による小葉間隔壁の肥厚像が線状影として観察されたのが Kerley line である.さらに胸膜下の肺水腫による胸膜陰影(subpleural edema)も認められる
    - Kerley A line:上肺野〜中肺野で肺門から外側上方に向かう長さ 2〜6 cm 直線あるいや緩やかな曲線であり,胸膜には到達せずに途中で肺血管陰影や気管支壁とも交差する
    - Kerley B line:下肺野の小葉間隔壁の肥厚像を示す所見であり,胸膜直下で胸膜に垂直な 1〜2 cm 程度の直線である
    - Kerley C line:肺内の多数の肥厚した小葉間隔壁による septal line が重なって網目状に見えるもので下肺野に出現する

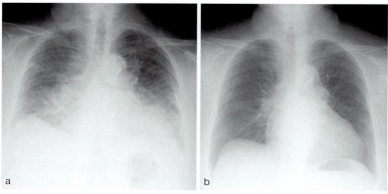

図4 僧帽弁逆流症によるうっ血性心不全
a. 僧帽弁逆流症によるうっ血性心不全．心拡大，butterfly shadow，air bronchogram．
b. 心不全改善後．左房拡大による気管分岐部の開大，右第2弓内側の二重影，下行大動脈の左側への偏位．

3）さらにPCWPが上昇（PCWP＞25 mmHg）

- 肺胞性肺水腫をきたす．過剰な水分が間質から二次小葉の末梢の肺胞や細気管支に溢れ出し，X線像では結節影として確認される
- この漏出は肺胞間にあるKohn孔を通じて拡散し，境界不明瞭で融合傾向のある陰影となる．拡大すると区域，葉全体に拡大し，肺炎と見間違えるような区域性の分布を示すようになる
- 空気気管支像（air bronchogram）は含気が保たれた末梢気管支が漏出液で満たされた細気管支や肺胞が存在する領域を通過している所見である（図4）
- 蝶形像（butterfly shadow）は，肺胞性陰影の代表であり，原因として肺水腫が最も多い．末梢側で比較的正常なX線透過性が保たれる理由としては，呼吸運動による肺表層の水分が中枢側へ送られやすい可能性などがあげられる（図4）
- 肺水腫は両側性，びまん性に出現することが一般的だが，非対称性や一部分に限局した分布を呈する場合もある．その原因としては高度の僧帽弁逆流症を伴う症例，COPDなどの慢性肺疾患，体位などがあげられる
- 僧帽弁逆流症では僧帽弁からの逆流が右後上方向，右上肺静脈の左房流入部に向かうことで右上肺野の肺静脈圧が選択的に上昇し，右上葉優位の肺水腫を生じることがある
- 肺胞性肺水腫は肺胞領域の肺血流分布に一致して出現するために散在性に不均一に生じることになる．体位は重力に従って分布するために立位や座位では肺底部，側臥位では下側の片側の肺に出現するようになる．このような分布をきたす場合には肺炎像との鑑別にしばしば苦慮する
- 肺水腫の場合は有効な治療によって数時間〜数十時間で急速に改善するものの，肺炎の場合は急速な改善を示すことは多くない．また体位による重力の変化で陰影の変化をきたすことがある点も有用な所見である

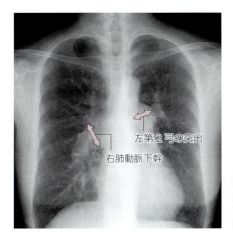

図5 心房中隔欠損症
左第2弓の突出から肺動脈の拡大が疑われ，さらに右肺動脈下幹も18 mm以上に拡大している．肺高血圧症を疑う所見である．

注意 胸部X線上の血流再分布や間質性肺水腫の所見は症状や聴診所見に先行して認められることが多く，また臨床所見の改善に遅れて消退することが多い．よってX線所見と臨床所見が一致しない状況も臨床の現場では日々遭遇することに注意が必要である．

なお，肺高血圧症のX線像では右房・右室の拡大と肺動脈径の拡張をきたす．右肺動脈は右気管支前面を並走する．また前述のとおりに右中幹肺動脈径は交差する後肋骨の太さとほぼ同じで正常で10～15 mm程度であるが，これが後肋骨より明らかに太い場合（約16～18 mm以上）には肺高血圧の存在を疑わなければならない．左肺動脈は肺動脈本幹から分岐後に左気管支を腹側から背側（前面から後面）へと乗り越えて走行している．これが左第2弓であるが，肺高血圧症では拡張している（図5）．

3．胸水

- 胸水は心不全の症例の約70％で認められる．また左心不全に併発しやすく，右側に初発し，両側の場合は右側で多くなる．その理由としては左肺に比べて右肺と胸膜の表面積が大きいことが考えられる
- 胸部X線での胸水の検出感度は，感度が高い順に，側臥位（>5 mL）＞側面像の後肋骨横隔膜角の鈍化（50～75 mL）＞正面像の肋骨横隔膜角の鈍化（>175～200 mL）＞仰臥位（>500 mL）撮影となる．ただし側臥位撮影では検出感度が高いために健常者でも4～12％で胸水が検出される
- 胸水が貯留すると立位正面では肋骨横隔膜角（costophrenic angle）が鈍となるが，比較的鋭角に保たれたままで横隔膜が挙上したように貯留する胸水もあり，その場合は肺下胸水と呼ばれる．肺下胸水では左胸部で横隔膜と胃泡間距離が開大する．他にも下行大動脈の境界が横隔膜陰影とともに消失し，また横隔膜陰影内の透過性も低下するために下葉S10末梢の血管影が見えなくなるシルエットサイン陽性所見も認められる
- 葉間浮腫の増強によって出現した葉間胸水が胸部X線写真では境界明瞭な腫瘤影として認められることもあり，その場合の葉間胸水を一過性腫瘤状陰影（vanishing

tumor）と呼ぶ．この腫瘤影を初見で見つけた際には，心不全に対する有効な治療によって腫瘤影が速やかに消失することが肺がんなどの肺腫瘍との鑑別点となる．

＊

前述したとおりに胸部X線は放射線を使用する検査ではあるものの，非常に簡便に施行することができ，系統的に所見を読影することで得られる情報量も非常に多い検査である．またしっかりとした所見を得るためには，適切な撮影体位や条件下で過去のX線像と継時的に比較して評価することでさらに有用性も向上するであろう．

本項では基本的な読影事項から，特に心不全症例の読影に焦点を絞ったポイントを記載した．しかし心不全の評価のために施行したX線写真であっても，例えば肺がんや骨折などの所見を見落とさないように普段から系統的に読影する習慣を身につける必要がある．そのように日頃から心がけることで，より精度の高い読影を行えるように，日々研鑽を積んでいってほしい．

参考文献
1) 飯田啓治, 永井良三, 他（編）：循環器研修医ノート. pp94-98, 診断と治療社, 1997
2) 大石展也：胸部X線所見の読み方とコツ. 診断と治療（増刊）103：56-61, 2015
3) 高橋雅士：胸部画像診断の勘ドコロ, 第1版. メジカルビュー社, 2006
4) 日本循環器学会：循環器病の診断と治療に関するガイドライン（2010年度合同研究班報告）急性心不全治療ガイドライン（2011年改訂版）.

【篠原　肇】

心エコー

> **POINT**
> - 心エコーは虚血性心疾患・弁膜症・心筋症等のあらゆる心血管疾患の診断に有用であり，さらに，病態の把握や経過観察の指標に大いに役立つ検査の1つである
> - 検査に用いられる超音波は安全性が確認されており，人工弁やペースメーカにも影響を与えない
> - 非侵襲検査という利点により何度でも繰り返し検査が可能で，若手医師でも身につけやすい検査法といえる
> - ただし，観察しているものが何か識別できなければ，疾患の見落としにつながるため経験の積み重ねが必要である

1 適応疾患
- 胸痛の鑑別診断：急性冠症候群，解離性大動脈瘤，肺血栓塞栓症
- 心拡大の鑑別診断：心嚢液貯留，心臓肥大，心筋症
- 心雑音の鑑別診断：弁膜症，心膜疾患
- 心不全の原因および心機能の評価：急性左心不全か呼吸不全かの鑑別に有用．左室収縮能・拡張能の評価が可能
- 不明熱の鑑別診断：感染性心内膜炎
- 先天性心疾患の診断
- 心臓腫瘍の診断

2 検査を始める前に
- 心エコーの目的を明確にし，特に注目したい観察項目を念頭に置き検査を開始する
- そのためには患者情報（主訴，現病歴，既往歴），心電図，胸部X線像，聴診などにより可能性のある心疾患を予測しておくことも重要である
- 見落としを避けるため，毎回手順を変えるのではなく，描出する順序をあらかじめ決めておくことを勧める

3 超音波の基礎
1．超音波プローブと設定
- 心エコーは超音波が心臓や血管などの臓器にあたって反射してくる音波を受信し画像化する方法である
- プローブの送信周波数が高いほど解像度も高くなるが，減衰は強くなるため，高い周波数の超音波では深部組織は不鮮明となる

- 反対に，低い周波数の超音波ほどより深部組織が描出しやすくなるが，解像度は低下する
- 一般的に経胸壁心エコーに用いるプローブの周波数は，成人では 2～3 MHz，小児では 5 MHz，経食道心エコーでは 5～7.5 MHz である
- 明瞭な画像を得るためには，画質の設定も重要である．主な調整は深度，ゲイン，STC (sensitivity time control)，フォーカスで行う
- ゲインは全体的な明るさの調整で，STC は深部ごとの明るさの調整である

2. アーチファクト
- **音響陰影**：石灰化や人工弁などの強い反射体によって超音波が反射されて，深部の超音波が減衰してしまう現象である．この反射体より後方のエコーが欠落する
- **多重反射**：強い反射体とプローブの間，または強い反射体内部で超音波が反射を繰り返す現象で，動脈硬化の強い血管壁でよくみられる
- **屈折**：音波の異なる組織に超音波ビームが斜めに入射すると屈折が生じ，虚像が見える現象である
- **鏡像**：強い反射体が鏡の役割をもち，その反射体の両側に実像と虚像が対照的に現れる現象である
- **サイドローブ**：超音波ビームは中心軸上のメインローブと，それ以外の方向に発生するサイドローブがある．超音波画像は主にメインローブからの反射によって作られるが，サイドローブからの反射も受信してしまい，メインローブの方向に虚像が表示される現象である．通常，メインローブ以外の方向に強い反射体が存在する

4 心エコーの手法
心エコーは大きく分けて，心臓の形態や壁運動を観察する断層エコー法（B モード法）と M モード，血流を観察するドプラ法に分けられる

1. 断層エコー法（B モード法）
- 心エコーの基本画像であり，心臓の一断面を二次元表示する方法である
- ルーチン検査では基本断面として，傍胸骨長軸（図 1）・短軸（図 2），心尖部四腔・二腔・長軸（図 3）から標準的な断面を描出する
- 必要に応じて，心窩部・胸骨右縁・上窩からも観察する
- これらの基本断面が描出できなければ，以下の手法の精度が低下するため，きれいな画像を描出するよう心がける

2. M モード法
- 1 本の超音波ビーム上の経時的動きを示す画像である
- 時間分解能に優れているため，心腔や血管径の計測に利用され，心内異常構造物の動態解析にも適している
- 計測に利用する際には，心腔や血管に対して超音波ビームが直交しているか確認する
- 斜めに交わる場合は径が過大評価となるため，断層エコー法による計測値を参考にする

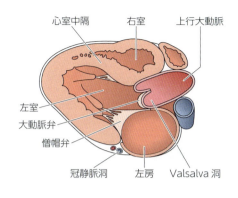
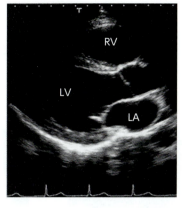

図1 傍胸骨長軸像
LA：左房，LV：左心室，RV：右心室

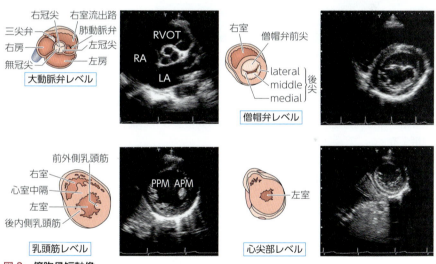

図2 傍胸骨短軸像
LA：左房，RA：右房，RVOT：右室流出路，APM：前外側乳頭筋，PPM：後内側乳頭筋

5 カラードプラ法
- 血流の速度情報をカラーの色調変化で表示する方法である
- プローブに向かう血流が赤，遠ざかる血流が青，乱流はモザイクで表示される
- 平均流速がカラー表示される
- 各弁の逆流，狭窄，先天性心疾患のシャント血流などに利用される

6 パルスドプラ法(pulsed wave doppler；PW)
- 任意の一点の血流速度を測定する方法である
- パルスドプラ法は特定部位の血流を測定できる利点を有する反面，測定可能な最大

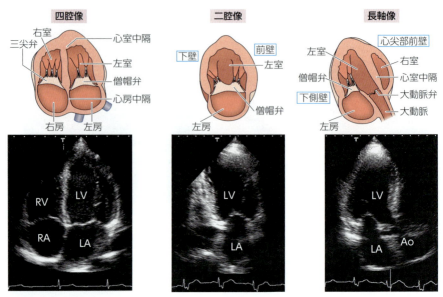

図3 心尖部四腔像・二腔像・長軸像
Ao：大動脈，LV：左室，RV：右室，LA：左房，RA：右房

流速に限界があり，通常2m/秒程度までの血流を測定するときに用いる
- 僧帽弁口血流速波形，一回拍出量，連続の式による弁口面積を求めるときなどに使用する

7 連続波ドプラ法（continuous wave doppler；CW）

- 1本の超音波ビーム上にあるすべての点の血流速度を一括して表示・計測する方法である
- 測定可能な速度に限界はないが，得られた測定値がどの部位の速度なのか特定することはできない
- 本法は2m/秒以上の速い血流速度の測定に用いられ，弁の狭窄と逆流の血流速度，狭窄した左室流出路のジェット，心室中隔欠損症のシャント血流の測定に使用する

> **TIPS　圧較差の測定法**
>
> ドプラ法の血流速度から以下の簡易ベルヌーイ式を用いて簡易的に圧を推定することができる．ある部位の両側の圧がP1＞P2とすると，圧較差〔ΔP(mmHg)〕とそこを通過する血流速度〔v(m/秒)〕の間に以下の関係が成立する．
>
> 簡易ベルヌーイ式：$\Delta P = P1 - P2 ≒ 4v^2$
>
> この式により，人工弁，狭窄弁，狭窄した動脈の両側の圧較差を血流速度から簡便に推測できる．

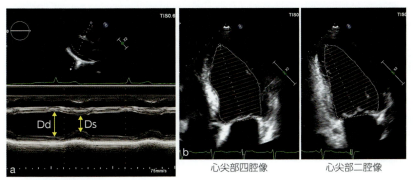

図4 左室収縮機能
a. Mモードによる計測．%FSやEFの測定に用いる．Dd：左室拡張末期径，Ds：左室収縮末期径．
b. 修正Simpson法：心尖部四腔像・二腔像の2断面を描出し，拡張末期および収縮末期の左室内腔をトレースする．

> **TIPS** パルスドプラ法，連続波ドプラ法の注意点
> 目的の血流方向と超音波ビームのなす角度が90°の場合は血流を検出できない．そのため，血流方向と超音波ビームの入射角をできるだけ小さくすることが必要である．

8 組織ドプラ法

- 心筋の速度信号のみを表示する方法
- 僧帽弁輪運動速度の計測に用いられ僧帽弁口血流速度と組み合わせて左室の拡張機能評価に用いられる
- 組織ドプラで測定した長軸方向の僧帽弁輪の最大収縮期運動速度 s′ は収縮機能の指標としても有用である

9 心機能評価

1. 左室収縮機能（図4）

◎左室内径短絡率（fraction shortening；FS）

%FS＝(Dd－Ds)/Dd×100（%）

Dd：左室拡張末期径，Ds：左室収縮末期径．正常は28%以上．

Mモードまたは断層エコーにより計測する．

◎駆出分画（ejection fraction；EF）

EF＝(EDV－ESV)/EDV×100（%）

EDV：左室拡張末期容量，ESV：左室収縮末期容量．正常は55%以上．

Mモードまたは断層エコーからも求めるTeichholz法と断層エコーから求める修正Simpson法がある．

▶ **Teichholz法**：左室の中央よりやや基部の位置で左室径（D）を拡張末期および収縮末期のそれぞれで測定し，左室を回転楕円体と仮定してその体積（V）を求める

$V = 7.0/(2.4+D) \times D^3$

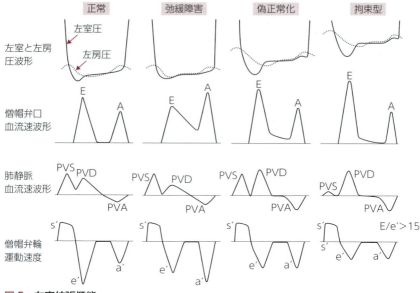

図5 左室拡張機能

この体積(V)を上記のEFの式にあてはめ計算する．通常，左室拡張末期径と収縮末期径を測定すれば，自動的に計算される．注意としては，左室の局所壁運動異常や心室瘤がある場合には実態を反映しないため，以下の修正Simpson法を用いる

- **修正Simpson法**：心尖部四腔像と二腔像で左室内腔を拡張末期および収縮末期でトレースして算出する．それぞれの断面でその長軸に沿って左室を20個のディスクに等分し，各々の体積を求め，20個の総和で左室容積を算出する．この容積から，上記のEFの式にあてはめ計算する．本法も拡張末期容積と収縮末期容積をそれぞれトレースすれば，自動計測される

- EFは前負荷(左房圧)と後負荷(動脈の抵抗)の影響を受けるが，日常臨床でよく遭遇する程度の急性負荷変化に対しては比較的変動が少なく，計測の再現性も比較的良好なため，左室固有収縮能を簡便に評価をするのに適している
- 1回拍出量(stroke volume；SV = EDV − ESV)や心拍出量(cardiac output；CO = SV×心拍数)も左室収縮機能の指標として使われることがある

2. 左室拡張機能(図5)

- 左室拡張機能≒左室拡張末期圧の関係があり，左室拡張末期圧が低いほど左室拡張機能はよいと判断する
- 心エコーではパルスドプラ法を用いた僧帽弁口血流速波形，肺静脈血流速波形，組織ドプラ法による僧帽弁輪運動速度により総合的に評価する

1) 僧帽弁口血流速波形

- 拡張早期波(E)，心房収縮波(A)およびそれらの比(E/A)，E波のピークから基線

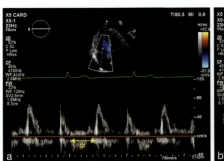
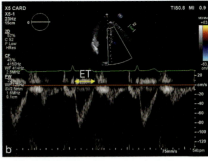

図6 TEI index
a. 僧帽弁口血流速波形．＊はA波の終わりからE波の始まりまでの時間．
b. 左室流出路血流速波形．ET：駆出時間．

に戻るまでの減速時間(deceleration time；DT)が計測項目である
- 左室拡張末期圧の上昇に伴い，弛緩障害型(gradeⅠ)，偽正常化型(gradeⅡ)，拘束型(gradeⅢ)へと変化する
- 若年健常者はE＞Aであり，50歳を超えるとE＝Aとなり，高齢者や心機能低下例ではE＜AかつDT延長となるが，心不全が悪化すれば偽正常化する

2）肺静脈血流速波形
- 収縮期波(PVS)，拡張期波(PVD)および心房収縮逆流波(PVA)から構成される
- 拡張末期圧が上昇すると左房圧が上がり，逆行性PVA波が深くなり持続時間も延長する
- 肺静脈血流速波形と左室流入血流速波形を記録し，肺静脈血流速波形のA波の幅が左室流入血流速波形のA波の幅よりも大きいと，左室収縮機能障害の有無にかかわらず左室充満圧の上昇を示す

3）僧帽弁輪運動速度
- 僧帽弁輪拡張早期速度e′は左室固有の拡張機能を反映しているとされる
- 僧帽弁口血流速度のE波とe′の比であるE/e′は左房圧を反映する指標として提唱された
- 一般的にE/e′≦8を正常とし，E/e′≧15をPCWP上昇と診断する

3．総合的機能(TEI index)（図6）
- 収縮能と拡張能を総合的に評価する方法としてTEI(total ejection isovolume) indexがある
- これは駆出時間，等容収縮期，等容拡張期をドプラ法で測定して算出するものである
- 房室弁口血流速波形の終了から開始までの時間(a)と心室の駆出時間(ET)を用いて，(a-ET)/ETという簡便な式で求められる
- 心室の収縮能と拡張能の総和が低下するほどTEI indexは高値となる
- TEI indexの正常値は左室が0.45以下，右室が0.40以下ある

表1　下大静脈と右房圧の関係

	右房圧 3（0〜5）mmHg	右房圧 8（5〜10）mmHg		右房圧 15（10〜20）mmHg
下大静脈径	≦21 mm	≦21 mm	＞21 mm	＞21 mm
sniffingによる虚脱	＞50％	＜50％	＞50％	＜50％

sniffing：においを嗅ぐように鼻をすする．

4．右心機能
1）右房圧
- 下大静脈径とその呼吸性変動で右房圧を推定することができる
- 心窩部アプローチの矢状断面で下大静脈を描出する
- 肝静脈の流入部から約1 cm遠位部の径を測定する
- 呼気時の正常値は10〜15 mmであり，50％以上の呼吸性変動があれば正常である
- sniffingによる虚脱の程度を求めると，右房圧を推定することができる（表1）
- 右房圧上昇は右心不全か溢水を意味する

2）右室収縮期圧
- 三尖弁逆流血流速より推定できる
- 連続波ドプラで三尖弁逆流の速度Vを測定できれば，簡易ベルヌーイの式により（右室圧−右房圧）＝$4V^2$が得られる
- 右室流出路や肺動脈弁に狭窄がなければ，収縮期の右室圧≒肺動脈圧が成り立つ．したがって，肺動脈圧≒右室圧≒右房圧＋$4V^2$となり，肺高血圧の有無が推定できる

3）右室機能（図7）
- 右室面積変化率（fraction area change；FAC）
（右室拡張末期面積−右室収縮末期面積）/右室拡張末期面積×100（％）．正常は35％以上
- 三尖弁輪収縮期移動距離（tricuspid annular plane systolic excursion；TAPSE）
四腔像において，右室自由壁側の三尖弁輪のMモードより測定する．正常は17 mm以上
- 組織ドプラによる右室自由壁側の三尖弁輪収縮期最大速度（正常は10〜20 cm/秒）

10　虚血性心疾患
- 局所の壁運動の有無を確認し，その壁運動異常が冠動脈支配領域に沿っているかを確認する（図8）
- 壁運動異常の評価には左室17分画モデル図があり，このモデルに沿って壁運動スコアで表現する
- 壁運動異常が存在するときの左室収縮能の評価は断層心エコーの修正Simpson法を用いる
- 特に，見逃されやすい心尖部の観察を丁寧に行い，合併症の有無もチェックする

1．左室自由壁破裂
突然，血行動態が破綻した場合，心タンポナーデの所見がないか確認する．心タン

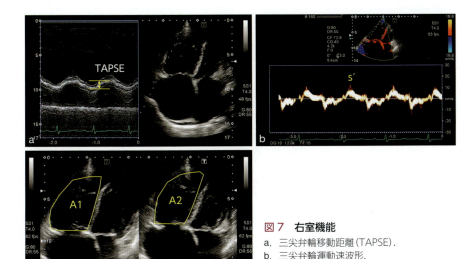

図7 右室機能
a. 三尖弁輪移動距離(TAPSE).
b. 三尖弁輪運動速波形.
c. 右室面積変化率(FAC). A1：右室拡張末期面積, A2：右室収縮末期面積.

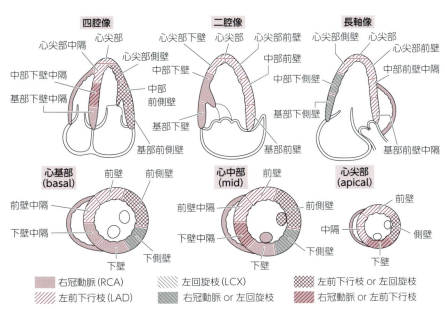

図8 壁運動異常と冠動脈支配領域

ポナーデの所見は心嚢液の貯留量によらず, 右室前壁の拡張期虚脱である. 心膜との癒着により致命的な破裂を免れた場合は慢性期に仮性瘤へと進展することがある.

2. 心室中隔穿孔

心室中隔の梗塞領域に穿孔を生じ, 左-右短絡を認める.

表2　大動脈弁狭窄，僧帽弁狭窄の重症度

大動脈弁狭窄の重症度評価

	軽度	中等度	重度
大動脈弁通過最高血流速度	<3.0 m/秒	3.0〜4.0 m/秒	>4.0 m/秒
収縮期平均圧較差	<25 mmHg	25〜40 mmHg	>40 mmHg
弁口面積	>1.5 cm^2	1.0〜1.5 cm^2	<1.0 cm^2
弁口面積係数	—	—	0.6 cm^2/mm^2

〔Bonow RO, et al：ACC/AHA 2006 guidelines for the management of patients with valvular heart disease. J Am Coll Cardiol 48：e1-e148, 2006 より〕

僧帽弁狭窄の重症度評価

	軽度	中等度	重度
弁口面積	>1.5 cm^2	1.0〜1.5 cm^2	<1.0 cm^2
平均圧較差	<5 mmHg	5〜10 mmHg	>10 mmHg
肺動脈収縮期圧	<30 mmHg	30〜50 mmHg	>50 mmHg

〔日本循環器学会：循環器病の診断と治療に関するガイドライン（2009年度合同研究班報告）循環器超音波検査の適応と判読ガイドライン（2010年改訂版）．http://www.j-circ.or.jp/guideline/pdf/JCS2010yoshida.h.pdf（2018年12月閲覧）より〕

3. 急性僧帽弁逆流

虚血により乳頭筋断裂・乳頭筋不全を生じることにより僧帽弁逆流を生じる．慢性期には乳頭筋の線維化・短縮による僧帽弁支持構造の変形，弁輪拡大なども関与する．重度の僧帽弁逆流を認める場合は手術が検討される．

4. 壁在血栓

前壁梗塞の心尖部が好発部位であるが，広範な梗塞の場合は壁運動が低下している部位のどこに発生してもおかしくはない．ズーム機能を用いて梗塞領域を丁寧に観察する．

11 弁狭窄

弁の形態，弁口面積，弁両側の圧較差を評価する．

1. 大動脈弁狭窄

- 弁の枚数，可動性，石灰化などを観察する
- 二尖弁の場合は遺残交連がrapheとして観察され，前後（antero-posterior type）と左右（right-left type）に開くタイプに分けられる．また，二尖弁の場合は大動脈中膜が脆弱化するため上行大動脈の拡大，大動脈瘤，大動脈解離，大動脈縮窄などの大動脈病変を合併することがあるため，大動脈まで観察する必要がある
- 重症度はトレースや連続の式による弁口面積や連続波ドプラ法による大動脈弁通過血流速度・圧較差により判定する（表2）
- 大動脈弁狭窄症では，重症な狭窄があっても収縮能の低下や左室腔の狭小化により1回拍出量が低下することがある．この場合，収縮期圧較差が小さくなり，重症度を過小評価してしまうため，連続の式で弁口面積を算出するかドブタミン負荷による評価が推奨される
- 弁口面積は，トレースによるプラニメトリー法とドプラ法による連続の式による求

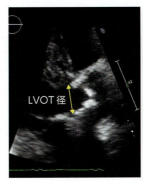
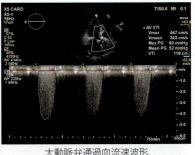

大動脈弁通過血流速波形

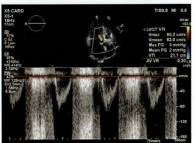

LVOT通過血流速波形

図9 大動脈弁狭窄症の弁口面積(連続の式)の測定
LVOT径,大動脈弁通過血流速波形および左室流出路血流速波形をトレースすることで自動測定される.

め方がある
- プラニメトリー法:断層エコーの傍胸骨短軸断面で弁口をトレースして直接得られる
- 連続の式:AVA=(LVOTのVTI×LVOT断面積)/(大動脈弁のVTI)
  (AVA:大動脈弁弁口面積,VTI:velocity-time integral,LVOT:左室流出路)より弁口面積を算出する(図9)
- 弁の石灰化が強く,画像が不鮮明な場合はトレースによる弁口面積は測定が困難であるため,他の指標により重症度判定を行う

2. 僧帽弁狭窄
- 弁の可動性,弁下組織変化,弁の肥厚・石灰化,交連部の癒合・石灰化,左房内の血栓について観察する
- 重症度は断層エコーによるトレース,連続の式,pressure half time(PHT)法により求められる弁口面積や平均圧較差から判定する(表2)
- 僧帽弁の弁口面積はpressure half time(PHT)法によって,弁口面積(cm^2)=220/PHTという経験式で求めることもできる.ただし,弁口面積>2 cm^2ではPHTと弁口面積が相関不良となるため注意が必要である

12 弁逆流
弁の形態とその逆流の重症度から評価する.

1. 大動脈弁逆流
- 弁の形態として器質的変化,弁尖逸脱,大動脈弁輪拡張などがないか観察する

表3　大動脈弁逆流，僧帽弁逆流の重症度

大動脈弁逆流の重症度評価

	軽度	中等度	重度
定性評価			
Vena contracta 幅	<0.3 cm	0.3〜0.6 cm	>0.6 cm
左室流出路逆流幅比	<25%	25〜64%	>65%
連続波ドプラ PHT 法	>500 msec	200〜500 msec	<200 msec
下行大動脈の拡張期逆流	拡張早期	拡張早期	全拡張期
定量評価			
大動脈弁逆流量	<30 mL	30〜59 mL	≧60 mL
大動脈弁逆流率	<30%	30〜49%	≧50%
有効逆流弁口面積	<0.10 cm^2	0.10〜0.29 cm^2	≧0.30 cm^2

〔Oh JK：Valvular heart disease. In：Oh JK, et al：The Echo Manual, 3rd ed. pp189-225, Lippincott Williams & Wilkins, 2006 より〕

僧帽弁逆流の重症度評価

	軽度	中等度	重度
定性評価法			
カラードプラジェット面積	<左房面積の 20%	左房面積の 20〜40%	>左房面積の 40%
Vena contracta 幅	<0.3 cm	0.3〜0.69 cm	≧0.7 cm
肺静脈血流シグナル	収縮期波優位	収縮期波減高	収縮期逆行性波
定量評価法			
僧帽弁逆流量	<30 mL	30〜59 mL	≧60 mL
僧帽弁逆流率	<30%	30〜49%	≧50%
有効逆流弁口面積	<0.20 cm^2	0.20〜0.39 cm^2	≧0.4 cm^2

〔日本循環器学会：循環器病の診断と治療に関するガイドライン（2009 年度合同研究班報告）循環器超音波検査の適応と判読ガイドライン（2010 年改訂版）．http://www.j-circ.or.jp/guideline/pdf/JCS2010 yoshida.h.pdf（2018 年 12 月閲覧）より〕

- 重症度の評価は左室流出路と逆流の幅の比，逆流ジェットの Vena contracta 幅，連続波ドプラ法による pressure half-time（PHT）などの定性評価とドプラ法を併用した定量的評価がある（表3）
- 腹部大動脈のパルスドプラ波形が全拡張期において逆流を認めた場合は，大動脈弁逆流が重度と判断する

2. 僧帽弁逆流

- 逆流の発生部位，発生機序について検索する
- 発生機序として，虚血性心疾患や拡張型心筋症などによる機能性僧帽弁逆流なのか，弁の逸脱によるものなのかを判別することは重要である
- 重症度はカラードプラ法のジェット面積や Vena contracta 幅による定性評価と，ドプラ法を併用した PISA（proximal isovelocity surface area）法がある（表3）
- PISA 法は逆流孔の上流の折り返し速度面を半球面と仮定し，その表面積の大きさを測定する方法である

表4　経食道心エコー法の適応

Class I
以下のような場合で，経胸壁心エコーでは十分な情報が得られないとき 1）塞栓源検索(左房，左心耳，右心耳，卵円孔開存，心房中隔欠損など) 2）弁膜疾患(自己弁および人工弁) 3）感染性心内膜炎が疑われるとき 4）心房細動の除細動前の検査(特に左房，左心耳内の血栓検索) 5）胸部大動脈の評価(大動脈解離，大動脈瘤，大動脈硬化) 6）先天性心疾患(特に ASD の病型など) 7）心臓腫瘍(大きさ，付着部位など) 8）心血管手術時のモニター(弁形成術あるいは弁置換術の評価，心機能，壁運動，大動脈内ステント内挿術など) 9）非心血管手術時や ICU でのモニター(心機能，壁運動など) 10）ICU などで，重症患者の心臓の形態・機能情報を得ることで治療方針変更などにかかわる追加情報を得ることが期待できるとき
Class Ⅱa
1）大動脈解離の治療後経過観察

〔日本循環器学会：循環器病の診断と治療に関するガイドライン(2009年度合同研究班報告) 循環器超音波検査の適応と判読ガイドライン(2010年改訂版). http://www.j-circ.or.jp/guideline/pdf/JCS2010yoshida.h.pdf(2018年12月閲覧)より〕

3. 三尖弁逆流

- 三尖弁逆流の重症度評価はカラー逆流の広がり，右室側の吸い込み血流，肝静脈の収縮期逆流波などを参考として総合的に判断する

13 人工弁

- 弁，弁輪の動き，血栓，疣贅，フィブリンの付着，逆流，狭窄の程度を観察する
- 人工弁狭窄の診断には連続波ドプラ法による弁の通過血流速度の計測が有用である
- 人工弁の逆流の評価はカラードプラ法を用いる
- 経胸壁心エコーでは可視範囲に限界があるため，より詳細な評価を必要とする場合には，経食道心エコーを実施する
- 人工弁の種類やサイズにより各指標の正常値が異なるため，人工弁置換術直後にエコーの指標を記録しておき，常にそのデータと比較することで弁機能不全の有無を判断する

14 経食道心エコー (transesophageal echocardiography；TEE)

- 直径約1cmのプローブを咽頭麻酔下に食道と胃に挿入し，障害物を介さずに心臓や大動脈を観察する方法である
- 経食道エコーの適応を**表4**に示した．特に心房内の血栓や左房粘液腫などの心内腫瘍，僧帽弁と大動脈弁の病変，人工弁病変，感染性心内膜炎，胸部大動脈疾患および一部の先天性心疾患の診断に有力である
- 心臓手術の術中監視，カテーテルによる心房中隔欠損孔閉鎖術・大動脈弁植込み術，カテーテルアブレーション術中ガイドなどにも応用されている

【小形幸代】

血管エコー，血管機能検査

> **POINT**
> - アテローム血栓症の早期発見・早期治療には，血管エコーと血管機能検査が有用である
> - 血管の形態的検査にはエコーが有用であり，代表的なものとして頸動脈，腎動脈，下肢動脈エコーがあげられる
> - 血管の機能的検査は，血流介在血管拡張反応（FMD），脈波伝播速度（PWV），足関節上腕血圧比（ABI）が広く汎用されている

　アテローム血栓症（冠動脈疾患，脳血管疾患，末梢動脈疾患）またはそのリスクファクターを複数もつ患者を対象としたREACHレジストリーの結果，将来の心血管イベント発生の最も強力な予測因子はpolyvascular disease（2つ以上の動脈床に存在するアテローム血栓症）であった．つまり，血管疾患を多く合併すればするほど，心血管イベントの発生率が上昇することを意味する．そのため，筆者らの科ではアテローム血栓症を全身性の疾患として捉え，全身血行動態アテローム血栓症候群（systemic hemodynamic atherothrombotic syndrome；SHATS）という概念をつくり，早期発見・早期治療を心がけている．動脈硬化性疾患あるいは危険因子を有する入院患者に対し，血管エコーと血管機能検査を用いて，全身の血管のスクリーニングを行っている．

I 血管エコー

　血管の形態的検査にはエコーが有用である．筆者らの科では頸動脈，腎動脈，下肢動脈のエコーをスクリーニングに用いている（図1）．異常所見を認め，臨床的に治療が必要と判断した場合は，薬物療法やインターベンションなどの治療介入を行っている．

1 頸動脈エコー
　頸部血管は，総頸動脈系と椎骨動脈系に分けることができる（図2）．
1．被検者の体位
- 体位は仰臥位を基本とし，枕は使用せず顎を軽く上げる
- 顔を30°前後反対側へ傾け，観察領域を伸展させる．このとき，顔を極端に傾けすぎると血管にねじれを生じ，観察しにくくなる

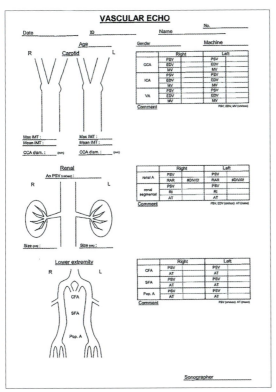

図1 筆者らの科で用いている血管エコーレポート

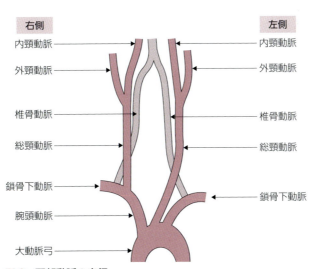

図2 頸部動脈の走行

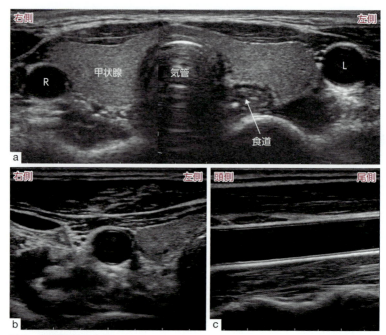

図3 総頸動脈の血管エコー
a. 両総頸動脈の横断像(R:右総頸動脈,L:左総頸動脈).
血管横断像は,被検者を尾側(足側)から眺めた像で,画面に向かって左に被検者の右側が表示される像とする.血管縦断像は画面にその方向を表示する.
b. 右総頸動脈の横断像.
c. 右総頸動脈の縦断像.

- 体型により肩甲骨背部へ枕やタオルなどを挿入すると,総頸動脈起始部が観察しやすくなる

2. 探触子(プローブ)の選択,装置条件の調整方法
- 探触子は一般に7.5 MHz以上のリニア型探触子を用いる
- 内頸動脈の末梢側など深部を走行する血管の観察には,5 MHz前後のコンベックス型やセクタ型探触子が有効である.

3. アプローチ方法
- 総頸動脈系をまず横断走査で観察し,分枝の高さや形態,狭窄や閉塞のチェックをする
- その後縦断走査で多方向から観察すると血管の全体像を把握しやすい(図3)
- 一般的に,総頸動脈は前斜位,内頸動脈は後斜位からの観察が最も容易である
- 椎骨動脈系の描出は,前斜位縦断走査で総頸動脈の縦断像を描出し,探触子の入射角度をゆっくりわずかに外側へ向ける
- 深部に椎骨の横突起とその背側に音響陰影が現れ,その間に椎骨静脈と椎骨動脈が並走する(図4)

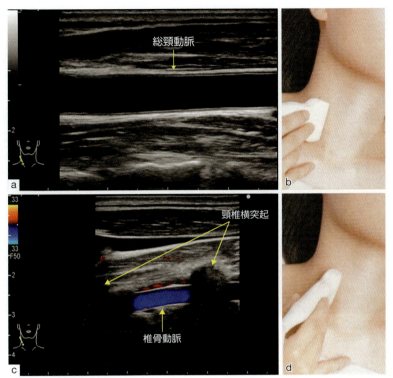

図4 右椎骨動脈の描出方法
総頸動脈縦断像を前方から描出し(a, b)，そのまま接地面を軸としてプローブを外側に向けると椎骨動脈が描出される(c, d)．

- カラードプラ法を併用すると確認が容易である
- 頸動脈洞の血管外膜には血圧変動に敏感な舌咽神経終末があり，過度の圧排は血圧降下や徐脈をきたし，失神発作が誘発されるため注意が必要である

4．計測方法
1）血管内血流速度の評価
- 内頸動脈，外頸動脈，総頸動脈，椎骨動脈に対してパルスドプラで確認する(図5)
- 計測項目は収縮期最高血流速度(peak systolic velocity；PSV)，拡張末期血流速度(end-diastolic velocity；EDV)，平均血流速度(mean velocity；MV)である
- 狭窄があるとPSVが上昇し，血流量が低下すると，EDV，MVが低下する
- 狭窄部のPSVが1.5 m/秒を超える場合はNASCET狭窄率(後述)50％以上，PSVが2 m/秒以上はNASCET狭窄率70％以上の狭窄が疑われる
- さらに，EDVの左右比(速い速度/遅い速度：ED ratio)も応用でき，総頸動脈での比が1.4以上ではEDVの低いほうの遠位側に閉塞や高度狭窄病変の可能性が高い(4以上は内頸動脈閉塞)

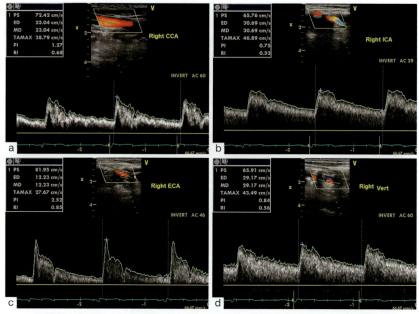

図5 頸部動脈の正常血流パターン

a. 総頸動脈．最も表在側を走行する8mm前後の血管である．血流パターンは外頸動脈と類似する．
b. 内頸動脈．外側の深部へと走行する．血流パターンは収縮期の急峻なピークと拡張期のスロープ状からなる波形である．
c. 外頸動脈．内頸動脈と比べて内側の表在を走行する．血流パターンは収縮期の急峻なピークをもつ山と，拡張期のなだらかな山から形成される．
d. 椎骨動脈．総頸動脈の深部側を走行し，椎骨の横突起と重なる部分が観察できない．血流パターンは内頸動脈と類似する．

表1 頸動脈の計測値の基準値

	総頸動脈	内頸動脈	椎骨動脈
動脈径（mm）	7.0±0.9	5.4±1.0	3.1±0.6
IMT（mm）	0.5〜1.0	0.5〜1.0	
最高血流速度（cm/秒）	90±20	63±20	56±17
平均血流速度（cm/秒）	47±12	37±13	30±10
拡張末期血流速度（cm/秒）	21± 7	21± 7	15± 7

〔遠田栄一，他（編）：超音波エキスパート1　頸動脈・下肢動静脈超音波検査の進め方と評価法．Medical Technology 別冊，2004 より〕

2）血管径の計測

- 血管外膜間内径を求める
- 総頸動脈径が10mmを超える場合，および内頸動脈が8mmを超える場合は拡張ありと判断される（表1）

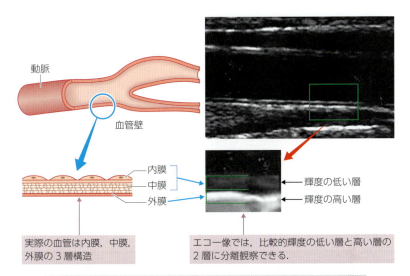

図6 IMTの観察と計測
〔遠田栄一,他（編）：超音波エキスパート1 頸動脈・下肢動静脈超音波検査の進め方と評価法. Medical Technology 別冊, 2004 より〕

3) IMT（intima-media thickness）の計測（図6）
　IMTの肥厚は，脳梗塞や心筋梗塞などの動脈硬化性疾患や生活習慣病と相関がある．
◎ max IMT
- 計測範囲は，左右の総頸動脈，頸動脈洞，内頸動脈とし，左右それぞれの観察可能な領域で最大の値を測定する
- 外頸動脈は計測範囲から除外する
- max IMT は≦1.0 mm を正常と判断し，1.1 mm 以上を異常肥厚とする

◎ mean IMT
- 総頸動脈での max IMT の計測部位の前後1 cm の部分の IMT を計測し，max IMT を含めた3点の IMT の平均値を mean IMT として記載する（図7）

4) プラークの評価
- 最大の厚みが1.1 mm 以上で，IMC 表面に変曲点を有する限局性の隆起性病変をプラークと称する
- 評価は，以下について行う（図8，表2）
  ❶ 最大厚や隆起部の範囲を含めたサイズ
  ❷ 表面の形態
  ❸ 内部の性状

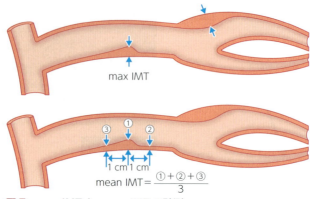

図7 max IMT と mean IMT の計測

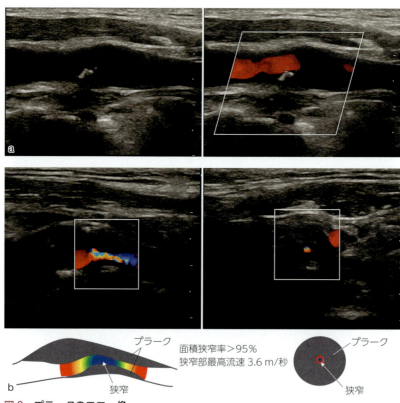

図8 プラークのエコー像
a. 石灰化を伴う高輝度プラーク.
b. プラークによる高度狭窄.

表2 プラークの超音波性状

1. 内部超音波輝度による分類
- 低エコー輝度(hypoechoic)……血管内血流と同じ：出血，粥腫
- 等エコー輝度(isoechoic)……胸鎖乳突筋と同じ：線維化
- 高エコー輝度(hyperechoic)……骨と同じ：石灰化

2. 表面性状による分類
- 平滑(regular)
- 不規則(irregular)……0.4〜1.9 mm の陥凹
- 潰瘍(ulcerated)……2 mm 以上の陥凹

3. 内部性状による分類
- 均質(homogenous)
- 不均質(heterogenous)

低輝度プラークや不均一な病変が脳梗塞の発症と関連している．
このほか，可動性プラークの有無も記載が必要である．
〔遠田栄一，他(編)：頸動脈・下肢動静脈超音波検査の進め方と評価法．Medical Technology 別冊，2004 より〕

❹ 可動性
- 特殊な形態として，可動性プラークがある．有茎性成分，低輝度成分を覆う線維性被膜，およびプラーク全体やその一部が可動性を示すことがある
  ➡ これは血栓や不安定プラークを意味し，塞栓症を起こしやすいプラークとして注意を喚起すべきである

5) 狭窄度の評価(図9)
- 狭窄の程度は IMT やプラークよりも高度な病変を評価する指標である
- 測定方法で狭窄率の値が異なってしまうので，報告書には必ず算定方法を記載する必要がある

2 腎動脈エコー

下記の腎動脈狭窄を示唆する臨床所見を呈しる症例に対し，腎動脈エコーが有用である．
- 二次性高血圧(若年発症，難治性，最近増悪など)
- ACE 阻害薬または ARB 治療開始後の血清 Cr 値の上昇
- 原因不明の腎機能低下
- 原因不明の腎萎縮，または腎臓サイズの左右差が 1.5 cm 以上
- 原因不明の心不全
- 腹部血管雑音
- 多枝冠動脈疾患，末梢動脈疾患

腎動脈エコーは，腎動脈起始部と腎内血流の測定を行うが，ここではスクリーニング検査としての腎動脈起始部エコーを以下に説明する．

1. 被検者の体位
- 腎動脈起始部の観察では仰臥位を基本とする

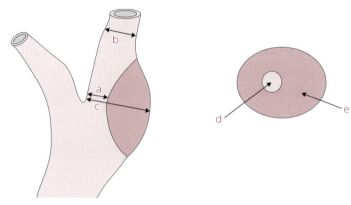

- 遠位の内頸動脈に対する最小血管径の狭窄率を測定する方法（NASCET法）
  [(b−a)/b×100]
- 狭窄部での狭窄率を測定する方法（ECST法）
  [(c−a)/c×100]
- 面積から狭窄率を求める方法
  [(e−d)/e×100]

図9　血管狭窄の計算方法

狭窄病変の好発部位である内頸動脈起始部は頸動脈球部に連続して膨隆し，末梢側に比べて血管径が太くECST法は血管造影に比べて狭窄率が過大評価されるためNASCET法が推奨される．NASCET法では，狭窄病変末梢側の血管径が安定した内頸動脈の非病変部を基準となる血管径として計算する．
NASCET：North American Symptomatic Carotid Endarterectomy Trial,
ECST：European Carotid Surgery Trial

- 腎動脈入口部では腸管ガスが描出の障害となることが多いため，可能なら6時間以上の絶食が望ましい

2. 探触子の選択，装置条件の調整方法

- 3〜6MHzのコンベックス型，2.5〜3.5MHzのセクタ型探触子を使用する
- コンベックス型は観察視野が広いため全体像把握に有利であり，セクタ型は，ドプラ周波数が低いためドプラ感度も高く，肥満者などにおける深部の血流観察に優れる
- カラードプラでの流速レンジは腎動脈起始部では30〜50cm/秒に設定する

3. アプローチ方法

- 心窩部に探触子を置き，短軸断面で腹部大動脈を描出させる．腹部大動脈上部から腹腔動脈，上腸間膜動脈，腎動脈と分岐する
- 体表に向かってくる腹腔動脈，上腸間膜動脈と異なり，腎動脈は大動脈から左右横方向に向かってくるため，腎動脈は長軸像では描出されない
- まず上腸間膜動脈を確認してから，その約1cm末梢側の腎動脈起始部付近を検索するとよい（図10）

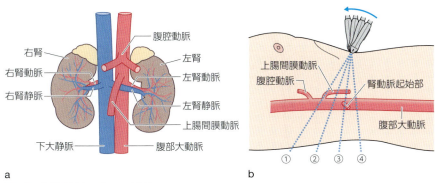

図10 腎動脈のアプローチ方法
a. 大動脈・腎動脈の解剖.
b. 心窩部からの観察.

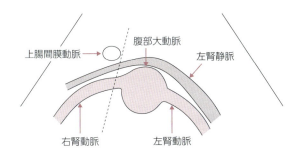

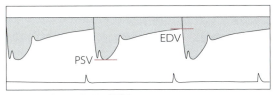

図11 PSV, EDV の評価
(廣岡芳樹,他:超音波による腎動脈病変の標準的評価法.超音波医学 42:185-200, 2015 より)

4. 計測方法

- 腹部に瘤状病変がないことを確認し,腎動脈起始部での PSV と EDV を計測する(図11)
- 腹部大動脈での PSV も測定し,RAR(renal artery to aortic peak systolic velocity ratio:腎動脈起始部 PSV/腹部大動脈 PSV)を算出する
- 腹部大動脈の血流は長軸像で腎動脈分岐部付近にカーソルを合わせ測定する.その際,ドプラ入射角度をできるだけ小さくする
- 腎動脈起始部 PSV が 200 cm/秒以上,RAR 3.5 以上,狭窄後乱流がみられる場

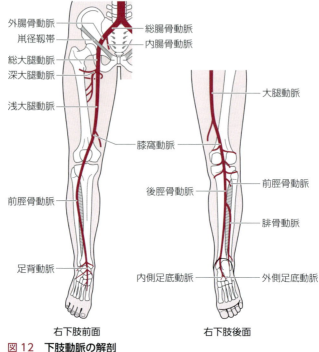

図12　下肢動脈の解剖

合，腎動脈有意狭窄（径狭窄率60％以上）を示唆する直接所見である

❸ 下肢動脈エコー

下肢動脈は観察範囲が広いため，末梢循環障害のスクリーニング検査では，鼠径部（大腿動脈），膝窩部（膝窩動脈），足部（後脛骨動脈と足背動脈）を観察し，各部位で血流速度波計を記録する（図12）．

1．被検者の体位

大腿部では仰臥位，膝窩部と下腿部では膝を外側に屈曲させた姿勢や側臥位で行う．

2．探触子の選択

大腿部～足部までの血管は，高周波のリニア型（5～10 MHz）が適している．

3．アプローチ方法

1）大腿動脈

- 鼠径靱帯部のやや下方から短軸断面で観察を開始する
- 通常深さ1～2 cmに総大腿動脈が描出される
- 動脈の同定後，探触子を90°時計方向に回転させ，長軸断面で観察する
- 鼠径靱帯から約5 cm末梢で総大腿動脈が分岐する．分岐後ほぼ直線的に走行するほうが浅大腿動脈である

2）膝窩動脈

- 膝関節部をやや外側に屈曲させて，下肢の内側や裏側から観察する

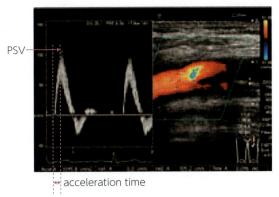

図13 パルスドプラ法での血流速度波形
PSV が 2.0 m/秒以上で有意狭窄を疑う．
acceleration time が 0.12 秒以上で中枢側の狭窄を疑う．

- 内側から観察する場合は膝窩静脈の前方に，裏側から観察する場合は膝窩静脈の後方に膝窩動脈が描出される

3）下腿動脈

- 下腿部では2本の同名静脈に挟まれるように動脈は走行しているため，併走する静脈を目印に検索するとよい
- また，脛骨や腓骨の側面から骨に沿うように操作すると描出しやすい

4．計測方法

1）Bモード

- 血管径，血管壁の状態，狭窄率を計測する

2）カラードプラ法

- 血流の有無を長軸像で確認する．狭窄部では乱流となるため，モザイク状の血流として観察される

3）パルスドプラ法

- 健常例の下肢動脈血流は，PSV は 1.0 m/秒前後であり，2.0 m/秒以上に上昇することはない
- PSV 2.0 m/秒を超える場合，狭窄と判定される（図13）
- また，中枢側に高度狭窄や閉塞がある場合，その末梢側では狭窄部でも PSV が 2.0 m/秒を示さないことがある．その際，狭窄部位とその中枢側で PSV を計測し，両者の比（peak systolic velocity ratio；PSVR）を算出し狭窄度を推定する
- 一般に PSVR 2.0 で 50％以上，4.0 で 75％以上の狭窄とされる（表3）
- 血流速度波形は4つの型に分類して評価する方法が一般的である（図14）

表3 末梢動脈狭窄の判断基準

狭窄	径狭窄率	血流波形	乱流	PSVR
正常	0%	三相性	なし	変化なし
軽度	1〜19%	三相性	あり	<2：1
中等度	20〜49%	二相性	あり	<2：1
高度	50〜74%	単相性	あり	>2：1
高度	75〜89%	単相性	あり	>4：1
高度	90〜99%	単相性	あり	>7：1

(Guidelines for Noninvasive Vascular Laboratory Testing：A Report from The American Society of Echocardiography and the Society of Vascular Medicine and Biology. 2006 より一部改変)

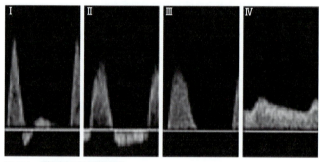

図14 動脈血流速度波形
Ⅰ 急峻な立ち上がり拡張期に逆流成分を伴う正常波形．
Ⅱ 拡張期の逆流成分が減弱，または連続的に続く．
Ⅲ 拡張期成分の消失と，収縮期波形がなだらかになる．
Ⅳ 収縮期，拡張期に連続する波形．
〔貴田岡正史，他：超音波による大動脈・末梢動脈病変の標準的評価法（案）．超音波医学 39：147-168, 2012 より〕

Ⅱ 血管機能検査

心血管疾患の主原因である動脈硬化病変には，プラークと血管機能不全の2つの側面がある．日本循環器学会のガイドラインでは，血管機能不全を評価するための血管機能検査を幅広く取り上げているが，本項ではそのなかで，特に広く汎用されている代表的な検査について説明する．

1 血流介在血管拡張反応(flow-mediated dilatation；FMD)

- カフで腕を締めた後の血流増大によるずり応力により，血管拡張物質である一酸化窒素(NO)が血管内皮からどれだけ放出されたかをみる検査である
- 血管内皮機能が低下しているとNOの産生が少なくなり，FMD値は低下する

1．測定方法

❶ 安静時の上腕動脈の血管径を測定する

❷ 前腕部をマンシェットにて 5 分間駆血する．動脈血流を完全遮断するため，通常カフは収縮期血圧プラス 30〜50 mmHg 以上の圧にて加圧・維持する
❸ 駆血解除後，最大拡張期の血管径を再度測定する
❹ ❶ と ❸ の血管径を比較し，血管の拡張率を % FMD として表す

FMD（%）＝（最大拡張血管径－安静時血管径）/（安静時血管径）×100

上腕肘窩より中枢側上腕動脈の血管径を，心電図 R 波に同期させた拡張末期イメージにて測定する．

2. 診療への応用
- 血管内皮機能低下は，形態的な血管障害の変化が生じる以前の動脈硬化の初期病変とされる
- FMD は動脈硬化初期段階の病態を鋭敏に反映した検査と考えられる
- 6% 以上が正常で，5% 以下で内皮機能障害が疑われる
- FMD は古典的心血管疾患危険因子とは独立した予後予測指標として有用であり，薬物や食物摂取，運動などの生活習慣の改善により FMD が改善するとされる

2 脈波伝播速度 (pulse wave velocity；PWV)

- 心臓の収縮により血液が駆出され，大動脈に振動（脈波）が生じ，動脈中枢から末梢側へ伝播する．この脈波を体表面から 2 か所で記録し，脈波の立ち上がり時間差と測定部位間距離から算出される指標が PWV であり，血管弾性の低下（動脈の硬さ）を反映する
- PWV は脈波の記録部位により，頸動脈-大腿動脈間脈波伝播速度 (carotid-femoral pulse wave velocity；cfPWV) と上腕-足首間脈波伝播速度 (brachial-ankle pulse wave velocity；baPWV) とがある
- PWV が動脈硬化度と直接比例するのは弾性動脈であり，解剖学的には大動脈に相当する．一方，上腕動脈や大腿動脈は筋性動脈であり，PWV と動脈硬化度の関連は薄い
  ➡ cfPWV は欧米を中心に大動脈スティフネス評価のゴールドスタンダードとして認知されている．しかし測定の煩雑さと，測定者の熟練した技術を要することから，わが国では使用できる施設が限られている
- baPWV は，弾性・筋性動脈両者のスティフネスを反映しているが，測定が簡便で統一されており，ABI（後述）と同時に測定できるため，普及度の高い検査である

1. baPWV の測定方法
- ベッド上で仰臥位になり，両側の腕と足首に，血圧計のマンシェット，心電図の電極，心音図マイクを装着する．センサー間の距離と脈波の到達所要時間を計測し，PWV を算出する（図 15）

2. 診療への応用
- 心血管疾患発症リスクが高まる高リスクの目安として，18 m/秒が妥当と考えられる．加齢高血圧，糖尿病，閉経，メタボリック症候群，慢性腎臓病，睡眠時無呼吸

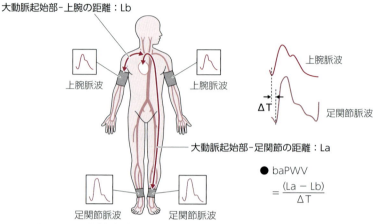

図15 baPWVの測定方法

$$右側ABI = \frac{高いほうの右側足関節収縮期血圧(後脛骨動脈または足背動脈)}{高いほうの上腕収縮期血圧(左側または右側)}$$

$$左側ABI = \frac{高いほうの左側足関節収縮期血圧(後脛骨動脈または足背動脈)}{高いほうの上腕収縮期血圧(左側または右側)}$$

図16 ABIの測定方法
- ABI≦0.90   ：主幹動脈の狭窄・閉塞を示唆
- 0.91≦ABI≦0.99   ：脳心血管リスクの観点でのボーダーライン
- 1.0≦ABI≦1.4   ：正常範囲
- ABI>1.4   ：動脈の高度石灰化を疑う

(日本循環器学会：循環器病の診断と治療に関するガイドライン2013 血管機能の非侵襲的評価法に関するガイドライン．http://www.j-circ.or.jp/guideline/pdf/JCS2013_yamashina_h.pdf(2018年12月閲覧)より)

症候群，冠動脈疾患でのbaPWVの上昇が報告されている

3 足関節上腕血圧比(ankle brachial index；ABI)
- ABIは足首と上腕の血圧を測定し，その比率を計算したものである
- 下肢虚血の程度を示す指標であり末梢動脈疾患(peripheral arterial disease；PAD)の診断に用いられる
- 動脈径が末梢に向かい細くなることによる血圧のピーキング現象，および末梢からの圧脈波の反射により，足関節レベルの収縮期血圧は上腕動脈の収縮期血圧より10〜15 mmHg高い値を示すため，健常人のABIは1.0を超える
- ABIが0.9以下の場合，下肢主幹動脈の狭窄や閉塞が疑われ，値が小さければ小さいほど病変が高度である

1．測定方法
- 両側の上肢ならびに足関節レベルの収縮期血圧を測定する(図16)
- PAD症例では歩行後にABI低下がみられることから，室温下10分間の仰臥位で

安静の後に測定する

2. 診療への応用

- 心血管疾患のリスクを有する症例，間欠性跛行などの労作時下肢症状のある症例，下肢の難治性潰瘍症例，65歳以上の高齢者，50歳以上の糖尿病もしくは喫煙者，透析症例およびステージ3～5の慢性腎臓病症例においてABI測定が推奨される
- 糖尿病症例や維持透析症例では，下肢虚血症状が高度であるにもかかわらず，ABIが1.40以上の高値を示すことがある．足関節レベルの主幹動脈で石灰化が非常に高度で，カフで圧迫しても圧迫しきれない場合があり，ABIを虚血の指標として用いることができない
    - ➡ その場合，足関節ではなく足趾血圧を測定するTBI(toe brachial index：足趾上腕血圧比)を用いる．TBIの正常値は0.70以上である
- また，閉塞性血栓血管炎(Buerger病)や膠原病に起因する各種血管炎などでは，足趾に虚血性の潰瘍を認めても足背動脈や後頸骨動脈は触知良好でABIも正常であることも多い．このような場合にも，TBIなどほかの血管機能検査を行う必要がある

【去川睦子】

7 心肺運動負荷試験（CPX）の実際と解釈

> **POINT**
> - AT強度を理解する
> - 心臓リハビリテーションは，ATを運動処方の基準とする

1 心肺運動負荷試験（cardiopulmonary exercise test；CPX）とは
- 欧米では，CPETと略されることも多い
- 通常の運動負荷試験との違いは，運動負荷試験は心臓虚血の有無を検査するものであるが，CPXは文字どおり，肺機能や身体機能（筋力など）を含めた評価である
- エルゴメータを用いる．マスク部にある赤外線センサーにて，酸素摂取量，二酸化炭素排泄量を測定している
- 12誘導心電図，血圧を同時にモニターする．必要に応じて，酸素飽和度もモニターする

2 CPXの目的
- 主な目的は最大酸素摂取量（Peak VO_2）と嫌気性代謝閾値（anaerobic threshold；AT）を測定することである
- 対象となる疾患は，心疾患すべて
  1. 虚血の有無
  2. 心臓リハビリテーションのためのAT値の測定
     ➡ 運動療法指導にあたって，客観的な運動負荷，心拍数を設定できる
  3. 心臓移植前のPeak VO_2の評価
     ➡ 14 mL/kg/分未満が心移植の適応

3 CPXの実際と結果の見かた
- 図1が主な結果となる．それぞれ図2，3の①〜⑭，グラフⓐ〜ⓒに分けて説明を追加していく
- ①は，安静時間（Rest），ウォームアップ（Warm Up），運動時間（Exec Time）を示す
- 筆者らの施設のプロトコールでは，安静時間3分，ウォームアップ3分をとってから運動を開始していく
- 運動負荷は症例により異なるが，1分間あたり，何Wずつ徐々に負荷を上げるというランプ負荷をとる．そうしないと，ATは測定できない（すなわち，トレッド

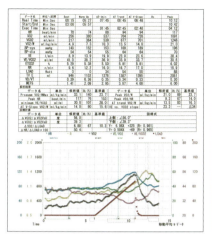
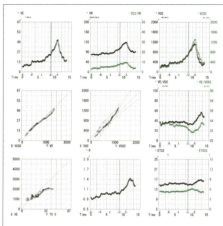

図1　CPX の結果

ミルでは AT 値が測定できない）
- Peak VO₂ は測定可能である
- 本症例では 1 分あたり 20 W ずつの負荷の上昇で行った．例えば，②と③を見ると，運動負荷開始後，1 分 45 秒（②）で，34 W（③）の負荷となっている．そこからも，1 分あたり 20 W ずつの負荷の上昇であることがわかる

4 AT 値について

④，⑤が AT 値となる．AT-Trend，AT V-Slope の違いを以下に記す．これが⑥，⑦の所見となる．⑥，⑦の所見の右隣の比（％）は，そのさらに右の値の基準値に対する比率を示す．基準値は健常人を過去に測定して得られた値である．おおむね 80％ を超えていれば正常である．

1. AT Trend

- ⑪の緑のグラフをもとに算出する．このグラフは，VE/VO₂ を示す．VE＝総換気量，VO₂＝酸素摂取量である．すなわち，酸素摂取量に対する総換気量を示す
- 横軸が時間経過であるが，ウォームアップ終了後，負荷がかかっていくと（負荷は赤線），負荷開始 1 分程度までは，VE/VO₂ は横ばいで，その後少しずつ低下していく
- 換気も増加していくが，それ以上に酸素摂取量が多いためである．⑪の付近を境に，VE/VO₂ が今度は上昇してくる．すなわち，酸素摂取量の増加よりも総換気量が多くなることを示す．これは二酸化炭素排泄量が急激にここを境に増加するということになる
- 生理学的には，この手前までは，TCA サイクルにて有酸素運動が行われていたものが，乳酸が生成されることにより二酸化炭素の生成が急激に増えるためである．すなわち，無酸素運度の要素が入ってくる．ここが，嫌気性代謝閾値（AT）となる

データ名	単位＼区間	Rest	Warm Up	AT-1min	AT Trend	AT V-Slope	Rc	Peak
Real Time	Min:Sec	00:15	05:27	07:45	08:45	08:48		10:12
Start/End	Min:Sec	03:00	05:57					10:42 ①
Exec Time	Min:Sec			② 01:45	02:45	02:48		04:12
HR	beat/min	70	74	88	⑧ 94	⑨ 94		117
VO2	ml/min	256	380	537	704	728		1091
VCO2	ml/min	217	364	539	677	701		1246
VO2/W	ml/kg/min	4.9	7.3	10.3	④ 13.5	⑤ 14.0		⑬ 21.0
BP-sys	mmHg	140	152	153	189	189		196
BP-dia	mmHg	54	54	55	64	64		70
VE	l/min	8.9	13.9	19.9	23.0	23.6		38.4
VE/VCO2	ml/ml	41.0	38.2	36.9	33.9	33.7		30.8
ETCO2	%	5.29	5.38	5.50	5.81	5.81		6.02
RR	n/min	9.6	12.2	16.0	16.7	17.0		18.9
LOAD	Watt	0	0	③ 34	54	55		88
TV E	ml	946	1152	1278	1387	1395		2051
VD/VT		0.39	0.36	0.35	0.34	0.33		0.30
METS		1.41	2.09	2.95	3.87	4.00		⑭ 6.00

解析結果

データ名	単位	解析値	比(%)	基準値	データ名	単位	解析値	比(%)	基準値
Presume VO2/WMax	ml/kg/min	33.1	140	23.7	Peak VO2/W	ml/kg/min	21.0	89	23.7
Peak HR	beat/min	117	76	153	Peak VO2/HR		9.3	67	14.0
minimum VE/VCO2	ml/ml	30.0	107	28.0	AT trend VO2/W	ml/kg/min	⑥ 13.5	83	16.3
AT V-Slope VO2/W	ml/kg/min	⑦ 14.0	90	15.6	VE vs. VCO2 slope		⑩ 23.3	—	≦34

回帰計算

データ名	単位	解析値	比(%)	基準値	回帰式
ΔVCO2/ΔVO2VsU	度	56.0			上側：∠56.0°
ΔVCO2/ΔVO2VsD	度	39.3			下側：∠39.3°
ΔVO2/ΔLOAD		6.88	67	10.3	Y= 6.88X +325 (R= 0.981)
ΔHR/ΔLOAD×100		50.4			Y= 0.504X +69 (R= 0.965)

図2 CPXの結果(拡大)：その1

2. AT V-Slope

- これは図3の b を見ると，X軸が酸素摂取量，Y軸が二酸化炭素排泄量になる
- この傾きが変わるところ，すなわち，酸素摂取量より二酸化炭素の排泄量が急激に増加するポイントである
- AT TrendとAT V-Slope法で求めたAT値はほぼ一致する

5 運動処方について

- 運動処方を行うときには，AT値程度の運動負荷を勧める
- 運動負荷と心拍数の関係においては，その負荷の運動が約1分後に反映するとされ

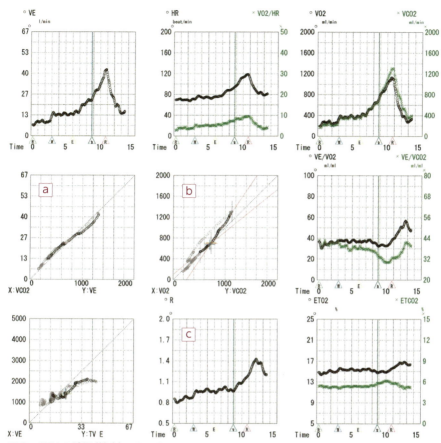

図3　CPXの結果(拡大)：その2

ているので，"AT-1 min"の運動負荷 ③ が本症例の適切なエルゴメータでの運動処方となる
  ➡ ただし，運動方法はエルゴメータ以外でも，トレッドミルや自転車，ウォーキングなど手段が異なるため，一般的には心拍数での運動処方となる
- 本症例の場合は，⑧ または ⑨ の心拍数94/分が最も適切な運動療法のレベルとなる

6 その他の指標

1. VE/VCO₂ slope

- ⑩ の値である．右隣りの基準値より34以下が正常であるため，本症例は23.3となり正常である．これは，a のグラフの傾きのことである
- VEは，総換気量を指す
- VCO₂は二酸化炭素排泄量である．すなわち，この傾きが大きいほど二酸化炭素を

表1　日常生活の運動における MetS 換算値
日常活動に必要な酸素消費量

MetS	身の回りの行動	趣味	運動	仕事
1～2	食事，洗面 裁縫，編物 自動車の運転	ラジオ，テレビ 読書，トランプ 囲碁，将棋	かなりゆっくりとした歩行 (1.6 km/時)	事務仕事
2～3	乗り物に立って乗る 調理，小物の洗濯 床拭き (モップで)	ボーリング 盆栽の手入れ ゴルフ (電動カート使用)	ゆっくりした平地歩行 (3.2 km/時) 2階までゆっくり昇る	守衛，管理人 楽器の演奏
3～4	シャワー 10 kg の荷物を背負って歩く 炊事一般，布団を敷く 窓拭き，膝をついての床拭き	ラジオ体操 釣り バドミントン (非競技) ゴルフ (バッグをもたずに)	少し速い歩行 (4.8 km/時) (2階まで昇る)	機械の組み立て 溶接作業 トラックの運転 タクシーの運転
4～5	10 kg の荷物を抱えて歩く 軽い草むしり 立て膝での床拭き 夫婦生活，入浴	陶芸，ダンス 卓球，テニス キャッチボール ゴルフ (セルフ)	速歩き (5.6 km/時)	ペンキ工，石工職 壁紙張り 軽い大工仕事
5～6	10 kg の荷物を片手に下げて歩く シャベル使い (軽い土)	渓流釣り アイススケート	とても速く歩く (6.5 km/時)	大工 農作業
6～7	シャベルで掘る 雪かき	フォークダンス スキーツアー (4.0 km/時)		
7～8		水泳，登山，スキー スポーツクラブのエアロビクスダンス	ジョギング (8.0 km/時)	
8～	階段を連続して10階以上昇る	なわとび，各種スポーツ競技		

表の見かた
表中の活動は6分間以上続けて行ったときに必要な酸素摂取量．例えば，水泳の場合，30秒ずつに分けて行えば7 MetS は必要ありません．

排出するために必要な換気量が多いということになる．心不全や肺疾患症例で傾きが強くなる
- 心不全の場合，40以上が予後不良因子といわれている
- 器質的疾患がなくても，過換気になれば傾きは強くなる

2. 十分な運動負荷が行われたかどうか
- 例えば，急性心筋梗塞の急性期などは，リハビリテーションでの運動処方目的であれば，AT 値を確認できた時点で終了することもある
- それ以外は，十分な負荷がかかったかどうかは，目標心拍数よりも，呼吸数にて判断する
- ⑫，C などで，負荷終了時に，1.0以上であれば，ほぼ十分な負荷が行われたと判断できる．それ以下であると，本人の努力不足が疑われる

7 運動の単位(MetS)

- 正常人であっても心疾患患者であっても，1 MetS＝3.5 mL/分/kgである．したがって，この症例では，Peak VO₂が21.0 mL/分/kg(⑬)のため，21.0/3.5＝6.0 MetS(⑭)となる
- 日常生活での活動度におけるおおよそのMetS換算表を**表1**に示す

【星出　聡】

8 心臓核医学検査（SPECT）

> **POINT**
> - 心臓核医学検査が有効な症例を把握する
> - 核種の特徴を把握する
> - 負荷による虚血精査では禁忌例を除外する
> - QGS（quantitative gated sPECT）による心機能解析を活用する
> - 虚血のみならず，脂肪酸代謝，心不全の重症度・予後予測も検討できる
> - 高額検査になるので，その旨必ず説明をすること

　近年の画像診断の進歩は著しい．特に冠動脈CTによる冠動脈評価はその恩恵に大いに与る臨床医も多いと思う．しかしながら，冠動脈CTでは形態評価は可能であるが，心筋虚血を的確に評価することは困難である．ここに，心臓核医学検査〔心筋血流SPECT（single photon emission computed tomography）〕の大きな役割がある．つまり，機能評価を目的とした画像検査である．

　テクネチウム（Tc）を用いる心機能評価は虚血だけでなく，心不全の治療戦略にも有効であるし，心筋脂肪酸代謝を把握するBMIPPや心不全の重症度・予後予測としてMIBGあるいはトランスサイレチン（TTR）アミロイドーシスのためにピロリン酸シンチグラフィも有効に利用してほしい．

1 虚血性心疾患

- 主に使用される核種（トレーサ）は2つ．Tcとタリウム（Tl）である
- TcはTlに比較し，エネルギーが高く，半減期が短い．筆者らの施設では，被曝量，QGSによる心機能解析，高いプロトコールの自由度（安静先行，負荷後行）を勘案し，Tcを虚血診断に用いている

1. 心筋血流SPECT：負荷心筋血流シンチグラフィ

1）適応疾患
- 狭心症（虚血評価），陳旧性心筋梗塞（viability評価）

2）血流製剤の違い
- 筆者らの施設では上述のようにTc標識製剤を使用している．以下にTlとTcの物理学的特性の相違と虚血診断に際しての各々の特徴を記載する（表1, 2）

3）負荷
- 負荷に関しては2通りある．運動負荷と薬剤負荷である．原理として，運動による虚血を誘発する方法か，冠血管拡張薬により最大反応性充血を惹起させ冠血流予備

表1 タリウム(Tl)とテクネチウム(Tc)の物理学的特性

	²⁰¹Tl	⁹⁹mTc
物理的半減期	73 時間	6 時間
γ線エネルギー	70 keV	140 keV
通常投与量	111 MBq	740～1,110 MBq
被曝量	15～35 mSv	6～9 mSv

表2 虚血診断に用いる際のトレーサの特徴

	²⁰¹Tl	⁹⁹mTc
投与量 収集時間 画質	・大量投与ができない ・収集に時間がかかる ・心電図同期収集の精度は劣る ・⁹⁹mTcに比べて画質が劣る	・大量投与が可能 ・短時間収集が可能 ・心電図同期収集に適している ・²⁰¹Tlに比べて画質がよい
絶食の有無	・食事の影響を受ける ・検査時は絶食	・食事の影響を受けない ・待ち時間に食事摂取可能
薬剤投与回数	・1回の薬剤投与で，負荷時・再分布時の撮影が可能	・負荷時，安静時で計2回必要
プロトコール	・負荷先行プロトコールのみ	・負荷先行，安静先行の選択可能

表3 負荷法の違いと特徴

	薬剤負荷	運動負荷
利点	適応する病態が広い ① 運動が十分にできない症例 ② 心拍数が上昇しない症例(ペースメーカ使用) ③ 完全左脚ブロック	生理的な虚血の評価 症候限界時の虚血を調査できる
欠点	喘息などの気管支攣縮性肺疾患患者には使用できない	負荷不十分で虚血を過小評価する可能性あり

能を評価する方法かに分かれる

- 施設によっては全例薬剤負荷という施設もある．筆者らの施設では依頼医の判断でいずれも施行できるように対応している．また，心臓核医学検査室ではエルゴメータにて運動負荷を施行している
- 負荷各々に特徴があるので，表記する(表3)
- 禁忌に関して，運動負荷については「運動負荷心電図」項(➡ 218頁)を参考にされたい．薬剤負荷(アデノシン負荷)に関しては以下の禁忌に注意する
  ❶ 不安定狭心症
  ❷ Ⅱ度またはⅢ度房室ブロック
  ❸ 洞不全症候群または症候性の著しい洞性徐脈
  ❹ QT延長症候群
  ❺ 高度な低血圧
  ❻ 代償不全状態にある心不全

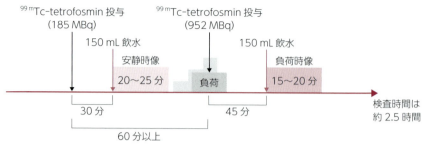

図1　筆者らの施設の Tc による負荷核医学検査プロトコール

❼ 喘息などの気管支攣縮性肺疾患
❽ アデノシンに対する過敏症を有する症例

4）プロトコール

負荷心筋血流 SPECT プロトコールを図示する（図1）．

アデノシンはカフェインで効果が減弱する．したがって，薬剤負荷（アデノシン）では負荷検査前 24 時間はカフェイン含有物（コーヒー，茶，チョコレートなど）を控えるように伝えること．また，運動負荷のオーダーでも施行時に運動困難（十分な運動負荷が達成できない）と判断し，薬剤負荷に変更することがあるので，同様にカフェイン摂取しないように説明する．

◎運動負荷
❶ 予想最大心拍数：Blackburn の計算式（220－年齢）を用い，最大心拍数の 85％を目標心拍数とする
❷ 安静時の血圧，脈拍，心電図を記録する
❸ 男性 50 W　女性 25 W からスタート．2 分ずつ 25 W 増加
❹ 目標心拍数に到達する直前にトレーサを静脈注射する
❺ （Tc では投与後 2 分，Tl では投与後 1 分）運動持続する
❻ 回復期は 4 分間，血圧・脈拍・心電図を経過観察
❼ ダブルプロダクト（最大収縮血圧×心拍数）が 25,000 以上で十分な負荷と判断する

◎薬剤負荷：アデノシン負荷
❶ 禁忌項目を確認する．また，ジピリダモール（増強効果），テオフィリン・アミノフィリン（減弱効果）を内服していないか確認する
❷ アデノシン（アデノスキャン®）を用いる．1 分間あたりアデノシンとして 120 μg/kg を 6 分間持続静脈内投与する（アデノシン総投与量 0.72 mg/kg）
❸ 負荷 3 分後にトレーサを静脈内投与する
❹ アデノシン投与計 6 分間で終了
❺ 回復時は 4 分間血圧，心拍数，心電図を経過観察（薬効からは観察時間は短くてもよいが，回復期の観察を運動と同様にしている）

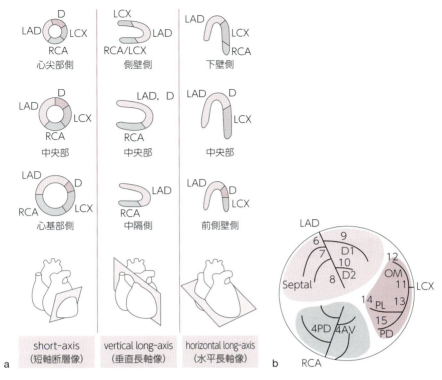

図2　SPECT で得られる planar 像(a) と血管支配の極座標表示(b)
LAD：左前下行枝，LCX：左回旋枝，RCA：右冠動脈．
(富士フイルム富山化学：心臓核医学検査ポケットマニュアル．より)

5）読影
◎冠血管支配領域

　読影のためには冠血管支配を正しく理解する必要がある．冠動脈造影法による冠動脈区域（AHA 分類）は他項を参照．planar 像の基本となる短軸断層像，垂直長軸像，水平長軸像および極座標表示（polar map）を図示する（図2）．

◎ SPECT 像の欠損スコアリング

　左室心筋の 17 セグメントを図示する（図3）．各々の部位でトレーサの集積：％ uptake を 0 点（正常）～4 点（完全欠損）まででスコアリングする（表4）ことが欠損スコアの原理であるが，実際のスコアリングは polar map の 17 か所で算出する．

◎ SSS，SRS，SDS，％ ischemia

　負荷時，安静時の欠損スコアの合計を，またその差をそれぞれ，SSS（summed stress score），SRS（summed rest score），SDS（summed difference score）として算出する．SSS は主に負荷による虚血を示す．表5 に冠動脈疾患（CAD）重症度と SSS の関係を示す．SRS は梗塞所見や線維化を示す．その差は虚血範囲として捉えら

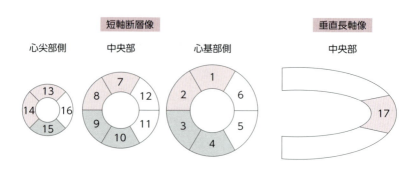

図3 左室心筋短軸像と17セグメント

表4 欠損スコアと集積率

欠損スコア	評価	% uptake
0	正常	75〜100
1	軽度低下	65〜74
2	中等度低下	50〜64
3	高度低下	40〜49
4	完全欠損	<40

表5 CAD重症度とSSS

CAD重症度	SSS
正常	0〜3
軽度異常	4〜7
中等度異常	8〜11
高度異常	≧12

れ，SDS 10％以上では薬物療法よりも血行再建が望ましい．

◎ TID（transient ischemic dilatation：負荷時一過性虚血性内腔拡大）

多枝病変や重症虚血が存在する場合に重要な所見である．負荷時EDV/安静時EDVを算出し，Tc運動負荷で1.15以上，薬剤負荷で1.20以上が陽性所見である．LMT病変では画像上明らかな集積低下は見えないが，TIDが陽性に出ることもあるので必ず確認すること．TID数値をみる前に垂直長軸像のplanar像で負荷時の内腔拡大に気づくこともある．

◎ QGS

心電図同期心筋血流SPECTを用いた心機能解析プログラムである．虚血評価のみならず，左室駆出率や左室容量などの心機能を定量的に評価できる．また，拡張能や同期不全（dyssynchrony）なども評価できる．

6）レポート

使用したトレーサ，負荷方法，心電図，バイタル変化，欠損スコア，TIDの有無などをまとめ，記載する．以下，筆者らの施設でのレポート例を記載する．

目的　虚血評価
〈Ⅰ〉核種：^{99m}Tc-Tetrofosmin
〈Ⅱ〉負荷法：運動

	Rest	Stress	
HR	59	130	(102% of THR)
BP	142/89	198/104	
Double product		25,740	(25,000以上で十分な負荷)

End point: THR
Ex grade: max 100 W, 2 min
ECG findings　　Pre: WNL
　　　　　　　　Ex: No ST-T change
　　　　　　　　Rec: No ST-T change
Symptom:　　　負荷後2分で胸部症状あり，1分後には消失（いつもと同様な症状）．ECG変化なし

〈Ⅲ〉SPECT

SSS	5		QGS	Rest	Stress
SRS	0		EDV (mL)	72	78
SDS	5		ESV (mL)	25	19
			LVEF (%)	65	76

LV wall motion: normal

〈Ⅳ〉画像所見
　負荷にて前側壁（中部〜心尖部より）に中等度の集積低下を認め，安静にて fill-in を認めます．

〈Ⅴ〉診断
　LAD（diagonal branch：D1）の虚血を認めます．
　左室機能は正常．
　負荷後の一過性内腔拡大（TID）は陰性

7）症例

　レポートに記した症例の画像を提示する（図4）．planar 像で前壁中部から心尖部へかけての集積低下が認められる．polar map と冠血管支配図（図2b）も参考にされたい．この症例では diagonal branch の狭窄が認められ，カテーテルによる冠動脈形成術を施行した．

2．心筋脂肪酸代謝障害：BMIPP，Tl＋BMIPP dual scintigraphy

　正常心筋は脂肪酸代謝が主なエネルギー源であるが，心筋障害が惹起されると脂肪酸代謝が低下し糖代謝が主となる．BMIPP は心筋の脂肪酸代謝を反映するので，その低下はすなわち正常な心筋代謝が保てない状態である．
　BMIPP は別名虚血メモリーイメージングともいわれ，直近の虚血を診断することに役立つ．また，急性期（亜急性期）の気絶心筋（stunning）のみならず，慢性虚血時の冬眠心筋（hibernation）も捉えることができる．
　冠動脈疾患か，虚血流障害を解除した後の状態はどうか，BMIPP を有効に活用するポイントは，虚血を反映するトレーサとの dual scintigram で評価することである

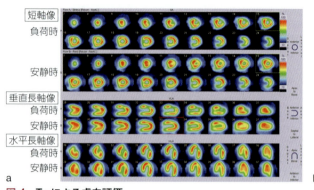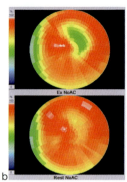

図4 Tc による虚血評価
a. planar 像：3 方向，b. polar map.

表6 dual scintigram による評価

		¹²³I BMIPP	
		正常	uptake 低下
²⁰¹Tl uptake	正常	・血流障害による心筋障害はない ・心筋虚血は否定できない	(mismatch 所見) ・気絶心筋，冬眠心筋の可能性 ・冠攣縮性狭心症
	低下	・病的な意義はない （アーチファクトの可能性）	・梗塞所見 ・viability 低い

（表6）．冠攣縮性狭心症による心筋障害は冠動脈に有意狭窄がない，つまり Tl は正常で BMIPP が低下していることが重要な所見である．なお，Tc と BMIPP は γ カメラで撮影すると同じウィンドウに入り判別困難である．したがって，BMIPP とのペアは Tc ではなく，Tl を使用する．

　心不全の原因検索として，虚血性心筋症を鑑別するために Tl＋BMIPP dual scintigraphy を使用することは有効であるが，心筋症は特発性，二次性ともに診断特異性には限界がある．

3．心臓交感神経：¹²³I-MIBG

　¹²³I-MIBG により心臓交感神経の機能評価が可能である．特に，慢性心不全において重症度評価，予後評価を行うことが可能であり，より積極的な薬物療法や非薬物療法選択に関して重要な情報を提供してくれる．

　MIBG 投与後15分の早期像と3〜4時間後の後期像を撮影し，planar 像から心臓／縦隔比（H/M 比）および洗い出し率（wash out rate）を算出する．特に後期 H/M 比が重要で1.6 未満は重症不整脈や死亡のリスクが増加し，2.0 以上であれば心臓死リスクは低い．後期 H/M 比および NYHA 分類，年齢，性別，左室駆出率の5項目により慢性心不全のリスク評価が可能である[1]．図5に症例を提示する．心疾患以外の Parkinson 病や Lewy 小体型認知症においても MIBG は低下し，神経疾患の鑑別にも用いられる．

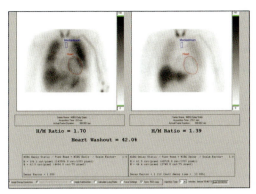
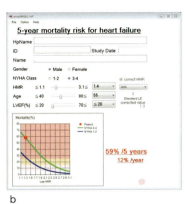

図5 MIBG解析によるH/M比(a)および予後解析(b)
後期H/M比は1.39と低下し，WORも42.0%と亢進している重度な慢性心不全である．予後に関しては5年間での心臓死は59%と予想され，薬物療法をより強化し慎重に経過観察を行うが，非薬物療法も十分に検討する必要がある．

4．ピロリン酸心筋シンチグラフィ：^{99m}Tc-PYP

PYPは壊死心筋を描出することが可能であり，以前は心筋梗塞の壊死の定量に使用されていた(保険適用外)．最近ではアミロイドーシスの鑑別に使用し，主にトランスサイレチンが沈着する心アミロイドーシス(ATTR)に対して陽性率が高く，高齢者心不全などで疑いのある症例にPYP心筋シンチグラフィ施行を検討する．

*

ほかにも有効なトレーサは種々あり，また，個々の病態による所見の解釈など，まだまだ記載しきれない項目が多々あるが，紙面の都合上割愛した．

心筋シンチグラフィは筆者らの病院では虚血を鑑別するために使用される頻度が圧倒的に多いと思うが，安全に負荷検査が行えるように，個々の症例を吟味して検査してほしい．

文献

1) Nakajima K, et al：A prediction model for 5-year cardiac mortality in patients with chronic heart failure using ^{123}I-metaiodobenzylguanidine imaging. Eur J Nucl Med Mol Imaging 41：1673-1682, 2014

【河野　健】

9 心臓CT，心臓MRI

> **POINT**
> - 心臓CTは空間・時間分解能が高く，CPRなどを用いた冠動脈病変の形態学的な評価に秀でており，血行再建術の治療ストラテジー構築などに有用である
> - 心臓MRIは，各種撮影シーケンスを組み合わせることで目的に応じた情報を得られ，特に虚血性心疾患の慢性管理においては，心筋perfusionや遅延造影MRIなどを用いた心筋viabilityの評価や予後予測などが有用である
> - 両モダリティに関する適応，禁忌，造影剤の使用などについて熟知しておくことが望ましい

I 心臓CT検査

1 基本事項

1. 基本構造
- CTの主な構造は，本体内部で回転するガントリー（X線管球・検出器システム）と患者が横たわる可動性のテーブルからなる
- ガントリーの回転面をXY軸（横断面），テーブルの移動方向をZ軸（体軸方向）としている
- X線検出器が1列に配置されたものをシングルスライスCT，検出器がZ軸方向に2列以上並んだものをマルチスライスCT（multidetector-row CT：MDCT）といい，検出器列が64列であれば，64列CTなどと呼ぶ
- 撮影時間はZ軸方向のビーム幅（検出器幅×列数）とヘリカルピッチに依存するため，検出器列数が多いほど時間分解能が高くなる

2. 空間分解能
- 空間分解能とは，識別できる2点間の最小距離で定義される解像力の指標で，CTの個々の検出器の大きさに依存する．XY軸方向では0.3～0.4 mm，Z軸方向では0.5～0.625 mm（最薄のスライス厚）が一般的である
- 硝酸薬の検査前投与は患者の冠動脈を拡張させ，心臓CTの空間分解能を補う作用がある

3. 時間分解能
- 時間分解能とは，画像構築に必要なデータ収集時間を指し，カメラのシャッタースピードによく例えられる．常に拍動する心臓の画像化には高い時間分解能が要求さ

表1　心臓領域での冠動脈CTの適応

	クラスI	クラスIIa	クラスIIb	クラスIII
狭心症，虚血性心疾患が疑われる症例	なし	・胸痛があって冠動脈疾患の中等度のリスク群で，運動負荷が困難あるいは運動負荷心電図が判定困難な場合（レベルB）	・冠動脈疾患の中等度リスク群で，運動負荷が可能であり，かつ運動負荷心電図が判定困難な場合（レベルC）	・胸痛があって冠動脈疾患の高リスク群（レベルC）
不安定狭心症，非ST上昇型急性心筋梗塞	なし	・中低リスク群（心電図変化なし，血液生化学検査陰性）（レベルB）	・胸痛患者におけるtriple rule outとしての冠動脈CT（レベルC）	・高リスク群（心電図変化あり，あるいは血液生化学検査陽性）（レベルC）
PCI・CABG後の評価およびフォローアップ	なし	・CABG後のグラフトおよび吻合部評価のための冠動脈CT（レベルB）	・POBA，DCA，ロータブレーター治療部位評価のための冠動脈CT（レベルB） ・ステント内腔評価のための冠動脈CT（レベルC） ・CABG後の新たな冠動脈病変の評価のための冠動脈CT（レベルB）	・高度石灰化を有する部位へのロータブレーター治療後評価（レベルC）

PCI：経皮的冠動脈インターベンション，CABG：冠動脈バイパス術，POBA：経皮的古典的バルーン血管形成術，DCA：方向性冠動脈粥腫切除術．

れ，その向上のために心臓CTにはさまざまな工夫がなされている（ガントリー回転速度の向上，2管球システムの導入，画像再構成法など）
- β遮断薬の検査前投与は患者の心拍数を低下させ，心位相の拡張期中期〜末期を延長させることで時間分解能を補う作用がある

4. 心臓CTの適応

- 心臓領域での冠動脈CTの適応を**表1**にまとめた[1]
- ヨード造影剤アレルギーの既往と体内式自動除細動器植込み後の症例では心臓CTは原則禁忌となる
- 急性冠症候群の場合は速やかな治療が要求されるため，病歴，身体所見，血液検査，心電図，心エコーなどのCT前検査でST上昇型心筋梗塞（STEMI）や心筋逸脱酵素の上昇を伴う急性冠症候群と診断された場合は，心臓CTよりも心臓カテーテル検査を優先すべきである
- 一方で，急性冠症候群の中には非典型的な経過・所見をとり，急性大動脈解離や急性肺血栓塞栓症などとの鑑別が困難な症例もあり，近年，triple rule outというCTを利用した急性期診断ストラテジーが提唱されている[2]

2 撮影時の注意事項

　心臓CTに限らず，造影剤使用に関するさまざまなトラブルを予防することは重要である．造影剤の副作用の予防法・治療法に関しては日米欧の学会で非常によくまとまったガイドライン[3〜5]が作成されているのでぜひ一読されたい．

1. 造影剤腎症の予防

- 造影剤腎症の発症には，腎血管の収縮による腎血流量低下や活性酸素による組織障害が機序として考えられており，腎機能低下症例に対しては検査前に予防策を講じることが推奨されている[6]
- その予防法として，検査前に補液負荷やN-アセチルシステイン，アスコルビン酸，スタチンなどの抗酸化剤などの投与が行われることがあるが，高いエビデンスレベルで予防効果が証明されたものは，検査前の補液負荷だけである[6]
- 一般的に補液負荷は，入院患者に対して検査前後に6時間以上，生理食塩水を1.0～1.5 mL/kg/時の速度で投与するが（患者の状態により適宜増減），輸液製剤の選択や投与方法は施設間で異なる
- 外来患者では補液負荷を長時間行うことが困難であるため，担当医の裁量で「検査前後に点滴を1本落とす」や「飲水量を増やすよう指導する」などで対処することが多い

2. ビグアナイド系経口血糖降下薬の休薬

- ビグアナイド薬を内服している患者は，まれではあるものの造影CT検査後に乳酸アシドーシスを合併することがある
- その経過は悪心・嘔吐，腹痛，下痢などの胃腸症状から始まり，進行すると全身倦怠感・筋肉痛・痙攣などを引き起こし，昏睡状態から死に至ることもある
- 発症機序として，ビグアナイド薬が肝細胞のミトコンドリア細胞膜に結合し，電子伝達系を阻害することが考えられており，メトホルミンはミトコンドリア膜への結合性が低いことから比較的安全とされているが（ESURガイドラインではeGFR≧60 mL/分/1.73 m^{2}でメトホルミンの継続投与が可能）[5]，検査前後の48時間休薬させることが多い

3. 造影剤アレルギーの予防

- 必ず検査前に問診を行い，副作用のリスク評価を行う．高リスク患者に対して造影剤を使用する際には，有効性のエビデンスはそろっていないものの，薬剤前投与を検討する
- 使用する薬剤や投与方法は施設間でさまざまであるが，ESURガイドラインでは造影剤投与の12時間前および2時間前にプレドニゾロン30 mgまたはメチルプレドニゾロン32 mgの経口投与が推奨されている[5]

4. 硝酸薬とβ遮断薬の前投与

- 検査前の硝酸薬とβ遮断薬の投与は冠動脈CTの狭窄病変の診断能を向上させるため推奨されている[7]
- 硝酸薬はスプレータイプの舌下噴霧が簡便である．投与後数分は心拍数が上昇しやすくなるため，撮影のタイミングに注意する．硝酸薬の血管拡張作用で検査後に患者が頭痛を訴えることもある
- 心拍数70/分以上で投与禁忌でない場合は，検査1時間前のβ遮断薬内服（メトプロロール20 mgなど）が推奨される．ただし，時間分解能が非常に高い2管球CTでは画質や診断能は心拍数に影響を受けないとされている[8]

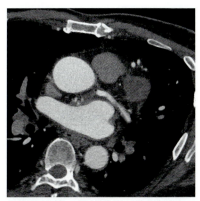

図1 二次元水平断像

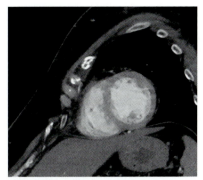

図2 多断面変換表示法

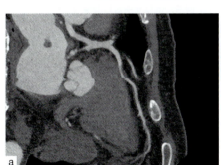

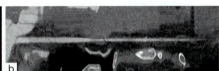

図3 曲面変換表示法

3 画像表示法

1. 二次元水平断像（図1）
- 生データから直接構成されるため後処理によるゆがみや誤差がなく高分解能である
- 他の構築画像と比べて冠動脈の起始部の観察やモーションアーチファクトの判別に優れているため，経皮的冠動脈インターベンション（PCI）などのストラテジー構築に有用である
- 遅延造影を追加することで左房内血栓や心嚢液など心臓全体の情報も得ることができる

2. 多断面変換表示法（multiplanar reformation；MPR，図2）
- ボリュームデータから任意の角度に再構成された画像であり，左室の短軸像・長軸・四腔像などを構築し，心筋・弁・心内腔の評価やシャント疾患の評価に用いられる
- 左室の短軸像は冠動脈の走行と心筋虚血部位を対比することで心筋虚血の責任枝を同定することができる

3. 曲面変換表示法（curved planer reconstruction；CPR，図3）
- 冠動脈に沿った曲面で展開画像を再構成する方法で，狭窄度やプラークの性状の評

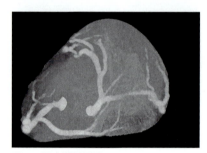
図4　最大値投影法

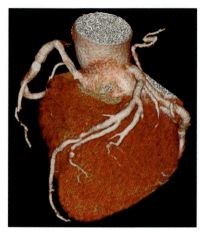
図5　ボリュームレンダリング法

価に最も適している
- プラークの連続性や心筋内走行(myocardial bridge)の有無，陽性リモデリングまたは陰性リモデリングの程度を把握することができる
- 血管芯線を捉えていなければアーチファクトが発生しやすいため，stretch CPR(図3b)において血管がまっすぐに描出されているかを確認する必要がある
- stretch CPRでは病変長が計測でき，PCIを行う前にステント長やステントのオーバーラップ部位などを予測することができる

4. 最大値投影法(maximum intensity projection；MIP，図4)
- MIPは光線の経路上の最もCT値の高い値を採用して投影像を構築する方法で，投影された画像はノイズの影響を受けにくく，少ないコントラストの画像でも明瞭に描出できる
- MIP画像には5mm程度の厚みをもったslab(板)を観察するslab MIPと冠動脈の全体像を観察するangiographic viewがある

5. ボリュームレンダリング法(volume-rendering technique；VRT，図5)
- 通常の三次元画像は設定した閾値以上のボクセルを抽出して再構成するが，VRTではそれぞれのボクセルのCT値に応じた閾値を設定して再構成する
- 冠動脈全体を観察でき，冠動脈奇形やバイパスグラフトなどの空間的な位置関係を認識するのに有用である．一方で，冠動脈病変の形態学的な評価には有用ではない
- 閾値の設定や冠動脈の造影効果，石灰化によって狭窄の程度を過大評価する場合があるため注意を要する

4 冠動脈Caスコア
- 非造影CTによる石灰化スコアリングは半自動的な解析が可能であり，必須検査項目ではないものの，単体でもリスク層別化に有用であるため積極的な活用が望まれる

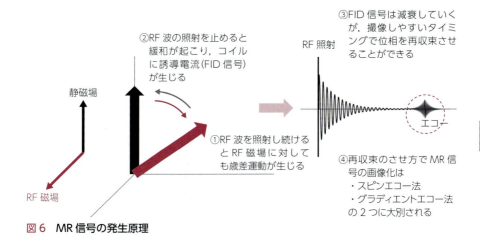

図6 MR信号の発生原理

- 石灰化スコアはAgatston法[9]を用いるのが一般的で，以下の手順で行われる
  1. 心電図同期撮影で拡張期の画像を3mmスライスで得てから，CT値130 HU（Hounsfield unit）以上かつ1mm^{2}以上の面積を有する部位を検出する
  2. その面積と石灰化の最も高いCT値によって重みづけを行った数値で乗じたものをその部位のスコアとする
  3. この計算をすべてのスライスでの石灰化の箇所で行い，その総和を石灰化スコアとする
  4. 石灰化スコア600以上となった場合は冠動脈CTの正確な評価は難しく，検査を中止することもある
- 冠動脈の石灰化と非石灰化プラーク量は相関しており，心血管イベント発生のリスク増加につながる[10]．石灰化スコアが0であれば，将来の心血管イベント発生はほぼ除外できるとされている[11]

II 心臓MRI

1 基本のパルスシーケンス

1. MR信号の発生原理（図6）

- 体内の水分子の水素原子核（プロトン）は正の電荷をもち，自転しているため磁気モーメントを有する
- MRI装置のような外部磁場の中では，プロトンは磁場方向に平行に整列し，自身の磁気モーメントと外部磁場の作用で歳差運動を行う
- MR信号を発生させるには，プロトンの合成磁化を変動させて電磁誘導を起こさなければならないため，第2の回転磁場（RF波）を加える
- RF波を照射し続けると，プロトンは静磁場だけでなくRF磁場に対しても歳差運動をする

- RF波の照射時間を調節することで歳差運動のベクトル（磁化）を任意の角度まで倒すことができ，照射を止めると磁化は元に戻る（緩和）．MR信号とはこの緩和の過程でコイルに誘導される電流〔free induction decay（FID）信号〕である
- 磁化ベクトルを90°まで倒したRF波を90°パルス，180°まで倒したRF波を180°パルスと呼ぶ
- 磁化ベクトルの縦成分を縦磁化，横成分を横磁化といい，緩和の縦成分を縦緩和（T1緩和），横成分を横緩和（T2緩和）という
- パルスを繰り返す時間をrepetition time（TR），パルス照射からMR信号を受信するまでの時間をecho time（TE），パルスによって磁化ベクトルを倒す角度をflip angle（FA）といい，それぞれMRI画像のコントラストにかかわる重要な因子となる

2．スピンエコー法
- 90°パルスと180°パルスを用いて，位相を再収束させてできたMR信号（spin echo；SE）から画像を生成する方法
- 90°パルスと180°パルスの間に，照射されてない血液（未励起のプロトン）が流れ込んでくるため，血液の信号が消失する（black blood型）

3．グラディエントエコー法
- 静磁場中心からの距離に応じて強度が変化する磁場を傾斜磁場という
- グラディエントエコー法とは少しずつ変化した傾斜磁場パルスによって，その都度再収束してできたMR信号（gradient-recalled echo；GRE）を収集する方法
- 180°パルスを使用せずに高速化できるため，心臓MRIで多用される
- RF波を短いTRで連続照射すると，信号飽和現象でMR信号が低下する．一方で，流れ込んでくる血液は信号飽和現象の影響を受けていないため周囲のプロトンより高信号となりbright blood型の画像となる〔time of flight（TOF）効果〕
- 短いTRでは横緩和が不十分のまま次のRF波が照射されるため，横磁化が常に残った状態となり（残留横磁化），さまざまなエコーが発生する．グラディエントエコー法は，残留横磁化を消した非コヒーレント型と残したコヒーレント型に分類される
- コヒーレント型GREでは，短いTRでRF波を繰り返し照射すると，横磁化が残ったまま縦磁化が不完全に回復した状態で平衡状態（steady-state free precession；SSFP）になる．SSFPをベースにしたシーケンスには，信号収集やパルス照射の方法によってさまざまな種類のものがある（trueFISP，balanced SSFPなど）
- SSFPベースのシーケンスは縦磁化，横磁化ともに定常状態であることからT1強調とT2強調を併せもつ画像コントラストとなる．短いTRで撮像時間が短くても高いMR信号が得られるため，心臓MRIで多用される

❷ 撮影時の注意事項
1．MRI装置の静磁場
- 生体への影響はないと考えてよい
- 強磁性体の吸引事故や電子機器の故障，磁気カードなどへの影響に注意する

2. 撮影時の変動磁場

- 撮影時の磁場の変動で電磁誘導が起こり，RF波照射によって体内金属などに加熱現象が発生する．そのため，心臓MRI検査前の問診は必須である
- 冠動脈ステント留置症例については従来，ステント留置部位への影響やステント自体の発熱を懸念して，留置後8週間以内の撮像が控えられていた．しかし現行のステントに関しては一部の製品を除き，安全性が確認されており，留置後すぐに検査を行っても問題はない
- 人工弁植込み症例についても同様に近年の製品に関しては検査を行っても問題ないが，古い製品には禁忌の場合もある
- デバイス植込み症例に対しては近年，MRI対応のペースメーカや植込み型除細動器が開発・認可されているが，撮像前に必ず個々のデバイスの型式，安全性を確認する
- 加熱現象が問題となる体内の金属については"Reference Manual for Magnetic Resonance Safety, Implants, and Devices"(Biomedical Research Publishing)に詳しく記載されており，毎年内容を更新して出版されている

3. ガドリニウム(Gd)造影剤の使用

- 腎機能低下症例にGd造影剤を投与した場合，腎性全身性線維症(nephrogenic systematic fibrosis；NSF)を合併するリスクが高くなる．そのため，ヨード造影剤と同様にGd造影剤の使用前に腎機能をチェックすることは必須である
- NSFはGd造影剤投与当日から2〜3か月後(時に数年後)に発症し，米国イェール大学NSFレジストリ[12]の診断基準に合致したときのみ診断できる
- 下肢より生じる疼痛，瘙痒感，腫脹，紅斑で発症し，木のような硬化斑を伴う皮膚肥厚に進行する．進行すると筋，心臓，肝臓，肺などの線維化を合併し，死に到る
- ESURのガイドラインでは，eGFR<30 mL/分/1.73 m^{2}の重症腎不全患者や透析患者，急性腎機能不全の患者，妊婦，新生児でGd造影剤の使用を禁忌としている．また，腎機能低下症例にはGdキレート安定性の高い造影剤を必要最小量使用するように勧告している

4. 妊婦へのMRI検査

- 磁場が胎児に与える影響は証明されておらず，第1三半期(器官形成期)は原則としてMRI検査は行わない
- 妊娠初期3か月にMRI検査を受けた妊婦を対象とした追跡コホート研究[13]によると，MRIを受けることで児への有害事象(生後28日以内の死産や新生児死亡，先天性異常，新生物，聴力障害，視力障害)の発生リスクは上昇しなかった．しかしGd造影剤の使用は妊娠期間のいずれにおいても，死産，新生児死亡，炎症性皮膚疾患などのリスク増加と関連していた
- 授乳期については，Gd造影剤は母乳にも移行するので検査後24時間は授乳を控える

❸ 基本の撮影シーケンス

MRIは目的に応じてさまざまなシーケンスを組み合わせて撮影することができ

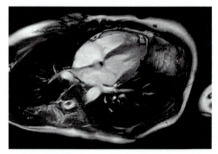

図7　シネMRI

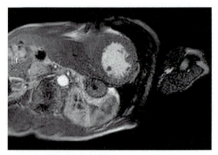

図8　心筋perfusion

る．各撮影シーケンスの特徴を示す．

1. シネMRI（図7）
- 撮影は血液・心嚢液と心筋のコントラストがよく，造影剤不要で撮影時間も短いSSFPベースのシーケンスを用いることが多い
- 心室の短軸像・長軸像・四腔像・三腔像などを構築し，心筋・弁の形態や逆流・心内腔・壁運動などを視覚的に評価できる
- 解析ソフトを使用することで，局所壁運動の定量評価や心機能評価も可能である．ただし，右心機能評価については，右心系は構造が複雑なうえ，先天性心疾患などで必要となることが多いため，専用の解析ソフトウェアが必要である

2. 心筋perfusion（図8）
- 薬剤負荷perfusion MRIでは，アデノシン三リン酸（ATP）やジピリダモールなどの血管拡張薬を投与することで運動時と同じような負荷状態を作り，少量のGd造影剤をボーラス投与して，左室のファーストパスの造影効果から心筋血流分布を評価する
- 造影遅延領域を心筋血流予備能の低下領域として描出することができる
- MRIは負荷心筋SPECTと比べて空間分解能が高く，多枝病変におけるびまん性の心筋虚血や心内膜下の限局性の心筋虚血の描出に優れており[14]，虚血性心疾患症例の予後予測に有用であると報告されている[15]

3. 遅延造影（late gadolinium enhancement；LGE，図9）
- Gd造影剤は細胞外の間質に分布する特性があり，梗塞心筋のLGE領域と急性期・慢性期の病理学的な拘束領域が一致する[16]
- 遅延造影MRIは他のモダリティと比べ，内膜下梗塞や右室梗塞の描出に優れている
- 遅延造影MRIは血行再建術後の壁運動の回復の予測や慢性期心筋梗塞の心筋viabilityの評価にも有用とされ[17]，心筋梗塞後の慢性期管理には欠かせないツールになりつつある
- 一般的に，心筋梗塞の壁内の内膜側から外膜側への広がり（transmural extent）が50％を超えるとviabilityなしと診断され，血行再建を行っても心機能回復は期待

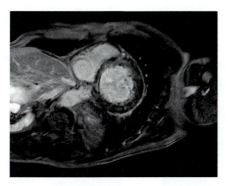

図9 遅延造影

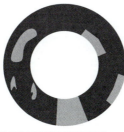

Mesocardial
・Hypertrophic cardiomyopathy
・Dilated cardiomyopathy
・Pulmonary hypertension

Patchy
・Sarcoid
・Amyloid
・Myocarditis

Transmural
・Infarction (*most common*)
・Myocarditis, severe
・Sarcoid, chronic

Subendocardial
Vascular
・Infarction
Non-vascular
・Amyloid
・Hypereosinophilic syndrome
・Histiocytoid cardiomyopathy
・Cardiac transplant

Subepicardial
・Myocarditis (*most common*)
・Sarcoid

図10 LGE領域の分布パターン
(Kim RJ, et al：The use of contrast-enhanced magnetic resonance imaging to identify reversible myocardial dysfunction. N Engl J Med 343：1445-1453, 2000 より)

できない[18]
- 遅延造影 MRI は心筋線維化を伴う非虚血性心疾患の評価にも有用である．LGE 領域の分布パターンからの疾患予測もある程度可能である（図10）[19]

4．T2強調画像（図11）
- 血液信号を抑制したスピンエコー法をベースにした撮影法を使用する．造影剤投与後は心筋の T2 値が変化してしまうため遅延造影 MRI に撮影する
- 心筋の浮腫や炎症性変化が高信号として表されるため，サルコイドーシスの活動性病変の検出などに利用される

5．冠動脈 MRA（図12）
- SSFP ベースのシーケンスを用いて心臓全体をカバーする体軸横断 3D 画像を1度に撮影する（whole heart coronary MRA）

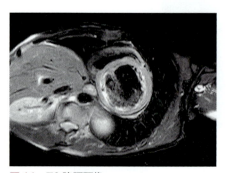

図 11　T2 強調画像

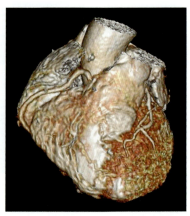

図 12　冠動脈 MRA

表 2　MDCT と MRA の利点と欠点

	MDCT	MRA
利点	・高い空間分解能による高解像度な画像 ・高い時間分解能による短時間撮影 ・冠動脈狭窄の診断精度がよい（特に陰性的中率が 98％と非常に高い） ・PCI 治療のストラテジー構築に有用 ・ステント内狭窄の評価がある程度可能	・造影剤を使用しない ・放射線被曝がない ・高度石灰化病変でも狭窄度が評価できる ・他のシーケンスと組み合わせることで壁運動や心筋 viability，予後の評価など総合的な解析ができる
欠点	・ヨード造影剤を使用する ・放射線被曝量が多い ・十数秒程度の息止めを要する ・高度肥満，不整脈の症例では画質が低下する ・高度石灰化病変の狭窄度は評価できない	・空間分解能が比較的低く，MDCT よりは低解像度な画像 ・息止めは必要ないが撮影時間が長い ・ステント内腔の評価が困難

- MRA は放射線被曝や造影剤使用がないため，若年者や造影剤アレルギー患者，腎機能低下症例での冠動脈評価として有用である．また，そのような患者にカテーテルアブレーションなどを行う際に，whole heart で撮影し，術前精査を行うこともある
- 空間分解能は 64 列 MDCT が 0.4～0.5 mm であるのに対して，1.5 T の MRA では 0.5～1.0 mm と劣っている．しかし近年，3T の MRI の導入や表面コイルの技術的な進歩により画質が大幅に改善し，空間分解能は 64 列 MDCT に迫りつつある[20]
- MDCT と MRA の利点と欠点の一覧を表 2 に示す

文献

1) 日本循環器学会：循環器病の診断と治療に関するガイドライン(2007-2008年度合同研究班報告) 冠動脈病変の非侵襲的診断法に関するガイドライン．http://www.j-circ.or.jp/guideline/pdf/JCS2010_yamashina_h.pdf
2) Halpern EJ：Triple-rule-out CT angiography for evaluation of acute chest pain and possible acute coronary syndrome. Radiology 252：332-345, 2009
3) 日本放射線学会：造影剤血管内投与のリスクマネジメント．2006．http://www.radiology.jp/member_info/safty/20060301.html
4) ACR manual on contrast media. http://www.acr.org/quality-safety/resources/contrast-manual
5) ESUR Guidelines on Contrast Media. http://www.esur.org/guidelines/jp/index.php#a
6) 日本腎臓学会，日本医学放射線学会，日本循環器学会：腎障害患者におけるヨード造影剤使用に関するガイドライン2012．http://www.j-circ.or.jp/guideline/pdf/2012iodine_contrast.pdf
7) Chun EJ, et al：Effects of nitroglycerin on the diagnostic accuracy of electrocardiogram-gated coronary computed tomography angiography. J Comput Assist Tomogr 32：86-92, 2008
8) Brodoefel H, et al：Dual-source CT：effect of heart rate, heart rate variability, and calcification on image quality and diagnostic accuracy. Radiology 247：346-355, 2008
9) Agatston AS, et al：Quantification of coronary artery calcium using ultrafast computed tomography. J Am Coll Cardiol 15：827-832, 1990
10) Budoff MJ, et al：Long-term prognosis associated with coronary calcification：observations from a registry of 25,253 patients. J Am Coll Cardiol 49：1860-1870, 2007
11) Yamamoto H, et al：Clinical implications of the coronary artery calcium score in Japanese patients. J Atheroscler Thromb 21：1101-1108, 2014
12) Girardi M, et al：Nephrogenic systemic fibrosis：clinicopathological definition and workup recommendations. J Am Acad Dermatol 65：1095-1106, 2011
13) Ray JG, et al：Association between MRI exposure during pregnancy and fetal and childhood Outcomes. JAMA 316：952-961, 2016
14) Greenwood JP, et al：Cardiovascular magnetic resonance and single-photon emission computed tomography for diagnosis of coronary heart disease(CE-MARC)：a prospective trial. Lancet 379：453-460, 2012
15) Ingkanisorn WP, et al：Prognosis of negative adenosine stress magnetic resonance in patients presenting to an emergency department with chest pain. J Am Coll Cardiol 47：1427-1432, 2006
16) Kim RJ, et al：Relationship of MRI delayed contrast enhancement to irreversible injury, infarct age, and contractile function. Circulation 100：1992-2002, 1999
17) Kitagawa K, et al：Acute myocardial infarction：myocardial viability assessment in patients early thereafter comparison of contrast-enhanced MR imaging with resting(201)Tl SPECT. Single photon emission computed tomography. Radiology 226：138-144, 2003
18) Kim RJ, et al：The use of contrast-enhanced magnetic resonance imaging to identify reversible myocardial dysfunction. N Engl J Med 343：1445-1453, 2000
19) Cummings KW, et al：A pattern-based approach to assessment of delayed enhancement in non-ischemic cardiomyopathy at MR imaging. Radiographics 29：89-103, 2009
20) Nagata M, et al：Diagnostic accuracy of 1.5-T unenhanced whole-heart coronary MR angiography performed with 32-channel cardiac coils：initial single-center experience. Radiology 259：384-392, 2011

【根岸経太】

10 中心静脈穿刺・カテーテル挿入のコツとピットフォール

> **POINT**
> - 循環器疾患に限らず，重症患者の治療において中心静脈カテーテル挿入は必要不可欠な治療手技である
> - CCUに入院するような重症患者に対して，血管作動薬を時には数種類投与することは珍しくないが，末梢静脈からの投与では静脈炎のリスクが高まる
> - 容量負荷などを推定するために中心静脈圧測定を行ったり，経口摂取が難しい患者に中心静脈栄養法(total parenteral nutrition；TPN)を開始することができるのも，中心静脈カテーテルならではの強みであり，全身管理において有用である
> - しかし，カテーテル挿入時・留置期間中に重篤な合併症を生じうることが知られており，適切に中心静脈カテーテルを使用するためには，そのリスクを把握することが必須である
> - 本項は，今日極めて一般的となった中心静脈カテーテル挿入を適切かつ安全に行うために，中心静脈カテーテル挿入に関する基本事項を確認することを目的としている

1 中心静脈カテーテル挿入の目的

- 表1に中心静脈カテーテル穿刺の目的をまとめた
- 中心静脈カテーテル穿刺とは，「体表より経静脈的にカテーテルを挿入し，カテーテル先端を中心静脈(上大静脈または下大静脈)に留置する」と定義されている
- すなわち穿刺のアプローチ部位はいくつかあるが，カテーテルの適切な挿入部位は右心房に近接する上大静脈か下大静脈のいずれかである(大腿静脈穿刺時のみ，下大静脈に留置する)
- 右心房内のカテーテルは不整脈の原因となりうるため，右心房に流入する直前で止める必要がある．よって中心静脈カテーテルを挿入する際には，必ず留置後に画像検査を行い，カテーテル先端の位置確認を怠らないようにする
- 肺動脈カテーテルや心臓ペースメーカのイントロデューサー，あるいはブラッドアクセスなどのカテーテル挿入も中心静脈穿刺手技と類似する

2 中心静脈カテーテル穿刺のアプローチ部位

- 穿刺部位について表2にまとめた．

表1 中心静脈カテーテル挿入の目的

1. 中心静脈圧測定
2. 高カロリー輸液（中心静脈栄養）
3. 末梢血管に輸液路が確保できないときや末梢血管からの薬剤投与が適当でないとき
   1) 薬剤の静脈内投与ルートの確保
   2) 輸液ルート，輸血ルートの確保
4. その他
   1) 透析時のブラッドアクセス
   2) 肺動脈カテーテル（Swan-Ganzカテーテル）の挿入経路
   3) 心臓ペースメーカの挿入経路
   4) 心臓内電気生理検査用カテーテル挿入経路

表2 中心静脈カテーテル穿刺のアプローチ部位

1. 内頸静脈
2. 鎖骨下静脈
3. 大腿静脈
4. 外頸静脈
5. 上腕尺側皮静脈

表3 合併症記載

	内頸静脈（%）	鎖骨下静脈（%）	大腿静脈（%）
動脈穿刺	6.3～9.4	3.1～4.9	9.0～15
血腫	<0.1～0.2	1.2～2.1	3.8～4.4
血胸	報告なし	0.4～0.6	報告なし
気胸	<0.1～0.2	1.5～3.1	報告なし
全体	6.3～11.8	6.2～10.7	12.8～19.4

（McGee DC, et al: Preventing Complications of central venous catheterization. N Engl J Med 348：1123-1133, 2003）

- アプローチ可能な血管として表2の5つがあげられるが，内頸静脈，鎖骨下静脈，大腿静脈が穿刺部位として一般的である
- 外頸静脈の内径は内頸静脈と比較して狭く，血栓形成や静脈炎を引き起こしやすく，また外頸静脈にカテーテルを留置する際は，鎖骨下静脈と外頸静脈の合流角を越えなければならないため，一般的には選択されない
- 上腕尺側皮静脈も同様に血管の内径が狭いことから，通常の中心静脈カテーテルでは血栓形成・静脈炎を引き起こしやすいことに加え，上肢の動きでカテーテル先端の位置が大きく移動するリスクがあり，やはり一般的には選択されない
- ただし近年になって上腕尺側皮静脈穿刺は，後に述べる末梢挿入型中心静脈カテーテル（PICC）を用いれば，安全かつ簡便に中心静脈に留置できることが知られている

3 穿刺合併症

- 内頸静脈，鎖骨下静脈，大腿静脈アプローチの際の，穿刺合併症と頻度を表3に記載する
- 鎖骨下静脈アプローチは，カテーテルの固定が容易で，患者負担が少なく，長期留置に適している．またカテーテル感染の危険性が，内頸静脈穿刺と比較して有意に低かったという報告もある[1]
  ➡ 一方で気胸を起こす危険性が最も高く，また動脈穿刺をしてしまった場合，解

- 大腿静脈アプローチは，穿刺手技は比較的容易であり，穿刺合併症も少ない．
  ➡ しかし，留置部位が股関節となるため患者が安静臥床とならざるを得ず，下肢静脈血栓症や廃用症候群の危険性が伴う．また汚染されやすい部位であるため，穿刺部からの感染リスクが最も高いアプローチ部位であり，菌血症に発展することもままある
- 大腿静脈穿刺は鎖骨下静脈穿刺に比べて，カテーテル関連血流感染の危険性が約4倍であるといわれている[2]
- よって一般的には，リスクが比較的低い，内頸静脈アプローチが第1に選択される
- 回避可能な穿刺合併症を避けるために現在エコーガイド下での中心静脈カテーテル挿入が，推奨されている施設が多い

4 エコーガイド下穿刺

　エコーガイド下穿刺は，体表の解剖学的目印を基に盲目的に穿刺する従来の方法（ランドマーク法）と比較して，安全かつ確実にカテーテル挿入を行う方法として確立しているが，従来法との延長線上にある手技ではなく，全く別の方法としてトレーニングする必要がある．

　以下にエコーガイド下での（右）内頸静脈穿刺の手技を記す．なおエコーガイド下穿刺でなくとも，エコーでの内頸静脈の位置確認は非常に重要なので，エコーがあれば必ず実践すべきである．

1．準備

- あらゆる手技に共通していえることだが，手技の成功・不成功の如何は，準備段階で8割方決まっているといっても過言ではない
- 筆者は手技を始める前に，必ず一連の流れをイメージする．そこで使用する道具・機器を確認し，人員を含め，用意を完璧に行う
- 清潔操作を要する手技では，まず十分な広さを確保することから始まる．使用するベッドに柵があれば外し，ベッドの高さを術者の身長に合わせ，中心静脈カテーテルキットを置く台やエコー機器を使用しやすい位置に調整する
- 患者の頭位は正中から10〜30°左側に向ける．あまり横に向けすぎないようにし，かつ一度頭位を決めたら，そこから動かさないようにすることがポイント
- エコーで総頸動脈との位置関係と，内頸静脈の走行を確認する
- エコー走査にはプローブの先端を固定して扇状に動かす「swing」と，プローブ自体を皮膚の上で滑らせたり回転させたりする「sweep」がある（図1）
- エコーガイド下穿刺を成功させるには，内頸静脈の直上に穿刺点を設定し，血管走行と一致した穿刺をしなければならない
- 正しい穿刺点・穿刺の方向を得るには，「swing」走査と「sweep」走査の両方ともに，内頸静脈のエコー画像が左右にずれることなく，正円となっている状態を目指すことが重要である
- こうして血管の走行や深さを確認した後，清潔操作（マキシマルバリアプレコーション）を行う

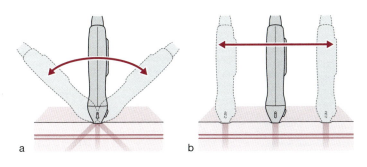

図1　swing 走査(a)と sweep 走査(b)

- 消毒は穿刺部位を中心とした十分な広さで行う．カテーテルなどの内腔をヘパリンナトリウムを溶解した生理食塩水で満たしておき，何を，どういう順番に使用するかをもう一度整理し，使いやすい位置に並べておく
- プローブは清潔操作によって袋状のカバーで覆う．このとき付属のゼリーをカバー内に充填し，空気が介在しないようにする
- 助手にプローブのコードを持ってもらうと，清潔野を汚すことなく，安全に使用できる

2. 試験穿刺

- 設定した位置にプローブを垂直にあて，その手前の穿刺点に局所麻酔を行う
- あくまで穿刺点を麻酔するのであって，プローブの接触部位に注射してしまうと，エコーが散乱する可能性があるため，注意する
- 穿刺針は約45°程度の角度で刺入し（血管が深い場合は，さらに角度をつける必要がある），穿刺針の先端を静脈壁の直上まで進める
- シリンジに陰圧をかけながら穿刺針をゆっくりと刺入していくと，エコーが適切にあてられて穿刺針の位置が確認できる
- 静脈前壁まで到達したところで針を軽く小刻みに動かすと，静脈前壁が押されて凹んでいる像が得られる．さらに穿刺針を進め，静脈の前壁を通過する瞬間に，前壁が跳ね返って戻る様子もみられ，ここで逆血が得られるはずである
- プローブは穿刺の邪魔にならないようにし，血管を圧迫させないように固定する．母指〜中指でプローブを持ち，薬指・小指が皮膚に接している状態だと安定する（図2）
- 図3の①②：プローブの圧迫により潰れて見える右側の管腔が内頸静脈である．針左側の管腔は内頸動脈である
- ③：穿刺針が挿入されたことが短軸像で確認できる
- ④：プローブを90°回転させれば長軸像でも確認でき，盤石となる

3. 本穿刺

- 試験穿刺が成功したならば，全く同じ挙動をすれば本穿刺も成功するはずである
- 失敗するのはプローブがずれたり，穿刺の角度がずれたりしたときなので，重要な

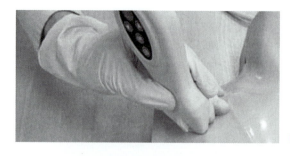

図2 プローブの持ちかた

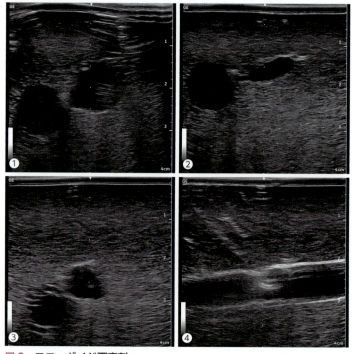

図3 エコーガイド下穿刺
①,②:圧迫により容易に凹むのが静脈.
③,④:穿刺時だけでなく,ワイヤを挿入した時点で,ワイヤが静脈内に留置されたことを短軸像・長軸像で確認する.

のは固定の精度と,試験穿刺が成功したら素早く本穿刺針を刺せるようにしっかりと準備しておくことである
- ニードルガイドがある場合,利用すればより穿刺の角度が安定する
- 逆血が得られた後にガイドワイヤが抵抗なく挿入できたら,エコーでガイドワイヤが血管内に留置されていることを短軸像・長軸像で確認する.万が一動脈に穿刺していたとしても,ここで発見することができるし,ダイレータ挿入前であれば,止

血は比較的容易である．ここまでくれば従来法と同じであり，ダイレータで挿入部を広げた後，カテーテルを挿入し，固定する

4．穿刺位置の確認，合併症

- カテーテル留置後に胸部X線検査を行い，カテーテル先端位置を確認する．気胸などが起こっていないかなどもここでチェックする
- 留置後に起こりうる合併症としては，カテーテルの閉塞，静脈内血栓症，カテーテル位置のずれ（定期的に胸部X線検査で確認する），カテーテルの破損といった機械的合併症のほかに，カテーテル関連血流感染がある
- カテーテル挿入による感染症は，時に局所の感染にとどまらず，全身の血液感染症まで発展し，致命的になりうるため最も注意すべき合併症である
  ➡ よって中心静脈カテーテルは不必要なら決して留置してはならないものであり，留置後も必要性を繰り返し評価し，不要ならば速やかに抜去するのが基本原則である．つまり挿入したその時点から「いつ抜けるか？」を問い続ける必要がある
- カテーテル関連血流感染症の予防・診断・治療などについては多くの文献が出版されており，インターネットで閲覧できるものあるので，本項では割愛する
- カテーテル抜去は仰臥位で行い，消毒を行ったうえでValsalva手技，または呼気のタイミングで抜去する．カテーテル先端の破損がないことを確認し，穿刺部位を5分以上圧迫した後，空気塞栓の危険を避けるために，通気性のないフィルムドレッシング材を貼付する．原則として，脱水状態・血液透析後には抜去を行わないことを留意する

5 末梢挿入型中心静脈カテーテル

- 前項まで通常の中心静脈カテーテル穿刺について述べたが，近年では末梢挿入型中心静脈カテーテル（peripherally inserted central catheter；PICC）が普及しつつある
- PICCは基本的には上腕の静脈から挿入し，上大静脈まで留置するカテーテルであり，通常の中心静脈カテーテル穿刺の合併症である，気胸・血胸は穿刺部からいって起こりえず，動脈穿刺の可能性も低い
- またカテーテル感染の可能性も低いとされており，患者にとってもあまり邪魔にならないことから，中長期の点滴が必要な場合にも適している
- 血液が逆流しないような構造になっているため，中心静脈カテーテルのようなヘパリンナトリウムを溶解させた生理食塩水でのフラッシュは不要であり，生理食塩水のみでの管理が可能となっている
- 採血もカテーテルを介して可能であるため，患者・医療従事者の負担軽減につながる
- 点滴の滴下速度が上肢の運動により変動しやすいことと，カテーテルが長いことから静脈炎の発生頻度が比較的高いというデメリットはあるが，穿刺挿入の安全性が極めて高いことなど，利点は多い
- なお，これまでPICCからの造影剤注入は不可となっていたが，2016年11月より

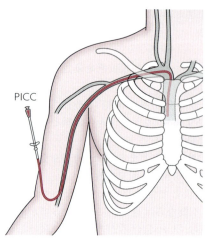

図4　末梢挿入型中心静脈カテーテル（PICC）
®MEDICON, INC.

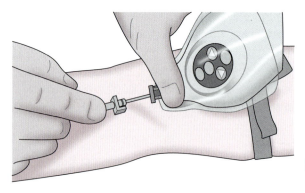

図5　駆血帯の装着とエコーガイド下穿刺

造影剤が使用可能なPICC（パワーPICC）がメディコン社より発売されている
- 挿入後の二大合併症として，カテーテル関連血流感染と深部静脈血栓があり，中心静脈カテーテルと比較して，カテーテル関連血流感染の発生率は同程度．深部静脈血栓の発生率は高いという報告がある

1. PICC挿入

- 上腕静脈には尺側皮静脈，上腕静脈，橈側皮静脈があるが，PICC挿入の第1選択は，尺側皮静脈となっている（上腕静脈は深部にあり，上腕動脈と伴走しているため，動脈穿刺のリスクが高い．橈側皮静脈は腋窩静脈で合流する部分のカーブが急であるため，カテーテルを進めることが困難になる場合がある）（図4）
- 穿刺は上肢を外転・外旋させた状態で，必ずエコーガイド下で行う．顔を刺入部方向に向け，指で内頸静脈を遮断させながら行うと，内頸静脈への迷入の可能性を減らせる（図5）
- ガイドワイヤを穿刺針から進め，シースを挿入し，シースからカテーテルをゆっくり挿入していく

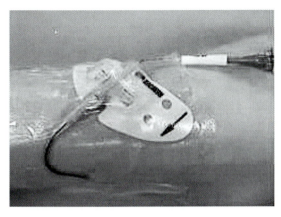

図6 スタットロック® による固定
®MEDICON, INC.

- PICC はスタットロック® によって固定されるため，縫合が必要ない（図6）
- 内頸静脈への誤挿入の可能性があるため，留置後は必ず胸部 X 線検査を行う

＊

　本項では中心静脈カテーテル穿刺のポイントと注意点についてまとめた．末梢静脈留置針と比べれば，やはり起こりうる合併症は重大であることから，手技に入る前に患者・家族にはリスクを丁寧に説明することが大切である．

　手技・管理に関してはエコーを駆使したり，PICC を利用したりなどで，合併症や患者負担を少しでも減らすよう努めていく．特に近年ではエコーの比重が大きく，習熟は必須であろう．一方で留置に伴う感染症の可能性を常に考慮し，可能ならばカテーテルをなるべく早く抜去できるよう，全身管理を行っていくことが，安全な中心静脈カテーテル管理と直結する．

文献

1) Mermel LA：Preventing of intravascular catheter-related infections. Ann Intern Med 132：391-402, 2000
2) Merrer J：Complications of femoral and subclavian venous catheterization in critically ill patients：a randomized controlled trial. JAMA 286：700-707, 2001

【脇　広昂】

11 冠動脈造影検査，右心・左心カテーテル検査

> **POINT**
> - 心臓カテーテル検査は侵襲的な検査であり，適応を慎重に検討する必要がある
> - 非侵襲的な検査と比較しても，診断的価値は高い
> - 合併症のリスクもあるため，術前の説明は十分に行う

1 検査の意義

- 冠動脈造影検査，右心・左心カテーテル検査は，侵襲的な検査であるため，その意義を理解し，必要性を慎重に検討しなくてはならない
- 左心カテーテル検査は，動脈を穿刺して行う左心系(冠動脈，左室，大動脈など)の検査であり，主なものは冠動脈造影である
- 冠動脈病変の画像評価法としては，心臓CTも広く行われている．CTの性能が向上しより詳細な画像評価が可能となっている
- CTは心臓カテーテル検査と比較すると非侵襲的であり，石灰化の有無の評価には優れるものの，高度石灰化部位では狭窄度の判定には限界がある．冠動脈狭窄病変の検査としてのいわゆるゴールデンスタンダードは，現在でも心臓カテーテル検査である
- 右心カテーテルは静脈を穿刺して行う右心系(右室，右房など)に対する検査であり，代表的なものはSwan-Ganzカテーテルによる血行動態の評価である
- 合併症のリスクのない心エコーでも血行動態の評価は可能であるが，検者間あるいは検査間の誤差が生じることがあり，測定された値は推定値である．それに対して心臓カテーテル検査は直接心内圧を測定しているため，より精度は高い

2 適応疾患

- 代表的な適応疾患として，以下のようなものがあげられる
  - ▶ 虚血性心疾患
  - ▶ 心臓弁膜症
  - ▶ 先天性心疾患
- 適応として最も多いのは虚血性心疾患における冠動脈評価である．血行再建を行う場合は，経皮的冠動脈インターベンション(PCI)あるいは冠動脈バイパス術(CABG)いずれでも，カテーテルでの冠動脈造影による評価は必須である
- 心臓弁膜症については，左室造影などにより閉鎖不全の程度や弁狭窄の評価を行う

こともできるが，これらは心エコーでも評価を行うことができる．そのため，手術適応と判断された場合の外科での術前検査として，冠動脈疾患の合併の有無や血行動態の評価を目的として行われることが多い．同様に大動脈瘤術前などの場合は冠動脈疾患の合併が多く，その鑑別のために行われる
- 先天性心疾患の場合は，シャント率の計測を行い，手術適応を検討する目的などで施行される

3 検査の実際

1．検査の準備

1）説明と同意
- 侵襲的な検査であり，その合併症や危険性の可能性について事前に説明し，承諾を得ることが必要である
- 緊急性がある場合やショック状態で患者の意識がない場合などを除いて，患者やその家族の同意や検査への協力が得られない場合には，検査は施行できない

2）薬剤
- 術前には内服薬の確認が必要である
- 基本的には抗血栓薬の中止は必要ない
- 検査前には欠食とすることが多いため，血糖降下薬の調整が必要である．また，ビグアナイド系糖尿病薬を服用している患者へのヨード造影剤の投与により一過性に腎機能が低下した場合，乳酸アシドーシスを発症するリスクとなる
- 欧米のガイドラインでは，腎機能が正常である場合，ヨード造影剤を用いた検査の前にビグアナイド系糖尿病薬の休薬を勧めるものはほとんどないが，日本のガイドラインでは緊急検査時を除きビグアナイド系糖尿病薬を一時的に休薬するなど，適切な処置を行うことが推奨されている
- 腎機能障害がある場合は，造影剤腎症予防のため，術前術後に生理食塩水を 1 mL/kg/時の速度で経静脈的投与を行う

3）アプローチ部位の確認
- 左心カテーテルの刺入部位の確認を行う．アプローチ部位（刺入部位）として，左心カテーテルは左右の，a．橈骨動脈，b．大腿動脈，c．上腕動脈があげられる
- 橈骨動脈アプローチの場合，手掌動脈弓の発達を確認するため Allen テストを行い，陰性の場合は使用を避ける．また，慢性腎不全あるいは血液透析を施行している症例では，透析用のシャントに橈骨動脈を使用するため避けることが望ましい
- 大腿動脈アプローチの場合は，鼠径部の血管雑音の有無を聴取し血管病変がないかを確認する．鼠径部の剃毛が必要である
- それぞれ利点，欠点があるが，現在最も選択されているのは橈骨動脈である．橈骨動脈は大腿動脈と比較すると，検査後の安静が不要であり患者の負担は小さく，また検査後の穿刺部の止血も容易で出血などの合併症が少ないなどの利点が大きい．しかし，血管径は小さいため穿刺にはやや経験を要し，径の大きなカテーテルの挿入は困難であるなどの不利な点もある
- 大腿動脈は血管径が大きいため穿刺が比較的容易であり，治療の際に大径のカテー

表1 橈骨動脈穿刺と大腿動脈穿刺の違い

橈骨動脈穿刺	大腿動脈穿刺
穿刺に経験を要する	穿刺が容易
デバイス(カテーテル径など)の制限あり	デバイスの制限が少ない
患者の負担(術後の安静など)が少ない	患者の負担が大きい
穿刺部の合併症が少ない	穿刺部の合併症が多い

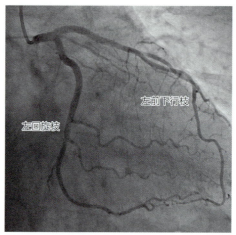

図1　左冠動脈造影

テルの挿入が必要となった場合でも可能である．しかし，検査後は圧迫止血が必要であり，患者は床上安静が必要となり負担が大きい．特に肥満の患者では圧迫止血が困難であり，穿刺部の血腫を合併する危険が高い(表1)

- 上腕動脈は，正中神経が伴走しているため，正中神経麻痺の危険性があることなどから選択されることは少ない．橈骨動脈穿刺が不成功だった場合の代替手段として使用されることが多い
- いずれを選択しても，穿刺部位の変更の可能性については患者に説明しておく
- 右心カテーテルの挿入部位としては，内頸静脈，大腿静脈，上腕静脈，鎖骨下静脈がある．内頸静脈あるいは大腿静脈が使用されることが多い

2．左心カテーテル・冠動脈造影

- 冠動脈造影に使用するカテーテルは径が4 Frあるいは5 Frが主である
- さまざまな形状のカテーテルがあるが，Judkins型カテーテルが一般的である
- 左右それぞれの冠動脈を造影するが(図1，2)，Judkins型のカテーテルは左冠動脈用(JL)と右冠動脈用(JR)があり，それぞれの冠動脈用に挿入しやすい形状になっている．また，共用型のカテーテルは左右冠動脈いずれも造影が可能である
- その他，Valsalva洞の大きさや冠動脈入口部の位置によりカテーテルの形状を選択する(図3)

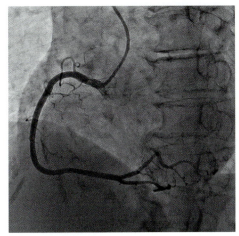

図2　右冠動脈造影

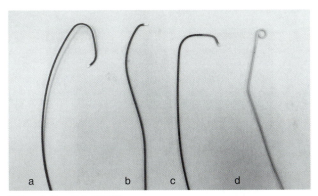

図3　カテーテルの形状
a. 左冠動脈用Judkins(JL), b. 右冠動脈用(JR), c. 左右共用, d. pig tail.

- 冠動脈にはAHA(American Heart Association)分類と呼ばれ，冠動脈の部位に1〜15の番号が付けられている．また，冠動脈狭窄の程度もAHA分類によって評価法が決められている(図4)．75%狭窄以上を有意狭窄とする
- 日本の臨床現場においては，カテーテルレポートの記載やカンファレンスでの検討の際はAHA分類を用いて記載や議論を行うことが多いため，その内容を理解するためには覚えておくことが望ましい
- 扁平な狭窄病変では，撮影の方向によって狭窄を見逃す可能性があるため，必ず2方向以上の観察を行い評価する．冠動脈すべての評価を行うためには，多方向からの撮影を行い，冠動脈病変を見逃すことがないようにする
- 左室造影や大動脈造影には，主にpig tailカテーテルが使用される(図3)

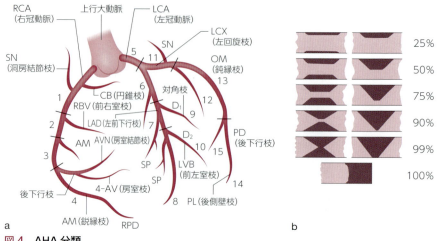

図4 AHA 分類
冠動脈の部位（a）と狭窄度（b）．

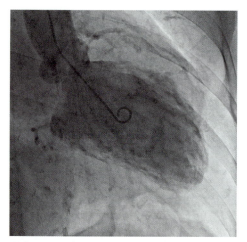

図5 pig tail カテーテルによる左室造影

- 左室造影（図5）では，左室壁運動や僧帽弁閉鎖不全症の評価が行われるとともに，左室内圧を計測する
- 大動脈造影は，Valsalva 洞付近で行うことで大動脈弁閉鎖不全症の評価を行う．また，大動脈の各部位で行うことで，大動脈瘤の評価や腎動脈などの分枝の評価，下肢閉塞性動脈硬化症の病変の評価などを行うことができる

3. 右心カテーテル検査

- 右心カテーテル検査の主なものとしては，Swan-Ganz カテーテル（図6）を使用した，右心系の心内圧測定（肺動脈楔入圧，肺動脈圧，右室圧，右房圧，中心静脈

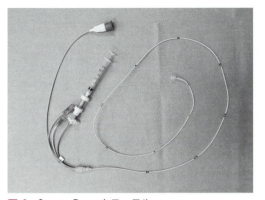

図6 Swan-Ganz カテーテル
挿入の際は先端のバルーンが血流に乗って右房 → 右室 → 肺動脈へ進む．

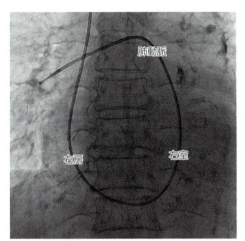

図7 右肺動脈まで挿入した Swan-Ganz カテーテル

圧)，心拍出量の測定がある
- 心拍出量測定には，Fick 法と熱希釈法がある．Fick 法による心拍出量は，酸素消費量÷(動脈血酸素含量－静脈血酸素含量)で求められる．熱希釈法では，右房に開口した側口ラインから0℃に冷却した一定量の生理食塩水あるいはブドウ糖液を注入し，肺動脈内に位置する先端のサーミスターで温度変化を捉えることで心拍出量を計算する(図7)
- 熱希釈法では，三尖弁閉鎖不全症や心房・心室中隔欠損症，低心拍出などがあると精度が低下するため，そのような際には Fick 法を使うことが望ましい
- Swan-Ganz カテーテル以外にも，心内圧測定や肺動脈造影などに利用されるカ

テーテルなどもある

4. 検査の合併症

- 合併症の主なものとしては，血管迷走神経反射(徐脈，血圧低下，悪心・嘔吐など)，穿刺による合併症(仮性動脈瘤，動静脈瘻，後腹膜出血など)，末梢血管塞栓，脳梗塞，冠動脈損傷，空気塞栓，造影剤を含む薬剤アレルギー，造影剤腎症，コレステロール塞栓，ヘパリン起因性血小板減少症などがあげられる
- これらの合併症の頻度はいずれも低いが，完全には予防できない．このような合併症が起こりうることを念頭に置いて，可能な限り合併症を避けるように手技を行うこと，また，不幸にも合併症が生じた場合はいち早くそれに気づき，適切な処置を行うことが重要である

4 患者説明のポイント

- 心臓カテーテル検査は侵襲的な検査であり，十分な適応の検討を行うことが必要である
- 必要と判断した場合は，疑われているあるいは指摘されている疾患の危険性，検査の必要性とともに，検査の合併症，検査を施行しなかった場合の方針や代替になりうる検査法などについて，十分に説明することが必要である
- 合併症のリスクをなくすことはできないが，リスクを強調して患者の不安を強めることも避けるべきである
- 施設ごとに検査の説明同意書が作成されているため，基本的にはそれに沿って説明するとよい

【池本智一】

電気生理学的検査

> **POINT**
> - 電気生理学的検査(electrophysiological study；EPS)の前に，発作時の12誘導心電図を確認しておくことが大切である
> - EPSにおける電極カテーテルの至適位置と心内心電図のパターンを理解する
> - プログラム刺激を行う目的について理解する

1 電気生理学的検査(EPS)の適応

- 臨床的不整脈の心電図診断がなされている頻拍症，もしくは非侵襲的検査で確定診断がなされていない動悸発作に対する精査目的に行う．また徐脈性不整脈に伴う心原性失神が疑わしい場合にも失神の原因精査目的に行う場合もある
- 頻拍症において頻拍回路や起源などの同定のみならず，どのような伝導特性を有した伝導路がいくつ存在するのか，などを詳細に評価することができる
- 臨床的に捉えられた頻拍症とは異なる頻拍が誘発されることもありうるため，臨床的にみられた頻拍の12誘導心電図を確認しておくことが非常に重要である．また複数の頻拍を有する場合においても，心内に留置した電極カテーテルの興奮順序の変化から頻拍の回路の想定が可能である
- 不整脈診断において電気生理学的検査は欠かせない検査である

2 EPSおよびカテーテルアブレーションの前処置

1. 点滴静脈ラインの確保

- 術者が右側で手技を行うため，左前腕に可能であれば22G以上のサーフローで静脈ラインを確保する
- 右前腕に確保する場合には，三方活栓およびエクステンションラインをつけて静脈ラインを長くしておく

2. 尿道バルーン留置

- 動脈穿刺後は6時間ベッド上安静，静脈穿刺後は3～4時間ベッド上安静を要する
- 穿刺後の安静は，穿刺部の出血や血腫形成の予防に重要であり，術後の安静を保つために尿道バルーン留置が好ましい
- EPSおよび発作性上室性頻拍症など手技時間が短い場合などでは，症例に応じて留置しない場合もある

3. 抗菌薬

- 手技当日から術後3日間，カテーテル手技に伴う感染症目的に抗菌薬を併用する．

点滴静注または内服のいずれでもよい

4. 抗不整脈薬
- EPS の際，臨床的不整脈を誘発しアブレーション治療を行うが，抗不整脈薬を服用していると，不整脈が誘発不能となるため，治療成績に影響する可能性がある
- また基本的な刺激伝導系などの伝導特性や不応期にも影響が出るため，服用中の抗不整脈薬は，EPS およびアブレーション前に効果が消失するように事前に中止しておく．一般的に半減期の5倍以上の間隔をあけて中止する必要がある
- 重症心室性不整脈など，抗不整脈薬を継続しつつアブレーションを行う場合もある

5. 抗凝固療法
- 心房細動アブレーションや低心機能を伴う心室頻拍症例など，アブレーション前に抗凝固療法を受けている場合がある
- 直接経口抗凝固薬(DOAC)は一般的に当日のみ休薬，ワルファリンは継続のままアブレーション治療を行う場合が多い
- DOAC に対する拮抗薬が使用可能となり，また DOAC 継続下でのカテーテルアブレーション治療の安全性が認められれば，この限りではない

6. 検査後および治療後の安静と退院について
- アブレーション帰室時に12誘導心電図をとり，アブレーションによる影響やアブレーション後不整脈の出現などを確認する必要がある
- また穿刺部の出血や血腫予防目的に術後6時間は安静が必要となる
- 術後経過に問題がなければ翌日ないし2日後には退院可能となる
- 心房細動アブレーションや経大動脈アプローチ後など，特に抗凝固療法を継続する場合には術後穿刺部血腫形成などを併発するときがあり，術後2〜4週間は運動(強い股関節の屈伸)を控えてもらうように伝えておく

3 EPS の実際
- EPS は，心内腔に電極カテーテルを挿入留置し，洞機能や房室結節伝導能を評価したり，プログラム刺激により不整脈を誘発して，心内の電気的興奮伝導パターンを評価する
- 局所浸潤麻酔にて鼠径部および頸部の穿刺部位を麻酔して，大腿静脈および内頸静脈(または鎖骨下静脈)からシースおよび電極カテーテルを心内へ挿入，心内の至適位置にそれぞれ電極カテーテルを留置する
- 一般に，EPS では，心房(A)，心室(V)，His 束(His)に電極を留置して各々の局所電位を検出できるようにする
- 心房電極は高位右房(high right atrium；HRA)に留置する．同部位は洞結節の近傍にあるため，洞調律時に最も早く興奮する部位である
- His 束電極では His 束近傍の電気的興奮をみることができ，心房中隔の心房筋，His 束，心室中隔心室筋の3つの電位が記録される
- また心室電極は右室心尖部(right ventricular apex；RVA)に留置し，右室心尖部心室筋の興奮を記録できる．
- 冠状静脈洞(coronary sinus；CS)は僧帽弁輪に沿って房室間溝に位置し，CS 内の

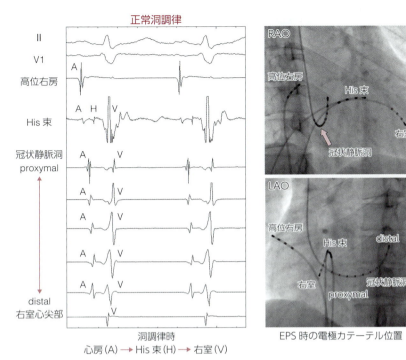

図1 EPSにおける心内心電図および電極カテーテル位置

電位は，心房（A）波と心室（V）波の両方を検出できるため，上室性頻拍の診断，特に左側副伝導路の局在診断および流出路起源の心室性不整脈の診断において非常に重要である

- 冠状静脈洞電極は，通常多極電極がついたカテーテルを用いる（図1）
- EPSの際，基本的には局所麻酔で行うが，プログラム刺激で不整脈の誘発を行うため動悸などの症状が強い場合があり，患者にその旨を伝えておくとよい
- EPSの開始時には，心房電位（高位右房），His束電位（His束近傍），心室電位（右室心尖部または右室流出路），冠状静脈洞内電位（左房電位と左室電位の双方が検出可能）が正常に観察される状態で開始する
- 特にHis束電位の検出は房室ブロックを避けるために重要である．基本洞調律時にAH時間，HV時間などをチェックしておく．またいつ臨床的不整脈が起こっても，評価できるようにしておく

1. 徐脈性不整脈に対するEPS

- EPSは，徐脈性不整脈および頻脈性不整脈の双方の不整脈診断に用いられる
- 症状を伴う明らかな徐脈性不整脈が24時間Holter心電図検査で認められた場合は，永久ペースメーカ植込み術を検討する必要性がある．しかし実地臨床において発作性または一過性の徐脈性不整脈の診断が容易でない場合がある

表1 洞不全症候群のRubenstein分類

Ⅰ度：原因不明の持続性洞徐脈（50/分以下）
Ⅱ度：洞停止あるいは洞房ブロック
Ⅲ度：徐脈頻脈症候群

- 失神およびめまいの原因として徐脈性不整脈の診断が，非侵襲的検査で確定診断に至らない場合において電気生理学的検査は用いられる

1）洞不全症候群

◎病態

- 洞不全症候群は，洞結節の自動能低下，または洞結節からの心房筋への伝導障害（洞房ブロック）などにより心房筋興奮頻度が低下する病態である
- 虚血性心疾患および心筋症，心筋炎などの基礎心疾患を有する場合もあるが，多くは原因不明である
- 洞停止に伴う徐脈発作でめまいや脳虚血症状を呈するとされる
- Holter心電図などで約3～5秒間以上洞停止があると一般的に脳虚血症状を有することが多い
- 洞不全症候群の分類を表1に示す[1]

◎間接的洞自動能の測定法：overdrive suppression test（高頻度抑制試験）

- 自動能を有する洞結節細胞は，自己の調律よりも早い頻度の刺激を受けると，刺激直後に自動能が回復するのに時間を要する
- 洞機能が正常であれば，自動能が安定であり，刺激後の延長はわずかであるが，洞不全症候群では自動能が不安定であり，overdrive suppression testで刺激直後に異常な延長を認める
- 洞結節近傍に電極カテーテルを留置して，洞調律より早い頻度で30～60秒間刺激を行い，その後の自己心拍が再開するまでの時間を評価する
- これらのプログラム刺激は，Holter心電図などで徐脈性イベントが見つかっていない場合においても洞不全を顕在化させることができるため，徐脈不整脈が疑われるも非侵襲的検査において確定診断できていない症例で有用である

❶ 洞結節回復時間（sinus node recovery time；SNRT）：心房頻回刺激停止後，最初に出現する洞性P波までの時間（1,400 msec未満を基準値とする場合が多い）
❷ 修正洞結節回復時間（corrected sinus node recovery time；CSNRT）：SNRTから心房頻回刺激前の心房周期長を差し引いた時間（525 msec未満とする場合が多い）
❸ 間接的洞房伝導時間の測定法：洞房伝導時間（sinoatrial conduction time；SACT）
 （i）Strauss法（心房早期刺激）：洞調律時に単発で心房早期刺激を加えて，回復心房周期長を測定する．連結期を短くして洞結節を捕捉（洞周期をリセットする）し，本来の洞調律の周期長後に順行性に洞房伝導し，次の心房興奮をきたす

(ii) Nanula 法（心房連続刺激）：洞調律より 10 心拍多い頻度で 8 発連続心房刺激を行い，ペーシング直後の心房周期長を差し引いた時間は逆行性および順行性の洞房伝導時間の総和となる

- 逆行性および順行性洞房伝導時間の総和が総洞房伝導時間（total sinoatrial conduction time；TSACT），TSACT を 2 で割ったものを修正洞房伝導時間（calculated sinoatrial conduction time；CSACT）という．TSACT の基準値は 210 msec 未満，CSACT の基準値は 125 msec 未満とする場合が多い

2）房室ブロック

房室ブロックとは，心房から心室へ刺激が伝導される際，刺激伝導系のいずれかの部位（房室結節，His 束，His-Purkinje system）において，伝導の障害を認めることをいう．

(1) PQ 間隔・伝導パターンによる分類

従来心電図による PQ 間隔および伝導パターンによる分類がある．
- 第 1 度は，PR 間隔が，0.2 秒以上に延長を認める場合である
- 第 2 度は，Wenckebach 型（Mobitz Ⅰ型）と Mobitz Ⅱ型に分類される
  ▸ Wenckebach 型（Mobitz Ⅰ型）房室ブロック：PR 間隔が徐々に延長して，QRS 波が脱落するという周期を繰り返すもの
  ▸ Mobitz Ⅱ型房室ブロック：PR 延長を伴わず，突然 QRS 波が脱落するもの
- 第 3 度は，完全に心房から心室への伝導がみられない状態（完全房室ブロック），また心房から心室への伝導比によって 2：1 房室ブロックや 3：1 以下の伝導を高度房室ブロックという

(2) 房室伝導時間

- EPS における房室伝導時間とは，心房から房室結節，His 束を介して心室筋興奮に至るまでの時間をいう
- His 束電極が記録できるため，低位中隔右房の興奮から His 束までの時間（AH 時間）と His 束から心室興奮までの時間（HV 時間）に分けることができる
- AH 時間は，His 束電極の心房興奮（A 波）から His 束までの時間であり，主として房室結節内の興奮伝導時間を反映しており，自律神経の影響を大きく受けるため，変動も大きい．AH 時間の正常値は 45〜140 msec とされている
- HV 時間は，His 束から体表心電図の QRS 波の最早期（もしくは V1・2 の QRS 波の始まり）までの時間を計測する．前述のように自律神経活性の影響を受けないため，変動は少ない．HV 時間の正常値は 35〜55 msec とされている

(3) 房室ブロックの鑑別

- 第 1 度房室ブロックおよび Wenckebach 型房室ブロックは，心房から，房室結節，His 束，脚，どの部位の伝導障害でも起こりうるが，大部分は房室結節内（AH ブロック）である
- Wenckebach 型房室ブロックでは，His 束電位をとると AH 時間が徐々に延長して AH 間で伝導途絶を呈する．迷走神経過緊張の状態にある若年者などで，機能的な Wenckebach 型房室ブロックを認めることがあるが，病的意義はない場合が多い

- Mobitz Ⅱ型房室ブロックは His 束以下の伝導ブロックで認める．His 束以下は房室結節と異なり迷走神経支配が少ないため，機能的ではなく，器質的伝導障害が原因である．His-V 時間の延長もしくは伝導ブロックを認める
- 2：1 房室伝導の場合，Wenckebach 型房室ブロックと Mobitz Ⅱ型房室ブロックが鑑別しにくい場合がある．その場合は運動負荷，イソプロテレノール負荷，およびアトロピン硫酸塩静注で前者は機能的房室ブロックの改善を認めるのに対し，後者は器質的房室ブロックがより悪化するため，鑑別が可能となる
- また Mobitz Ⅱ型房室ブロックは高度房室ブロックへ進展するため，永久ペースメーカ植込み術が必要となる．これらの徐脈性不整脈に伴いめまいや失神など何らかの症状を有する場合は，永久ペースメーカ植込み術の適応となる

2．頻脈性不整脈に対する EPS

- 頻脈性不整脈診断において，不整脈の誘発を行い，臨床的に認められた頻脈性不整脈の診断を行うことは重要である
- 心房心室間の順向性伝導特性や心室心房間の逆行性伝導特性を知ることは，誘発された頻脈性不整脈の機序および治療ターゲットを知るうえで，非常に重要である
- また頻拍は必ずしも 1 つとは限らないことにも留意する
- 個々の心房心室間の伝導特性を知るために，プログラム刺激を行う．基本的な電気刺激の方法は，刺激を加える箇所と刺激の方法により，主として 4 パターンに分けることができる．心房を刺激する ① 心房刺激（atrial pacing；AP）か，心室を刺激する ② 心室刺激（ventricular pacing；VP）といった刺激部位による分類と，③ 連続刺激（overdrive pacing）か ④ 期外刺激（premature stimulation）といった刺激方法による分類である

1）頻回刺激法

- 一定の周期で電気刺激を行う．刺激周期は，通常洞調律周期よりやや短い周期から徐々に短縮させていく

2）期外刺激法

- 一定の基本周期で数拍刺激した後（基本刺激後），短い連結期の刺激（期外刺激）を 1 拍入れる方法
- 基本周期 400・600・700 msec で刺激を行い，安定するまで 6〜10 拍刺激を行う．その後に期外刺激を行う．期外刺激の連結期は基本周期より 10〜20 msec ずつ短縮して，心筋が期外刺激に反応しなくなるまで行う

3）プログラム刺激（頻回刺激や期外刺激）で何をみるのか？

- 心房を刺激することにより，心房から心室に伝導する順行性伝導の特性を評価し，心室刺激することにより，逆に心室から心房へ伝導する逆行性室房伝導特性を評価する
- 頻回刺激では，その伝導がどの程度の心拍数まで伝導可能なのか，を評価するために行う．房室伝導が房室結節伝導であれば，刺激周期を短縮すると 1：1 伝導はするものの AH 時間（PR 時間）の延長を認める．刺激周期を短縮させると興奮伝導時間の延長を認める性質を減衰伝導（decremental conduction）といい，房室結節伝導

の特性である
- 一方，副伝導路は固有心筋から形成されるため減衰伝導特性は有さず，Wenckebachブロックは介さない．all or noneで伝導するため，伝導比が1：1から2：1，3：1へと低下はみられるも減衰伝導は認めないことも鑑別の1つである
- 期外刺激では，その伝導路の有効不応期(effective refractory periods；ERP)を評価するために行う．有効不応期とは，期外刺激で，その組織の興奮が生じなくなる最長の連結期のことをいう．連続刺激と異なり，短い連結期の期外刺激では，前の活動電位が十分に再分極していない時相であれば，心筋のNa，Ca電流が十分に回復していないため，興奮伝導時間が延長する
- 連結期が短ければ短いほど，Na電流の回復程度が小さいために，興奮伝導時間が延長する
- 例えば心房期外刺激では，順行性心房心室伝導路(房室結節伝導路や副伝導路)の有効不応期を評価する．心房刺激のタイミングを段階的に短くしていくことにより，あるタイミングでその順行性伝導が消失する(不応期に達する)．心房心室間の伝導路は1本であれば，そこで房室ブロックに至る
    - ➡ しかし伝導路は1本とは限らないため，不応期が異なる伝導路が複数あれば，最も長い不応期を有する伝導路が不応期に達した後，より不応期が短い伝導路を介した伝導パターンが新たに出現する
    - ➡ 例として通常型房室結節リエントリー性頻拍(atrio-ventricular nodal reentrant tachycardia；AVNRT)をあげる．通常型AVNRTは房室結節slow pathwayを順行伝導し，房室結節fast pathwayを逆行性伝導するリエントリー回路を有する頻拍である．通常型AVNRTにおける頻拍の誘発は通常心房期外刺激により行う．心房期外刺激によりfast pathwayを介した順行性房室結節伝導が不応期となり，slow pathwayを介した順行性房室結節伝導に変わることにより，頻拍が誘発される．順行性にslow pathwayを伝導する間にfast pathwayが不応期を脱するために，fast pathwayを逆行性伝導するためリエントリー回路が形成される
- narrow QRS tachycardiaの診断において，心室刺激で逆行性室房伝導路の有無，およびその特性を知ることは非常に重要である．心室刺激で室房伝導を介した心房興奮順序が左房側(右房側)であれば，左側(右側)の潜在性副伝導路の可能性を疑う．またいかなるプログラム刺激にても逆行性室房伝導を認めない場合は，心房と心室間のリエントリー回路は成りえないため，心房頻拍症の可能性がある

4 頻拍機序としての電気生理学的現象
1．リエントリー(reentry)
- 多くの不整脈の機序として，興奮旋回(リエントリー)が関与している
- リエントリーが成立するためには，リエントリー回路が存在すること，一方向性ブロックが生じること，緩徐伝導が存在することの3つが必要である
- 二重伝導で考えた場合，経路①が不応期のために伝導ブロックを生じた場合(一方向性伝導ブロック)，その間に，経路②の伝導が十分に遅ければ，経路②を緩徐

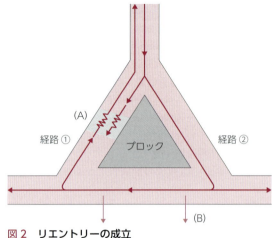

図2　リエントリーの成立

に伝導する間に，経路①は不応期を脱することができ，興奮性が回復するため，逆行性に興奮が侵入して，興奮旋回が生じる
- 期外刺激の際，より早く一過性伝導ブロックの不応期を脱することができ，上記の現象が生じて，興奮旋回が生じうる（図2）

2. 異常自動能（abnormal automaticity）

- 洞結節および房室結節，Purkinje systemなどの刺激伝導系にある細胞は自動能を有しており，正常自動能（normal automaticity）といわれる
- 異常自動能はこれらの以外の固有心筋から出現する，浅い膜電位から生じる自発性興奮を指していう．急性心筋梗塞時にみられる促進性心室固有調律がこれに相当するとされる

3. 撃発活動（triggered activity）

- 自動能とは異なり，先行する活動電位第2・3相（早期）から生じる一過性脱分極を早期後脱分極（early afterdepolarization；EAD）からの撃発活動という
- 先行する活動電位の後，膜のK透過性の減少やNa電流の増加が生じるとEADから撃発活動が起こるとされる．徐脈や抗不整脈薬などによるtorsade de pointesがこれにあたる
- 先行する活動電位の再分極直後に起こる撃発活動として遅延後脱分極（delayed afterdepolarization；DAD）からの撃発活動がある．細胞内のCaの異常増加によるものであり，ジギタリス中毒に伴う頻拍などがこれにあたる

文献

1) Rubenstein JJ, et al：Clinical spectrum of the sick sinus syndrome. Circulation 46：5-13, 1972

【渡部智紀】

副腎静脈サンプリング

> **POINT**
> - 原発性アルドステロン症の局在診断を行うために施行する検査である
> - 2016年に出された原発性アルドステロン症の診断と治療の3学会(日本内分泌学会, 日本内分泌外科学会, 日本高血圧学会)によるステートメントを示す(図1)
> - 副腎静脈サンプリングは, 原発性アルドステロン症の診断のために行うのではないことに注意する. 診断は, それ以前に行う負荷検査で実施する
> - 手術希望のない症例に対しては, 副腎静脈サンプリングの適応はない

1 準備
- 降圧薬については, Ca拮抗薬とα遮断薬の2剤までが理想
- 何らかの輸液で末梢ラインを確保, 前投薬は心臓カテーテルと同一
- コートロシン®1A(ACTH製剤)を取り寄せ, 溶解せず, 検査室にそのまま持参
- 採血項目は以下の8項目(1か所につき生化学用スピッツ4 mL用で可, カッコ内は測定するホルモン)
  1. ACTH負荷前:左副腎静脈(アルドステロン, コルチゾール)
  2. ACTH負荷前:右副腎静脈(アルドステロン, コルチゾール)
  3. ACTH負荷前:下大静脈上(アルドステロン, コルチゾール)
  4. ACTH負荷前:下大静脈下(アルドステロン, コルチゾール)
  5. ACTH負荷後:左副腎静脈(アルドステロン, コルチゾール)
  6. ACTH負荷後:右副腎静脈(アルドステロン, コルチゾール)
  7. ACTH負荷後:下大静脈上(アルドステロン, コルチゾール)
  8. ACTH負荷後:下大静脈下(アルドステロン, コルチゾール)

2 検査の実際
以下の❶〜❹の手順で行う.
1. 右大腿静脈より5 Frシースを挿入
2. 左右の副腎静脈専用カテーテルを用いてサンプリングを行う
3. 持参したACTHを末梢より静注し, 15分待機
4. 再び同様にサンプリング

- 造影剤は生理食塩水と半々にして, 手押しで造影を行う(造影はわずかな量で慎重に行う). 速やかに進めば, 造影剤の使用量は10 mL以内で行うこともできる

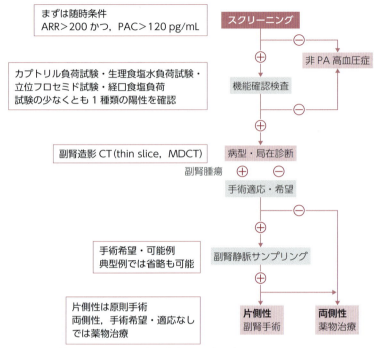

図1 原発性アルドステロン症の診療アルゴリズム

ARR：aldosterone renin ratio（PAC［pg/mL］/PRA［ng/mL/時］，PAC：plasma aldosterone concentration（アルドステロン濃度）．
〔日本内分泌学会，日本内分泌外科学会（編）：わが国の原発性アルドステロン症の診療に関するコンセンサスステートメント．2016より〕

- 左副腎静脈はたいていアプローチ可能で，採血も可能である．下横隔静脈と左副腎静脈を分離して左副腎静脈を選択的に採血することも可能だが，明確なアルドステロン症であれば合流したところでも十分評価できる
- 右副腎静脈がきちんと捉えられているかは，最終的には術者の経験による
- 右副腎静脈が捉えられ造影をするときに，痛みを訴える患者がいる（ただし，偽陽性も多い）
- 右副腎静脈に関しては，細いためカテーテルが血管に完全にはまってしまい，採血ができないときがある．その際は，先端を加工するなど工夫が必要である
- 慣れれば負荷の時間を入れても1時間以内に終了可能
- 術後の安静度は2時間程度

3 判定基準

- 原則的に片側の腺腫（APA）のみが診断できる
- 過形成（IHA）か両側のAPAかの鑑別は不可能
- 両側の腺腫は原発性アルドステロンの2～3％以下とされているので非常にまれ

下大静脈　近位部

	ACTH 負荷前	ACTH 負荷後
アルドステロン(pg/mL)	132	1,430
コルチゾール(μg/dL)	12.5	48.6
A/C 比	10.5	29.4

右副腎静脈

	ACTH 負荷前	ACTH 負荷後
アルドステロン(pg/mL)	5,050	20,200
コルチゾール(μg/dL)	38.4	1,030
A/C 比	131	19.6

左副腎静脈

	ACTH 負荷前	ACTH 負荷後
アルドステロン(pg/mL)	162	2,110
コルチゾール(μg/dL)	19.7	390
A/C 比	8.2	5.4

下大静脈　遠位部

	ACTH 負荷前	ACTH 負荷後
アルドステロン(pg/mL)	176	355
コルチゾール(μg/dL)	15.7	26.5
A/C 比	11.2	13.4

図2　副腎静脈サンプリングの結果

ACTH 負荷後の lateralized ratio は，右は，A/C 比＝19.6，左は A/C 比＝5.4 であることから，19.6/5.4＝3.63 である．contralateral ratio は，左の A/C 比＝5.4 と，下大静脈遠位部の A/C 比＝13.4 を用いて，5.4/13.4＝0.4 で1未満である．lateralized ratio は，4 未満ではあるものの，ほぼ右副腎の腺腫であるといえる．実際，本症例は右副腎摘出術を行い，病理学的にも右副腎腺腫が証明された．ACTH 負荷前のコルチゾールが低い．これは，うまくサンプリングができていなかったということになる．

- 判定基準は現時点でも施設間で差があり，かなりばらつきがある
- 現在のステートメントで最も重要視されているのは，<u>ACTH 負荷後の lateralized ratio〔副腎静脈のアルドステロン(A)/コルチゾール(C)比の左右比〕が4以上であり，かつ，contralateral ratio(低値側 A/C 比÷下大静脈末梢側 A/C 比)が1未満であること</u>(図2)
- 副腎静脈に選択的にカテーテルが挿入されているか？ の評価も大事である．コンセンサスはないが以下が判断基準として報告されている
  - 副腎静脈のコルチゾール値が 30 μg/dL 以上
  - 下大静脈に比して5倍以上アルドステロンが高値を示す

◎ ACTH 負荷前の値で診断をする場合
- アルドステロン濃度(PAC)の左右差が 10 倍の場合は，腺腫である可能性が高いと

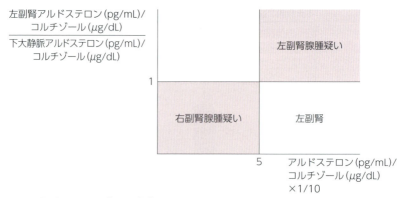

図3　右副腎のサンプリングができなかった場合

いう報告もある
- 右副腎静脈からのサンプリングが不成功の場合もある．その場合は図3のような基準もある

4 二次性高血圧の鑑別

- 臨床で多い二次性高血圧の原因は，薬剤性，腎実質性高血圧，腎血管性高血圧，原発性アルドステロン症，睡眠時無呼吸症候群，Cushing症候群，褐色細胞腫
- それでも，Cushing症候群，褐色細胞腫に出くわすのはまれ

1. 薬剤性

最も多いのが，ステロイド（漢方薬の甘草を含む）と非ステロイド系抗炎症薬（NSAIDs）である．

2. 腎実質性高血圧

腎機能の悪化，尿所見で診断する．

3. 腎血管性高血圧

- 低K血症をきたしやすい
- 原発性アルドステロン症と違って，Na値は正常から正常下限を呈することが多い
- 血漿レニン活性〔PRA（ng/mL/時）〕，アルドステロン〔PAC（pg/mL）〕値は高くなることも多いが，そうでない場合も多い．参考値である
- 確定診断は画像診断であり，侵襲の少ない腎血管エコーにてまず評価する．はっきりしない場合には，CT，MRAなどで評価する場合もあるが，疑いが強ければ腎動脈造影を行ったほうがはっきりする
- カプトリル負荷試験やカプトリル負荷レノグラムなどは，病態の把握には役立つ可能性はあるが，感度・特異度ともに血管造影に勝るものではない

4. Cushing症候群

随時のコルチゾール値が20 μg/dLを超えているようであれば，サブクリニカルCushing症候群を含めたCushing症候群が疑われるので，内分泌科へ紹介が望ましい．

5. 原発性アルドステロン症

図 1 を参照．

6. 褐色細胞腫

血漿カテコラミン 3 分画が正常上限値の 2 倍以上であれば疑ってよい．褐色細胞腫の場合，腫瘍が大きいため（数 cm 以上），画像診断でまずあたりをつけてもよい．

7. 睡眠時無呼吸症候群

最終診断は，ポリソムノグラフィにて行うが，まずは疑わないと比較的見落とされるので常に頭には入れておく．

【星出　聡】

head-up tilt（HUT）試験

> **POINT**
> - HUT試験は失神の原因を調べる検査の1つで，特に反射性（神経調節性）失神の診断に有用である
> - HUT試験の統一されたプロトコールはないが，結果を左右するいくつかの因子に留意して行う
> - 患者は意識を消失することへの恐怖感を持ち合わせていることがあり，HUT試験の安全体制が整っていることを説明し，過度な不安を与えないことが重要である

1 検査の意義
- HUT試験は，失神の原因や自律神経機能を調べる検査の1つである
- 失神とは，「一過性の意識消失発作の結果，姿勢が保持できなくなり，かつ自然に，また完全に意識の回復がみられること」と定義される
- 失神の基本的な病態生理は「脳全体の一過性低灌流」であり，発症は比較的急で，意識は多くの場合速やかに自然に回復する

2 適応疾患
- 失神の鑑別として，『失神の診断・治療ガイドライン（2012年改訂版）』（日本循環器学会）に示されているような下記3つ（起立性低血圧，反射性，心原性）があげられるが，なかでもHUT試験は反射性（神経調節性）失神の診断に有用である
- 反射性（神経調節性）失神のなかでも，特に血管迷走神経性失神に有用である（状況失神にはHUT試験の有用性は低い）

1. 起立性低血圧による失神
①　原発性自律神経障害：純型自律神経失調症，多系統萎縮，自律神経障害を伴うParkinson病など
②　続発性自律神経障害：糖尿病，アミロイドーシス，尿毒症，脊髄損傷
③　薬剤性：アルコール，血管拡張薬，利尿薬，フェノチアジン，抗うつ薬
④　循環血液量減少：出血，下痢，嘔吐など

2. 反射性（神経調節性）失神
①　血管迷走神経性失神：感情ストレス（恐怖・疼痛など），起立負荷
②　状況失神：咳嗽・くしゃみ，嚥下，排便，排尿，運動後，食後など
③　頸動脈洞症候群：頸部の回旋や伸展，ネクタイ締めなどの頸部圧迫
④　非定型：明瞭な誘因がない，発症が非定型

表1　チルト試験の方法についての勧告（ESC ガイドライン 2009）

チルト試験の方法	クラス	エビデンスレベル
チルト開始前の安静臥床は静脈カニュレーションがなければ最低 5 分間，静脈カニュレーションがなされていれば最低 20 分間必要	I	C
チルトの角度：60～70°を推奨	I	B
薬物負荷のないチルト試験は最短 20 分，最長 45 分間施行	I	B
ニトログリセリン負荷はチルトを継続したまま 300～400 μg のニトログリセリンを舌下投与する*	I	B
イソプロテレノール負荷は，負荷前より約 20～25％の平均心拍数の増加を目標に，1 μg/分から 3 μg/分まで徐々に負荷量を増加させる	I	B

＊わが国ではニトログリセリン錠 0.3 mg の舌下投与またはスプレー噴霧 0.3 mg を使用する．

3．心原性（心血管性）失神

❶ 不整脈
- 徐脈性：洞機能不全，房室伝導障害，ペースメーカ機能不全
- 頻脈性：上室性，心室性
- 薬剤誘発性の徐脈，頻脈

❷ 器質的疾患
- 心疾患：弁膜症，急性心筋梗塞・虚血，肥大型心筋症，心臓腫瘍（心房粘液腫・腫瘍など），心膜疾患（タンポナーデ），先天的冠動脈異常，人工弁機能不全
- その他：肺塞栓症，急性大動脈解離，肺高血圧

3 検査の実際

- HUT 試験の方法は施設により相違がみられ，統一されたプロトコールはない
- 検査結果を左右する因子として，① 傾斜角度，② 負荷時間，③ 薬物負荷の有無と薬物の種類，④ 判定基準の差があげられる
- 筆者らの施設では表1 の「チルト試験の方法についての勧告」を参考に検査を行っている

1．準備物品

- 外液の補液（ラクテック® 注 500 mL など）
- 点滴ライン（ルートは長めに，必要に応じて延長チューブで）
- 三方活栓（サーフロー針に直接つける）
- プロタノール® L 注（イソプロテレノール）　0.2 mg　1 管
- 生理食塩水 100 mL
- アトロピン硫酸塩注　0.5 mg　2～3 管（少なくとも 1 管）
- シリンジ（50 mL　1 本，5 mL　2～3 本）
- シリンジポンプ 1 台
- 自動血圧計（1 分おきに測定可能なもの）
- 心電図モニター（可能なら SpO_2 モニターつき）
- 心電計
- 記録用紙

2. 検査手順

- 前日の20時から絶飲食とする．点滴ライン（18～22 G）を左腕に確保し，生理食塩水でロックする（前日のうちのライン確保が望ましい．痛み刺激などのストレスがかかるため）
- 当日は早朝（可能なら午前7時前）に検査を行う．検査室まではストレス・交感神経活性を避けるため車椅子で向かう
- 検査中は，検査室をできる限り暗くしておく
- 被検者が失神を起こして転倒する危険があるので，介助者とともに必ず2人以上で行う．チルトテーブルに安全ベルトがついている場合は装着する
- 血圧・心拍数（可能ならSpO_2も）のモニター下で行う．自動血圧計を用いる場合は，30秒～1分ごとに血圧・心拍数・SpO_2を測定する．その際に適宜症状を記録表に記載していく
- 起立性低血圧，体位性頻脈症候群の診断には3分間以上のHUTでよいが，反射性（神経調節性）失神の誘発には30分以上を要することがある

3. 検査手技

統一されたプロトコールはないが，筆者らの施設では以下のように行っている．

❶ 患者にチルトテーブルに横になってもらい，転落防止のために安全ベルトで固定する．心電図モニター，自動血圧計，SpO_2モニターを装着する．5～10分程度バイタルサインが安定するまで観察する．心電図波形を記録しておく．検査環境は薄暗くする．室内の照明を落とし，デスクの蛍光灯や隣の部屋の蛍光灯程度の照明で検査を行う

❷ チルトテーブルを30秒かけて傾斜角70°にヘッドアップする．この範囲であれば，能動的起立とおおむね同程度の負荷となる．あらかじめ高度な起立性低血圧の存在がわかっている場合には，20～30°の傾斜角で行うこともある．ヘッドアップ直後の心電図波形を記録する．以後，1分ごとに血圧・心拍数などのバイタルサインや自覚症状を記録する

❸ ヘッドアップ中に気分不快や顔面蒼白を認めた場合には，ただちにヘッドダウン（臥位）にする．それゆえ介助者は常に被検者を観察していなければならない．もちろん徐脈や血圧低下（＋失神）があれば，ただちにヘッドダウン（−30°）し，点滴全開で補液を行う．バイタルサインがなかなか戻らない場合は，アトロピン硫酸塩注0.5 mg　1管を静注する

❹ 失神が出現しなかった場合：20分まで観察（それ以上だと偽陽性が出る）し，ヘッドダウンする

❺ イソプロテレノール負荷まで行う場合：プロタノール®L注ならば200 μg/mLなので，生理食塩水49 mL加え4 μg/mLの濃度とする．0.01 γで投与を開始（体重50 kgの場合約7 mL/時）し，ベースラインの心拍数+20となるまで適宜0.01 γずつ増量する．5分程度心拍数が安定するまで観察後，ヘッドアップする．最大15分程度まで観察する

4. 成績の評価

- HUT試験の判定は，血管迷走神経反射による悪心・嘔吐，眼前暗黒感，めまいなどの失神の前駆症状や失神を伴う血圧低下と徐脈を認めた場合に陽性とする
- 陽性基準としては収縮期血圧 60～80 mmHg 未満や収縮期血圧あるいは平均血圧の低下が 20～30 mmHg 以上としているが，一定の基準はない
    - ヘッドアップ後 10 分以内に血圧低下，症状出現 ⇒ 起立性低血圧
    - 神経調節性失神の場合は 15 分以降に症状が出現することが多い
        心抑制型　　：心拍数↑ ⇒ 心拍数↓，症状　　　⇒ 徐脈 ⇒ 徐脈＋血圧↓
        血管虚脱型：心拍数→ ⇒ 血圧↓，症状　　　⇒ 徐脈＋血圧↓
        混合型　　　：心拍数→ ⇒ 血圧↓，徐脈，症状 ⇒ 徐脈＋血圧↓
    ＊失神に至るまでの血圧・脈拍の変動パターンで病型を分類するため，途中の経過が大事である．

4 患者説明のポイント

　HUT試験は失神を誘発して原因を鑑別するための負荷試験である．そのためHUT試験を行うにあたり，患者は意識を消失することへの恐怖感を持ち合わせていることがある．失神しても安全体制が整っていることなどを丁寧に説明し，過度な不安を与えないことが重要である．

【渡邉裕昭】

第5章 循環器疾患に対する治療

生活習慣病，冠危険因子の管理
高血圧，脂質代謝異常，糖尿病，肥満

> **POINT**
> - 高血圧の治療全体の考えかた，主要降圧薬の積極的適応，禁忌や慎重投与となる病態を押さえる
> - 冠動脈疾患のリスク因子（冠危険因子）を知る
> - 食事療法，運動療法，患者教育の重要性，メソッドを理解する

◎治療の意義
- 心筋梗塞や狭心症のような冠動脈疾患は，突然死につながる危険な動脈硬化性疾患であり，そのリスクとなる数多くのリスク因子が同定されている
- それらのリスク因子を冠危険因子という．**表1**に主な冠危険因子をあげる
- これらの冠危険因子は酸化ストレス，血管内皮障害を引き起こし，動脈硬化性変化，血管リモデリングを生じる．さらに心筋梗塞や脳卒中，心不全など臓器障害をきたすため，早期の一次予防，二次予防介入が重要である
- 本項では，高血圧，脂質異常症，糖尿病，肥満，メタボリックシンドローム治療の考えかた，その後にそれぞれの具体的な治療方針に関して記述する

I 高血圧

1 治療の考えかた
- 高血圧の病態・診断に関しては「高血圧症」項を参照のこと，➡146頁
- 患者年齢および合併病態に応じた診察室血圧と家庭血圧の降圧目標を**表2**に示す
- 正常高値血圧（130〜139/85〜89 mmHg）から心血管病発症リスクは上昇する．そのため，正常高値血圧患者に対しても，生活習慣の修正によって高血圧への進展を抑制すべきである
- 特に糖尿病，CKD，全項目を満たすメタボリックシンドローム，脳血管障害，心疾患などの臓器障害を合併する場合には，心血管病発症リスクが非常に高い．そのため，これらの合併症を有する正常高値血圧患者に対しては，生活指導とともに，それぞれの合併病態に応じた降圧目標（**表2**）に従って，速やかかつ厳格な降圧薬治

表1 冠危険因子

- 高齢（65歳以上）
- 喫煙
- 収縮期血圧，拡張期血圧レベル
- 脂質異常症：
  低HDLコレステロール血症（＜40 mg/dL）
  高LDLコレステロール血症（≧140 mg/dL）
  高トリグリセリド血症（≧150 mg/dL）
- 肥満（BMI≧25）（特に腹部肥満）
- メタボリックシンドローム
- 若年（50歳未満）発症の心血管病の家族歴
- 糖尿病：
  空腹時血糖≧126 mg/dL　あるいは，負荷後血糖2時間値≧200 mg/dL

※メタボリックシンドローム：予防的な観点から以下のように定義する．
正常値以上の血圧レベルと腹部肥満（男性85 cm以上，女性90 cm以上）に加え，血糖値異常（空腹時血糖110〜125 mg/dL，かつ/または糖尿病に至らない耐糖能異常），あるいは脂質代謝異常のどちらかを有するもの．

表2　診察室血圧と家庭血圧の降圧目標

	診察室血圧	家庭血圧
75歳未満	140/90 mmHg未満	135/85 mmHg未満
75歳以上	150/90 mmHg未満（忍容性があれば140/90 mmHg未満）	145/85 mmHg未満（目安，忍容性があれば135/85 mmHg未満）
糖尿病患者	130/80 mmHg未満	125/75 mmHg未満
CKD患者（蛋白尿陽性）	130/80 mmHg未満	125/75 mmHg未満（目安）
脳血管障害患者 冠動脈疾患患者	140/90 mmHg未満	135/85 mmHg未満（目安）

療の併用が推奨されている
- 高リスク症例ほど介入後のリスク減少効果は大きいため，積極的な治療が推奨される

2 治療の実際

1．生活指導

1）食事療法

- 減塩指導を行い，患者自身の減塩意識を高めることが重要である
- 個人の食塩摂取量を配慮した減塩指導のために，前もって食塩摂取量の評価を行うのが望ましい．早朝第2尿や随時尿におけるNa/Cr比などでの評価が実際的である
- 減塩目標は食塩摂取量6 g/日未満である
- 食塩摂取量はエネルギー摂取量が多いほど多くなることが知られており，エネルギー制限は減塩につながる
- 食品の食塩含有量を計算する際には，Na量を2.54倍すると食塩相当量となるが，簡略化して2.5倍で計算してよい

- 他の栄養素に関しては，米国の介入試験で野菜，果物，低脂肪乳製品が豊富なDASH食（飽和脂肪酸とコレステロールが少なく，Ca, K, Mg, 食物繊維が多い）に有意な降圧効果が認められた．Kは野菜・果物などに豊富に含まれ，食塩過剰摂取による血圧上昇作用に対する拮抗作用は顕著である
- DASH食の意義は，1つひとつの栄養素の降圧効果は弱いものだが，組み合わせると有意な降圧効果が期待できる点にある
- 同様に生活習慣の修正も複合的に行うと降圧が得られやすく，禁煙の推進と受動喫煙の防止に努めるなど複合的に行うことが推奨される
- 高血圧患者において飲酒量と心血管リスクはU字型の関係を示すという疫学研究もあるが，アルコール制限の降圧効果も示されている
- アルコール摂取量の制限目標は，エタノール量で男性20～30 mL/日（おおよそ日本酒1合，ビール中瓶1本，焼酎半合弱，ウイスキー・ブランデーダブル1杯，ワイン2杯弱に相当）以下，女性はその約半分の10～20 mL/日以下が推奨される

2）運動療法

- 運動療法は減量，肥満予防および減量体重の維持に有用である
- 運動療法開始前に以下の患者群ではメディカルチェックを行う
    - 脳心血管疾患の既往または疑わしい所見あり：多段階運動負荷試験（トレッドミル負荷や自転車エルゴメータ負荷を用いた運動負荷心電図もしくは負荷心筋シンチグラムなど）が推奨される
    - Ⅲ度高血圧（180/110 mmHg以上）あり：服薬で血圧をコントロールしてから運動開始
    - 糖尿病あり：中強度以上の運動を開始する場合，顕性腎症，自律神経障害の合併があれば多段階運動負荷試験を推奨する．それらがなければ，安静時心電図を施行し，ST-T異常があれば多段階運動負荷試験を考慮する
- 運動に伴うリスクで最も問題となるのは心イベントであるが，頻度は非常に低い．運動不足の人が急に高強度の運動を始めた場合に起こりやすい
- 有酸素運動の降圧効果は確立されており，後述する脂質代謝指標や糖尿病の改善も得られる．運動療法は運動療法プログラムの原則（**表3**）に従って行う
- レジスタンス運動（筋力トレーニング）にも降圧効果が認められる．有酸素運動と補助的に組み合わせることで，減量中の骨格筋量の減少を抑制し，骨粗鬆症・腰痛の防止などが期待できる

2. 薬物治療

- Ca拮抗薬，ARB，ACE阻害薬，利尿薬，β遮断薬の主要降圧薬にはそれぞれ積極的適応，禁忌や慎重投与となる病態が存在する．**表4, 5**に日本高血圧学会「高血圧治療ガイドライン2014」による主要降圧薬の積極的適応，主要降圧薬の禁忌や慎重投与となる病態を示す
- 積極的適応がない場合にはCa拮抗薬，ARB，ACE阻害薬，利尿薬の中から薬剤を選択する
- 代表的な内服降圧薬の用法・用量，特徴を**表6**に示す

表3 運動療法プログラムの原則

頻度
・ほぼ毎日（週5日以上）実施する ・運動の急性効果を期待しなくてもよい場合，運動量が十分であれば週5日未満でまとめて運動してもよい

強度
・安全性のため，当初は低～中強度の運動から開始する ・運動に慣れてきたら強度をあげることも考慮する

時間
・1日合計30～60分，週150～300分実施する ・1回10分未満の中強度以上の運動を積み重ねるのでもよい

種類
・有酸素運動を主体とし，レジスタンス運動，ストレッチング，種々のコンディショニング・エクササイズを併用する．本人が楽しめて習慣化できる種目をみつけるよう促す ・日常の生活活動も増加させる ・座位時間を減少させる

その他
・個人への減量支援では，心肺運動負荷試験（CPX）による最大酸素摂取量，無酸素性作業閾値の測定は必須ではない

（日本肥満学会：肥満症診療ガイドライン2016．ライフ・サイエンス出版，2016より）

表4 主要降圧薬の積極的適応

	Ca拮抗薬	ARB, ACE阻害薬	サイアザイド系利尿薬	β遮断薬
左室肥大	●	●		
心不全		●[*1]	●	●[*1]
頻脈	●（非ジヒドロピリジン系）			●
狭心症	●			●[*2]
心筋梗塞後		●		●
CKD 蛋白尿（−）	●	●	●	
CKD 蛋白尿（＋）		●		
脳血管障害慢性期	●	●	●	
糖尿病・MetS		●		
骨粗鬆症			●	
誤嚥性肺炎		●（ACE阻害薬）		

[*1] 少量から開始し，注意深く漸増する．
[*2] 冠攣縮性狭心症には注意．
MetS：メタボリックシンドローム．
（日本高血圧学会高血圧治療ガイドライン作成委員会（編）：高血圧治療ガイドライン2014．ライフ・サイエンス出版，2014より）

表5 主要降圧薬の禁忌や慎重投与となる病態

	禁忌	慎重使用例
Ca拮抗薬	徐脈 (非ジヒドロピリジン系)	心不全
ARB	妊娠 高K血症	腎動脈狭窄症[*1]
ACE阻害薬	妊娠，血管神経性浮腫 高K血症 特定の膜を用いるアフェレーシス・血液透析	腎動脈狭窄症[*1]
利尿薬 (サイアザイド系)	低K血症	痛風 妊娠 耐糖能異常
β遮断薬	喘息 高度徐脈	耐糖能異常 閉塞性肺疾患 末梢動脈疾患

[*1] 両側性腎動脈狭窄の場合は原則禁忌．
(日本高血圧学会：高血圧治療ガイドライン2014．ライフ・サイエンス出版，2014より一部改変)

- 降圧薬は服薬を容易にするために，1日1回投与を原則とする
- 配合剤を用いて処方を単純化することは，血圧コントロールの改善につながる
- トラフの血圧が高値の場合，服用タイミングの変更や分服，晩や就寝前に追加投与を試みる
- 降圧目標を達成するために，多くの場合には2～3剤の併用が必要になる
- 異なるクラスの降圧薬の併用は，降圧効果が大きく，降圧目標を達成するために有用である

II 脂質異常症

1 治療の考えかた

- 脂質異常症の診断基準を表7に示す．ただし，診断基準値はスクリーニングのためのものであり，薬物療法を開始するための値ではない
- 治療に際しては，個々の患者背景により動脈硬化性疾患リスクは大きく異なるため，患者ごとに属する管理区分(カテゴリー分類)を求めてから，個々の管理目標値を到達目標として治療方針を検討していく(表8)
- 治療では生活習慣の改善が基本であり，効果不十分な場合には薬物療法を考慮する

◎管理区分の求めかた
- まず，患者に冠動脈疾患の既往がある場合は二次予防区分となる
- 一次予防の高リスク病態である糖尿病，CKD，非心原性脳梗塞，PADがあればカテゴリーⅢ(高リスク群)に分類される
- その他の一次予防患者では，年齢，性別，喫煙の有無，収縮期血圧，総コレステロール値の重複リスクが多ければカテゴリーⅡ，少なければカテゴリーⅠとなる

表6 代表的な降圧薬の高血圧用量

Ca拮抗薬

一般名		商品名	剤形	用量（1日量）
ジヒドロピリジン系	アムロジピンベシル酸塩	アムロジン®錠	錠：2.5・5・10 mg OD錠：2.5・5・10 mg	1日1回2.5～10 mg
		ノルバスク®錠	錠：2.5・5・10 mg OD錠：2.5・5・10 mg	1日1回2.5～10 mg
	ニフェジピン	アダラート®CR錠	徐放錠：10・20・40 mg	1日1～2回10～80 mg
	アゼルニジピン	カルブロック®錠	錠：8・16 mg	1日1回8～16 mg
	シルニジピン	アテレック®錠	錠：5・10・20 mg	5～20 mg 朝食後
	エホニジピン塩酸塩	ランデル®錠	錠：10・20・40 mg	1日1～2回20～60 mg
ベンゾチアゼピン系	ジルチアゼム塩酸塩	ヘルベッサー®錠	錠：30・60 mg	1日3回90～180 mg
		ヘルベッサー®Rカプセル	徐放カプセル：100・200 mg	1日1回100～200 mg

特徴・注意すべき副作用

主な薬理作用は、①冠動脈や末梢血管拡張作用、②心収縮力の抑制、③刺激伝導系の抑制
- ジヒドロピリジン系は血管拡張作用が強く降圧効果が高い。心抑制作用はほとんどみられない。反射性交感神経緊張による頻脈は短時間作用型で生じやすく、長時間作用持続性であるアムロジピンベシル酸塩やニフェジピンなどでは生じにくい
- 非ジヒドロピリジン系の降圧作用は緩徐で弱く、心抑制作用を伴う
- 副作用：動悸、頭痛、ほてり感、浮腫、歯肉増生、便秘

配合錠

商品名		ARB	Ca拮抗薬	用量（1日量）
レザルタス®配合錠LD, HD	LD	オルメテック® 10 mg	カルブロック® 8 mg	1日1回1錠
	HD	オルメテック® 20 mg	カルブロック® 16 mg	1日1回1錠
ユニシア®配合錠LD, HD	LD	ブロプレス® 8 mg	アムロジピン 2.5 mg	1日1回1錠
	HD	ブロプレス® 8 mg	アムロジピン 5 mg	1日1回1錠
エックスフォージ®配合錠		ディオバン® 80 mg	アムロジピン 5 mg	1日1回1錠
ミカムロ®配合錠AP, BP	AP	ミカルディス® 40 mg	アムロジピン 5 mg	1日1回1錠
	BP	ミカルディス® 80 mg	アムロジピン 5 mg	1日1回1錠
アイミクス®配合錠	LD	アバプロ®/イルベタン® 100 mg	アムロジピン 5 mg	1日1回1錠
	HD	アバプロ®/イルベタン® 100 mg	アムロジピン 10 mg	1日1回1錠

商品名		ARB	利尿薬	用量（1日量）
プレミネント®配合錠	LD	ニューロタン® 50 mg	ヒドロクロロチアジド 12.5 mg	1日1回1錠
	HD	ニューロタン® 100 mg	ヒドロクロロチアジド 12.5 mg	1日1回1錠
コディオ®配合錠	MD	ディオバン® 80 mg	ヒドロクロロチアジド 6.25 mg	1日1回1錠
	EX	ディオバン® 80 mg	ヒドロクロロチアジド 12.5 mg	1日1回1錠
エカード®配合錠	LD	ブロプレス® 4 mg	ヒドロクロロチアジド 6.25 mg	1日1回1錠
	HD	ブロプレス® 8 mg	ヒドロクロロチアジド 6.25 mg	1日1回1錠
ミコンビ®配合錠	AP	ミカルディス® 40 mg	ヒドロクロロチアジド 12.5 mg	1日1回1錠
	BP	ミカルディス® 80 mg	ヒドロクロロチアジド 12.5 mg	1日1回1錠
イルトラ®配合錠	LD	アバプロ®/イルベタン® 100 mg	フルイトラン® 1 mg	1日1回1錠
	HD	アバプロ®/イルベタン® 200 mg	フルイトラン® 1 mg	1日1回1錠

（続く）

表6 代表的な降圧薬の高血圧用量(続き)
ACE 阻害薬，ARB，直接的レニン阻害薬，抗アルドステロン薬

	一般名	商品名	剤形	用量(1日量)
ACE 阻害薬	イミダプリル塩酸塩	タナトリル®錠	錠：2.5・5・10 mg	1日1回2.5〜10 mg
	ペリンドプリルエルブミン	コバシル®錠*1	錠：2・4 mg	1日1回2〜8 mg
	テモカプリル塩酸塩	エースコール®錠	錠：1・2 mg	1日1回1(開始量)〜4 mg
	エナラプリルマレイン酸塩	レニベース®錠	錠：2.5・5 mg	1日1回5〜10 mg
ARB	ロサルタンカリウム	ニューロタン®錠	錠：25・50・100 mg	1日1回25〜100 mg
	カンデサルタンシレキセチル	ブロプレス®錠	錠：2・4・6・8 mg	1日1回4〜12 mg
	バルサルタン	ディオバン®錠*2	錠：20・40・80・160 mg OD錠：20・40・80・160 mg	1日1回40〜160 mg
	テルミサルタン	ミカルディス®錠*3	錠：20・40・80 mg	1日1回20〜80 mg
	オルメサルタンメドキソミル	オルメテック®錠	錠：5・10・20・40 mg	1日1回5〜40 mg
	イルベサルタン	イルベタン®錠	錠：50・100・200 mg	1日1回50〜200 mg
		アバプロ®錠		
	アジルサルタン	アジルバ®錠	錠：10・20・40 mg	1日1回20〜40 mg
直接的レニン阻害薬	アリスキレンフマル酸塩	ラジレス®錠*4	錠：150 mg	1日1回150〜300 mg
抗アルドステロン薬 (K保持性利尿薬)	スピロノラクトン	アルダクトン®A錠*5	細粒：10% 錠：25・50 mg	1日数回50〜100 mg 高血圧症には主として併用で1日1回25〜50 mg
	トリアムテレン	トリテレン®・カプセル*6	カプセル：50 mg	1日2〜3回90〜200 mg
	エプレレノン	セララ®錠*7	錠：25・50・100 mg	1日1回50〜100 mg

*1 プロドラッグであり空咳の頻度が低い．
*2 透析時は少量より投与．
*3 肝障害時は40 mgまで．
*4 ・バイオアベイラビリティが低く，血中濃度の個体差が大きい
　・NSAIDs 併用で腎機能悪化(特に高齢者)
　・食前服用は食後服用と比べ AUC 2倍，Cmax 3〜4倍となる
*5 禁忌：無尿，急性腎不全，高 K 血症，Addison 病，タクロリムス・エプレレノン・ミトタンとの併用
*6 禁忌：無尿，急性腎不全，高 K 血症，腎結石およびその既往，インドメタシン・ジクロフェナクとの併用
　・K 保持性＞降圧作用，ホルモン作用はない
*7 禁忌：高 K 血症(血清 K≧5.0 mEq/L)
　　　腎機能障害(CCr 50 mL/分以下)
　　　肝機能障害(Child-Pugh C)
　　　微小アルブミン尿または蛋白尿を伴う糖尿病患者
　　　イトラコナゾール，リトナビル，ネルフィナビルと併用

α・β遮断薬，αβ遮断薬，その他

		一般名	商品名	剤形	用量(1日量)
β1 非選択性	ISA+	カルテオロール塩酸塩	ミケラン®	細粒：1%，小児用細粒：0.2%　錠：5 mg	初期1日10〜15 mg，1日30 mgまで漸増可
			ミケラン® LA	徐放カプセル：15 mg	1日1回15〜30 mg 朝食後
	ISA−	プロプラノロール塩酸塩	インデラル® 錠	錠：10 mg	1日3回30〜120 mg
β1 選択性	ISA−	アテノロール	テノーミン® 錠	錠：25・50 mg	1日1回50〜100 mg
		メトプロロール酒石酸塩	セロケン® 錠	錠：20 mg	1日3回60〜240 mg
			セロケン® L錠	徐放錠：120 mg	1日1回120 mg，朝食後
		ビソプロロールフマル酸塩	メインテート® 錠	錠：0.625・2.5・5 mg	1日1回5 mg（注意：本態性高血圧症の用量）
αβ遮断薬		カルベジロール	アーチスト® 錠	錠：1.25・2.5・10・20 mg	1日1回10〜20 mg（注意：本態性高血圧症の用量）
		ラベタロール塩酸塩	トランデート® 錠	錠：50・100 mg	1日3回150〜450 mg
α遮断薬		ドキサゾシンメシル酸塩	カルデナリン® 錠	錠：0.5・1・2・4 mg　OD錠：0.5・1・2・4 mg	1日1回0.5〜8 mg
中枢性交感神経抑制薬		メチルドパ水和物	アルドメット® 錠	錠：125・250 mg	1日1〜3回250〜750 mg，数日以上の間隔をおいて1日250 mgずつ増量，1日2,000 mgまで
血管拡張薬		ヒドララジン塩酸塩	アプレゾリン®	錠：10・25・50 mg　散：10%	1日3〜4回30〜200 mg

特徴・注意すべき副作用

β遮断薬，αβ遮断薬

禁忌：気管支喘息，Ⅱ度以上の房室ブロック，Raynaud症状，褐色細胞腫への単剤使用
- ISAを有さない薬剤は心筋梗塞の再発防止や心不全の予後改善効果が期待できる
- 単剤または利尿薬と併用によって糖・脂質代謝に悪影響を及ぼすことがある

α遮断薬

褐色細胞腫の術前血圧コントロール，早朝高血圧へ眠前投与などの投与法で用いられる．
初回投与現象に起立性低血圧によるめまい，動悸，失神があり，少量より開始する．
- 妊娠時の降圧薬選択において，妊娠20週未満では第1選択薬としてメチルドパ，ヒドララジン，ラベタロール（αβ遮断薬）が推奨される
- 妊娠20週以降では交感神経抑制薬（メチルドパ，ラベタロール）いずれかと，血管拡張薬（ヒドララジン，徐放性ニフェジピン）いずれかの併用が推奨される
- ヒドララジンの副作用：劇症肝炎の報告あり（肝障害者は禁忌），SLE様症状

利尿薬

	一般名	商品名	剤形	用量(1日量)
サイアザイド系	トリクロルメチアジド	フルイトラン® 錠	錠：1・2 mg	1日1〜2回2〜8 mg　高血圧症には1日1 mg以下
	ヒドロクロロチアジド	ヒドロクロロチアジド	錠：12.5・25 mg　OD錠：12.5・25 mg	1日1〜2回25〜100 mg　高血圧症には1日12.5 mg以下

(続く)

表6　代表的な降圧薬の高血圧用量(続き)

利尿薬(続き)

	一般名	商品名	剤形	用量(1日量)
サイアザイド系類似	インダパミド	ナトリックス®	錠：1・2 mg	1日1回2 mg，朝食後 高血圧症には1日0.5～1 mg
ループ利尿薬	フロセミド	ラシックス®	細粒：4% 錠：10・20・40 mg	1日1回40～80 mg (腎不全時等は増量可)

特徴・注意すべき副作用
サイアザイド系(類似含む)
- 用量に応じて低Na血症，低K血症，低Mg血症，耐糖能低下，高尿酸血症の頻度が上昇する
- eGFR 30 mL/分/1.73 m² 未満では効果が乏しいため使用しない
- 糖・脂質代謝への影響からβ遮断薬との併用は推奨されない

低頻度だが重篤な副作用：光線過敏症，血小板減少症

ループ利尿薬
- 利尿作用は強いが降圧効果は弱く，持続も短い．
- eGFR 30 mL/分/1.73 m² 未満では，まずサイアザイド系より優先して使用

表7　脂質異常症スクリーニングのための診断基準(空腹時採血)

LDL-C	140 mg/dL 以上	高LDLコレステロール血症
	120～139 mg/dL	境界域高LDLコレステロール血症
HDL-C	40 mg/dL 未満	低HDLコレステロール血症
トリグリセリド	150 mg/dL 以上	高トリグリセリド血症

- LDL-Cは Friedewald(TC − HDL-C − TG/5)の式で計算する(TGが400 mg/dL 未満の場合)
- TGが400 mg/dL 以上や食後採血の場合には non HDL-C(TC − HDL-C)を使用し，その基準はLDL-C＋30 mg/dL とする
- 10～12時間以上の絶食を「空腹時」とする．ただし，水やお茶などカロリーのない水分の摂取は可とする
- スクリーニングで境界域高LDLコレステロール血症を示した場合は，高リスク病態がないか検討し，治療の必要性を考慮する

(日本動脈硬化学会：動脈硬化性疾患予防ガイドライン2012年版．2012 より)

表8　LDL-C 管理目標値ごとの患者群

LDL-C 管理目標値	患者群
<100 mg/dL	冠動脈疾患の既往
<120 mg/dL	糖尿病，CKD，非心原性脳梗塞，末梢動脈疾患のいずれかがある
<140 mg/dL	上記以外の患者で，リスク因子(本文参照)を多くもつ者

- 正確には，絶対リスク(10年間の冠動脈疾患による死亡率)評価チャート(動脈硬化性疾患予防ガイドライン2012年版を参照)と照らし合わせてカテゴリーⅠ・Ⅱを決定することとなるが，非常に煩雑であり，本書では詳細は割愛する
- 追加リスク(HDL-C＜40 mg/dL，早発性冠動脈疾患家族歴，耐糖能異常)のいずれかがあれば，管理目標値を一段階上げる

表9　リスク区分別脂質管理目標値

治療方針の原則	管理区分	脂質管理目標値(mg/dL)			
		LDL-C	HDL-C	TG	non HDL-C
一次予防 まず生活習慣の改善を行った後，薬物療法の適応を考慮する	カテゴリーⅠ	<160	≧40	<150	<190
	カテゴリーⅡ	<140			<170
	カテゴリーⅢ	<120			<150
二次予防 生活習慣の是正とともに薬物治療を考慮する	冠動脈疾患の既往	<100			<130

- カテゴリーⅢは10年間の冠動脈疾患による死亡率2％以上，カテゴリーⅡは0.5％以上2％未満，カテゴリーⅠは0.5％未満となる
- リスク区分別脂質管理目標値を**表9**に示す．
  ➡ ただし**表9**の値はあくまでも到達努力目標値であり，予防試験のメタ解析の結果，LDL-Cを20～30％低下させることで冠動脈疾患が約30％減少することから，LDL-C低下率20～30％を治療目標値とすることも考慮されてよい
- 前述した家族性高コレステロール血症は非常に冠動脈疾患発症のリスクが高く，LDL-C 100 mg/dL未満もしくはLDL-C低下率50％以上が個別に治療目標と設定され，LDL-C 180 mg/dL以上または病歴から積極的に疑うことが重要である．疑わしい場合は早期に専門医へ紹介する

2 食事療法

- 過食を抑え，標準体重を維持する
- 飽和脂肪酸の1日あたり総カロリー摂取量に占める割合を4.5％以上7％未満に抑える
- 肉の脂身や乳製品，卵黄の過剰摂取を避けて，コレステロール摂取量を200 mg/日未満に抑える．およびトランス脂肪酸を含む菓子類，加工食品の摂取を抑える
- 青魚，魚油に含まれるn-3系不飽和脂肪酸の摂取を増やす
- 食塩摂取量は6 g/日未満，エタノール摂取量は男性20～30 mL/日以下，女性10～20 mL/日以下が推奨されるのは高血圧と同様である

3 運動療法

- 運動療法によりHDL-Cを増やし，TGを減らす，インスリン感受性を高めるなど，脂質異常症に対しても改善効果が期待できる
- 運動メニュー設定の原則など詳細は，前述の「高血圧」の記載を参照

4 薬物療法

- 脂質異常症治療薬の特徴・選択基準と副作用を**表10**に示す
- スタチンはスタンダードスタチンと，LDL-C低下作用の強いストロングスタチン〔アトルバスタチン（リピトール®），ピタバスタチン（リバロ®），ロスバスタチン（クレストール®）〕に分けられる
- 妊娠中の女性へのスタチン，フィブラートの投与は禁忌である

表 10　脂質異常症治療薬の特徴・選択基準と副作用について

分類	特性 LDL-C non HDL-C	特性 TG	特性 HDL-C	特徴・選択基準	副作用
スタチン	↓↓↓	↓	↑	・LDL-C を最も効果的に低下させる．高 LDL-C 血症の第 1 選択薬	横紋筋融解症，筋肉痛や脱力感などミオパチー様症状，肝障害，認知機能障害，耐糖能障害，間質性肺炎など
陰イオン交換樹脂	↓↓	↑	↑	・高 LDL-C 血症が適応．胆汁酸の再吸収による腸肝循環を阻害する． ・最大の意義はスタチンとの併用療法．副作用などの理由でスタチンに忍容性がない，もしくは妊娠の可能性がある女性では第 1 選択薬	消化器症状，脂溶性ビタミンの吸収障害（ジギタリス，ワルファリンの作用減弱）
小腸コレステロールトランスポーター阻害薬	↓↓	↓	↑	・レジンと同様に肝でのコレステロール合成を伴うため，スタチンとの併用が理想的	消化器症状，肝障害，CK 上昇
フィブラート	↓	↓↓↓	↑↑	・高 TG 血症に最も効果的な薬剤．レムナントリポ蛋白の異化も亢進．HDL-C 増加作用も強い ・最大の意義はスタチンとの併用療法	横紋筋融解症，肝障害など
ニコチン酸誘導体	↓	↓↓	↑	・高 LDL-C 血症，高 TG 血症やレムナントリポ蛋白が増加する脂質異常症などが適応	顔面紅潮，瘙痒，末梢血管拡張による頭痛など
プロブコール	↓	－	↓↓	・高 LDL-C 血症が適応．スタチンに忍容性がない，もしくはスタチンとの併用で使用	可逆性の QT 延長や消化器症状など
多価不飽和脂肪酸	－	↓		・高 LDL-C 血症が適応．胆汁酸の再吸収による腸肝循環を阻害する． ・副作用などの理由でスタチンに忍容性がない，もしくは妊娠の可能性がある女性で第 1 選択薬 ・最大の意義はスタチンとの併用療法	消化器症状，出血傾向，発疹など

↓↓↓：≦－25%
↑↑：20～30%
↑：10～20%
－：10～－10%

（日本動脈硬化学会：動脈硬化性疾患ガイドライン 2012 年版．2012 より引用，一部改変）

III　糖尿病

1　治療の考えかた

- 糖尿病患者においては，血糖，体重，血圧，脂質を良好にコントロールし，細小血管合併症（網膜症，腎症，神経障害）および動脈硬化性疾患（冠動脈疾患，脳血管障害，末梢動脈疾患）の発症，進展を阻止し，健常者と変わらない QOL の維持，寿命の確保を目標とする

表11 経口血糖降下薬の禁忌，副作用

		禁忌	注意すべき副作用
インスリン抵抗性改善系	ビグアナイド薬	肝機能障害	乳酸アシドーシス，悪心・嘔吐
		腎機能障害（Cr：男性1.3 mg/dL，女性1.2 mg/dL 以上）	──
		75歳以上への新規投与（慎重投与）	──
		心不全，呼吸不全	──
		過度のアルコール	──
		インスリン絶対適応の患者	──
		下垂体・副腎機能低下	──
	チアゾリジン薬	うっ血性心不全（既往も含む）	肝機能障害，浮腫（体液量増加）
インスリン分泌促進系	スルホニルウレア薬	腎不全	遷延性低血糖
	グリニド薬	透析*	低血糖
	DPP4阻害薬	重度肝機能障害（エクア®）	まれに膵炎，イレウス
		重度腎機能障害*	
糖吸収・排泄調節系	αグルコシダーゼ阻害薬	──	イレウス
			腹部症状（便通異常，腹鳴，放屁）
	SGLT-2阻害薬	重症腎機能障害	脱水，頻尿・多尿，尿路・性器感染症
		妊娠	

特に重要なものを記載．
*例外薬あり．

- 心血管イベントの発症リスクが高い2型糖尿病患者において，心血管疾患は寿命短縮の主因となっている．血糖コントロールを良好に保つことが，合併症の進行抑制さらには生命予後の改善のために重要である
- 血糖コントロール指標ではHbA1c値を重視する．血糖正常化を目指す際には6.0％未満，合併症の発症予防，進展の抑制には7.0％未満，治療強化が困難な際には8.0％未満が一般的な目標となる．HbA1c以外の指標には，グリコアルブミン（GA）（基準値：11〜16％），1,5-AG（アンヒドログルシトール）（基準値：14.0 μg/mL以上）がある
- 治療目標は年齢，罹病期間，低血糖の危険性，サポート体制などを考慮して個別に設定していく必要がある
- WHOでは，75 g OGTTでの境界型（耐糖能異常）例も冠動脈疾患のリスクグループとしており，糖尿病発症以前であるこの段階から食事・運動療法の介入が推奨されている
- 長期にわたって血糖コントロールが不良であった場合には，急激な血糖値の低下により，網膜症や神経障害などの合併症が悪化する場合があるので，急激に血糖を下げすぎない

2 薬物治療

- 各種経口血糖降下薬の禁忌，注意すべき副作用を**表11**に示す

表12　インスリンの絶対的適応・相対的適応

インスリンの絶対的適応
・インスリン依存状態 ・糖尿病昏睡（糖尿病性ケトアシドーシス，高浸透圧高血糖症候群） ・重症の肝障害，腎障害の合併 ・重症感染症，外傷，中等度以上の外科手術のとき ・糖尿病合併妊娠（食事療法のみで良好な血糖コントロールが得られない妊娠糖尿病を含む） ・静脈栄養時の血糖コントロール
インスリンの相対的適応
・インスリン非依存状態の例でも著明な高血糖を認める場合 　（例えば空腹時血糖250mg/dL，随時血糖350mg/dL以上） ・経口血糖降下薬では良好な血糖コントロールが得られない場合 ・やせ型で栄養状態が低下している場合 ・ステロイド治療時に高血糖を認める場合 ・ブドウ糖毒性を積極的に解除する場合

- EMPA-REG OUTCOME試験で，2型糖尿病患者の標準治療にSGLT2阻害薬〔エンパグリフロジン（ジャディアンス®）〕を上乗せした場合に，心血管死の減少効果が報告されている
- 肥満糖尿病患者におけるメトホルミン投与は冠動脈疾患防止に，チアゾリジン薬は大血管症の二次予防に有効との報告がある
- インスリンの絶対的適応・相対的適応に関して表12に示す

Ⅳ 肥満

1 治療の考えかた
- 25≦BMI＜35の肥満症，35≦BMIの高度肥満症に分けられる
- 治療方針としては食事療法，運動療法を基本とし，本人の理解や動機づけを促し治療経過を明瞭に把握するために行動療法の併用が推奨される．治療に難渋する症例には，薬物治療，外科治療も検討される
- 肥満症（25≦BMI＜35）では，25 kcal/kg×標準体重/日以下を目安に摂取エネルギー量を算定し，現在の体重から3～6か月で3%以上の減量を目指す
- 高度肥満症（35≦BMI）では，20～25 kcal/kg×標準体重/日以下を目安に摂取エネルギー量を算定し，現在の体重から5～10%の減量を目指す．減量が得られない場合は600 kcal/日以下の超低エネルギー食（VLCD）などさらなるエネルギー制限の強化を考慮する

2 食事療法
- 体重減少のためには，食事摂取エネルギーの減量が有効である
- 指示エネルギーの50～60%を糖質とし，15～20%を蛋白質，20～25%を脂質とする
- エネルギー制限食では異化の亢進が懸念され，基礎代謝低下によるリバウンド防止

表13　メタボリックシンドロームの診断基準

1. 必須項目：内臓脂肪(腹腔内脂肪)蓄積
   ウエスト周囲長　男性≧85 cm，女性≧90 cm(内臓脂肪面積男女とも≧100 cm^2 に相当)
2. 上記1に加え，以下の3項目のうち2項目以上を満たすものをメタボリックシンドロームと診断する
   1) 脂質異常
      トリグリセリド値　≧150 mg/dL　かつ/または
      HDL-C値　＜40 mg/dL(男女とも)
   2) 血圧高値
      収縮期血圧　≧130 mmHg　かつ/または
      拡張期血圧　≧85 mmHg
   3) 高血糖
      空腹時血糖値　≧110 mg/dL

(日本肥満学会：肥満症診療ガイドライン2016．ライフ・サイエンス出版，2016より)

のために必須アミノ酸を含む蛋白質不足に注意する
- ビタミン，ミネラル，微量元素を含んだフォーミュラ食の併用が有用である

3 運動療法
前述の「高血圧」を参照のこと．➡ 320 頁．

4 行動療法
- 体重や食事内容についての自己記録は，発症要因や治療を阻害する因子など問題点の抽出に有用である
- その解析に基づいて生活習慣や食行動を修正し，適正行動の実施につなげる
- 具体的には，患者自身が問題点に気づき，客観的に評価するための食行動質問表や，起床直後，朝食直後，夕食直後，就寝直前の1日4回体重を測定しグラフ化していく，グラフ化体重日記などが有用である

5 薬物療法
高度肥満症では心理的・精神的問題がみられることが多くしばしば治療に難渋する．食事・運動・行動療法を厳格に併用しても効果不十分な場合，マジンドールなどの薬物療法が必要となる．

6 外科療法
減量を主目的とする外科手術(bariatric surgery)は，内科治療で有意な体重減少および肥満関連健康障害の改善が認められないBMI≧35の高度肥満症に適応があり，長期的な減量維持効果，肥満健康障害の改善効果も良好である．

V　メタボリックシンドローム

1 治療の考えかた
- わが国のメタボリックシンドロームの診断基準を表13に示す
- メタボリックシンドロームは心血管疾患の発症リスクを増加させ，全死亡率も上昇させる．その機序は，蓄積した内臓脂肪が，過剰な遊離脂肪酸を門脈内に放出し，さらに内分泌臓器としてアディポサイトカイン産生の調節異常をきたす役割を果た

すことで，インスリン抵抗性や高血糖，脂質代謝異常，血圧高値などの各リスクが惹起され，時には心血管疾患が直接引き起こされていると考えられている
- 生活習慣改善により体重が減少することで，構成要素である高血糖，脂質代謝異常，高血圧が改善する．よって，メタボリックシンドロームでは減量が治療の中心となり，3〜6か月で現在の体重から5%の減量が推奨されている

■ 患者説明のポイント

- 冠危険因子の上記疾患や病態では自覚症状に乏しく，治療や通院の自己中断が起こりやすい
- 心血管病や合併症の進行を予防するため，患者とコミュニケーションをとる時間を確保し，どのような疾患であるか，内服薬など治療によって生じうる副作用，望ましい生活習慣と治療を継続することによる効果を丁寧に伝え，治療継続意欲を高めることが重要である

【鈴木悠介】

冠動脈インターベンション

> **POINT**
> - 冠動脈インターベンションは約40年の歴史を有する
> - 安定冠動脈疾患においては，薬物療法が第1選択である
> - 急性冠症候群においては，PCIが第1選択となることが多い
>   - STEMIは発症から可及的早期にprimary PCIを行い，再開通を目標とする
>   - NSTEMIあるいはUAPはリスクに応じてPCIのタイミングを決定する
> - 冠動脈ステントは，再狭窄抑制を目的として薬剤溶出型ステント（DES）を使用することが多い
> - ステント血栓による冠動脈イベントを予防するために，抗血小板療法が必要である
> - 病変形態応じてエキシマレーザー，ロータブレーターなどを併用することもある
> - 血管内イメージング（IVUS，OFDI，OCTなど）は，PCI手技の合併症予防や，エンドポイント決定に有効である

　Andreas Gruntzig医師がヒト冠動脈左前下行枝のバルーン血管形成術（percutaneous transluminal coronary angioplasty；PTCA）を行ってから約40年が経過し，PTCAの時代から，幾度かのパラダイムシフトを経て，薬剤溶出冠動脈ステント（drug-eluting coronary stent；DES）留置術へと大きな技術革新を得た．さらに合成金属製ステントから，生体吸収スキャフォールドの時代へと，新たなデバイスの進化は続いている．

　標的病変再血行再建（target lesion revascularization；TLR）回避率は，年次低下傾向にあり，後述する最新の第3世代DESの場合は約5％と冠動脈バイパス術（CABG）のそれに肩を並べつつある．

　本項では今日の経皮的冠動脈インターベンション（percutaneous coronary intervention；PCI）について，適応からデバイス選択手技の実際を解説する．

1 PCIの適応（表1）

- 安定冠動脈疾患（stable coronary artery disease；SCAD）と急性冠症候群（acute coronary syndrome；ACS）に分けて考えるとよい
- ガイドラインに従った診療という視点からは，ACSにおいてはST上昇型急性心筋梗塞（ST elevation myocardial infarction；STEMI）と非ST上昇型急性心筋梗塞（non-ST elevation myocardial infarction；NSTEMI）ならびに不安定狭心症（unstable angina pectoris；UAP）で適応を分けて考える必要がある

表1 病態からみた PCI の適応

病態	第1選択	PCI の位置づけ
安定冠動脈疾患（SCAD）	薬物療法	症状の改善
急性冠症候群のうち STEMI	ただちに PCI	第1選択
急性冠症候群のうち NSTEMI あるいは UAP	薬物療法に加えて，患者リスクに加えて PCI	可及的早期に行うが，まずはリスク評価を行う

◪ SCAD における PCI の適応

1. COURAGE 試験

- 一般に SCAD においては薬物療法（抗血小板薬，β遮断薬，スタチンなどの脂質降下薬，亜硝酸薬）が標準治療である
- PCI あるいは CABG などにより冠動脈血行再建術を行う前に，積極的標準薬物治療を先行すべきというコンセンサスは，米国における COURAGE 試験の影響が強い
- COURAGE 試験では，SCAD の患者を十分な標準的薬物療法（optimal medical therapy；OMT）を先行する患者群と，PCI による血行再建を行ってから OMT を行う群とにランダム化を行い，前向き観察研究を行った．その結果，PCI を先行させることで生命予後を改善するというエビデンスは得られなかったためである
   - ➡ しかし本研究では，OMT に割り付けられた患者も，後に PCI を受けており，その結果狭心症の改善や，身体活動性の向上などの恩恵に預かっており，一概に PCI を否定したものではない[1]

2. 血行再建術

- 十分な薬物療法にもかかわらず，狭心症症状が改善しない場合や，負荷心電図（負荷心筋 RI 検査）で有意な心筋虚血が証明されている場合は，血行再建術を検討する
- COURAGE 試験のサブ解析では，心臓核医学（心筋血流 SPECT）を用いて，有意な虚血心筋の低下を得た群で，対照群と比較して生命予後の改善が示されている
- PCI による血行再建術を検討する際には，常に CABG との対比が重要である．PCI は低侵襲であると同時に，入院期間の短縮という観点では低コストといえるが，一方で，抗血小板薬の長期間投与，再狭窄などによる追加血行再建術などにより，生涯入院回数が増えることもあるので，長期間にわたる治療戦略や医療費にかかわるコスト意識も重要となる

3. CABG・PCI の選択

- 一般に CABG もしくは PCI の選択は以下を考慮して選択される
   1. 患者の基礎疾患や全身状態
   2. 病変背景
   3. 医療コスト（入院期間や回数）
   - ➡ 世間一般で低侵襲と受け止められているなどの理由で，患者や患者家族から，CABG ではなく PCI を強く希望するというシナリオが想定されるが，再血行再

表2 CABG, PCIの利点・欠点

	CABG	PCI
優れる点	・長期開存性に優れる ・左室リモデリングや弁膜症に対する同時修復が可能 ・抗血小板薬が減量中止できる	・低侵襲性 ・反復性 ・医療人件費の節約
問題点	・全身麻酔の必要性 ・創傷治癒遅延 ・やや長い入院期間 ・高齢者や合併疾患による周術期死亡リスク	・造影剤使用による腎障害 ・医療被曝 ・ステント血栓症 ・抗血小板療法による出血性合併症

建の発生を含めての再入院リスクなども勘案し，長期的な侵襲性の予測を説明する必要がある
- なお，冠動脈の病変形態から予想される手術手技の困難度のスコアには，SYNTAXスコアを用いる．SYNTAXスコア22以上は，複雑冠動脈病変と定義され，これまでに行われた臨床試験の結果からCABGのほうが，開存率を含めた長期予後がよいとされる(http://www.syntaxscore.com/start.htm)
- 一般的なCABGとPCIの利点・欠点を表2にまとめる

3 患者説明のポイント
- まずはOMT(心臓リハビリテーションを含めた)が必要であることを説明する
- OMTにもかかわらず症候性である場合，あるいは無症候ではあるが虚血心筋重量(領域)が大きい場合には，PCIもしくはCABGを考慮する
- 核医学検査や運動負荷心電図(可能な場合に限る)を行い，心筋虚血の重症度を評価する
- 冠動脈CT検査あるいはカテーテルによる冠動脈造影検査(CAG)を踏まえ，病変枝数と重症度スコア(SYNTAXスコアなど)を求める．PCIを選択する場合には，ロータブレーターなどの特殊な治療機器の必要性の有無(=冠動脈石灰化の程度)と，最終的に完全血行再建を行った場合に，必要となるステント本数を予想する
- PCIにおける医療コストに最も大きく関与するのは，冠動脈ステントの本数である
- 長期的展望に立って治療戦略を説明できることが好ましい

4 ACSに対するPCIの適応
- STEMIとNSTEMI・UAPで適応に違いがある
- 発症早期のSTEMIではただちにprimary PCIを行う．door to balloon時間は，日本循環器学会の「ST上昇型急性心筋梗塞の診療に関するガイドライン(2013年改訂版)」で90分以内であることが求められている
- またガイドラインのみならず，2014年以降の診療報酬点数に定められた手技料も以下のように大きく異なることを知っておきたい
  - K549-1　経皮的冠動脈ステント留置術(急性心筋梗塞)：34,380点
  - K549-2　経皮的冠動脈ステント留置術(不安定狭心症)：24,380点
  - K549-3　経皮的冠動脈ステント留置術(その他)　　：21,680点

表3 第1〜3世代DES

	ポリマー	薬剤	商品名
第1世代DES	耐久性ポリマー	シロリムス・パクリタクセルなど	サイファー® タクサスリベルテ®
第2世代DES	生体親和性ポリマー	エベロリムス・バイオリムスA9など	ザイエンス® プロマス® レゾリュートインテグリティ® ノボリ®
第3世代DES	加水分解性ポリマー	シロリムス・エベロリムス	アルチマスター® シナジー®

＊ここで定義される急性心筋梗塞とは，発症12時間以内でかつdoor to balloon時間が90分以内であるか，もしくは発症36時間以内でKillip分類4の心原性ショック合併例のいずれかに限られている．
＊上記点数は2018年4月時点での診療報酬である．

- 一方でNSTEMI・UAPでは，多枝病変であることが多く，加えて慢性完全閉塞（chronic total occlusion；CTO）が関与することも多いために，どの病変をPCIすべきなのかCAG所見からただちに判断することが難しい
- 胸部症状が軽快しており血行動態が落ち着いている場合は，薬物療法による病状の安定化をまず優先する．ただし，心原性ショックや胸痛が遷延している場合には緊急CAGを行い，施術可能なすべての病変にPCIを施行し，IABPやPCPSを挿入して補助循環を行う
- レジデントに求められる診療レベルは，緊急にCAGあるいはPCIを行うべきか否かの判断である（待機的と判断する場合には，必ず指導医に相談することが求められる）

＊IABPならびにPCPSの適応については，別項を参照されたい．➡ 399頁．

5 薬剤溶出冠動脈ステント（DES）の適応（表3）

- 1994年に登場した冠動脈ステントは，バルーンPTCAの「急性冠動脈閉塞」という最大の欠点を補完するという，画期的新技術であった．PTCAの時代に問題となった，「急性冠動脈閉塞」をほぼ解決すると同時に，PTCA時代に30〜40％と高率であった遠隔期の「再狭窄」を大幅に半減することが可能となった
- しかし一方で，TLR（target lesion revascularization：標的病変再血行再建）は20％前後と高く，この克服が急務であった．90年代にはさまざまなデバイス開発が行われたが，最終的には免疫抑制薬であるラパマイシンをステント留置部位にデリバリーするという形態の，薬剤溶出冠動脈ステント（DES）が登場し，デバイス開発競争の勝利者となった
- ブラジルで行われたfirst-in-man試験では，少数例で単純病変を対象としていたが，1年後のCAGによる評価で再狭窄なし（0％）という驚異的結果であった
- DESは一世を風靡するかにみえたデバイスではあったが，実臨床では再狭窄は皆

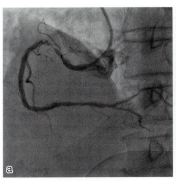 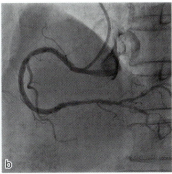

図1 DES の冠動脈造影像
a：RCA 近位部の屈曲性病変．
b：ステント留置術後．

無ではないのは当然であり，遠隔期に遅発性ステント血栓症が発症することが問題視され，抗血小板療法の長期化や，その結果出血合併症が増大する懸念があることから，ベアメタルステント（BMS）との使い分けが提唱されるに至った
- 現在，日常臨床で使用されている第 3 世代 DES は，ステント血栓症の発症頻度は，BMS を対照としても，植込み直後から遠隔期に至るまでほぼ非劣性であることが示されつつある
    ⇒ したがって，術直後早期（1～2 か月以内）に抗血小板薬を完全中止にせざるを得ないような特殊な状況を除けば，DES ではなく BMS を使用する局面は急速になくなりつつある
- 第 3 世代 DES の特徴は以下のとおり
    ❶ 薄いストラットを有している
    ❷ 加水分解により 3～4 か月でポリマーが消失する
    ❸ 同時に薬剤のデリバリーも早期に完了する
    上記の特徴を有する設計になっており，遠隔期には BMS となることで，DES と BMS の短所を補完することが期待されている．欧州では約 5 年の臨床実績があり，優れた長期成績が報告されつつある
    ⇒ これらの特徴を活かして，二重抗血小板療法（dual antiplatelet therapy；DAPT）の期間の短縮化の試みがなされている．2016 年時点では国内の診療ガイドラインに従うと，SCAD に DES を留置した場合で 6 か月間，ACS では 12 か月間の DAPT 期間が標準的である．また SCAD 病変に対して BMS を留置した場合は，DAPT 期間は 2 ないし 4 週間であるのに対し，ACS においては BMS を留置した場合でも 12 か月の DAPT が望ましい．常に最新のガイドラインを参照する必要がある
- DES 留置術の冠動脈造影像を図 1 に示す

6 生体吸収冠動脈スキャフォールド

- 薬剤溶出金属ステントは，血管壁に永続的に金属が残ることから，以下のような問題点を有することが明らかとなってきた
  1. 金属疲労によりステント破断が生じて再狭窄の原因となる
  2. 遠隔期に異物反応から新たな動脈硬化の原因となりうる
  3. 血管の柔軟性が失われるため，血管調節機能が損なわれる
- 上記の問題を解決するため，生体吸収素材を用いたステントの開発が進められた．生体吸収性スキャフォールドは，外科手術用吸収糸と類似の加水分解性ポリマー素材でできており，植込み後2～4年で完全に生体内で分解される．ただし加水分解の過程で，一過性に炎症反応を惹起したり，血管壁の支持性が脆弱になったりするために，現行の第3世代DESと比較すると，植込み後急性期のデバイス血栓症（ステント血栓症）が若干多い傾向が指摘されている
  → 再びDAPT期間が長期化する懸念があるため，出血リスクスコアが高い患者への使用は控える
- 本デバイスは，長期的な展望のうえに金属製DESよりもメリットが多い患者を対象とすべきであり，若年患者がよい適応となる可能性が高い．国内でも2016年よりアボットバスキュラー社の「AbsorbGT1」が販売承認となったが，デバイス血栓症の懸念などの理由から2017年9月に全世界で販売がいったん中止された．次世代型の生体吸収性スキャフォールドが現在複数の企業で開発中であり，近い将来に再度販売開始となるであろう

7 ロータブレーター（高速回転式アテレクトミーカテーテル）

- 高度石灰化病変は，バルーン拡張困難であることが多く，PCIのボトルネックの1つ．高圧バルーン拡張で開大可能な場合もあるが，同時にバルーン拡張による冠動脈穿孔のリスクも高く，致命的合併症のリスクとなる．特にPCI施行中は，ヘパリンの投与を行っており，加えて抗血小板薬を内服していることから，出血性合併症が生じると，止血に難渋することが多い
- ロータブレーターカテーテルの先端は紡錘状形状（ラグビーボール状）であり，先端部半分に20 μmの人造ダイヤモンド結晶が2,000～3,000個つけられている
- このカテーテルを専用のガイドワイヤを用いてover-the-wire(OTW)のシステムで冠動脈内へ挿入，窒素ガスを用いてタービンを介する高速回転で病変部を切削する．ガイドワイヤの上でカテーテルシャフトが高速回転するという原理なので，摩擦による熱発生や金属疲労によるガイドワイヤ破断が懸念される．そのためガイドワイヤ・ルーメンに常に潤滑のため液体を流し続ける必要があり，その薬液を「ロータカクテル」と称している．この薬液は熱発生の予防のみならずslow flowの予防にも重要である
- differential cuttingという原理により，軟らかい組織には切除効果は乏しく，石灰化病変などの硬い組織のみが切削されるとされている．切削された組織片は6～7 μm以下の小切片となり，末梢の心筋内毛細循環を障害することなく，最終的には網内系で処理されるとされる

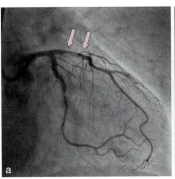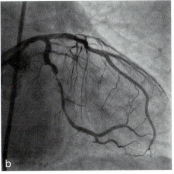

図2 冠動脈造影像
a：LAD 近位部の高度石灰化病変．
b：ロータブレーターを行い，バルーンカテーテルで拡張後に DES を留置した．

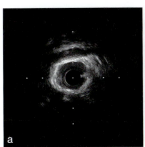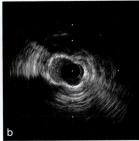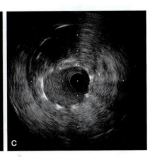

図3 血管内エコー
a：高度石灰化病変．全周性に後方減衰を伴う表在性石灰化を認める．
b：ロータブレーター施行．石灰化の一部が切除されてバルーン拡張可能な病変形態となった．
c：ステント留置後．やや偏心性ではあるがステントが円形に拡張留置された．

- 冠動脈内で石灰化組織を切除するという手技であり，通常のバルーン拡張あるいはステント留置術とは異なる合併症のリスクを有する．冠動脈穿孔のリスクを下げるために行う手技ではあるが，ロータブレーターによる冠動脈穿孔のリスクもあるので，現時点では一定の施設基準を満たす施設でのみ保険適用が認められている
- ロータブレーター施行例の冠動脈造影像(図2)と血管内エコー(図3)を示す

◎合併症対策
- ロータブレーターの合併症は大きく以下のとおりである
  ❶ slow flow/no flow
  ❷ 冠動脈解離(❶ との鑑別が重要)
  ❸ 徐脈
  ❹ 穿孔(ガイドワイヤによるものと，ロータバーによるものがある)
  ❺ デバイスの断裂や遺残
- 合併症の原因は主に遠位部塞栓症による心筋微小循環傷害あるいは局所の血管損傷

など，ロタブレーター特有の問題である
- 遷延する徐脈や昇圧薬に反応しない低血圧を予防するために，β遮断薬を内服中の患者は，PCI当日のβ遮断薬は休薬しておくことが必要である

8 エキシマレーザー冠動脈形成術（ELCA）

- エキシマレーザー冠動脈形成術（excimer laser coronary angioplasty；ELCA）は，308 nm の紫外領域レーザーを用いた組織蒸散を利用した新しいカテーテルインターベンションである．90年代に国内で治験が行われ2001年に薬事承認が得られたが，長らく保険適用外であったため高度先進医療（その後は高度医療）として，限られた施設で使用されてきた．2012年に保険適用となり本格的な臨床使用が始まった
- 米国においてはCABG術後遠隔期の伏在静脈（SVG）グラフトに対するPCIに際して使用される頻度が高いが，わが国ではACSの血栓性病変に対する使用頻度が高い

9 抗血小板療法

- 心臓血管領域では，抗血小板療法の第1選択はアスピリンである．PCIを行う際には，これに加えてP2Y12受容体拮抗薬（チエノピリジン系抗血小板薬）を併用する，DAPTが用いられる
- 特に冠動脈ステント（あるいは生体吸収冠動脈スキャフォールド）を留置する症例では，原則として術前からDAPTを開始しておくことが必須である（緊急症例では急速ローディング投与量が推奨される）
- DAPTの処方例は以下のとおり
    - 例1：アスピリン　　　　100 mg　　　1日1回内服　朝
    　　　クロピドグレル　　　75 mg　　　 1日1回内服　朝
    - 例2：アスピリン　　　　100 mg　　　1日1回内服　朝
    　　　プラスグレル　　　　3.75 mg　　 1日1回内服　朝
- DAPTの投与期間は，使用デバイス，患者背景，病変背景により異なる．現状ではわが国のガイドラインでは，DES植込みにおいては安定冠動脈疾患では6か月間，急性冠症候群では12か月のDAPT投与期間が原則である．PCI後に非心臓手術が予定されている症例では，原則としてBMSを用いて，1か月間のDAPTの後は単剤とする．周術期に抗血小板薬を休薬せざるを得ない場合には，原則として休薬期間を2週間以内とする．ヘパリンなどの抗凝固薬を用いてブリッジを行う場合もあるが，明確なエビデンスはない
- PCI術後のDAPT期間については，現状ではSCADで6か月間，ACSで12か月間が標準であるが，十分なエビデンスに基づいて確立しているとは言いがたい．現在さまざまな臨床試験により妥当なDAPT期間が追求されているが，決着を見ていない．一般的には，心筋梗塞や虚血性脳卒中のリスクが高い患者では，より長期間のDAPTが臨床イベント（＝心筋梗塞の再発，ステント血栓症，虚血性脳卒中，ほか全死亡リスクなどのハードエンドポイント）を抑制することが示されている
- 一方，出血リスクが高い患者では，必要以上に長期間のDAPTにより，脳出血や

表4 IVUSとOCT/OFDIの比較

	IVUS	OCTあるいはOFDI
分解能	100 μm	15〜20 μm
利点(長所)	・造影剤などによる影響を受けない ・閉塞区間内のイメージングも可能	・より正確な病変長の計測が可能 ・組織性状の鑑別が比較的容易 ・生体吸収スキャフォールドも可視化
欠点(短所)	・組織性状は判別困難なことがある ・生体吸収スキャフォールドは可視化できない	・造影剤による一時的な血球排除が必要

消化管出血などが上昇し予後へ影響をきたすことが知られている。米国におけるDAPT研究では，これら双方のリスクを踏まえ，DAPTスコアが提唱されている[2]．

10 血管内イメージング法

PCIの領域でも超音波診断は重要である．IVUS(intra-vascular ultrasound)は，血管を内腔側から断層像を得ることができる診断装置であり，PCIでは原則として保険償還されることもあり，幅広く使用されている．検査の目的は以下のとおりである．

❶ 病変近傍の血管径の正確な計測
❷ 病変正常の評価，特に不安定プラークの存在の有無の検索
❸ 石灰化の程度によりバルーン拡張が可能であるか，また穿孔(血管破裂)のリスクがないかの評価
❹ 機械式のプルバック・システムを用いることで，病変の長さの計測すること
❺ 治療後のステント拡張が十分であるかの確認

➡ このように血管内イメージング法は，PCIの安全性のみならず有効性を高めることに有用である．石灰化が高度で血管穿孔リスクが高いと判断すれば，ロータブレーターの適応を検討する．またステントの不完全な拡張は，急性期のステント血栓のリスクを増やすのみならず，遠隔期の再狭窄率が高くなることが知られており，諸外国に比較して，わが国のステント血栓症の合併リスクが著しく低い理由の1つは，IVUSが普及していることと関連すると推測される．

近年，IVUSのみならず近赤外線干渉波を用いて，OCT(optical coherence tomography)あるいはOFDI(optical frequency domain imaging)による血管内イメージング法が登場した．IVUSとの比較は表4のとおりであり，評価の目的により使い分けが望ましい．

このほか血管内視鏡を用いて，プラークの色調や血栓の有無を精査することがある．現時点では定量的な評価は困難であり，定性的評価にとどまる．

11 冠血流予備能測定(fractional flow reserve；FFR)

- CAGにおける狭窄度は，必ずしも心筋虚血の有無と相関するとは限らない．それは心筋のviabilityにより酸素需要が異なるためである
- 古典的には心筋血流RI検査(➡266頁参照)が確立されているが，手技のエンドポイントを決定するうえでは，必ずしも有用とは言いがたい．PCI手技中に施行可能である．血管内圧センサー付きガイドワイヤ(pressure wire)を用いて病変近位部

と遠位部の圧較差を測定することが可能である
- 安静時の圧較差に加えて，心筋血流を最大限まで増加させた状態(＝最大充血)を得た状態で，近位部と遠位部の平均血圧比(Pd/Pa)を FFR と定義する．FFR が 0.75 を下回る状態で，有意な虚血があると判断する．これまでの大規模臨床試験で，FFR を指標として PCI の適応を決めることが，長期予後改善に有効であることが知られている[3]

2016 年の TCT(米国心臓血管カテーテル治療学会)において，High SYNTAX score を有する LMT 複雑冠動脈病変に対するエベロリムス溶出冠動脈ステントを用いた PCI と CABG のランダム化比較試験の結果が発表された．3 年での死亡，脳卒中，心筋梗塞，虚血由来の再血行再建の割合は有意差がなく，3 年の全血行再建の割合は PCI 群で有意に高く，definite のステント血栓症あるいは症候性のグラフト閉塞の割合は CABG 群で有意に高かった．このことから近代的な，第 2 世代以降の DES を用いた PCI は，LMT 病変を有する選択された患者において，許容範囲内あるいは推奨されるべき血行再建術となったことが証明されたといえる[4]．

文献
1) Boden WE, et al：Optimal medical therapy with or without PCI for stable coronary disease. N Engl J Med 356：1503-1516, 2007
2) Mauri L, et al：Twelve or 30 months of dual antiplatelet therapy after drug-eluting stents. N Engl J Med 371：2155-2166, 2014
3) Tonino PA, et al：Fractional flow reserve versus angiography for guiding percutaneous coronary intervention. N Engl J Med 360：213-224, 2009
4) Stone GW, et al：Everolimus-eluting stents or bypass surgery for left main coronary artery disease. N Engl J Med 375：2223-2235, 2016

【緒方信彦】

心臓血管外科との連携
冠動脈バイパス術，弁膜症手術

> **POINT**
> - 冠動脈バイパス術の術式・適応を理解する
> - 大動脈弁・僧帽弁疾患に対する外科的手術の適応を理解する

1 冠動脈バイパス術（CABG）

虚血性心疾患では，多枝病変や左主幹部を含む重症例に対しては PCI や薬物治療などの内科的治療には限界があり，その場合は冠動脈バイパス術（coronary artery bypass grafting；CABG）が選択される．

1. 分類

冠動脈バイパス術は以下のように分類される．

1）体外循環を使用した CABG（on-pump CABG）
- 上行大動脈から送血管，右房から脱血管を挿入し体外循環を駆動する
- 上行大動脈を遮断し心停止液を注入し，心停止状態とする
- バイパス先の血管にグラフトを縫合する
- 大動脈遮断を解除し，心拍再開後に人工心肺を離脱し終了する

2）体外循環を使用しない CABG（off-pump CABG；OPCAB）
- 近年では PCI 適応の拡大を理由に，外科的治療例はより重症化している．これらの重症例は，冠動脈病変の重症化のみならず，脳血管障害，腎機能障害など，他の臓器への合併症を抱えていることが少なくない
- このような症例に対して脳梗塞や腎不全などの他臓器合併症を回避することを目的として，体外循環を使用せずに，心拍動下で CABG を行う体外循環非使用冠動脈バイパス術（OPCAB）が行われる頻度が年々増加してきた
- わが国では OPCAB の頻度は単独冠動脈バイパス術では約 60％を占め，欧米の 20％に比して明らかに頻度が高い

◎ MIDCAB
- 心拍動下に行う術式の 1 つで，左小開胸での左内胸動脈–左前下行枝バイパス術を低侵襲冠動脈バイパス術（minimally invasive direct coronary artery bypass；MIDCAB）という
- 体外循環のハイリスク症例で，左前下行枝 1 本のバイパスによって QOL ならびに生命予後の改善が期待できる症例に対しては最もよい方法である

表1 PCI, CABGの適応

解剖学的条件		PCI適応	CABG適応
1枝・2枝病変	LAD近位部病変なし	ⅠA	ⅡbC
	LAD近位部(入口部を除く)病変あり	ⅠC	
	LAD入口部病変あり	ⅡbC	
3枝病変	LAD近位部病変なし	ⅡbB	ⅠA
	LAD近位部病変あり	ⅢB	
非保護左主幹部病変	入口部,体部の単独病変あるいは＋1枝病変	ⅡbC	
	分岐部病変の単独病変あるいは＋1枝病変	ⅢC/ⅡbC※	
	多枝病変	ⅢC	

※Ⅱbは回旋枝入口部に病変なくかつ心臓外科医を含むハートチームが承認した症例.
〔日本循環器学会:循環器病の診断と治療に関するガイドライン(2010年度合同研究班報告) 虚血性心疾患に対するバイパスグラフトと手術術式の選択ガイドライン(2011年改訂版). http://www.j-circ.or.jp/guideline/pdf/JCS2011_ochi_h.pdf より〕

表2 大動脈弁狭窄症の重症度

	軽度	中等度	高度
連続波ドプラ法による最高血流速度(m/秒)	<3.0	3.0〜4.0	≧4.0
簡易ベルヌーイ式による収縮期平均圧較差(mmHg)	<25	25〜40	≧40
弁口面積(cm^2)	>1.5	1.0〜1.5	≦1.0
弁口面積係数(cm^2/m^2)	－	－	<0.6

〔Bonow RO, et al: ACC/AHA 2006 guidelines for the management of patients with valvular heart disease. J Am Coll Cardiol 48: e1-e148, 2006 より〕

2. 適応(表1)

PCIおよびCABGの適応はガイドラインに示されている.

1) 病変から判断した治療適応

CABGの適応となる病変の適応としてはACC/AHAのガイドライン,あるいは日本循環器学会のガイドラインを参考にして判断する.

❶ LAD近位部病変を含む1枝あるいは2枝病変はPCI,CABGともに考慮する
❷ 3枝病変は原則としてCABGの適応とされるが,CABGのリスクが高い場合や,PCIが安全に施行されると判断された場合はPCIも適応となる
❸ 非保護左冠動脈主幹部病変はCABGの適応となる

2) 患者の病態から判断した適応

- 冠動脈病変だけではなく,個々の患者の臨床状態により適応は判断されることが望ましい
- 高齢者,糖尿病,低左心機能などの患者ではPCIよりCABGが安全に施行される.また,心拍出率50%以下の患者でもCABGが適切とされている

表3 大動脈弁狭窄症に対するAVRの推奨

クラスI
1. 症状を伴う高度 AS
2. CABG を行う患者で高度 AS を伴うもの
3. 大血管または弁膜症にて手術を行う患者で高度 AS を伴うもの
4. 高度 AS で左室機能が EF で 50％以下の症例

クラスIIa
1. CABG，上行大動脈や弁膜症の手術を行う患者で中等度 AS を伴うもの

クラスIIb
1. 高度 AS で無症状であるが，運動負荷に対し症状出現や血圧低下を来たす症例
2. 高度 AS で無症状，年齢・石灰化・冠動脈病変の進行が予測される場合，手術が症状の発現を遅らせると判断される場合
3. 軽度な AS を持った CABG 症例に対しては，弁の石灰化が中等度から重度で進行が早い場合
4. 無症状でかつ弁口面積<0.6 cm^2，平均大動脈－左室圧較差>60 mmHg，大動脈弁通過血流速度>5.0 m/秒

クラスIII
1. 上記の Class IIa 及び IIb にあげられている項目も認めない無症状の AS において，突然死の予防目的の AVR

〔日本循環器学会：循環器病の診断と治療に関するガイドライン（2011 年度合同研究班報告）弁膜疾患の非薬物治療に関するガイドライン（2012 年改訂版）．http://www.j-circ.or.jp/guideline/pdf/JCS2012_ookita_h.pdf（2018 年 12 月閲覧）より〕

表4 大動脈弁閉鎖不全症に対する手術の推奨

クラスI
1. 胸痛や心不全症状のある患者（但し，LVEF>25％）
2. 冠動脈疾患，上行大動脈疾患または他の弁膜症の手術が必要な患者
3. 感染性心内膜炎，大動脈解離，外傷などによる急性 AR
4. 無症状あるいは症状が軽微の患者で左室機能障害（LVEF 25～49％）があり，高度の左室拡大を示す

クラスIIa
無症状あるいは症状が軽微の患者で
1. 左室機能障害（LVEF 25～49％）があり，中等度の左室拡大を示す
2. 左室機能正常（LVEF≧50％）であるが，高度の左室拡大を示す
3. 左室機能正常（LVEF≧50％）であるが，定期的な経過観察で進行的に，収縮機能の低下/中等度以上の左室拡大/運動耐容能の低下を認める

クラスIIb
1. 左室機能正常（LVEF>50％）であるが，軽度以下の左室拡大を示す
2. 高度の左室機能障害（LVEF<25％）のある患者

クラスIII
1. 全く無症状で，かつ左室機能も正常で左室拡大も有意でない

〔日本循環器学会：循環器病の診断と治療に関するガイドライン（2011 年度合同研究班報告）弁膜疾患の非薬物治療に関するガイドライン（2012 年改訂版）．http://www.j-circ.or.jp/guideline/pdf/JCS2012_ookita_h.pdf（2018 年 12 月閲覧）より〕

2 弁膜症手術

1．大動脈弁置換術（AVR）の適応

1）大動脈弁狭窄症

- 大動脈弁狭窄症（AS）の重症度は表2に示すとおりである
- AS でも他の弁膜症と同様，心エコーによる経過観察を行い手術至適時期を決定する
- AS では症状が出現してからの予後は不良とされており，狭心症，失神，心不全といった臨床症状の出現した時点で手術の絶対適応と判断する．狭心症が出現してからの平均余命は 5 年，失神では 3 年，心不全では 2 年とされている
- また，無症状であっても最高血流速度 4 m/秒以上の高度 AS では早期の手術が行われることが多い
- AS の手術適応を表3に示す

表5 僧帽弁狭窄の重症度

	軽度	中等度	高度
平均圧較差	<5 mmHg	5〜10 mmHg	>10 mmHg
収縮期肺動脈圧	<30 mmHg	30〜50 mmHg	>50 mmHg
弁口面積	>1.5 cm^2	1.0〜1.5 cm^2	<1.0 cm^2

〔Bonow RO, et al：ACC/AHA 2006 guidelines for the management of patients with valvular heart disease. J Am Coll Cardiol 48：e1-e148, 2006 より〕

表6 僧帽弁狭窄症に対するMVRの推奨

クラスI
1　NYHA心機能分類Ⅲ〜Ⅳ度で中等度〜高度MSの患者で，PTMCまたはOMCの適応と考えられない場合 2　NYHA心機能分類Ⅰ〜Ⅱ度で高度MS(MVA≦1.0 cm^2)と重症肺高血圧(収縮期肺動脈圧50 mmHg以上)を合併する患者で，PTMCまたはOMCの適応と考えられない場合

〔日本循環器学会：循環器病の診断と治療に関するガイドライン(2011年度合同研究班報告) 弁膜疾患の非薬物治療に関するガイドライン(2012年改訂版). http://www.j-circ.or.jp/guideline/pdf/JCS2012_ookita_h.pdf(2018年12月閲覧)より〕

2）大動脈弁閉鎖不全症

- 大動脈弁閉鎖不全症(AR)は種々の原因により大動脈弁の逆流を生じ，拡張期の左室容量負荷を生じる
- 急性のARは大動脈解離や感染性心内膜炎，外傷などに引き続いて起こることがあるが，通常左室拡大は生じず，慢性ARのような左室コンプライアンスは増加していない．そのため，左室拡張末期圧の増大を生じ，急性肺うっ血・心原性ショックをきたすことがある
- 一方で慢性MRでは比較的長期まで無症状で経過することが多く，その後心拡大や心機能低下を認める
- ARの手術適応は**表4**に示すとおりである

2. 僧帽弁疾患に対する外科手術適応

1）僧帽弁狭窄症

- 僧帽弁狭窄症(MS)の重症度は**表5**に示すとおりである
- 僧帽弁狭窄症に対して手術適応を考えるうえで，①NYHA Ⅱ度以上の臨床症状，②心房細動の出現，③血栓塞栓症状の有無は非常に大切である
- 僧帽弁の弁肥厚，石灰化，可動性，変性の程度，逆流の重症度を考慮し，直視下交連切開術(OMC)または弁置換術(MVR)を選択する(**表6，7**)．

2）僧帽弁閉鎖不全症

- 僧帽弁閉鎖不全症(MR)の重症度は**表8**に示すとおりである
- 急性MRでは内科的治療に抵抗性の場合，緊急手術の適応となる
- 慢性MRでは心エコーで定期的な経過観察を行い，臨床所見と合わせて手術の至適時期を検討する
- MRの手術適応は**表7**に示すとおりである

表7 僧帽弁閉鎖不全症に対する手術適応と手術法の推奨

クラスⅠ
1. 高度の急性MRによる症候性患者に対する手術
2. NYHA心機能分類Ⅱ度以上の症状を有する, 高度な左室機能低下を伴わない慢性高度MRの患者に対する手術
3. 軽度〜中等度の左室機能低下を伴う慢性高度MRの無症候性患者に対する手術
4. 手術を必要とする慢性の高度MRを有する患者の多数には, 弁置換術より弁形成術が推奨され, 患者は弁形成術の経験が豊富な施設へ紹介されるべきであること

クラスⅡa
1. 左室機能低下がなく無症状の慢性高度MR患者において, MRを残すことなく90%以上弁形成術が可能である場合の経験豊富な施設における弁形成術
2. 左室機能が保持されている慢性の高度MRで, 心房細動が新たに出現した無症候性の患者に対する手術
3. 左室機能が保持されている慢性高度MRで, 肺高血圧症を伴う無症候性の患者に対する手術
4. 高度の左室機能低下とNYHA心機能分類Ⅲ〜Ⅳ度の症状を有する, 器質性の弁病変による慢性の高度MR患者で, 弁形成術の可能性が高い場合の手術

クラスⅡb
1. 心臓再同期療法(CRT)を含む適切な治療にもかかわらずNYHA心機能分類Ⅲ〜Ⅳ度にとどまる, 高度の左室機能低下に続発した慢性の高度二次性MR患者に対する弁形成術

クラスⅢ
1. 左室機能が保持された無症候性のMR患者で, 弁形成術の可能性がかなり疑わしい場合の手術
2. 軽度〜中等度のMRを有する患者に対する単独僧帽弁手術

左室機能(LVEFまたはLVDsによる)
 正常:LVEF≧60%, LVDs<40 mm
 軽度低下:LVEF 50〜60%, LVDs 40〜50 mm
 中等度低下:LVEF 30〜50%, LVDs 50〜55 mm
 高度低下:LVEF<30%, LVDs>55 mm
肺高血圧症
 収縮期肺動脈圧>50mmHg(安静時)または>60 mmHg(運動時)
〔日本循環器学会:循環器病の診断と治療に関するガイドライン(2011年度合同研究班報告) 弁膜疾患の非薬物治療に関するガイドライン(2012年改訂版). http://www.j-circ.or.jp/guideline/pdf/JCS2012_ookita_h.pdf(2018年12月閲覧)より〕

表8 僧帽弁逆流の重症度評価

	軽度	中等度	高度
定性評価法			
左室造影グレード分類	1+	2+	3〜4+
カラードプラジェット面積	<4 cm² または左房面積の20%未満		左房面積の40%以上
Vena contracta width	<0.3 cm	0.3〜0.69 cm	≧0.7 cm
定量評価法			
逆流量(/拍)	<30 mL	30〜59 mL	≧60 mL
逆流率	<30%	30〜49%	≧50%
有効逆流弁口面積	<0.2 cm²	0.2〜0.39 cm²	≧0.4 cm²
その他の要素			
左房サイズ			拡大
左室サイズ			拡大

〔Bonow RO, et al: ACC/AHA 2006 guidelines for the management of patients with valvular heart disease. J Am Coll Cardiol 48:e1-e148, 2006 より〕

【渡辺貴裕】

4 急性期管理における循環器作動薬の使用法

> **POINT**
> - γ計算をできるようにする
> - 循環器作動薬の特徴（使い方・薬理作用・副作用）を把握する
> - 循環器作動薬を使用する場面は緊急性が高い場合があり，その中でも冷静な判断ができるよう施設ごとに使用している各種薬剤の投与量については覚えておく

I カテコラミン

- カテコラミンは，収縮期血圧が低いか，臓器灌流が保たれないような状態に対して投与を行い，血行動態を安定化させるものである
- 状態が改善すれば，速やかに投与の減量・中止を検討し，不必要に使用し続けることによる副作用を避けなければならない（図1）

1 γ（ガンマ）について

- 薬剤の投与スピードの単位
- 薬剤の添付文書などには，「この薬剤は 0.025〜0.5 γ で調節」と書かれているので，γがわからないと薬剤の投与スピードの設定ができない
- 単位は，"µg/kg/分" であり 1γ は，「体重 1 kg あたり 1 分間に 1 µg の薬剤が入る投与スピード」と定義される

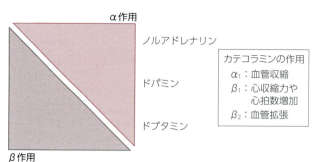

図1　カテコラミンの作用
カテコラミンにはα作用とβ作用があり，ノルアドレナリンはα作用＞β作用，ドブタミンはα作用＜β作用であり，ドパミンは投与量によりα・β作用が異なるとされている．

- 実際の投与はシリンジポンプで使用するため，この単位を mL/時へ単位調節する必要がある
- γ の定義は覚える必要があるが，この式を変形していき最終的には以下の式を覚えて使いこなせるようにする

$$濃度(mg/mL) \times \gamma = 0.06 \times 体重(kg)$$

〈練習問題〉

体重：60 kg の患者に，ハンプ®注 1 A（＝1,000 μg）を 0.025 γ で使用したい．シリンジポンプで何 mL/時で投与すればよいか．

→ 施設によって組成の作りかたに違いはあるが，筆者らの施設ではハンプ®注 2 A（＝2,000 μg＝2 mg）を 5％ブドウ糖で溶解させ計 100 mL とすることが多い．よって，濃度は mg/mL であることから，2 mg/100 mL より，上記公式に代入して，計算すると 1 γ＝0.06×60 kg×100/2＝180 mL/時 となる．これを 0.025 γ で使用したいので，180×0.025＝4.5 となり，4.5 mL/時でシリンジポンプに設定すればよいことになる．

2 各種薬剤の特徴

1．ドパミン塩酸塩（塩酸ドパミン注など）

1）作用

- 低用量：2～4 γ．腎のドパミン受容体（D1）を刺激し，腎動脈拡張させ利尿効果をもたらす
- 中等量：5～10 γ．β 受容体優位となり，心筋収縮力と心拍数上昇の効果
- 高用量：＞10 γ．α 受容体優位となり，末梢細動脈を収縮させ血圧と血管抵抗を上昇させる

2）投与法

- 1～5 γ で点滴静注，20 γ まで増量可能

3）副作用

- 不整脈増加，末梢虚血

4）禁忌

- 褐色細胞腫

   注意 ドパミンは，用量に応じて作用が異なり，少量では腎血流増加，中等量では β 作用，高用量で α 作用としての作用が前面に出る．

◎ショック患者に対する，ノルアドレナリンとドパミン使用の比較

- 心原性ショック患者では，ノルアドレナリン群のほうが，ドパミン群より予後が良好であった[1]

◎低用量のドパミンについて

- AKI の発症予防や治療に低用量ドパミンの積極的使用を支持する報告[2,3]はなく，腎保護や利尿を目的としたルーチンの低用量ドパミンの持続投与は勧められない
  → 症例を選び低用量ドパミンを使用していくことが大事となる．例えば，急性心不全患者での低用量ドパミンの有効性を示す報告がある[4,5]．今後は，個々の症

例に応じて考慮することが重要であると考えられる

5）筆者らの施設での使用例
- ショック状態で，ノルアドレナリンやドブタミン使用下でも血圧維持が困難な場合や，血圧も脈も低いときなどに使用を検討
- 塩酸ドパミン注キット 600 を体重 50 kg であれば，5 mL/時で開始すると 5γ に相当し，開始は 3〜5 mL/時とし，以後バイタルをみながら調整していく

2. ドブタミン塩酸塩（ドブトレックス® など）

1）作用
- 心収縮力増強，肺動脈圧を低下

2）投与法
- 1〜5γ で点滴静注，20γ まで増量可能

3）副作用
- 不整脈増加，動悸

4）禁忌
- 閉塞性肥大型心筋症

  注意 β_1 作用により心収縮力と心拍数増加により心拍出量を上昇させることから，低心機能の症例で使用する．

5）筆者らの施設での使用例
- 心不全での入院時の収縮期血圧が 100 mmHg 未満の場合や，もともとの心機能が悪く利尿薬の反応が乏しいときなど使用を検討
- ドブタミン点滴静注液 600 mg キットで，体重 50 kg であれば，5 mL/時で開始すると 5γ に相当する．開始は 3〜5 mL/時とし適宜調整を行っていく

3. ノルアドレナリン

1）作用
- 末梢血管収縮による血圧上昇

2）投与法
- 0.05〜0.3γ で点滴静注

3）副作用
- 腸管虚血

4）禁忌
- ハロゲン含有吸入麻酔剤投与中の患者やコカイン中毒の患者

  注意 前述のように，ショックでの血管収縮薬としてはノルアドレナリンが第 1 選択となる．

5）筆者らの施設での使用例
- 心原性ショック時や，感染をトリガーとした心不全増悪時の場合など使用を検討
- ノルアドレナリンは，先のドパミンやドブタミンと違い，キット製剤はないため，施設により作りかたが異なるが，筆者らの施設ではノルアドレナリン 3 A（3 mg）を 0.9％生理食塩水に溶解させ全量を 100 mL とし，体重 50 kg であれば，1γ＝100 mL/時と計算されるため，0.05γ では，5 mL/時で使用もしくは，生理食塩水で全量を 20 mL とすると，1γ＝20 mL/時となるため，0.05γ では，1 mL/時で使

用することもある
- ノルアドレナリンを使用するような場合であることから，血圧の経過をみて漸増させていく

II 血管拡張薬

- 亜硝酸薬であるニトログリセリンは，一般的には静脈の拡張作用が強く，Ca拮抗薬であるジヒドロピリジン系のニカルジピンは動脈の拡張作用が強いとされている
- 前負荷を軽減する目的であれば，静脈系の拡張作用がある薬剤を，後負荷を軽減する目的であれば，動脈系の拡張作用がある薬剤（内服薬では ACE 阻害薬や ARB も動脈拡張薬である）を選択する

1 各種薬剤の特徴

1. ニトログリセリン（ミオコール®）

1）作用
- 静脈血管拡張作用により心臓への静脈還流量（前負荷）を軽減する

2）投与法
- 0.5〜10 γ 原液（0.05%）で 3 mL/時（体重：50 kg で 0.5 γ に相当）

3）副作用
- 頭痛，悪心・嘔吐，血圧低下，耐性が生じる

4）禁忌
- 頭蓋内圧亢進症，ARDS

5）筆者らの施設での使用例
- 心不全での入院時の収縮期血圧が 140 mmHg 以上の場合や，収縮期血圧が 100〜140 mmHg で肺水腫が認められる場合，大動脈解離の血圧コントロールで β 遮断薬や Ca 拮抗薬でも血圧コントロールが不良のときなど使用を検討
- ミオコール® 点滴静注 50 mg/100 mL で，開始は 3〜5 mL/時とし適宜調整を行っていく

2. ニコランジル（シグマート®）

1）作用
- 冠血管拡張作用＋冠攣縮予防効果

2）投与法
- シグマート® 注 48 mg 1 V を 0.9%生理食塩水で 48 mL に希釈（1 mg/mL）2〜6 mg/時で投与

3）副作用
- ニトログリセリンほどではないが，頭痛や悪心の症状や，血圧が低下する可能性がある

4）禁忌：PDE5 阻害薬投与中
- ニトログリセリンとの違いは，血圧低下が少なく，冠拡張作用による冠動脈の血流量を増加させる．また，長時間の使用でも耐性も生じにくい

- ニコランジル（5 mg）3 錠　分 3 の経口薬もある

5）筆者らの施設での使用例
- 虚血性心疾患患者への残存病変のある場合や，PCI 後の冠血流維持目的，冠攣縮性狭心症のときなど使用を検討
- シグマート®注 48 mg 2 V（＝96 mg）を 0.9％生理食塩水で 96 mL に希釈（1 mg/mL）し，4 mg/時で投与し，経過をみて中止や経口薬への変更を検討している

3. ニカルジピン塩酸塩（ペルジピン®）

1）作用
- 末梢動脈の血管平滑筋に作用し血管を拡張させ後負荷を軽減する

2）投与法
- 2〜10 γ，少量から開始して血圧の経過をみて調整

3）副作用
- 低血圧，末梢ルートからの投与では，静脈炎を起こしやすい

4）禁忌
- 以前は脳出血に対して禁忌であったが，最近では患者の状態を十分にモニタリングしながら投与することに変更となっている

5）筆者らの施設での使用例
- 高血圧緊急症や大動脈解離のときの血圧コントロール目的に使用を検討
- ペルジピン® 1 A（＝10 mg/10 mL）を 5 A（＝50 mg/50 mL）分原液で用意し，開始は 3〜5 mL/時で適宜調整を行っていく
- 原液では静脈炎を起こすリスクがあり，生理食塩水または 5％ブドウ糖注射液で希釈して使用する場合もある
- 使用量が多い場合は，10 A 分用意する場合もある
- 経過をみて経口薬への変更を検討している

4. カルペリチド（ハンプ®）

1）作用
- 血管拡張＋利尿作用

2）投与法
- 0.0125〜0.05 γ

3）副作用
- 血圧低下

4）禁忌
- 心原性ショックや右室梗塞

　＊日本で開発された薬剤であることから海外での使用例が少なく，エビデンスに乏しい．2011 年の日本循環器学会急性心不全ガイドラインでは利尿薬として Class II a に分類されており，心不全治療薬の第 1 選択薬としても使用されている
　＊血管拡張薬として静脈系と動脈系を拡張させ，前負荷と後負荷を軽減させる．利尿効果として，腎臓の輸入・輸出細動脈を拡張し糸球体濾過量を亢進させる．そのほかにも，RASS 系抑制作用，交感神経抑制作用，心筋保護作用など多面的な効果もあると言われている

5）筆者らの施設での使用例
- 肺水腫があり血管拡張を行いながら，腎保護作用も必要と判断される場合に使用を検討
- カルペリチドもノルアドレナリン同様に，キット製剤がないため，γ計算にて投与量を決定する必要がある．体重50 kgでは，ハンプ®注2A（＝2,000 μg＝2 mg）を5％ブドウ糖で溶解させ計100 mLとし，0.0125 γに相当する2 mL/時か，0.025 γの使用なら約4 mL/時で開始を検討している

5．ミルリノン（ミルリーラ®）
1）作用
- β_1 受容体を介さずに，PDE Ⅲ阻害により心筋細胞内のcAMP濃度を上昇させ強心作用を発揮させる
- ドブタミンほど，心筋酸素消費量は増やさず，肺動脈拡張作用が強い
- すでにβ遮断薬が導入されている慢性心不全患者の急性増悪例では，ドブタミンよりもミルリノンが使用される場合がある

2）投与法
- 0.125～0.5 γ

3）副作用
- 血圧低下

4）禁忌
- 肥大型心筋症．腎機能低下時には用量調整が必要であり，Cr＞3.0 mg/dL以上の患者では使用を避ける

5）筆者らの施設での使用例
- 筆者らの施設ではミルリノンは使用するケースが多くはないが，適応を判断して使用すると効果が期待できる薬である
- ミルリノンは，注射液をそのまま原液で使用．ミルリーラ®注10 mg 1 V（10 mg/10 mL）より2 Vで20 mg/20 mLを体重50 kgでは，0.3 mL/時で使用すると0.1 γに相当する．血圧低下に注意して適宜増量を検討する

Ⅲ 経口強心薬（ピモベンダン，ドカルパミン）

1 各種薬剤の特徴

1．ピモベンダン（アカルディ®）
β_1 受容体を介さずに，PDE Ⅲ阻害により心筋細胞内のcAMP濃度を上昇させ強心作用を発揮させる．
- 投与量：2.5 mg　分2から開始し，5 mg　分2まで増量可能

2．ドカルパミン（タナドーパ®）
1）作用
- ドパミンの前駆物質で，内服後に代謝を受けてドパミンとなり，β_1 受容体を刺激して強心作用を発揮させる

2）投与量

- ドカルパミンとして1日量 2,250 mg（タナドーパ® 3 g）を3回に分けて経口投与する．なお，年齢，症状により適宜増減する．

  *経口強心薬の慢性投与で予後を改善したエビデンスはなく，静注強心薬からの離脱，β遮断薬の導入，QOL の改善を目的とした適応が考えられる

3）筆者らの施設での使用例

- 重症心不全患者で静注のドブタミンを漸減していくなかで離脱が困難な場合や，繰り返す心不全入院の高齢者で予後の改善よりも QOL の改善を優先する場合に使用を検討

  *抗不整脈薬については，別項を参照のこと．→ 358 頁

*

◎処方例のまとめ

塩酸ドパミン注

塩酸ドパミン注キット 600 を体重 50 kg であれば，5 mL/時で開始すると 5 γ に相当し，開始は 3〜5 ml/時．

ドブタミン点滴静注液

ドブタミン点滴静注液 600 mg キットで，体重 50 kg であれば，5 mL/時で開始すると 5 γ に相当する．開始は 3〜5 mL/時．

ノルアドレナリン

 +
ノルアドレナリン注 1 mg　3 A（3 mg）を 0.9％生理食塩水に溶解させ全量を 100 mL とし，体重 50 kg であれば，1 γ＝100 mL/時と計算されるため，0.05 γ では，5 mL/時で使用もしくは，生理食塩水で全量を 20 mL とすると，1 γ＝20 mL/時となるため，0.05 γ では，1 mL/時で使用することもある．

ミオコール®

ミオコール® 点滴静注 50 mg/100 mL で，開始は 3〜5 mL/時．

シグマート®

 +
シグマート® 注 48 mg　2 V（＝96 mg）を 0.9％生理食塩水で 96 mL に希釈（1 mg/mL）し，開始は 4 mg/時．

ペルジピン®

ペルジピン® 注 10 mg　1 A（＝10 mg/10 mL）を 5 A（＝50 mg/50 mL）分原液で用意し，開始は 3〜5 mL/時（静脈炎のリスクがあり生理食塩水または 5％ブドウ糖注射液で希釈して適宜使用を考慮）．

ハンプ®

体重 50 kg では，ハンプ® 注 1000 2 A（＝2,000 μg＝2 mg）を 5％ブドウ糖で溶解させ計 100 mL とし，0.0125 γ に相当する 2 mL/時か，0.025 γ の使用なら約 4 mL/時で開始．

ミルリーラ®

ミルリーラ® 注 10 mg を注射液そのまま原液で使用．1 V＝10 mg/10 mL より 2 V で 20 mg/20 mL を体重 50 kg の方では，0.3 mL/時で使用すると 0.1 γ に相当．

文献

1) De Backer D, et al：Comparison of dopamine and norepinephrine in the treatment of shock. N Engl J Med 362：779-789, 2010
2) Bellomo R, et al：Low-dose dopamine in patients with early renal dysfunction：a placebo-controlled randomised trial. Australian and New Zealand Intensive Care Society(ANZICS)Clinical Trials Group. Lancet 356：2139-2143, 2000
3) Kellum JA, et al：Use of dopamine in acute renal failure：a meta-analysis. Crit Care Med 29：1526-1531, 2001
4) Elkayam U, et al：Renal vasodilatory action of dopamine in patients with heart failure：magnitude of effect and site of action. Circulation 117：200-205, 2008
5) Giamouzis G, et al：Impact of dopamine infusion on renal function in hospitalized heart failure patients：results of the Dopamine in Acute Decompensated Heart Failure(DAD-HF)Trial. J Card Fail 16：922-930, 2010

【有馬生悟】

不整脈に対する薬物治療，電気的除細動

> **POINT**
> - 抗不整脈薬の適応を理解し，不整脈の種類や作用機序に見合った薬剤を選択する必要がある
> - 抗不整脈薬には，心抑制作用や催不整脈作用などの副作用があり，漫然と投与するものではない
> - 電気的除細動は，循環器内科医のみならず一般臨床医における基本的な処置であり，その適応や方法を十分に理解する

I 不整脈に対する薬物治療

1 治療の意義

- 不整脈に対する薬剤は，
  - ❶ 抗不整脈薬：不整脈そのものを抑え込む治療
  - ❷ 心拍数調節薬：不整脈は認めるものの心拍数を調節することにより症状を改善する治療

  に分類される
- 抗不整脈薬の主な作用機転はイオンチャネルと受容体である
- 抗不整脈効果としては，NaチャネルとKチャネルが重要だが，Naチャネル遮断薬，Kチャネル遮断薬は病態・背景疾患を考えて使い分ける
- 抗不整脈薬を分類する場合，Vaughan Williams 分類（表1）が一般的であるが，ジゴキシンやアデノシンなどの抗不整脈作用を有する薬が含まれていないため，最近は Sicilian Gambit 分類（表2）を使用することが勧められている
- Vaughan Williams 分類はその電気生理学的特性から I群（Naチャネル遮断薬），II群（β遮断薬），III群（Kチャネル遮断薬），IV群（Ca拮抗薬）に分類される

1. I群抗不整脈薬（Naチャネル遮断薬）

- Naチャネル遮断薬は，チャネルとの結合・解離の速度により，fast, intermediate, slow に分けられ，一般に結合・解離の速度が slow なほど薬剤としての効果は強いが，代わりに副作用も多い
- 心房筋や心室筋における活動電位の立ち上がりに寄与する Na^+ の流入を抑制するため，活動電位の立ち上がりが抑えられるか，緩やかになる（図1）．よって異所性の興奮発現を抑制したり，興奮の伝導速度を遅くすることで抗不整脈効果が発揮さ

表1 Vaughan Williams 分類

分類		主作用機序		薬剤
I群	Ia	膜安定化作用（Naチャネル遮断作用）	活動電位持続時間延長	Naチャネルとの結合・解離（中等度）	キニジン，プロカインアミド，ジソピラミド，シベンゾリン，ピルメノール
	Ib		活動電位持続時間短縮	中等度	アプリンジン
				速い	リドカイン，メキシレチン
	Ic		活動電位持続時間不変	中等度	プロパフェノン
				速い	フレカイニド，ピルジカイニド
II群		交感神経β受容体遮断作用		ビソプロロール，カルベジロールなど
III群		活動電位持続時間延長作用（Kチャネル遮断作用）		アミオダロン，ニフェカラント，ソタロール
IV群		Caチャネル遮断作用		ベラパミル，ジルチアゼム，ベプリジル

表2 Sicilian Gambit による薬物分類（日本版）

薬剤	イオンチャネル						受容体				ポンプ	臨床効果			心電図所見		
	Na fast	Na med	Na slow	Ca	K	If	α	β	M₂	A₁	Na-K ATPase	左室機能	洞調律	心外性	PR	QRS	JT
リドカイン	○											→	→	●			↓
メキシレチン	○											→	→	●			↓
プロカインアミド		Ⓐ			●							↓	→	●	↑	↑	↑
ジソピラミド			Ⓐ		●				○			↓	→	●	↑↓	↑	↑
キニジン		Ⓐ			●		○		○			→	↑	●	↑↓	↑	↑
プロパフェノン		Ⓐ						●				↓	↓	○	↑	↑	
アプリンジン		Ⓘ		○	○	○						→	↓	○	↑	↑	→
シベンゾリン			Ⓐ	○	●				○			↓	↓	○	↑	↑	↑
ピルメノール			Ⓐ		●				○			↓	↑	○	↑	↑	↑→
フレカイニド			Ⓐ		○							↓	↓	○	↑	↑	
ピルジカイニド			Ⓐ									→	↓	○	↑	↑	
ベプリジル	○			●	●							↓	↓	○			↑
ベラパミル	○			●			○					↓	↓	○	↑		
ジルチアゼム				●								↓	↓	○	↑		
ソタロール					●			●				↓	↓	○			↑
アミオダロン	○			○	●		○	●				→	↓	●	↑		↑
ニフェカラント					●							→	○	○			↑
ナドロール								●				↓	↓	○	↑		
プロプラノロール	○							●				↓	↓	○	↑		
アトロピン									●			→	↑	●			
ATP										■		?	↓	○	↑		
ジゴキシン									■		●	↑	↓	●	↑		↓

遮断作用の相対的強さ：○低　●中等　●高
A＝活性化チャネルブロッカー，I＝不活性化チャネルブロッカー
■＝作動薬
〔抗不整脈薬ガイドライン委員会（編）：抗不整脈薬ガイドライン―CD-ROM 版　ガイドラインの解説とシシリアンガンビットの概念．ライフメディコム，2000より改変〕

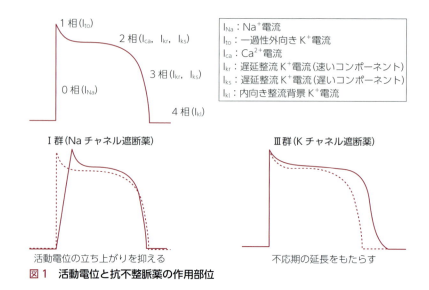

図 1 活動電位と抗不整脈薬の作用部位

れる
- 使用頻度依存性ブロック(use-dependent block)と呼ばれるように,徐脈時よりも頻脈時に強く効果が発揮される
- ほとんどのⅠ群抗不整脈薬は心抑制(陰性変力作用)があると考えてよい.そのため低心機能症例への使用は心不全増悪のリスクがある
- 陳旧性心筋梗塞のように正常心筋と異常心筋の間に基質(電気的回路)が存在すると,Naチャネル遮断による伝導遅延作用によって,かえって心室頻拍のようなリエントリー性不整脈が出現することがある(催不整脈作用)
- 抗コリン作用を有するシベンゾリンやジソピラミドなどの薬剤は,口渇や便秘,排尿障害などを引き起こす可能性があり,前立腺肥大症や緑内障患者への使用は注意を要する

2. Ⅱ群抗不整脈薬(β遮断薬)
- 交感神経β受容体(心臓は主に$β_1$受容体)を遮断することで薬理作用を発揮する
- 抗不整脈薬としてだけでなく,虚血性心疾患や心不全症例に対する生命予後改善や突然死予防としての役割もある
- 不整脈自体を抑え込むというより,心拍調整作用としての役割が大きい
- 非選択性β遮断薬は,$β_2$受容体遮断作用から気管の収縮を引き起こす.そのため気管支喘息患者には使いにくい.その場合には$β_1$受容体に選択性が比較的高いビソプロロールなどを使用するが,それでも喘息の悪化には注意を要する
- β遮断薬の多くは脂溶性であり,脂溶性が高いと血液脳関門を通過し,倦怠感などの中枢性副作用を呈することもある

3. Ⅲ群抗不整脈薬(Kチャネル遮断薬)
- Kチャネル遮断薬は,電位依存性K^+電流を抑制する.そのため興奮(活動電位)の

表3 Kチャネル遮断薬の分類

	β遮断作用なし	β遮断作用あり
Kチャネル遮断作用のみ	ニフェカラント	ソタロール
マルチチャネル遮断作用	ベプリジル*	アミオダロン

*ベプリジルはVaughan Williams分類Ⅳ群に分類されている．

持続時間を延長することから心筋の不応期延長をもたらし，抗不整脈効果を発揮する(図1)
- 心抑制作用が少ないことから，低心機能・心不全症例にも使用可能である
- Naチャネル遮断薬とは対照的に，逆頻度依存性(reverse-use dependency)のため，頻脈時よりも徐脈時により抗不整脈効果が発揮される
- 心電図上ではQT間隔の延長として捉えることができる．しかし，過量になると不応期のばらつきを形成し，多形性心室頻拍torsade de pointes(TdP)を惹起する(催不整脈作用)
- アミオダロンはKチャネル遮断作用のみならず，NaチャネルやCaチャネル遮断作用，さらに交感神経抑制作用なども有するため，マルチチャネル遮断薬として扱われる(表3)
- 一方，ニフェカラントとソタロール(β受容体遮断作用はあり)は純粋にKチャネル(IKγ)遮断作用のみを有する(表3)
- アミオダロンは心外性副作用の頻度が高く，肺障害(間質性肺炎)，甲状腺機能亢進症あるいは低下症，角膜沈着，肝機能障害などがある．特に肺障害は致死性になるといわれている
- アミオダロンは，薬物代謝酵素CYP2C9を抑制する(酵素阻害)ことからワルファリンの効果を増強させる．またP-糖蛋白を抑制することからジゴキシンやダビガトランのような一部の直接経口抗凝固薬の血中濃度を上昇させる

4. Ⅳ群抗不整脈薬(Ca拮抗薬)
- Caチャネル遮断薬は，洞結節および房室結節の活動電位の立ち上がりに大きく寄与するCa^{2+}流入を阻害する．そのため心拍数減少，房室伝導抑制に働く
- β遮断薬と同様に，不整脈自体を抑え込むというより，心拍調整作用としての役割が大きい
- 心抑制作用(陰性変力作用)がある
- ベプリジルはNaチャネルとKチャネル遮断作用も有する(表3)
- ベラパミルはアミオダロンと同様にP-糖蛋白阻害作用を有するため，ジゴキシンやダビガトランのような一部の直接経口抗凝固薬の血中濃度を上昇させる

2 適応疾患
- 発作性または持続性の心房細動(AF)，心房粗動(AFL)
- 発作性上室頻拍(SVT)
- 頻発性の心室性期外収縮
- 非持続性または持続性の心室頻拍(VT)

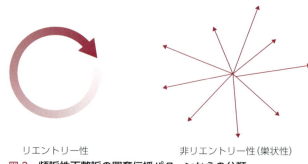

図2 頻脈性不整脈の興奮伝播パターンからの分類

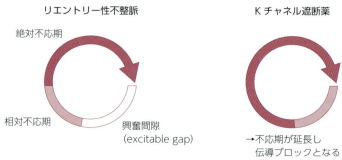

図3 Kチャネル遮断薬によるリエントリー性不整脈停止機序

- 心室頻拍や心室細動による植込み型除細動器(ICD)の頻回作動時など

3 治療の実際

- 抗不整脈薬を選択する場合に，ある程度不整脈の成立機序を考慮しなければならない
- 不整脈の発生機序には，大きく① リエントリー性，② 非リエントリー性(巣状性)の2つに分けられる(図2)
- リエントリー性とは興奮の旋回を意味し，非リエントリー性(巣状性)とは局所から発生する興奮が放射状に伝播することをいう(図2)
- 頻脈性不整脈が持続する場合には，おおむねその機序はリエントリー性と考えてよい
- 不整脈が単発性あるいは非持続性に出現する場合には，その機序は非リエントリー性(巣状性)であることが多い
- リエントリー性不整脈であれば，不応期を延長させて興奮間隙(不応期を脱して興奮できる部位)を埋め尽くすことで停止可能である．そのため不応期を延長させるⅢ群抗不整脈薬(Kチャネル遮断薬)が有効である(図3)
- リエントリー性不整脈の代表である三尖弁輪を旋回するAFLは，理論的にはニフェカラントなどのKチャネル遮断薬で停止可能である(ただし保険適用なし)

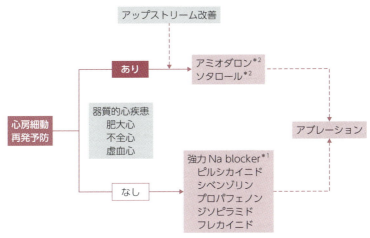

図4　心房細動の再発予防

点線は考慮を要する部分．Na blocker：Naチャネル遮断薬．
*[1] Naチャネル遮断薬以外に，持続性心房細動の除細動がベプリジルで成功した場合には同剤を再発予防に使用することもある．アミオダロンやソタロールも除細動後の持続性心房細動の再発予防に有効なことがある．
*[2] アミオダロンは肥大型心筋症か心不全に伴う心房細動以外の例には保険適用が認められていない．ソタロールは虚血性心疾患に伴う心房細動の再発予防に効果を示すが，保険適用は認められていない．またベプリジルやアプリンジンが心機能低下例において有効とする報告もある．
〔日本循環器学会：循環器病の診断と治療に関するガイドライン（2012年度合同研究班報告）　心房細動治療（薬物）ガイドライン（2013年改訂版）．http://www.j-circ.or.jp/guideline/pdf/JCS2013_inoue_h.pdf（2018年12月閲覧）より〕

- 陳旧性心筋梗塞に伴うリエントリー性VTに対し，アミオダロンやソタロールなどのKチャネル遮断薬は有効である
- 非リエントリー性（巣状性）不整脈であれば，異所性の興奮発現を抑制するI群抗不整脈薬（Naチャネル遮断薬）が有効である
- 右室流出路起源（RVOT）の心室期外収縮や非持続性VTは非リエントリー性であり，β遮断薬投与のほかにピルジカイニドなどのNaチャネル遮断薬が有効なことがある
- 発作性心房細動には，そのトリガーとなる心房期外収縮の発生を抑制するNaチャネル遮断薬が有効なことがある
- AFの再発予防や洞調律維持には，器質的心疾患の有無に分けて至適薬物が異なっている（図4）

4 患者説明のポイント

- 抗不整脈薬は必ずしも100%不整脈を抑制できるわけではない
- 抗不整脈薬を使用するにあたって，前述のような心抑制作用や催不整脈作用などの副作用には十分留意する必要がある．そのため器質的心疾患の有無や電解質異常な

どを把握することが必要である
- 特に高齢者や肝・腎機能障害患者では副作用がより出現しやすいため，慎重な抗不整脈薬の選択が必要である

II 不整脈に対する電気的除細動

1 治療の意義
- 頻脈性の不整脈に対して，心臓に通電を与えることで正常な心拍に戻す処置である
- 主に緊急的除細動と待機的除細動の2通りがある
- 緊急的除細動は，基礎心疾患の有無にかかわらず頻脈性不整脈により血行動態が破綻し，不整脈が持続することで生命を脅かされる場合に行われる．そのため救急外来や入院患者の急変時に行われることが多い
- 待機的除細動は，血行動態は破綻していないが，不整脈を停止させるほうが心機能やQOLにとってよいと判断されたときに行われる．AFのカテーテルアブレーション前に，カテーテルアブレーション後の洞調律維持が可能かどうかを判断するときにも行われる
- AFの除細動後，約1.5％の頻度で脳梗塞などの塞栓症が発生するといわれている．そのため24時間以上持続したAF(48時間以上持続とする成書もあるが，詳細な持続時間は問診では不明瞭なため)や，持続時間および発症時期不明なAF症例の除細動を行う際には，最低3〜4週間の十分な抗凝固療法(ワルファリンや直接経口抗凝固薬)を行う必要がある
- 待機的にAFの除細動を行う場合には，抗凝固療法の有無にかかわらず，経食道心エコーを行い左心耳内に血栓がないことを確認することが望ましい
- 心筋虚血などの基礎疾患があると，交感神経刺激，高K血症，アシドーシスなどの影響で除細動閾値(DFT)が跳ね上がり，除細動を行っても不整脈が止まりにくいことがある
- 電気的除細動には経皮的に行う方法と，心臓手術中に直接電極を心臓にあてて行う方法や，ICDのように心内から行う方法もある
- 「除細動」という呼称は，細動性不整脈のAFと心室細動(VF)に対してのみに用いられ，VTやAFLに対してはカルディオバージョンと呼称するのが一般的である

2 適応疾患
- VTやVFなどの重篤な不整脈
- AFやAFLで血行動態が不安定であったり不利な場合など
- 心静止(asystole)や無脈性電気活動(PEA)には効果はなく適応にない

3 治療の実際
① 本人や家族に電気的除細動を行う意義や，脳梗塞のリスク・不整脈停止効果の限界などのデメリットを詳細にインフォームドコンセントする
② 緊急時を除き，処置前後での予期しない嘔吐や誤嚥予防に最低6時間程度は絶食とする

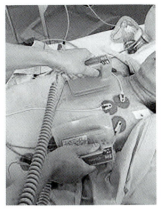

図5　AFの除細動
通電が入るまでスイッチを押し続ける．

❸ 救急カート（緊急時の気管内挿管用チューブなども），酸素，バッグバルブマスク，心電計，心電図モニター（SpO_2 もモニタリングする），二相性除細動器を準備する

❹ 生理食塩水やリンゲル液などで静脈路を確保する．その際に三方活栓をつけておく

❺ 心電図モニターを装着する．除細動器内蔵のモニターも装着し，R波同期が行えるか確認する．電気的除細動前の12誘導心電図を記録しておく

❻ 催眠薬として，気管支喘息の既往がなければ覚醒の早いチオペンタール（ラボナール®）を使用する．チオペンタール（500 mg/A）を専用溶解液20 mLに溶かす．3〜4 mL（75〜100 mg）を急速静注後，速やかに生理食塩水10 mLでフラッシュする．チオペンタールの用量は，体重や普段の飲酒量などを勘案して適宜調整する

❼ 患者に声をかけ，呼びかけに反応なく消耗反射も消失して十分に催眠が得られたか確認する

❽ AFの除細動の場合，まず除細動器のエネルギーを100 Jに設定し，必ずR波同期を行う．胸骨右縁上方と心尖部にパドルを隙間がないように密着させて置き，充電を行う．両手のパドルの通電スイッチを同時に押し，通電を行う．この際にR波に同期して通電されるため，通電が入るまでスイッチを押し続ける必要がある（スイッチを押してもすぐに通電されない，図5）

❾ AFの停止が得られない場合，もう一度患者が催眠状態であることを確認し，除細動エネルギーを150 Jないし200 Jにして再度除細動を行う

❿ 除細動後も催眠状態が続き自発呼吸が弱くなった場合は，適宜バッグバルブマスクで強制換気，酸素投与を行う．覚醒して自発呼吸が出現した場合，通常の酸素マスクに切り替え，さらにモニターされている SpO_2 をみて酸素投与も終了する

⓫ 静脈麻酔の効果が十分に消失するまでは転倒する危険性があるため，しばらく

は臥位のまま経過観察を行う．この際に両上下肢の麻痺がないかも確認する（脳梗塞発症の有無のチェック）

⑫ 心房細動の除細動の場合は，数日してから脳梗塞を発症することもあるため，注意深く経過を観察する必要がある

4 患者説明のポイント

- 電気的除細動は体内に通電を行う侵襲的な処置であり，意識がない患者を除いて，除細動を行うことの利点や脳梗塞などのリスクを十分に説明したうえで処置を行う
- リスクばかり強調するとかえって過度な不安を与えることになるので注意する

【渡邉裕昭】

ペースメーカ

> **POINT**
> - 徐脈性不整脈に対する治療法
> - 手術の合併症として,出血・感染・気胸に注意する
> - 条件つきでMRI対応の機種が上市されている

1 治療の意義

洞不全症候群,房室ブロックなどの徐脈性不整脈に対する治療法で,薬物療法と比較して確実性,安全性が高い.

2 適応疾患

- 徐脈による症状(失神,痙攣,眼前暗黒感,めまい,息切れ,易疲労感,心不全)があるもの
- 心拍数40回/分以下,1日総心拍数6万未満は,ペースメーカの適応と考えてよい
- 症状がなくても,MobitzⅡ型以上の房室ブロックは基本的にペースメーカ植込みが勧められる
- 詳細は,表1を参照.
- 注意点は,徐脈性不整脈をきたす基礎疾患の有無を調べる必要があるということである.虚血性心疾患,心筋炎,心筋症,サルコイドーシス,アミロイドーシスなどにより刺激伝導系の障害を招くことがある.これらの基礎疾患に対する治療により,徐脈性不整脈が改善しペースメーカが不要となる可能性がある
- ペースメーカ手術直後はMRIが受けられない,あるいは確定診断のための心筋生検が難しくなるなどのデメリットがあるため,術前にこれらの基礎疾患が否定されていることが大切である

3 治療の実際

- ペースメーカには体外式と植込み型の2種類がある
- 体外式は一過性の徐脈や,体内式のペースメーカを植込むまでのつなぎとして用いる

1. 体外式ペーシングの方法

- 経皮的ペーシングは,ペーシング機能付き除細動器(図1)を用いて行う.この方法では心臓を刺激するのに大量の電流(50~100 mA)を必要とするため,患者に苦痛があり,鎮静・鎮痛を必要とする
  ❶ 出力エネルギー/モード選択つまみを"ペーシングデマンド"に合わせる
  ❷ ペーシングレートを60回/分にセットする

表1 ペースメーカの適応疾患

	Class I	Class IIa
洞不全症候群 徐脈性心房細動	徐脈による症状がある	症状があるが，不整脈との関連が明確でない 徐脈頻脈症候群で，頻脈に対する必要不可欠な薬剤により徐脈をきたす場合
房室ブロック	2度以上の房室ブロックで以下のいずれかを伴う場合 ・症状がある ・投与不可欠な薬剤によるもの ・術後房室ブロック ・著明な徐脈や長時間の心室停止を示すもの	①3度房室ブロック ②2度または高度房室ブロックで以下のいずれかを伴う場合 ・ブロック部位がHis束以下* ・心拡大の進行 ・運動やアトロピン負荷で伝導が改善しない ③症状があり，ブロック部位がHis束以下の1度ブロック
2枝・3枝ブロック	①2度MobitzⅡ型，高度または3度房室ブロックの既往 ②投与不可欠な薬剤が房室ブロックを誘発する可能性がある ③2度Wenckebach型ブロックを合併しており失神がある場合	①失神発作を伴うが原因が明らかでない ②器質的心疾患を有し，His束以下での伝導遅延が確認された場合

*自律神経活動が関連するHis束上ブロックに対し，His束内やHis束下ブロックは刺激伝導系の器質的障害を示唆し心停止のリスクが高いため，正確に房室ブロック部位を知るには，電気生理学検査が行われる．
〔日本循環器学会：循環器病の診断と治療に関するガイドライン(2010年度合同研究班報告) 不整脈の非薬物治療ガイドライン(2011年改訂版)より〕

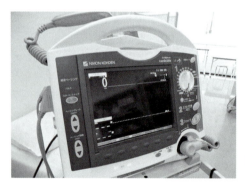

図1 経皮的ペーシング機能付き除細動器

❸ ペーシング強度を0 mAに合わせる
❹ 使い捨てパッドを前胸部と背部の皮膚に(心臓を挟み込むように)貼りつける
❺ 経皮ペーシングのスタートボタンを押す
❻ ペーシング強度を適切な値まで上げていく

・経静脈ペーシングは，内頸静脈，大腿静脈あるいは鎖骨下静脈からペーシング電極カテーテルを右室内に進める．本体(図2)でセンシング，ペーシング，モードの設定を行う

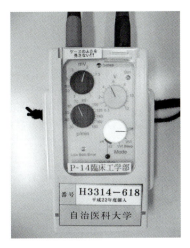

図2 体外式経静脈ペーシング本体

2. 植込み型ペースメーカの手術

- 植込み前に，胸部X線で肋骨，胸郭，心臓の位置，肺野の異常など，心エコーで解剖学的な anomaly（心房中隔欠損，冠静脈洞の拡大，Chiari 網など）をチェックする．心臓術後では，心臓の構造が変化している可能性があるため，以前の術式を確認しておく
- 糖尿病では術後感染予防のため，術前・術後の血糖コントロールを行う
- 発熱時は，術後感染症のリスクを増大させるため，できれば手術を延期する
- 抗血小板薬は単剤であれば継続のまま手術を行う．抗凝固薬は PT-INR, APTT を測定し過度の延長がなければ前日から中止して手術に臨むことが多いが，明確な決まりはないため，症例によって判断する（術者に確認する）
- 通常，利き腕の対側に植込むことが多いが，血液透析中の患者ではシャントの反対側を用いる．心エコーで冠静脈洞の拡大が認められた場合は，左上大静脈遺残が疑われるため，右側に植込む
- 術式には複数の方法があるが，ここでは筆者らの施設で最も多く施行されている術式を記載する
    1. 手術室またはカテーテル検査室で，X線透視下に行う
    2. 首から心窩部のあたりまでの皮膚を広範囲にポビドンヨードで消毒し，ドレープをかけて術野を確保する
    3. 血管造影にて静脈の走行，閉塞・狭窄の有無を確認する．胸郭外穿刺法の場合は腋窩静脈に，カットダウン法の場合は橈側皮静脈にガイドワイヤを留置する．静脈の攣縮を予防するため，穿刺前には静脈周囲に十分な局所麻酔を行う
    4. 鎖骨下2横指の皮膚を局所麻酔後に切開し，大胸筋膜上にペースメーカを収めるポケットを作成する
    5. ガイドワイヤをポケット内に引き込み，リードを2本留置する場合は，もう1本ガイドワイヤを静脈に留置する

❻ 外側のガイドワイヤからシースを介して，右心室にリードを進める．筆者らの施設ではdislodgementが起こりにくいスクリューインリードを用いることが多いが，タインドリードを使用することもある

❼ スクリューインリードの場合，先端は患者の背側（心室中隔側）に向かうように透視を左斜位に60°くらいまで動かして確認する．先端が心尖部の心筋の菲薄部位にあるとリード穿孔のリスクが高まるので，透視で右斜位からみて先端が心陰影からある程度離れていることを確認するとよい．R波高が十分高ければスクリューし，ペーシング閾値を測定する．タインドリードの場合，先端は心尖部に置いてR波高，閾値を測定する

❽ 心房リードを挿入する場合はもう1本のガイドワイヤから同様に行う．タインドリード，スクリューインリードは症例によって使い分ける

❾ シースはピールアウトして，リードのスリーブを非吸収糸を用いて大胸筋に固定し，リードとペースメーカ本体を接続してポケット内に収める．本体も大胸筋に非吸収糸で固定するが，これは座位・立位になった際に，リードが抜けたり本体が足側に移動したりすることを予防するためである

❿ ポケット内を止血・洗浄し，吸収糸を用いて2層に縫合する．1層目（深部）はペースメーカを覆うように3〜4針程度，それぞれ単結紮する．2層目（表層）は単結紮あるいは連続縫合で行うが，接着面の高さを合わせることが大切である

⓫ 表面はステリストリップ™，カラヤヘッシブを貼る

- 点滴ルートは植込み側の上肢（通常は左）に留置する
- 心内電位の大きさ（波高値）のセンシング閾値は可能な限り大きいほうがよい．心房であれば2 mV以上，心室であれば8 mV以上が望ましい
- ペーシング閾値は心筋を興奮させるのに必要な最低限の刺激の大きさである．電池消耗を節約するため，可能な限り低い場所に留置する．1 V以下が望ましい
- リード抵抗（インピーダンス）を測定するが，それぞれのリードにより許容範囲が異なる

3. 合併症

- 気胸・血胸：術中は呼吸困難の訴えがないか，SpO_2をモニタリングする．術後の胸部X線（図3）でも確認する
- 出血・血腫：必要であれば，創部をガーゼで圧迫する．抗血小板薬・抗凝固薬の再開は術者と相談する
- 感染：人工物は感染のため，基本的に本体・リードの除去が必要である
- リード穿孔：心タンポナーデを起こすこともありうる重大な合併症であり，予防のためには術中のリード操作で，心筋に強く押しつけすぎないことが大切である
- dislodgement（留置したリードの位置が術後に移動すること）：リードの再固定術を要する．予防のため，体位や深吸気で手前に移動することを想定して，リードにある程度のたわみをもたせて留置する
- 金属アレルギー：ペースメーカ本体はチタンを使用しており，アレルギーのある患者は手術時に特別な措置を要する

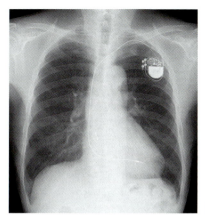

図3　ペースメーカ植込み後のX線写真

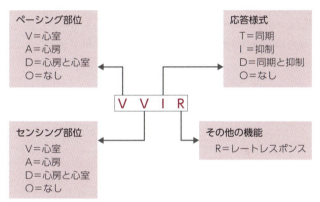

図4　NBGコード(NASPE/BPEG Generic Code)

4. 設定(モードの選択)

- ペースメーカの設定は、図4のように表示される
- 洞不全症候群ではAペースVセンスとなることが予想される。基本的にDDD(R)モードを選択し、AAIとDDDが切り替える機種であれば不必要な心室ペーシングを減らすことができる
- 徐脈性心房細動ではほぼセンシングで、時にVペースとなることが予想される。基本的にVVI(R)でよい
- 房室ブロックではAセンスVペースまたはAペースVペースとなる。心房レートが十分早い場合はVDDで心房をトラッキングし、心室ペーシングで問題ないことが多い。洞不全症候群を合併しており心房レートも遅い場合は、DDD(R)モードとする。高齢者で2本のリード留置はリスクが高く、心機能がよい場合は、VVIでもよい

4 患者説明のポイント

- 徐脈により，全身に届く血液が少なくなり息切れやむくみが出る，あるいは脳に血液が届かずに意識を失うなどの症状が起こりうる
- ペースメーカ手術を受けない場合，徐脈を改善する内服薬がある．ただしその効果は確実ではない
- ペースメーカ植込み後は MRI を受けられなくなるが，現在は新しく MRI 対応機種がつくられており，必要な条件を満たせば，ペースメーカ設定変更を行ったうえで，MRI 検査を受けることも可能である
- 携帯電話やスマートフォンは使用可能である

5 ペースメーカ外来

- 心電図，胸部 X 線検査を行い，テレメトリにてリードの波高値，ペーシング閾値，インピーダンスを確認する
- 洞不全症候群の場合，ペーシングレートが常に下限値となっている場合にはレートレスポンスの調整を行い，必要な心拍数が得られるようにする
- 心房リードが入っている場合は発作性心房細動などの上室性不整脈の有無を，また心室リードからは心室性不整脈の有無を記録として検出できることがあり，抗不整脈薬投与の参考にする

【横田彩子】

ICD, CRT

> **POINT**
> - 植え込み型除細動器(ICD)は突然死の予防に有用である．虚血性心疾患の突然死の一次予防は重要である
> - 心臓再同期療法(CRT)の心収縮力改善の機序は左室内同期不全を改善させることである

I 植込み型除細動器（ICD）

- 頻脈性心室性不整脈は時に致死的となる．その治療として，薬物治療，カテーテルアブレーションがあるが，特に基礎心疾患（陳旧性心筋梗塞，拡張型心筋症）に伴う心室頻拍はしばしば根治が困難であり，突然死の予防として植込み型除細動器(implantable cardioverter defibrillator；ICD)が有用である
- 植込み型除細動器の適応として，一次予防と二次予防があり，その適応は**表1**を参照されたいが，ここでは二次予防から順にエビデンスと必要性について述べる．

1 二次予防

- ICDの適応として最も理解しやすいのが心室細動(VF)の蘇生例である．その再発予防としてICDが適応になるのは異論のないところであろう
- Brugada症候群の心室細動に対するカテーテルアブレーションも行われているが，まだ一般的な治療とはいえない段階である
- 心疾患に伴う持続性心室頻拍，心室細動，心臓突然死からの蘇生例は不整脈再発のハイリスク例であり，2年間の再発率は10〜20%と報告されていて[2]，これらも二次予防のよい適応である
- 注意が必要なのは，冠動脈疾患患者の急性期48時間以内の持続性心室頻拍や心室細動は，虚血の解除やその後の不整脈基質の安定化によって再発の可能性は低く，必ずしもICDの適応とならないことである[3]．したがって，急性期の冠動脈疾患患者の持続性心室頻拍や心室細動では虚血の解除がまず優先される

2 一次予防

- 心不全患者の死因における不整脈のウェイトは高く，SCD-HeFT研究により心不全症状を呈して心機能低下をきたした症例ではICDにより生命予後が改善することが明らかにされた[4]
- 特に虚血性心疾患の突然死の予防は重要である．日本不整脈学会が行っている登録

表1　日本循環器学会 ICD 植込み基準

ICD による二次予防

Class I：
1. 心室細動が臨床的に確認されている場合
2. 器質的心疾患に伴う持続性心室頻拍を有し，以下の条件を満たすもの
   (1) 心室頻拍中に失神を伴う場合
   (2) 頻拍中の血圧が 80 mmHg 以下，あるいは脳虚血症状や胸痛を訴える場合
   (3) 多形性心室頻拍
   (4) 血行動態の安定している単形性心室頻拍であっても，薬物治療が無効または副作用のため使用できない場合や薬効評価が不可能な場合，あるいはカテーテルアブレーションが無効あるいは不可能な場合

Class IIa：
1. 器質的心疾患に伴う持続性心室頻拍がカテーテルアブレーションにより誘発されなくなった場合
2. 器質的心疾患に伴う持続性心室頻拍を有し，臨床経過や薬効評価にて有効な薬剤が見つかっている場合

Class IIb：
1. 急性の原因（急性虚血，電解質異常，薬剤など）による心室頻拍，心室細動の可能性が高く，十分な治療にもかかわらず再度その原因に曝露されるリスクが高いと考えられる場合

Class III：
1. カテーテルアブレーションや外科的手術により根治可能な原因による心室細動，心室頻拍（WPW 症候群における頻脈性心房細動・粗動や特発性持続性心室頻拍）
2. 12 か月以上の余命が期待できない場合
3. 精神障害等で治療に際して患者の同意や協力が得られない場合
4. 急性の原因（急性虚血，電解質異常，薬剤など）が明らかな心室頻拍，心室細動で，その原因の除去により心室頻拍，心室細動が予防できると判断される場合
5. 抗不整脈薬やカテーテルアブレーションでコントロールできない頻回に繰り返す心室頻拍あるいは心室細動
6. 心移植，心臓再同期療法（CRT），左室補助装置（LVAD）の適応とならない NYHA IV 度の薬物治療抵抗性の重度うっ血性心不全

器質的心疾患を有する患者に対する一次予防

Class I：
1. 冠動脈疾患または拡張型心筋症に基づく慢性心不全で，十分な薬物治療を行っても NYHA II または III 度の心不全症状を有し，かつ左室駆出率 35% 以下で，非持続性心室頻拍を有する場合
2. NYHA I 度で冠動脈疾患，拡張型心筋症に基づく左室機能低下（左室駆出率 35% 以下）と非持続性心室頻拍を有し，電気生理検査によって持続性心室頻拍または心室細動が誘発される場合

Class IIa：
1. 冠動脈疾患または拡張型心筋症に基づく慢性心不全で，十分な薬物治療を行っても NYHA II または III 度の心不全症状を有し，左室駆出率 35% 以下の場合

Class III：
1. 器質的心疾患を伴わない特発性の非持続性心室頻拍

〔日本循環器学会：循環器病の診断と治療のガイドライン（2010 年度合同研究班報告）不整脈の非薬物治療ガイドライン（2011 年改訂版）．http://www.j-circ.or.jp/guideline/pdf/JCS2011_okumura_h.pdf（2018 年 12 月閲覧）より〕

研究の JCD-TR のフォローアップ研究では[5]，日本の虚血性心疾患患者の ICD の適切作動は一次予防と二次予防で差がなく 1 年で約 10% 程度であり，従来考えられていたより一次予防群での適切作動率が高かった

➡ したがってわが国においても，虚血性心疾患の突然死の一次予防は重要であると考えられる

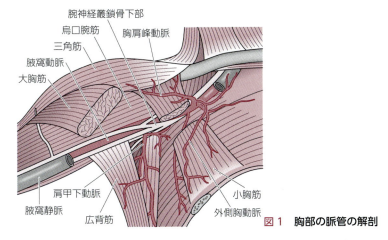

図1 胸部の脈管の解剖

- 現在わが国の虚血性心疾患に対して植込まれた ICD の登録研究が行われており(JID-CAD 研究),その結果が待たれる[6]

3 手術の手順

① 手術に先立ち,抗菌薬の点滴を行う.皮膚切開を入れるときに有効濃度に達するためには,30分前程度から点滴を落とし始めるのがよい.第1世代のセファメジンを使用しているが,MRSA 保菌者では有効ではなくバンコマイシンの投与が勧められる.投与期間に明確な決まりはないが,筆者らの施設では3日間の抗菌薬の点滴を基本としている

② 左植込みの場合,点滴も左手にとる.右植込みの場合は右手に点滴をとる.鎖骨下静脈造影を行い,穿刺する静脈を確認するためである

③ 手指の消毒を十分に行い,術衣を着る.広範囲に消毒を行い〔左植込みを予定していても,左上大静脈遺残(PLSVC)があると右に変更しなければならないので右も消毒する〕,ドレーピングを行う

④ 1%アドレナリン入り局所麻酔で十分に麻酔を行う(この後ポケット作成をするにあたり疼痛のために静脈の攣縮を起こすと穿刺が困難になるため,それを予測してしっかりと麻酔をする)

⑤ 左鎖骨下静脈造影を行って走行を確認後,胸郭外穿刺でワイヤを挿入する.橈骨皮静脈を露出させ,直視下に挿入するカットダウン法でもよいが,ICD や CRT 植込み患者の多くが抗血小板薬や抗凝固薬を内服しており出血傾向であることに注意する

> **TIPS** 胸郭外穿刺では第2ではなく,第1肋骨上を穿刺する.その理由は鎖骨下静脈の上方を走行する鎖骨下動脈から分岐する胸肩峰動脈が静脈の前方を下降するためで,この動脈を傷つけてしまうと思わぬ大出血をきたす(図1).目安は橈側皮静脈が流入する部位から近位部を穿刺するとよい.

⑥ 心室ショックリードの挿入

- 内側のほうが靱帯に近いため外側で断線率が少ないと考えられるため，筆者らはデュアルチャンバー ICD の場合外側からショックリードを挿入している
- また，筆者らはショックリードはスクリューインリードを第1選択としており，抜去の際の上大静脈の癒着のデメリットを考えシングルコイルを選ぶことが多い
- スクリューイン型のショックリードを留置する部位は，下部中隔を目標にすることが多い．心尖部や自由壁は穿孔の危険性があり，中部から上部中隔への留置はショックコイルが三尖弁輪から出てしまうことがあることを考慮している
- スタイレットを後方に向けて左前斜位で後ろ向きになっているのを確認する．透視を左前斜位に振ってリードが右向きになっていれば後方を向いていて，左向きであれば前方を向いている
- 左前斜位を可能な限り深く振ることがコツである

> **TIPS** スクリューインリードをチェックする際に心内波形に注目する．心内電位の ST の上昇がみられない場合，スクリューによる障害電流がない可能性を示唆する．また，ST の上昇が大きく R 波をマスクしているとき，測定値が R 波でなく ST 部分をみていることがある．R 波が低い場合，スクリューインリードによる障害電流が経時的に低下すると波高が低下することがある．

❼ 心房リードの挿入
- 心房リードはタインドリードでもスクリューインリードでもよく，また心房のペーシングの必要がなければ VDD 型のショックリードも使用可能である
- 筆者は穿孔のリスクを考えてタインドリードを用いることが多いが，開心術後などではタインドリードだと心耳への固定が難しいことがあるため，スクリューインリードを使用する

❽ スリーブの固定を非吸収糸でしっかりと行う．スタイレットを抜くとたわみが少なくなったり，トルクが残ったりするので，必ずスタイレットを抜いた状態で十分なたわみがあるか，トルクが残っていないかを確認する

❾ 本体をつなぐ前にポケット内の止血を十分に行う．必ず目視下で行うことが重要である．筋鉤で持ち上げるよりは指で反転させるほうが確実に出血点を確認できることが多い

❿ 本体にリードをつなぐ．つないだ後は軽く引っ張って抜けないかどうかを確認する

⓫ ポケットに本体を収めて大胸筋に非吸収糸で固定する

⓬ ポケット内を温生理食塩水 1 L で洗浄する．ポビドンヨードで行う施設もあるが，組織の障害を考慮し筆者らの施設では生理食塩水で行っている．このときに出血がみられる場合，再度ポケット内の止血を行うことを怠ってはならない．また，アドレナリン入り局所麻酔薬を用いた場合，アドレナリンの効果が消えると再出血をきたすことがあるため，筆者らの施設では抗凝固療法を施行している場合，生理食塩水の洗浄後にポケット内にサージセル® を挿入している

⓭ 縫合は吸収糸で行う．2 層以上での縫合を原則とする
- 1 層の縫合だと創部にテンションがかかり縫合不全の一因となるからである

表2 ICD植込み後の必要観察期間

	必要観察期間
二次予防目的新規植込み	6か月間
一次予防目的新規植込み	7日間
ICD作動後（ショック・抗頻拍ペーシングを含む）	3か月間
電池交換後	7日間
リード追加・交換後	7日間

- 筆者は，深い層を縫うときには本体が隠れるぐらいの間隔で3-0バイクリル®で縫合する．表層を縫う糸はやや細いほうが感染には強い．また撚糸よりモノフィラメントのほうが感染に強いとされる
- 筆者らの施設では，以前はステイプラーで創部を閉じていたが，抜鉤時の感染リスクから最近では行わずステリストリップ™で創部を寄せるようにしている

> **TIPS** 感染予防のため心電図の電極のかぶれに気をつけよう．2〜3日前からドレーピングをする範囲の電極貼付を避ける．

4 術前の抗凝固療法，抗血小板療法はどうするか？

血腫は感染の大きな原因となるので，抗凝固薬の休薬やコントロールは非常に重要である．筆者らの施設ではデバイス植込み時の抗凝固薬および抗血小板薬の投与は以下のように行っている．

- ワルファリン：ワルファリン一時中止＋ヘパリン置換が術後の血腫を増やすことはもはや常識となっており，行わない[7]．基本的にワルファリンを継続したまま手術を行うが，低リスクの発作性心房細動の場合，周術期は中止することもある
  - ➡ 筆者の経験上，丹念に止血を行ってもINR 2.5以上になると血腫になりやすい．もちろんPT-INRが低ければ低いほど止血には有利なので，70歳以上の心房細動患者ではPT-INR 1.6〜2.0の間でコントロールしている．INR 2以上が必要な機械弁などの患者では2.0〜2.2程度を目標にしたい
- DOAC：前日夕方から中止が必要である．ダビガトランはAPTTを測定し，凝固能をチェックしておく．APTTがかなり延長していて投与量が300 mgの場合，術後に220 mgに減量することを検討する．ほかのDOACは現状ではPTやAPTTでは出血の予測ができないとされるが，筆者はPTおよびAPTTは測定し（もちろんルーチンで血小板数も）参考にしている
- アスピリン：筆者は内服を継続して行っている
- クロピドグレル：ステント留置後でアスピリンとクロピドグレルを併用しているケースでは，クロピドグレル中止が可能になってからデバイスを植込む

5 運転免許について

ICD植込み後は一時的に運転は禁止されるが，その後失神や頻脈性不整脈に対する作動がなければ下記の基準で解除される（表2）[8]．ICD植込み前に運転免許の制限

については必ず患者に説明をしておく必要がある．なお，普通免許・準中型免許・中型免許・大型免許などいかなる免許区分であっても，また旅客を輸送する第二種免許などの職業運転は，意識消失発作やICDのショック治療が重大な事故に結びつく可能性があるため許可されていない．

II 心臓再同期療法（CRT）

1 総論
1. 適応
- 左室内の同期不全（dyssynchrony）は心拍出量を低下させる．心臓再同期療法（cardiac resynchronization therapy；CRT）は右室と左室自由壁を刺激することで同期不全を改善させ心拍出量を上昇させる治療である
- ペーシングにより心収縮力を増すのではなく，左室内同期不全を改善させることで心拍出量の増加を狙っており，理論的には左脚ブロックでQRS幅が広い症例が適応であるが，右脚ブロックや，心室内伝導障害（IVCD）でもCRTが有効な症例はしばしば経験する
- またペースメーカがすでに植込まれている患者の心不全に対してもよい適応となる[9]

2. 同期不全の評価法
- 心エコーによる同期不全の評価法にはMモードでのSPWMD（septal-to-posterior wall motion delay），組織カラードプラ法を用いたTsの標準偏差（Ts-SD）などの方法がある
    - ➡ しかし，2008年に発表されたPROSPECT研究[10]の結果は多くの心エコーにかかわる者に衝撃を与えた．心エコーの同期不全はCRTの効果を予測できないという結果で，その影響を受け以後のCRT植込みガイドラインは心エコーの同期不全の指標には関係なく心電図のQRS幅を参考にCRTの植込みを考慮するようになっている．しかし，少なくとも植込み前に心エコーで同期不全の程度を評価することは必須であると筆者は考えている
- 筆者らの施設では三次元心エコーで同期不全の確認を行っている．4Dプローブを用いて，心尖部アプローチから心尖部3断面（4腔像，2腔像，長軸像）を同時に描出し，それぞれの断面で関心領域を設定する
- 開始点を心電図上のQRS波の立ち上がりとし，収縮最大速度までの時間を求めBull's eyeとして表示する
- 左室側壁側の最も収縮最大速度までの時間が長いところを目標留置部位としている（図2）
- また，可能な限り核医学検査で心筋のviabilityの確認を行い，以下❶〜❹のように の適切な左室リード留置部位および最適化のストラテジーを立てている
    - ❶ 核医学検査でviabilityの確認を行い，scarの場所を検討する．scarの場所は左室リードの閾値が高くCRTの効果も低いとされているので可能な限り避ける

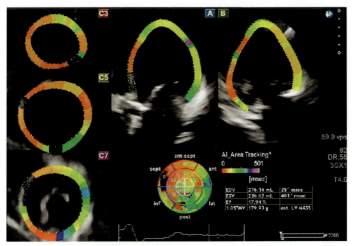

図2 心エコーでの同期不全の評価
QRS 波の立ち上がりからの伝導時間を Bull's eye でカラー表示している．この症例では後側壁基部の収縮が最も遅れていて，同部に左室リードを留置した．

❷ 事前に評価した心エコーで，左室内で最も遅れていると考えられる場所へリードを入れる
❸ 筆者らは4極リードが使用可能になってからは基本的に4極リードを第1選択としている．CRT は心尖部より心基部寄りのほうが効果が高いとされているが，従来の2極リードを心基部側に留置するとしばしば冠動脈(CS)本幹まで抜けてしまうためである
❹ 筆者らは可能であれば左室内に pigtail カテーテルを留置し dp/dt 測定をし，同時に非侵襲的心拍出量測定(エスクロン®)をさまざまな AV，VV delay で行って急性期の CRT の効果を確認している．筆者らの検討では，実際に dp/dt の改善度は心エコーでの左室駆出率の改善度と有意に関連していた(図3)[11]

- 不適切な AV，VV delay は CRT の nonresponder の原因のかなりのウェイトを占めるため，適切な AV，VV delay の設定は重要である．メーカーによっては自動で適切な AV/VV delay を設定してくれる機種もある
- 実際の CRT 症例を図4に示す．

2 CRT の手術の手順：左室リード留置

大部分が ICD 植込みと共通するため，ここでは左室リード留置についてのみ述べる．

❶ CS 用シースを挿入する．CS シースを CS にエンゲージするにはいくつか方法がある
(1) まず 0.035 インチのワイヤ(ラジフォーカス®)を CS へ挿入し，それをガイドに挿入する

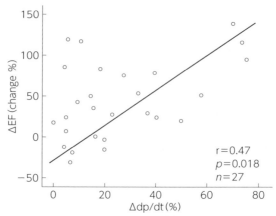

図3 両室ペーシングによるdp/dtの変化と，慢性期の心エコーでの左室駆出率の変化の相関

(Kabutoya T, et al：The relationship between optimization for cardiac resynchronization therapy by measurement of dp/dt and the middle-to-long-term prognosis. J Arrhythmia 27：208-213, 2011 より)

(2) ワイヤがCSを捉えられない場合，冠動脈造影を行って静脈相でCSの形態を確認する
(3) 再度ワイヤでトライするがうまくいかない場合は，
　a) 心臓電気生理検査用の電極(Snake®など)をCSに挿入しそれをガイドに挿入する
　b) 冠動脈造影用カテーテル(AL-1など)をガイドにワイヤを挿入する
　c) a), b)でも入らない場合は，大腿静脈から冠動脈造影用カテーテル(AL-1など)を挿入し冠静脈洞入口部を確認する
❷ 本幹にCSシースが入ったら，造影カテーテル(ウエッジバウマン®)を入れCSの分枝を確認する．この際，遠位側近位側とできれば2回造影をして詳細に分枝を確認したい
❸ 挿入を試みる冠静脈の分岐の角度が90°以上であれば，そのまま左室リードを挿入する．左室リードをそのまま挿入する術者もいるが，筆者は0.014インチのワイヤ(Runthrough®)を目標とするCS分枝に心尖部まで挿入してover the wireで左室リードを進めている
❹ 分岐の角度が90°以下である場合，子カテーテルを用いる．0.014インチのワイヤ(Runthrough®)がCS分枝に入ってもover the wireで左室リードを挿入することが困難であることが多く，子カテーテルを使ったほうが手技時間は短いことが多い
❺ 左室リードを留置したら閾値のチェックと，横隔神経刺激(PNS)のチェックを行う．遠位側でのみPNSが認められる場合は近位側で刺激すれば回避できる

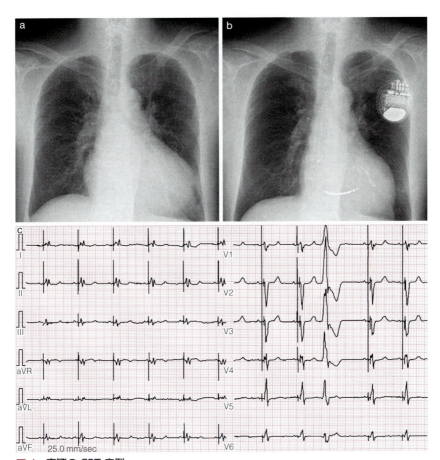

図4 実際のCRT症例
CRT施行前（a）および施行後の胸部X線（b）．心陰影が著明に縮小している．
C：CRT時の心電図．設定DDD 60〜120/分，AV delay 130 msec，VV delay 40 msec．心室のペーシングスパイクは2つあり，LV側を40msec先にペーシングしている．

が，近位側でPNSが認められる場合は違う分岐への留置を検討したほうがよい．またMedtronic社の4極リードは中央の電極の極間が狭くなっており，その2極で双極ペーシングを行うことでPNSを回避できることがある[12]）
❻ シースのスリットアウトをスリッターで行う．ここが最も神経を使うところで，スリットアウトに慣れていない場合は事前に練習をしておく
❼ 適切なたわみをつける．たわみが小さい場合急性期dislodgementの原因になるが，大きくてもdislodgementの原因になる

3 ICD/CRT 外来

❶ 初回の外来では心電図，胸部X線検査を行い，リードのdislodgement，ペーシング不全のないことを確認する

❷ 電池電圧および予測寿命，チャージタイム，各リードの波高，閾値，インピーダンスを確認する
❸ ICDの場合は適切作動，不適切作動の有無を確認する
(1) 適切作動：まず，3か月の自動車運転の禁止を伝える
　　a) ショック作動の場合
　　▶意識下で疼痛が強い場合，感知を遅らせることを考慮する
　　▶一方，転倒や打撲を伴う場合は感知を早めたほうがよいだろう
　　▶抗不整脈薬の追加・増量を行い，カテーテルアブレーションの可否を検討する
　　b) 抗頻拍ペーシング（ATP）作動の場合
　　▶Burst，rampなどのペーシング治療があるが，有効な治療が早く入るように心がける
　　▶無効治療が多くなると結果的にショック治療になる確率が上がるからである
　　▶また，カテーテルアブレーションの可否を検討する
(2) 不適切作動の場合：2015年8月から，不適切作動が明らかな場合は自動車運転の禁止は必ずしも求められなくなった．不適切作動の多くが頻脈性心房細動であり，その対処法として，①レートコントロール，②リズムコントロール（含肺静脈隔離術），③感知する心拍数を上げる，の方法が考えられ，状況により使い分ける
❹ CRTの場合は，ペーシング率と心不全マーカーに注目する
(1) ペーシング率
　▶CRTはペーシング率が低いと効果が落ちる
　▶ペーシング率が低下する要因としては心房細動と心室性期外収縮が比較的多い
　▶心房細動に対する対処はやはりレートコントロールかリズムコントロール（含肺静脈隔離術）で，状況によっては房室結節アブレーションも考慮する
　▶心室性期外収縮に対しては右室流出路由来で起源がほぼ1つの場合はカテーテルアブレーションを考慮しやすい．多源性であれば薬物治療で心室性期外収縮の減少を目指したほうがよいかもしれない
(2) 心不全マーカー
　▶Medtronic社のOptivol®，St. Jude Medical社のCorVue®は胸郭内のインピーダンスを利用して心不全徴候の早期検出を行っている
　▶Boston社は患者自身に血圧や体重を測定してもらい，後述するホームモニタリングで血圧や体重をフォローアップできる
　▶うっ血傾向であれば利尿薬を追加・増量して対応すると，後のうっ血性心不全入院を回避できることがある．また，チーム医療で看護師や栄養士と連携して適切な塩分制限や生活指導などを行うと効果的である
❺ ICD，CRTのいずれも自宅にトランスミッター（送信機）を置いてもらい，在宅デバイスモニタリング（遠隔モニタリング）を行うことが望ましい．心不全徴候をモニターし適切に対処することで心不全患者の予後を改善することも示されている[13]．きめ細かいフォローアップは良好な医師患者関係の構築につなが

り，アドヒアランスや予後の改善につながるだろう

*

ICD，CRT の適応とその実際について述べた．ICD は救命目的，CRT は心不全症状の改善を目指しており，適応決定や外来フォローにおいてその大前提を押さえておきたい．ICD/CRT は手術後の管理がむしろ大切で，必要に応じて除細動アルゴリズムや CRT の設定を外来において見直すことが患者の予後改善や QOL の向上につながる．

文献

1) 日本循環器学会：循環器病の診断と治療のガイドライン（2010 年度合同研究班報告）不整脈の非薬物治療ガイドライン（2011 年改訂版）．http://www.j-circ.or.jp/guideline/pdf/JCS2011_okumura_h.pdf（2018 年 12 月閲覧）
2) Mitchell LB：Clinical trials of antiarrhythmic drugs in patients with sustained ventricular tachyarrhythmias. Curr Opin Cardiol 12：33-40, 1997
3) Zipes DP, et al：ACC/AHA/ESC 2006 guidelines for management of patients with ventricular arrhythmias and the prevention of sudden cardiac death：a report of the American College of Cardiology/American Heart Association Task Force and the European Society of Cardiology Committee for Practice Guidelines（Writing Committee to Develop Guidelines for Management of Patients With Ventricular Arrhythmias and the Prevention of Sudden Cardiac Death）. J Am Coll Cardiol 48：e247-346, 2006
4) Bardy GH, et al：Sudden Cardiac Death in Heart Failure Trial（SCD-HeFT）Investigators. Amiodarone or an implantable cardioverter-defibrillator for congestive heart failure. N Engl J Med 352：225-237, 2005
5) Mitsuhashi T, et al：The analysis of the results of ICD/CRT-D therapy and prognosis in Japan from the database of JCDTR. Circ J 77（Suppl. I）：S106, 2013
6) Shimizu A, et al：Committee for Implantable Devices Enrollment and Assessment in the Japanese Heart Rhythm Society. Japan Implantable Devices in Coronary Artery Disease（JID-CAD）study design. J Arrhythm 31：83-87, 2015
7) Birnie DH, et al：BRUISE CONTROL Investigators. Pacemaker or defibrillator surgery without interruption of anticoagulation. N Engl J Med 368：2084-2093, 2013
8) 日本不整脈心電学会：ICD・CRT-D 植込み後の自動車の運転制限に関して．http://new.jhrs.or.jp/public/pub-icd-crt/（2018 年 12 月閲覧）
9) Kabutoya T, et al：Beneficial effects of upgrading from right ventricular pacing to cardiac resynchronization therapy in patients with heart failure compared to *de novo* cardiac resynchronization therapy. J Arrhythmia 26：16-20, 2010
10) Chung ES, et al：Results of the predictors of response to CRT（PROSPECT）trial. Circulation 117：2608-2616, 2008
11) Kabutoya T, et al：The relationship between optimization for cardiac resynchronization therapy by measurement of dp/dt and the middle-to-long-term prognosis. J Arrhythmia 27：208-213, 2011
12) Kabutoya T, et al：A case of useful short-spaced bipolar pacing of a left ventricular lead to avoid phrenic nerve stimulation. Int Heart J 57：118-120, 2016
13) Hindricks G, et al：IN-TIME study group：Implant-based multiparameter telemonitoring of patients with heart failure（IN-TIME）：a randomised controlled trial. Lancet 384：583-590, 2014

【甲谷友幸】

8 カテーテルアブレーション

> **POINT**
> - 電気生理学的検査(EPS)およびカテーテルアブレーション手技の流れを理解する
> - カテーテルアブレーションに伴う合併症を知る
> - 各不整脈の機序や特性を知り，アブレーション治療について理解する
> - アブレーションの前に発作時の12誘導心電図を確認しておくことが大切

1 カテーテルアブレーション手技の流れ

1. カテーテルアブレーションの仕組み（図1）

- カテーテルアブレーションは，頻脈性不整脈の原因となるリエントリー回路や異所性興奮部位となる異常な心筋を焼灼して頻脈性不整脈を根治治療する方法である
- カテーテル先端の温度を通常50～60℃に設定し温度を一定に保つように出力を自動制御して焼灼を行う
- 組織内温度は先端よりさらに10～20℃高くなり，心筋組織が不可逆性に障害を起こす
- また近年ではカテーテルの先端から生理食塩水を還流させながら通電するイリゲーションカテーテルが開発され，先端を還流冷却させることで，局所温度の上昇を抑えて高出力での通電が可能となった
- さらに近年，三次元マッピングシステムといわれる非透視下に三次元にカテーテル位置を把握できるようになり，より安全に手技が行えるようになった

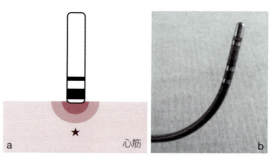

図1　カテーテルアブレーションの仕組み
a：焼灼の模式図．
b：カテーテル．

2. 手技
- 手技は局所麻酔(時に静脈麻酔や全身麻酔を併用)で行う
- 大腿動静脈や内頸静脈よりシースを穿刺挿入して，EPSのためのカテーテル電極を挿入，心臓内の至適位置に留置する
- 通常は高位右房，His束，右室および冠状静脈洞(coronary sinus；CS)内に留置してEPSを行う
- EPSはアブレーション治療の前に行う不整脈診断のための非常に重要な検査である
- 不整脈診断に誤りがあると，焼灼すべきターゲットが異なり，根治治療はできなくなる．そのためEPSの際に記録すべき心内の部位と，記録された心内心電図を理解することにより，不整脈機序がわかるようになり，体表心電図では把握不可能な不整脈機序が見えてくる(これが非常に面白い！)

3. 準備
アブレーション当日に事前に用意すべき事項を列挙する．
❶ 左上肢に静脈ルートを確保する(通常は術者が患者の右側に立つ)
❷ 手技時間に応じて尿道バルーン留置
❸ 穿刺部位を考慮して，鼠径部などの剃毛を行う
❹ 長時間に及ぶ手技では，静脈麻酔薬(デクスメデトミジン，プロポフォールなど)の用意が必要となる．また左心系でのアブレーション(心房細動や器質的心室頻拍などが対象)ではヘパリン持続静注も必要
❺ 不整脈の誘発にイソプロテレノール持続静注を併用する
❻ 同意書の確認，薬剤・造影剤アレルギー，抗凝固薬の休薬の必要性などを確認
❼ 腎障害を有する場合に造影剤を使用するときには，事前に補液を行う
❽ 手技予定時間が午前の場合には，朝食止め，午後の場合には昼食止めをする必要がある
❾ 事前に不整脈発作時の心電図を確認しておく必要がある(アブレーション前に発作時の12誘導心電図を確認しておくことが大切)

アブレーションが終わり，帰室したら以下を行う．
❿ 帰室後にバイタルサインなどの確認と12誘導心電図をとり，アブレーション直後の心電図を評価しておく必要がある(アブレーションによる合併症の評価や不整脈再発時に比較するため)
⓫ 抗凝固療法の再開時期などを確認
⓬ アブレーション後は鼠径部穿刺部位をバンドで圧迫固定する(2～4時間絶対安静，その後の2～4時間体交可能，計4～8時間圧迫)
⓭ アブレーション翌日は血液検査および胸部単純X線写真などの評価を行う
⓮ 特に問題なければ退院予定となる

2 カテーテルアブレーションに伴う合併症
アブレーション手技に伴い一般的に起こりうる合併症と対処方法について，術前にしっかりと確認しておく必要がある．また万が一以下のような徴候を認めた場合に

は，速やかに術者に報告する必要がある．

1. 脳梗塞
- 左房・左室内のカテーテル操作およびアブレーションの際，脳梗塞の発症に注意が必要
- 手技の開始時にヘパリン 100 単位×体重(kg)のボーラス静注を行う．特に心房細動や低心機能に伴う心室頻拍のアブレーション治療では，ヘパリンボーラス静注に加えてヘパリン持続静注も併用する
- また 30 分ごとに ACT (activated coagulant time) を測定し 300〜350 秒程度に保つようにヘパリンボーラス静注を追加もしくは持続静注速度を上げで調整して常に抗凝固状態を保ち，脳梗塞予防に努める
- 万一，術中・術後に麻痺や意識障害などがあれば，すぐに脳卒中センターの医師に連絡して状態を報告する

2. 心タンポナーデ
- アブレーション治療の際，突然の血圧低下，速脈とともに脈圧が低下を認めた場合に心タンポナーデを疑う
- 透視 LAO view を確認し，冠状静脈洞(CS)電極の動きが確認されるも外縁にある心陰影(左房後壁にあたる)の動きが低下している場合には，心タンポナーデを疑う
- 速やかに心エコーで心囊液貯留の程度を評価，心窩部領域を消毒し心囊穿刺キットを準備，心囊穿刺を行う．同時に輸血，CCU 入室管理の準備を行う
- プロタミン硫酸塩(ヘパリン 1,000 単位に対してプロタミン硫酸塩として 10〜15 mg)を静注してヘパリンを拮抗する
- 心囊穿刺後もバイタルサインの改善がみられない場合にはすぐに心臓血管外科医と手術室へ連絡する．この際の動静脈シースは抜去せず経過観察する
- 帰室後，緩徐に心タンポナーデの状態に至ることがあるため，帰室後もバイタルサインには注意して観察する

3. アナフィラキシーショック
- リドカインや造影剤アレルギーに伴うアナフィラキシーショックに注意する
- ショックバイタル(血圧低下+速脈，心囊液貯留なし)があれば，気道確保，生理食塩水補液，酸素投与，ステロイド(メチルプレドニゾロン 125 mg 静注 or 点滴静注)およびアドレナリン〔ボスミン®注(1 mg/1 mL)〕0.2〜0.5 mg 筋注(必要に応じて 5〜15 分ごとに行う)を行う
- 気道閉塞呼吸音の有無，体幹に蕁麻疹の有無などを確認する．また帰室後にも注意が必要，モニタリングは継続したほうが無難である

4. 迷走神経反射
- 血管穿刺時や血管内にシースを挿入する際にみられる場合がある
- 徐脈に伴い血圧低下を認める
- あくびや発汗，嘔気の訴えを伴うことが多い
- 一過性で改善するため，急速補液で対処したり，アトロピン硫酸塩静注を併用する
- 心房細動アブレーションの際，心臓神経節(ganglionated plexus；GP)への影響に

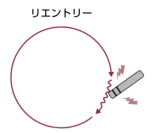
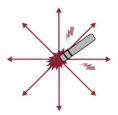

- リエントリー
- 異常自動能

```
＊発作性上室性頻拍症（PSVT）
  ・房室結節リエントリー性頻拍（AVNRT）
  ・房室回帰頻拍（AVRT）（WPW症候群）
＊心房粗動（AFL）
＊心房細動（AF）
＊器質的心疾患に伴う心室頻拍（OMI-VTなど）
```

```
＊心房頻拍（AT）
＊上室性期外収縮（APC）
＊心房細動（AF）
＊心室性期外収縮（VPC）
＊特発性心室頻拍（RVOT-VT）
```

図2　カテーテルアブレーション治療と不整脈機序

より迷走神経反射および徐脈がみられることがある

3 不整脈各論：アブレーションにつながる評価方法（頻拍症の診断と治療）

- 不整脈の機序として自動能〔automaticity（phase 4 activity），triggered activity（delayed afterdepolarizations）〕による限定した領域を最早期とする巣状興奮パターンと，リエントリー回路を有するリエントリー性頻拍の2つに分けることができる（図2）
- 巣状興奮パターンは，ある領域から興奮が広がるパターンであり最早期部位がアブレーションによる治療のターゲットとなる．一方，リエントリー性頻拍では，遅延伝導路部位もしくは副伝導路などの異常心筋が治療のターゲットになる
- 頻拍は心房が頻拍の起源となる心房頻拍，心室が頻拍の起源となる心室頻拍，心房および心室間をリエントリー回路で旋回するリエントリー性頻拍（上室性頻拍症，paroxysmal supraventricular tachycardia；PSVT）がある
- 心房頻拍および心室頻拍の機序においても同様に，各々を起源とした巣状興奮パターンとリエントリー性頻拍の双方がある

1．房室結節リエントリー性頻拍（atrio-ventricular nodal reentrant tachycardia；AVNRT）

❶ 通常型 slow-fast AVNRT：房室結節遅伝導を順行し房室結節速伝導路を逆行する

❷ 非通常型 slow-slow AVNRT：房室結節遅伝導を順行し房室結節遅伝導路を逆行する

❸ 非通常型 fast-slow AVNRT：房室結節速伝導を順行し房室結節遅伝導路を逆行する

- AVNRT は日常診療で遭遇する頻度の高い頻拍症の1つである
- ❶と❷の AVNRT は順行性伝導が二重伝導路（dual AV nodal pathway）であるこ

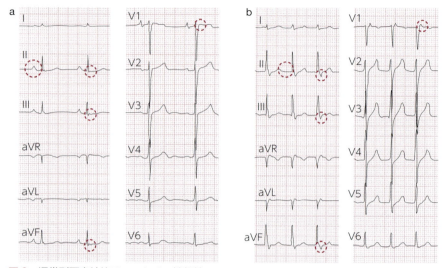

図3 通常型房室結節リエントリー性頻拍
a：正常洞調律，b：頻拍発作時．II・III・aVF 誘導：pseudo S(+)，V1 誘導：rSr′．

- とが必須
- 心房期外刺激などにより順行性の房室結節速伝導が遅伝導へ乗り換えること(jump up 現象)により頻拍が誘発される
- 順行性遅伝導の障害によりリエントリー回路が形成されなければ頻拍は誘発不能となるため，❶ と ❷ の AVNRT に対するアブレーションは順行性の房室結節遅伝導路が治療のターゲットとなる
- ❸ の頻拍では jump up 現象を介さず fast pathway を順行性伝導して頻拍が誘発される．順行性に fast pathway を伝導し逆行性に遅伝導路を伝導することで頻拍回路となりうる
- ❸ の AVNRT では逆行性遅伝導路がアブレーション治療のターゲットとなる
- 典型的な通常型 slow-fast AVNRT 発作時心電図波形を図3に示す
- 典型的な通常型 slow-fast AVNRT の EPS(心房期外刺激)を図4に示す．頻拍時には洞調律時にみられた P 波は消失しており，V1 誘導で rSr′，下方誘導で pseudo S 波としてみられている
- 図4のように心房期外刺激(S)により，順行性速伝導路が不応期となり，順行性遅伝導路を介した房室伝導を認める(jump up 現象：図中点線矢印で示した突然 AH 間隔が延長する現象)
- 遅伝導路を介した伝導時間は速伝導路が不応期を脱するのに十分であり，不応期を脱した速伝導路を逆行性伝導し，リエントリー回路が形成される
- 通常型 slow-fast AVNRT のアブレーション治療は，順行性遅伝導路を焼灼する
- 房室ブロックの合併に注意する必要がある

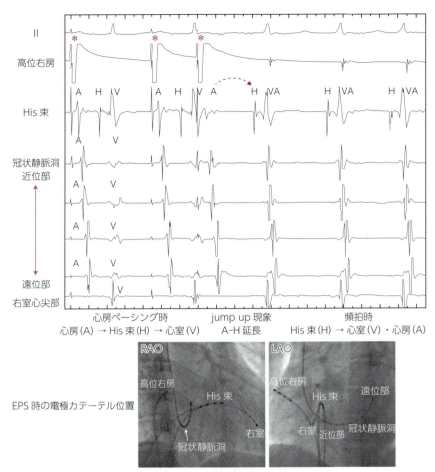

図4 心房期外刺激から通常型 slow-fast AVNRT が誘発
＊：ペーシング刺激

- 洞調律時にアブレーションカテーテルで Koch 三角をマッピングして，冠状静脈洞入口部の上前方で dull & spike な局所電位(slow pathway potential；Spp)を認め，アブレーション治療指標となる．
- 至適な A 波：V 波比は 1：10 程度といわれている

> これだけは知っておきたい！

- AVNRT の発作時心電図の特徴を知ろう．AVNRT 機序とアブレーション治療ターゲットを理解する

2. 房室結節回帰性頻拍(atrio-ventricular reentrant tachycardia；AVRT)

- この頻拍は，先天的に伝導特性を有する副伝導路(Kent 束)を介したリエントリー

性頻拍であり，治療のターゲットは副伝導路となる
- 副伝導路の存在は，順行性伝導を有する副伝導路であれば，洞調律時に PQ 短縮とともにデルタ波として 12 誘導心電図でも認められる（顕性 WPW 症候群：manifest accessory pathway）．しかしながら，逆行性室房伝導特性のみ有する副伝導路の場合，洞調律時にはデルタ波としては認められず，心室刺激により逆行性室房伝導として副伝導路が認められる（潜在性 WPW 症候群：concealed accessory pathway）
- 房室結節伝導は逆行性伝導特性に比して順行性伝導特性のほうが強いために，通常の AVRT では房室結節伝導を順行性伝導し，副伝導路を逆行性伝導する回路を有することが多い（orthodromic AVRT）
- orthodromic AVRT の場合，順行性伝導は房室結節伝導のみであるため，narrow QRS tachycardia を呈する
- まれに逆行性に房室結節伝導が強い場合には，副伝導路を順行性伝導し，房室結節を逆行性伝導する頻拍回路をきたす場合がある（antidromic AVRT）
- 副伝導路は付着部位もさまざまであることから，頻拍中の最早期興奮部位およびアブレーション治療のターゲットとなる部位はさまざまであるが，治療ターゲットは副伝導路となる
- 図 5 に左側副伝導路アブレーションの透視およびアブレーション部位の局所電位を示す
- 心房心室最早期部位は僧帽弁輪側壁（CS4-5）であり，アブレーション成功部位の局所電位は，AV 融合電位の間に Kent 電位を認めた
- 通電開始直後，副伝導路の離断とともに AV 伝導の延長に伴いデルタ波が消失している

3. 心房頻拍症（atrial tachycardia；AT）
- 心房内で巣状興奮から興奮が拡がる自動能を有する focal AT と，心房内を大きく旋回する reentrant AT がある
- focal AT は特発性心房頻拍が 70％程度を占めており，左右いずれの心房にも起こりうる（focal AT としては右房のほうが多い）．前者では分界稜や三尖弁輪，冠状静脈洞入口部などが好発部位
- 心房頻拍起源を 12 誘導心電図の P 波形から推定しておくとよい
- focal AT の P 波による局在診断では aVL 誘導と下方誘導および V1 誘導に注目する．aVL 誘導で（－）or（±）では左房起源，（＋）であれば右房を疑う．下方誘導で（－）は下位心房，（＋）は上位心房起源となる
- focal AT に対する焼灼部位は，頻拍起源となる心房最早期部位となる
- マクロリエントリー性心房頻拍は主として心房細動アブレーションや先天性心疾患などの術後心に関連した AT である．線維化や瘢痕部位，カニュレーション部位など中心に旋回するリエントリー回路を形成する場合がある
- 3D マッピングを用いて頻拍回路の同定を行う．リエントリーの維持に必須である緩徐伝導路の同定が重要

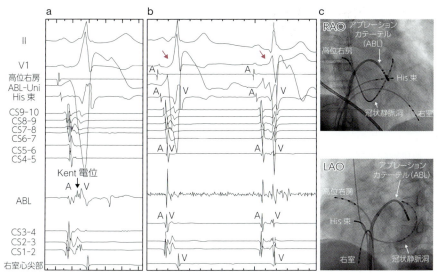

図5 左側副伝導路に対するカテーテルアブレーション
CS：coronary sinus 冠状静脈洞，ABL-Uni：アブレーションカテーテル Unipolar 電位

- 緩徐伝導部位は，通常瘢痕組織と瘢痕組織の間に存在して，峡部(narrow channel)を形成し，同部位の通電により心房頻拍は停止する

4．心房細動(atrial fibrillation；AF)

- 1998年に心房細動のトリガーが肺静脈内にある巣状興奮であることが発見されて以来，心房細動に対するカテーテルアブレーション治療は進歩した．現在は肺静脈隔離術(pulmonary vein isolation；PVI)を中心にアブレーション治療がなされている
- 心房細動は，発作性，持続性(7日間以上の持続，または薬剤による停止)，永続性(1年以上持続)という病期に分類することができる．基本的に進行性の病態であり早期に洞調律化を目指すことが望ましいとされている
- 心房細動の発生には，巣状興奮などのトリガー，心房細動を持続させる自律神経活性および心房筋内の不整脈器質(substrate)の3つの要素が知られている
- 発作性心房細動では肺静脈や上大静脈などの心房細動の起源トリガーに対するアブレーションを主体に行われる．より安全に手技を行うためにアブレーション前に肺静脈造影3D-CTで左房や肺静脈の解剖を把握しておく
- 術前に経食道心エコー検査を行い，左心耳血栓の有無を確認しておくことも重要である
- 左心耳血流40 cm/分以下では塞栓リスクがあるといわれている
- 肺静脈以外の起源の心房細動は約20〜30％といわれており，そのうち上大静脈は心房細動の起源の6％程度とされている
- 近年発作性心房細動に対する肺静脈隔離術としてクライオバルーン，ホットバルー

ンといった新しいバルーンテクノロジーを用いて各々の肺静脈を個別に隔離するアブレーション治療が行われている
- 長期に持続した心房細動に関しては心臓神経節 GP に対するアブレーションや low voltage zone に対するアブレーションや線状アブレーション，連続電位や分裂電位を指標とした complex fractionated atrial electrogram(CFAE)アブレーションや dominant frequency(DF)などの rotor アブレーションも行われている．これらについては専門書を参照のこと

心房細動アブレーションでは，他の不整脈アブレーションに比して脳梗塞の合併のリスクが他の不整脈に対するアブレーションに比して多い．また左房前庭部-肺静脈を焼灼するために，解剖学的な理由から，特有の合併症に留意する必要がある．心房細動アブレーションに伴う致命的な合併症の発生率は 0.1% と報告されており，脳梗塞，心タンポナーデ，左房食道瘻でその半分を占めるといわれている．

❶ 脳梗塞：心房細動アブレーションに伴う脳梗塞，一過性脳虚血発作の発生率は 1% 程度，無症候性脳梗塞は約 10% に上るといわれている
❷ 左房食道瘻：左房後壁が食道に接しているため食道障害を起こす場合がある．発生率は 0.04% とまれであるものの，時に致命的になる場合があり，厳重な経過観察が必要
❸ 心タンポナーデ：心房細動アブレーションに伴う致命的合併症の中で最も多い（発生率は 1.3%）．心房中隔穿刺や左房の焼灼などに伴い発生することがある
❹ 急性胃拡張：食道周辺の迷走神経の障害により，胃の蠕動低下をきたす場合がある．ほとんどの例は一過性で改善するが，外科的処置が必要になった例の報告もある
❺ 横隔神経麻痺：神経障害はほとんど一過性のことが多い

> これだけは知っておきたい！

- 心房細動アブレーション治療では，心房細動の機序に応じてアブレーション治療戦略を立てる
- 周術期のみならず，心原性塞栓症のリスク評価を行い，正しい抗凝固管理を行う
- 心房細動アブレーションに伴う合併症について理解しよう

5. 心室性期外収縮(ventricular premature contraction；VPC)，特発性心室頻拍(idiopathic ventricular tachycardia；IVT)

- 心室頻拍は，同様に頻拍の起源および頻拍回路を心室内に有する頻拍症
- 心室頻拍は，自動能〔automaticity(phase 4 activity)，triggered activity(delayed afterdepolarizations)〕を機序とする巣状興奮パターンを有する心室頻拍や Purkinje 線維を起源とする特発性心室頻拍と，心室内の瘢痕組織などを旋回するリエントリー性心室頻拍がある
- 特発性心室頻拍・心室性期外収縮は流出路(頻度は右室流出路 2/3，左室流出路が 1/3)を起源とする．発生機序として撃発活動(triggered activity)や自動能亢進(ab-

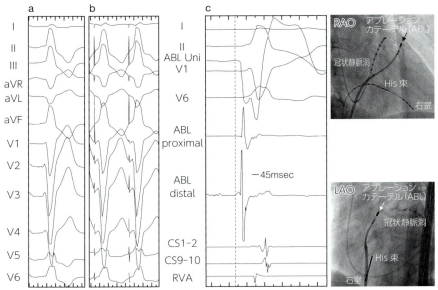

図6 右室流出路起源RVOT-VPCに対するカテーテルアブレーション

normal automaticity）といった非リエントリー性を機序とする不整脈．そのためEPSの際に不整脈が誘発されないこともあり，誘発方法として運動中に頻発するVPCはイソプロテレノール負荷，夜間に多いVPCではエドロホニウムを用いて誘発する

- VPCに対するアブレーションの手法には主に2つある．clinical VPCが散発している場合には，activation mappingを行う．VPCの最早期部位をマッピングしてより先行度が速い箇所を探し，先行電位（pre-potential）が確認されればアブレーションのターゲットとなる
- アブレーションカテーテル先端の電位が約20〜30 msec以上先行していれば最早期部位といえる．一方，clinical VPCがEPSの際全く誘発されない場合，pace mapping法でマッピングを行う
- clinical VPCの12誘導心電図波形を記録しておくことが重要．clinical VPCのQRS波形からVPC起源を推測しカテーテルでその局所をペーシングして，ペーシングで得られたQRS波形とclinical VPCとのQRS波形の近似性を検討する．clinical VPCに完全に一致していればその領域がVPC起源であるためアブレーション治療を行う
- 図6に右室流出路起源心室性期外収縮RVOT-VPCのアブレーションを示す．図6aにclinical VPCのQRS波形を示す．図6bはpace mappingで得られたQRS波形であり，clinical VPCのQRS波形に非常に近似している．図6cに示す箇所で−45 msec先行する局所電位を認め，通電を行うと通電開始と同時にclinical VPCは消失した

> **これだけは知っておきたい！**
> - clinical VPC の心電図を記録しておくことが大切．巣状興奮を機序とするため，プログラム刺激では誘発されないこともある
> - 通電の指標として，VPC-QRS より早期性が 20～30 msec 以上先行していること，単極誘導記録電位が急峻な QS パターンを呈すること，QRS に先行する pre-potential を認める，pace mapping が clinical VPC に近似していることなどがあげられる

*

　上記に述べた不整脈以外にも，陳旧性心筋梗塞やサルコイドーシスなどの基礎心疾患を有する場合にみられるマクロリエントリー性心室頻拍など，カテーテルアブレーション治療の適応となる不整脈はほかにもたくさんある．電気生理学的に不整脈のメカニズムを知ると体表心電図による不整脈診断が面白くなってくる．不整脈というと，難しいイメージがあるかもしれないが，基礎から臨床，治療へと一貫した分野であり，非常におもしろい分野である．ぜひ，本項のみでなく，成書で勉強してみてほしい．

文献

1) Arruda MS, et al：Development and validation of an ECG algorithm for identifying accessory pathway ablation site in Wolff-Parkinson-White syndrome. J Cardiovasc Electrophysiol 9：2-12, 1998
2) Kistler PM, et al：P-wave morphology in focal atrial tachycardia：development of an algorithm to predict the anatomic site of origin. J Am Coll Cardiol 48：1010-1017, 2006
3) Hachiya H, et al：Topographic distribution of focal left atrial tachycardias defined by electrocardiographic and electrophysiological data. Circ J 69：205-210, 2005
4) Cappato R, et al：Updated worldwide survey on the methods, efficacy, and safety of catheter ablation for human atrial fibrillation. Circ Arrhythm Electrophysiol 3：32-38, 2010
5) Ito S, et al：Development and validation of an ECG algorithm for identifying the optimal ablation site for idiopathic ventricular outflow tract tachycardia. J Cardiovasc Electrophysiol 14：1280-1286, 2003
6) Betensky BP, et al：The V(2)transition ratio：a new electrocardiographic criterion for distinguishing left from right ventricular outflow tract tachycardia origin. J Am Coll Cardiol 57：2255-2262, 2011

【渡部智紀】

経カテーテル的大動脈弁置換術（TAVI）

> **POINT**
> - TAVI は外科的 AVR ハイリスクあるいは手術困難患者を対象とする．二尖弁も適応可能であるが，TAVI 困難症例が多い
> - 患者スクリーニングには frailty（虚弱さ）の評価が重要である
> - 術前スクリーニング検査として，経胸壁心エコーならびに造影 CT が必須である
> - 造影 CT に際しては大動脈弁複合体（aortic valve complex）の正確な評価のために，撮像方法や画像再構築法が重要である
> - 周術期の手技エンドポイント決定に，経食道心エコーが重要である

2002 年にフランスで Alain Cribier 医師により初めて，外科的大動脈弁置換術（AVR）困難患者に対して，「カテーテルにより大動脈弁位にステント付き生体人工弁を留置する」という画期的な治療が行われた．当初，筆者を含めた多くの循環器内科医あるいは心臓血管外科医は，その手法に否定的であったが，その後の画期的なイノベーションにより，合併症の低減ならびに中期予後の改善が得られ，古典的外科手術の代替医療として欧州を中心に普及が進んだ．わが国でも 2013 年 10 月から薬事承認ならびに保険適用が開始され順調に普及が進んでいる．本項では TAVI の実地臨床について概説する．

1 定義
- 外科的 AVR：開胸術ならびに人工心肺装置による体外循環を伴う，大動脈弁置換手術（機械弁ならびに生体弁）
- TAVI（TAVR）：循環停止を伴わない，カテーテルによる人工弁（生体弁）内挿手術．一般に欧州やわが国では TAVI という略称が用いられるが，米国では TAVR と称することが多い．本稿では Alain Cribier 医師に敬意を表し TAVI で統一する．TAVI で用いるデバイスを図 1 に示す

2 適応
2018 年時点における TAVI の適応（薬事承認ならびに保険償還）は，以下に限定されている．
- ❶ 症候性の動脈硬化性（先天性二尖性大動脈弁を含む）
- ❷ 外科的 AVR 不可能あるいは困難例
- ❸ 上記に加えて解剖学的に TAVI が可能である症例
- ❹ 過去に手術により置換されて劣化した外科的生体弁に対する valve-in-valve

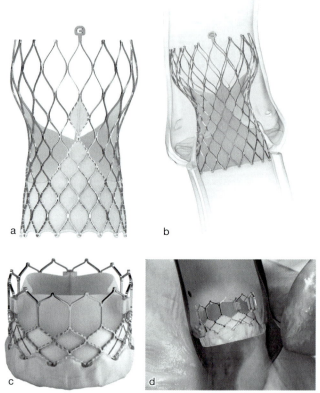

図1　TAVIに用いるデバイス
a：Evolut R 26 mm（Medtronic社製）．
b：Evolut R 26 mmの大動脈基部に留置されたイメージ．
c：Spien3 THV（Edwards Lifescience社製）．
d：Spien3 THVの大動脈基部に留置されたイメージ．

加えて**除外基準**として以下の患者は適応とならない．
  ❶ 維持透析が必要な慢性腎不全（現時点ではデバイスが保険適用とならない）
  ❷ 術後ADL回復が困難と推測される症例（寝たきりなど）
  ❸ 5年以上の生命予後を期待できない末期悪性新生物合併

3 患者スクリーニングの方法

　原則として何らかの症候のある患者がTAVIの対象であるので，無症候性の患者をスクリーニングすることはない．しかし医学的一般論としては，無症候性のAS患者を検出することは有意義であり，定期的な経過観察の対象として，保存的治療介入の対象とするべきである．

- ASの主要3症候は以下の3つ
  ❶ 狭心痛

❷ 失神

❸ うっ血性心不全
- 上記のうち，手術介入が困難である場合には，❸ の発症後の平均余命は2年であることが古くから知られ，5年生存率は3%と著しく予後不良であることが報告されている．高齢者においては日常の身体活動性が高くないことが多いため，うっ血性心不全で発症することも多い
- 外来における評価：紹介医により有意な AS と診断された患者が外来に受診したときの診療手順は以下のとおりである
  ❶ 問診：症候の有無がまず重要である．患者本人のみではなく，家族からも症状を聞くことが必要である
  ❷ 虚弱性の評価：客観的な指標はないが，いくつかの代替的指標を用いる
    ▶貧血：輸血歴の有無
    ▶低アルブミン血症：3.5 mg/dL 未満
    ▶低体重：BMI ならびに BSA(体表面積)低値
    ▶歩行時間(距離)：5 m 移動に要する秒数あるいは6分間歩行距離
    ▶握力低下：年齢平均値との比較
    ▶認知機能の評価：正式な取り決めはないが，ADL が自立していることが求められる．高度の認知機能低下や，寝たきり患者は外科的 AVR，TAVI いずれも適応ではない

4 画像診断

ドプラ心エコーによる大動脈弁形態，狭窄度の評価が行われる．連続波ドプラ法による大動脈弁圧較差の推測は，AS の重症度評価に重要である．加えて大動脈弁口面積(AVA)の計測を行うことが必要であるが，特に高度石灰化弁では正確なエリアトレースが困難であることも多い．大動脈弁通過血流速度(PSV)は一回心拍出量(左心機能)に依存するため，左室駆出率低下した症例，あるいは体格の小さな患者で一回心拍出量が少ない患者では，圧較差が低めに評価されることがある．これらを low EF low gradient AS ならびに small LV low gradient AS と称する．AS の「過小評価」に注意すべき病態であり，決して AV-PSV だけで AS の重症度を評価してはならない．

TAVI の適応を決定するうえで造影 CT(心電図同期)は極めて重要である．専用の解析診断ソフトあるいは OsiriX などの DICOM 画像診断ソフトを用いて，弁輪サイズや冠動脈までの高さを計測する(10 mm 未満は THV 植込み時の冠動脈閉塞リスクが高い)．また，大腿動脈アプローチを行うために，大動脈から下肢動脈にかけての評価を行う．慢性腎臓病あるいは造影剤アレルギーの懸念などの理由によって造影 CT を実施できない場合には，非造影 MRA ならびに単純 CT によりアクセス血管評価を行うことがある．画像再構築の方法や解析方法については成書を参照されたい．

5 カテーテル検査

原則としてカテーテルによる冠動脈造影検査(CAG)を行う．有意冠動脈狭窄は TAVI 術前に PCI で治療を行う．これは TAVI 術中の心筋虚血による血圧低下や致

死的不整脈を予防するためである．特にバルーン拡張型カテーテル弁を留置する症例では，術中に右室高心拍ペーシングを行うので，冠動脈狭窄症は虚血性の血行動態破綻の原因となりうる．

6 術前の準備

このほか全身麻酔に備えて呼吸機能検査，頸動脈エコーなどの検査を行う（最近では経食道心エコー検査を必要としない場合には，局所麻酔と意識下セデーションのままTAVIを行う方法も普及しつつある）．

7 術後の管理

高齢者が対象であるため，術後呼吸器合併症，廃用の予防のために早期離床を心がける．術前より心臓リハビリテーションを導入する施設も多い．

8 退院準備，外来における継続診療

近年早期の人工弁血栓症の報告が散見される．標準的には二重抗血小板療法を行う．今後抗凝固薬の適応に関する検討が行われているが，対象が高齢者であり，相対的に出血リスクが高い患者群であるので，慎重な適応判断を要すると思われる．

*

TAVIの登場により外科的AVR不可能あるいはハイリスク高齢者を対象に，人工弁置換術が可能となった．一方でTAVIはすべからく高齢者あるいは超高齢者のみを対象とするために，内科的合併症が多く，全身管理に難渋する症例も多い．慎重な術前評価により合併症を未然に予防するのみならず，心臓リハビリテーションを含めた術後の集学的管理がとりわけ重要である．

【緒方信彦】

補助循環
IABP，PCPS

> **POINT**
> - 補助循環の適応を理解する
> - 挿入後の合併症を含めた管理が重要

I IABP（intra aortic balloon pumping）

1 IABPの意義（図1）

大動脈内バルーンパンピング（IABP）は，胸部・下行大動脈内で拡張期にバルーンを膨らませることで，大動脈拡張末期圧を上昇させる．その結果冠血流量を増加させ（diastolic augmentation），大動脈弁が開く直前にバルーンを収縮させる．そこで大動脈内圧は急激に低下し，左室から血液を吸い出すことによって後負荷を軽減する（systolic unloading）ことができる．

2 IABPの適応

表1に適応を示す．

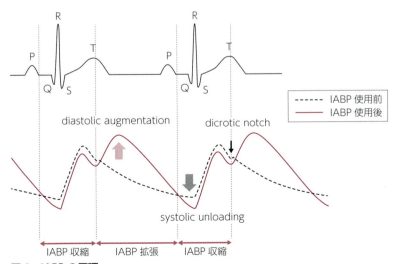

図1　IABPの原理

表1 IABPの適応

IABPの適応
・心原性ショック ・急性左心不全 ・急性冠症候群 ・ハイリスクPCI ・緊急手術までのつなぎ
血行動態指標の目安
・収縮期血圧＜90 mmHg ・肺動脈楔入圧＞20 mmHg ・CI＜2.0 L/分/m²
IABPの禁忌
中等度以上の大動脈弁閉鎖不全 胸腹部大動脈瘤，大動脈解離

＊CI：cardiac index

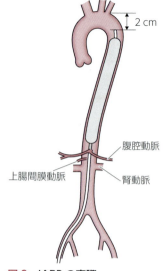

図2 IABPの実際

3 IABPの手技の実際（図2）

- まず患者の身長に応じたバルーンサイズを決定する（目安として160 cm以下では35 mL，それ以上では40 mL）
- 大腿動脈からの穿刺で挿入する（セルジンガー法）
- シースを挿入した後は，IABP用ワイヤーを上行大動脈まで通過させ，IABP本体を大動脈弓部直下（先端が左鎖骨下動脈分岐部より約2 cm下）まで進める
- IABP下端が腎動脈分岐より上にあることを透視で確認し，駆動開始する
- バルーンがきちんと拡張しているかどうかを透視で確認する．バルーン内の十分なエア抜きを付属シリンジで事前にしておかないと，このときのバルーン拡張が不十分となることがある

4 IABP管理のポイント

- 合併症として，挿入側下肢虚血，血栓塞栓，穿刺部血腫，血小板減少などがみられることがあり，注意深く観察する必要がある
- 血行動態が改善してきたら，ウィーニングを開始する．1：1駆動から2：1駆動に落とし，血行動態に変化がなければIABPを抜去する

II PCPS（percutaneous cardiopulmonary support）

1 PCPSの意義

- 経皮的心肺補助法（PCPS）は，遠心ポンプと人工肺により酸素化された定常血流補助を行い，血圧を一定に保つことで，脳を代表とする臓器保護を行うことが最大の目的である

表2 PCPSの適応

PCPSの適応
輸液，カテコラミン，IABPを行っても持続する心原性ショック 〈主な疾患〉 ・急性心筋梗塞 ・心破裂 ・重症右心不全 ・重症肺塞栓 ・劇症型心筋炎 ・産褥心筋症 ・開心術後の低心拍出症候
PCPSの適応とならない場合
・心臓の回復の見込みがなく，補助人工心臓，心移植の適応とならない症例 ・出血性ショック ・大動脈解離 ・重度の大動脈弁閉鎖不全

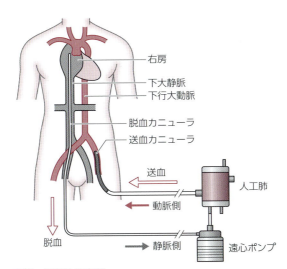

図3 PCPSの実際

- 最終的な目標は心臓回復までの循環維持，補助人工心臓へのブリッジである
- PCPS単独は定常流装置であり，また左室に向かって送血するため心臓後負荷は増大する．よって特に低左心機能の冠動脈疾患症例では，拍動流による冠血流維持と後負荷軽減を目的としてIABPを併用することが多い

2 PCPSの適応

表2に適応を示す．

3 PCPSの手技の実際（図3）

- 脱血カニューレ(21 Fr)を大腿静脈より右心房内へ挿入する
- 送血カニューレ(15 Fr)を大腿動脈より挿入し，総腸骨動脈に留置する

- 空気がカニューレ内に混入しないように注意しながら素早く回路側と接続し,ポンプを回す
- 遠心ポンプのフローを3~4L/分程度まで上げる

4 PCPSの管理のポイント

- 活性化凝固時間(ACT)は180~220秒程度で管理するのが望ましい
- 流量が上がらないときは,脱血不良や循環血液量の低下を考える.脱血回路を握ってみて,振動していればカニューレの先端が右房壁に吸いついている可能性があり,少しカニューレ全体を引くことで改善することがある.これはベッド移動の直後や体位変換直後などにみられることがある.それでも改善なければ循環血液量の低下が原因である可能性が高く,急速な輸液負荷を行う
- 出血合併症,下肢虚血,血小板減少などに注意する
- 特に非透視下で無理なカニューレ挿入を行った場合,後腹膜出血を引き起こしていることがある.疑った場合はCTをためらわない
- 動脈圧ラインは,自己肺の酸素化を評価するためには右橈骨動脈に挿入しなければならない
- PCPS使用が長期化すると回路内の血栓形成,血液溶血による貧血,血小板消費による易出血状態,白血球消費による易感染状態などが生じる.よって挿入後1週間以内の離脱が望ましい

5 PCPS離脱について

- 明確なPCPS離脱判断基準はなく,以下を指標として医師が総合的に判断する
- 実際の臨床現場では,流量を徐々に1mL/分程度まで落とし,血行動態指標の増悪がなければ最終的にOn-Offテストで評価して離脱する

◎ On-Offテスト時
　❶ 収縮期血圧:80 mmHg 超
　❷ CVP:12 mmHg 未満
　❸ Swan-Ganzカテーテルより採取した混合静脈血酸素飽和度(SvO_2):65% 超
　❹ 自己肺の酸素化が良好である

などを参考にする.

【福冨基城】

酸素療法，人工呼吸器（NPPVも含む）

> **POINT**
> - 呼吸不全とは室内気で動脈血酸素分圧（PaO_2）が 60 mmHg 以下となる状態である．動脈血炭酸ガス分圧（$PaCO_2$）が 45 mmHg 以下はⅠ型呼吸不全，45 mmHg を超えるものはⅡ型呼吸不全に分類される
> - 人工呼吸器の換気モードは，① 機械換気主体モード（CMV など），② 機械換気・自発呼吸混在モード（SIMV など），③ 自発呼吸主体モード（CPAP，PSV など）に大別するとわかりやすい
> - 人工呼吸器関連肺炎（VAP）は，人工呼吸中の患者に発生する最も高頻度で重篤な合併症である
> - 人工呼吸管理における抜管は最終段階であるとともに最も危険な時期であるため，細心の注意が必要である

1 酸素療法について

- 酸素は生体の正常な機能・生命の維持に不可欠な物質であるが，その酸素の供給が不十分となり，細胞のエネルギー代謝が障害された状態を低酸素血症という．低酸素血症に対して吸入気の酸素濃度（F_IO_2）を高めて，適量の酸素を投与する治療法が酸素療法である
- 酸素療法の適応や酸素濃度と酸素流量，酸素投与方法などを決める指標として，動脈血酸素分圧（PaO_2）が用いられる
- 肺から取り込まれた酸素の大部分は血液中のヘモグロビン（Hb）と結合するが，Hb 1 分子は 4 分子の酸素と結合する．Hb の何%に酸素が結合しているかを示すのが，酸素飽和度（SaO_2）である．この値はパルスオキシメータで測定可能であり，PaO_2 と SaO_2 の関係は直線ではなく S 字状曲線となり，Hb 酸素解離曲線と呼ばれる（図 1）

2 呼吸不全とは

- 呼吸不全とは呼吸機能障害のため室内気で PaO_2 が 60 mmHg 以下となる状態である
- 動脈血炭酸ガス分圧（$PaCO_2$）が 45 mmHg 以下はⅠ型呼吸不全，45 mmHg を超えるものはⅡ型呼吸不全に分類される
- 呼吸不全の基礎疾患としては肺循環障害，呼吸器疾患，神経・筋疾患に大別されるが，循環器疾患としては心原性肺水腫および胸水貯留，急性心筋梗塞および不安定

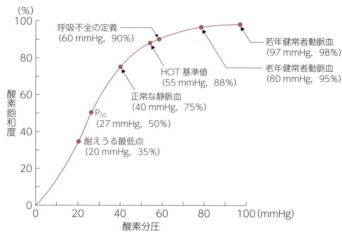

図1 ヘモグロビン酸素解離曲線上の記憶すると有用なポイント
〔日本呼吸器学会肺生理専門委員会,日本呼吸管理学会酸素療法ガイドライン作成委員会(編):酸素療法ガイドライン.p3,日本呼吸器学会,2006より〕

狭心症,肺血栓塞栓症,急性大動脈解離,肺炎やCOPDなど呼吸器疾患の合併,睡眠時無呼吸症候群,意識障害,薬剤による鎮静が必要な状態などに酸素療法が必要となることが多い

- 酸素療法の合併症としては,①CO_2ナルコーシスと,②酸素中毒が重要な合併症としてあげられる

1. CO_2ナルコーシス

- 高二酸化炭素血症により重度の呼吸性アシドーシスとなり意識障害を呈し,自発呼吸が減弱することであり,原因は肺胞低換気である
- 脳組織のpH値およびその低下速度の重要性が指摘されている
- 疑った場合には動脈血ガス分析を行い,$PaCO_2$の上昇やアシドーシスの存在があるかを確認する
  - ➡ しかし,CO_2ナルコーシスを恐れるあまり酸素投与を躊躇することはむしろ危険であり,SpO_2 90％以上を目標として,低濃度酸素投与から始め,NPPVから人工呼吸器管理(後述)までを視野に入れる

2. 酸素中毒

- 酸素フリーラジカル(活性酸素)による細胞ないし組織傷害が主因と考えられている
- 高濃度酸素環境下における,抗酸化防御機構の処理能力を上回る活性酸素産生(直接的傷害)と肺へ集積して活性化された炎症細胞からの炎症性メディエーターなどの放出(間接的傷害)による肺傷害が原因である
- 吸入気の酸素分圧(PO_2)と吸入時間に影響される
- 予防には$PaO_2 \geq 60$ mmHgを目標として,なるべく早期に100％酸素吸入から離脱し,安全に長期酸素投与が可能とされる吸入気酸素濃度が50％以下になるように

表1 bilevel PAP 方式の機種における換気モード

- S(spontaneous)モード：自発呼吸のみを補助する．いわゆる pressure support + PEEP (EPAP)に相当する
- T(timed)モード：設定した呼吸数，吸気率(I%)での調節換気で，いわゆる pressure control に相当する
- S/T(spontaneous/timed)モード：主として自発呼吸を補助するが，一定時間自発呼吸のない場合にはバックアップ呼吸が始まる
- CPAP(continuous positive airway pressure)モード：吸気呼気ともに一定の圧をかける

〔日本呼吸器学会：NPPV(非侵襲的陽圧換気療法)ガイドライン　改訂第2版．p13，南江堂，2015 より〕

努める

3 非侵襲的陽圧換気(NPPV)について

- 非侵襲的陽圧換気(noninvasive positive pressure ventilation；NPPV)は，睡眠時無呼吸症候群や慢性呼吸不全に対する補助療法として開発されたが，気管挿管しないことのメリットから近年は急性呼吸不全に対しても適用範囲が広がっている
- NPPV 用の機器は，自発呼吸がある安定期の患者に用いることを前提として開発されたため，生命維持装置である「人工呼吸器」ではなく基準の緩い「換気補助器具」として認可されている．しかし，急性期の患者に用いる場合は人工呼吸器と同等の効果を期待して用いるのが通例であり，それに用いる NPPV 機器の認可基準も人工呼吸器に準じる必要があると考えられる
- NPPV に使用される人工呼吸器は従量式と従圧式に大別できる．わが国では従圧式に属する bilevel PAP(bilevel positive airway pressure)という換気様式の人工呼吸器が最もよく使われている．bilevel PAP とは2つの圧レベルを，つまり吸気時には吸気圧(inspiratory positive airway pressure；IPAP)，呼気時には呼気圧(expiratory positive airway pressure；EPAP)をかける方式のことである．圧力の設定範囲は機種ごとに異なるが，最大サポート圧(IPAP−EPAP)は 16〜37 cmH$_2$O で，急性期・慢性期のほぼ全症例に対して十分な換気能力があると考えられる．換気モードを表1に示す．SモードやS/Tモードのように主として人工呼吸器が患者の呼吸に合わせるタイプの換気形式と，Tモードのように患者が人工呼吸器の送気に合わせる換気形式がある
- マスクには主に鼻マスクとフルフェイスマスクがあるが，圧漏れや圧迫による傷を防ぐためにサイズ選択やフィッティングに留意する必要がある(図2)
- 注意点として NPPV 療法時は気道確保が不完全なため，上気道閉塞による換気不全・吸気ガスの呑気による胃膨満・嘔吐時の誤嚥リスクが高く，鎮静薬の併用は推奨されない．また，呼吸不全や換気不全の悪化による精神症状である不穏や興奮状態をマスクしてしまう可能性もある．したがって，インターフェースの装着に耐えられない場合やせん妄を伴った場合は気管挿管下の人工呼吸療法に移行することが望ましい

4 人工呼吸の適応

- 呼吸の二大目的である「血液の酸素化(酸素化能)」と「炭酸ガスの排出(換気能)」

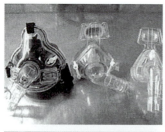
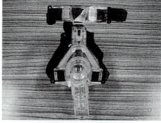
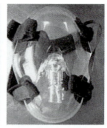
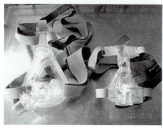
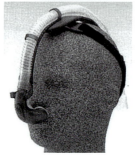
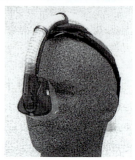

図2 NPPVマスクの種類
〔日本呼吸器学会：NPPV（非侵襲的陽圧換気療法）ガイドライン 改訂第2版．p20, 南江堂，2015より〕

のいずれかが障害されれば適応となる

- 酸素化能の障害は臨床的には低酸素血症として現れるが，低酸素血症はPaO_2 60 mmHgに満たない状態と定義されている．低酸素血症に対する治療の第1選択は酸素吸入であるが，高濃度の酸素を吸入しても低酸素血症が改善しないような重度の酸素化能の障害はただちに人工呼吸に移行すべきである．また，低酸素化の改善に60％を超えるような高濃度の酸素吸入が必要な状態であれば，人工呼吸への移行を考慮すべき必要がある
- 一方，換気能の低下により高炭酸ガス血症をきたし，生じた呼吸性アシドーシスを放置すると，臨床的には錯乱状態などを経て最終的には昏睡状態となり，呼吸も停止して死亡の転帰をたどる．そのため$PaCO_2$ 60 mmHg以上でpHの低下が進行性である場合には人工呼吸を開始すべきである
- その他，呼吸筋麻痺が生じている神経・筋疾患や胸部外傷・開胸手術後，努力呼吸が著しい場合なども人工呼吸器の適応となる．表2に一般的な人工呼吸開始基準をあげる

5 人工呼吸の換気モード

- 人工呼吸器の作動状況を示す換気モードについては呼吸管理の一連の流れを想定すると理解しやすい．すなわち，① 呼吸状態が悪化して呼吸管理を開始し，② 治療の効果があって徐々に状態が改善し，③ 最後には人工呼吸器が必要なくとも回復するという流れに沿って理解していく
- つまり，① は機械換気を主として呼吸を管理する「機械換気主体モード」，② 機械

表2　一般的な人工呼吸開始基準

酸素化の障害
・酸素を投与しても，$PaO_2<60$ mmHg のとき ・パルスオキシメータで動脈血酸素飽和度が90％以下で，酸素療法でも改善しないとき

換気の障害
・急性呼吸不全：$PaCO_2>50\sim60$ mmHg でなお上昇傾向があり，pH>7.2 を維持できないとき ・慢性呼吸不全：①$PaCO_2$ が平常時より 20 mmHg 以上高くてなお上昇傾向があり，pH>7.2 を維持できないとき，②CO_2 ナルコーシスの疑いがあるとき

努力呼吸
・呼吸数が 40 回/分以上で，ほどなく疲弊しそうなとき ・陥没呼吸，シーソー呼吸などの努力呼吸のとき

呼吸抑制，呼吸麻痺
・呼吸数が 5 回/分以下，またはチェーン・ストークス呼吸など病的呼吸のとき ・大量の鎮痛・鎮静薬，低体温，大手術後，意識障害時，呼吸筋麻痺など

〔岡元和文：基本的な患者管理(a)呼吸管理．日本集中治療医学会(編)：集中治療医学．p31，秀潤社，2001．大竹一栄：人工呼吸の適応．窪田達也(編著)．最新人工呼吸ケア〈n-Book11〉．p23，メヂカルフレンド社，2001 より〕

換気と自発呼吸が混在する「機械換気・自発呼吸混在モード」，③ほとんど自発呼吸のみで十分な「自発呼吸主体モード」に大別するとわかりやすい

1．機械換気主体モード

- 代表格は CMV(controlled mechanical ventilation：調節換気)である．これは呼吸筋麻痺や筋弛緩剤などを使用した場合などで自発呼吸が全くない場合などに用いられる．しかし，この換気法は次第に自発呼吸が回復した際には，自発呼吸のサポートをしないばかりか，回復を妨げることさえ起りうる．そこで自発呼吸を感知しサポートする補助換気が必要となる
- 自発呼吸がみられないときには単純な調節換気を行い，自発呼吸が出てきたら補助換気を行う A/C(assist/control：補助・調節換気)が CMV の要素も兼ね備えた発展型モードとなる

2．機械換気・自発呼吸混在モード

- SIMV(synchronized intermittent mandatory ventilation：同期式間欠的強制換気法)がこのモードの主役であり，「自発呼吸に合わせて時々圧をかけて，肺胞をより広げて開放することを繰り返してる」換気モードである
- もともと人工呼吸器からの離脱の際に用いられる換気モードとして考案された．つまり機械換気の回数(SIMV の回数)を徐々に減らしていって，自発呼吸の割合を増やしていき，最終的に SIMV の回数が 0 になれば，すべて自発呼吸で行われることとなり，人工呼吸器からの離脱は可能となる

3．自発呼吸主体モード

- 自発呼吸のみで十分な状態になったときに用いられる換気モードである
- 基本的には呼吸のすべてが自発呼吸によって行われており，人工呼吸器は自発呼吸の補助をすることはあっても無理強いはしないという換気モードである

- このモードの代表は PSV(pressure support ventilation：圧支持換気)と CPAP(continuous positive airway pressure：持続的気道内陽圧)である
- PSV はデマンド・バルブ方式で吸気に合わせて一定の圧を加えることで，吸気をしやすくする方法．吸気時の呼吸困難を改善することが可能となる
- 一般的には 5 cmH$_2$O 程度の圧を設定することで呼吸困難が相殺される
- 設定圧を 15〜20 cmH$_2$O とやや高めに設定すると機械換気に近い換気が行える
- CPAP は PEEP(positive end-expiratory pressure)が付加された自発呼吸主体モードである
- PEEP とは呼気終末持続陽圧であり，息を完全に吐ききった呼気終末に圧を加えることにより，気道内圧は 0 にならず，陽圧を保った状態となる．これにはサーファクタントの分泌や活性が低下している病的肺胞の虚脱を防ぎ，肺の酸素化能を改善する働きがある一方，肺コンプライアンスの改善をきたし，呼吸仕事量を軽減する働きがある

6 アラームへの対処

- あらかじめ設定したアラーム作動条件(換気量や呼吸数の上限など)を超えた呼吸を示すときに人工呼吸器のアラームが作動する
- 換気様式の異常を示すアラームには，①気道内圧アラーム，②換気量アラーム，③呼吸数増加・無呼吸アラームなどがある
- アラームの作動は換気状況の変化の警報であり，そのアラームごとに問題となる箇所と確認項目が異なるため，その確認個所の区分け(図3)と確認事項(表3)を知っておく必要がある
- 気道に分泌物が存在すると気道抵抗が増加することから，従量式では高圧アラーム(最高気道内圧が高くなる警報)が作動する．一方，従圧式では低換気量アラーム(一回換気量が少なくなる警報)が作動する
- また，いずれの換気様式においても分泌物の移動による"むせ"のため呼吸数増加がみられ，分時換気量増加のアラームも作動することがある
    ➡ 以上のように複数のアラームが同時に作動することがあり，それらに共通する原因を検索して対処することが必要になる
- 高圧アラームが生じる原因には，気道内の分泌物貯留以外にいくつかの原因が考えられる．例えば回路内結露の貯留，挿管チューブの屈曲，チューブの変位，患者の肺コンプライアンス低下があげられる
- これらの原因を明らかにするためには，人工呼吸器から胸郭までの観察や評価を行うことが重要である．回路内の水の有無，体位変換や姿勢変換に伴うチューブの変位などを確認する必要がある
- アラーム作動の原因が気道や回路の問題ではなく，肺コンプライアンスの低下が起因と考えられる際は医学的治療が必要となる

7 人工呼吸の管理および合併症とその対策(VAP について)

- 人工呼吸器関連肺炎(VAP)は，人工呼吸中の患者に発生する最も高頻度で重篤な合併症である．挿管 48 時間以降に新しく発症する肺炎を指し，発生率は 9〜27％

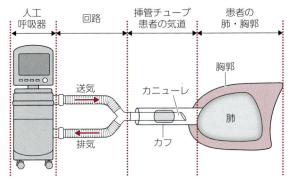

図3 人工呼吸器アラーム作動時の確認するべき個所の区分け
(鵜澤吉宏:人工呼吸器装着患者への気管吸引について.理学療法学 39:48-54, 2012 より)

表3 アラーム作動時に確認する主な箇所と内容

		アラームの種類			
		高圧	低圧	低換気	無呼吸
確認箇所	回路	回路の折れ曲がり	回路内リーク(加温加湿器や回路のゆるみなど)	回路内リーク(加温加湿器や回路のゆるみなど)	回路外れ
		水貯留			
	挿管チューブ患者の気道	チューブの折れ曲がり	カフ圧低下	カフ圧低下	
		カフの逸脱		分泌物の貯留	
		分泌物の貯留		気道抵抗上昇(気管支攣縮など)	
		気道抵抗上昇(気管支攣縮など)			
	患者の肺・胸郭	人工呼吸器と患者の同調性欠如		自発呼吸低下	自発呼吸なし
		コンプライアンス低下(気胸,無気肺,胸水など)		コンプライアンス低下(気胸,無気肺,胸水など)	

(鵜澤吉宏:人工呼吸器装着患者への気管吸引について.理学療法学 39:48-54, 2012 より)

に達し,推定寄与死亡率は33〜50%に上るとされる
- 診断は必ずしも容易ではなく,ゴールドスタンダードと呼べるものはなく,このことが適切な治療開始の遅延につながりうる.一方で,原因微生物は抗菌薬耐性で治療困難なものが少なくなく,予後不良に影響している可能性がある
- 原因は気管チューブの留置に主に関連している.気管チューブの内腔を通じて,あるいは経声門的にチューブカフと気管壁の間隙を介して,病原菌を含む汚染物質が下気道および肺胞内へ侵入することがVAPの最も主要な成因である.したがって,逆流・誤嚥を回避する方策がVAP予防に重要である.予防策に関しては一例

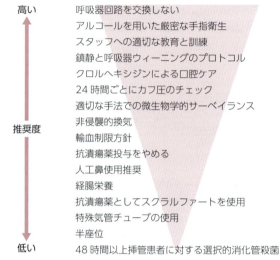

図4 欧州の研究者らの提唱する VAP 予防策

（志馬伸朗：人工呼吸器関連肺炎の予防策—誤嚥対策を中心に．日本呼吸ケア・リハビリテーション学会誌 22：139-143，2012 より）

として，図4に欧州の研究者らのコンセンサスに基づいた予防策を推奨度順に示す

8 人工呼吸器のウィーニングおよび抜管について

- ウィーニングとは機械的人工呼吸から自発呼吸へと徐々に移行する過程である．一般的には SIMV＋PSV 法が主流である．つまり，機械換気の回数を次第に減少させていき，最終的に機械換気を0にする SIMV 法と，自発呼吸を補助する吸気圧を次第に減少させていき，最終的に吸気圧を 5〜0 cmH$_2$O まで低下させる PSV 法を組み合わせた方法である．それぞれの欠点を補いながら互いの長所を生かすことができる効率のよい方法である

- 人工呼吸管理は気管挿管されたその瞬間から前述の VAP の危険にさらされることになり，その危険率は1日に1％程度の割合で増加するといわれる．そのため，1日も早く人工呼吸管理を終了させることが重要である．以下にウィーニング開始の条件および呼吸不全の鎮静化の目安を示す．

- 5 cmH$_2$O 以内の CPAP や PSV などで呼吸状態および全身状態が安定しており，血液ガスが正常範囲内に維持できていることを確認できれば，抜管準備をしていく．一般的な抜管の基準を表4に示す．しかし，これらをすべて満たす必要はなく，最終的には個々の症例に合わせて総合的な判断が必要となる

- 抜管前にはあらかじめ胃を空虚にしておき，抜管直後の胃内容の逆流や吐物の誤嚥を防止することが重要である．また不測の事態に対応できるよう，再挿管の準備をしておくことも必要である

- 抜管の方法には吸引抜管と加圧抜管がある．前者は吸引カテーテルを気管チューブ

表4 一般的な抜管の基準

5 cmH$_2$O 以内の CPAP や PSV で
1. 肺酸素化能の改善
    ① PaO$_2$/F$_I$O$_2$ 比≧250（300 以上が望ましい）
2. 適正換気量の維持
    ① PaCO$_2$ が 35～45 mmHg
    ② 呼吸数≦30 回/分
    ③ 分時換気量≦10 L/分
3. 換気予備能の改善
    ① 努力性肺活量（FVC）≧12 mL/kg（15 mL/kg 以上が望ましい）
    ② 最大吸気圧（MIP）≦－30 cmH$_2$O（－35 cmH$_2$O 以下が望ましい）
4. 全身状態の安定
    ① 意識清明であることが望ましい
    ② 循環動態が安定している
    ③ 嚥下反射・咳反射が保たれている
    ④ 努力性呼吸，奇異呼吸がみられない
    ⑤ 上気道閉塞のおそれがない

（布宮 伸：よくわかる！人工呼吸管理．p161，メヂカルフレンド社，2007 より）

先端から数 cm 超える程度まで挿入した後に，陰圧をかけながら気管チューブとともに引き抜く方法であり，気道内を吸引しながら抜管する．カフ上部に貯留した分泌物が気管内にこぼれ落ちるのを防ぐ利点がある一方，陰圧が強すぎると無気肺をきたすおそれがある

- 後者はジャクソンリースを接続して吸気終末に合わせて，バッグを加圧すると同時に気管チューブを抜く方法である．新たに肺胞虚脱を起こす危険性が低い利点がある一方，咳反射が十分でない症例ではカフ上部に貯留した分泌物が気管内にこぼれ落ち，肺炎をきたす危険がある
- 症例の状態に合わせていずれかを選択する必要があるが，全身麻酔後の手術室など通常呼吸器系に予備力がある場合には吸引抜管が好まれ，集中治療領域など呼吸器系の予備力が低下している場合には加圧抜管が多い傾向がある．いずれにしても人工呼吸管理における抜管は最終段階であるとともに最も危険な時期であるため，細心の注意が必要である．また，抜管後も上気道閉塞や誤嚥性肺炎，無気肺の発症などに注意していくことが大切となる

【齋藤俊信】

心臓リハビリテーション

> **POINT**
> - ほぼすべての循環器疾患が心臓リハビリテーションの適応である
> - 心臓リハビリテーションの適応がないと考えられる症例でも，実際は実施できる場合がある．適応と禁忌を十分検討すべきである
> - 心臓リハビリテーションは薬物治療，カテーテルなどの侵襲的な非薬物治療と同様に，重要な循環器疾患の治療法である

1 治療の意義

- 心臓リハビリテーションとは，心臓病患者の運動療法というイメージがあるが，近年は運動療法と患者教育，カウンセリングからなる包括的なプログラムという認識が一般化している
- 包括的心臓リハビリテーションには，医師・看護師・栄養士・薬剤師・理学療法士などの多職種がかかわり，心臓病患者の運動療法・生活指導・服薬指導・心理ケアなどを行う
- 心臓リハビリテーションはこれらの要素により心疾患患者を多面的に治療し，予後改善につなげる治療法である
- 心臓リハビリテーションはほぼすべての患者が対象となり，薬物療法に加えて行うべきものである

2 適応疾患

- 保険診療で心臓リハビリテーションの対象として認められている疾患は表1のものである
- 実際に心臓リハビリテーションを行って効果が得られる疾患は循環器疾患のほとんどである
- 運動療法が禁忌となるのは状態が不安定な患者(表2)であるが，患者指導であればすべての患者が対象になる

3 治療の実際

- 心臓リハビリテーションの段階は急性期(フェーズⅠ)：入院〜早期退院，回復期(フェーズⅡ)：退院〜社会復帰，滞在型リハビリテーション，通院型(外来)リハビリテーション，維持期(フェーズⅢ)：社会復帰〜生涯，地域運動プログラムに分けられる
- わが国での保険適用はフェーズⅠ・Ⅱまでである．フェーズⅢについては十分な整

表1　心臓リハビリテーションの対象疾患

- 心筋梗塞
- 狭心症
- 開心術後
- 大血管：大動脈解離，解離性大動脈瘤，大血管術後
- 慢性心不全：左室駆出率40％以下，peak VO_2 が基準値の80％以下，またはBNPが80 pg/mL 以上
- 閉塞性動脈硬化症：間欠性跛行があるもの

表2　積極的な運動療法が禁忌となる状態

- 急性心筋梗塞発症当日
- 不安定狭心症
- コントロールされていない心不全
- コントロールできない重症不整脈
- 解離性大動脈瘤（急性期）
- 胸部大動脈瘤・腹部大動脈瘤（径6 cm・4 cm以上，年間5 mm以上拡大傾向，運動中血圧が140 mmHg以上になる場合）
- 高度の大動脈弁狭窄症
- 閉塞性肥大型心筋症
- 最近の塞栓症
- 急性感染性疾患
- 拡張期高血圧（115 mmHg以上）
- 術後CRPが増加傾向にある場合

表3　ATレベルで運動を行うメリット

- 運動時の筋肉疲労の原因物質である乳酸の蓄積が生じにくい
- 交感神経活性があまり亢進しない
- 血中カテコラミンの著しい増加がない
- 運動強度の増加に対する心機能の応答が保たれている
- 運動を長時間することが可能である

備が整ってはいないが，公共のスポーツジムなどと提携して行っているところもある
- 入院中のリハビリテーションはフェーズⅠ・Ⅱに該当する

以下本項では主に運動療法について述べる．

1. 運動療法総論

- 心臓病患者に対しての運動は有酸素運動が主体となる
- 有酸素運動は有酸素代謝が行われる強度の運動であり，その最大運動強度における酸素摂取量を嫌気性代謝閾値（anaerobic threshold；AT）と呼ぶ
- ATレベル以下で行う有酸素運動の種類として一般的なものは，通院型の心臓リハビリテーションの場合エルゴメータ，トレッドミルが主体だが，自宅退院後の非監視型リハビリテーションではウォーキング，サイクリングなどが該当する
- 心臓病患者がATレベル以下で運動を行う場合のメリットを**表3**に示す
- 虚弱高齢者や心不全患者，または有酸素運動を行えないくらいに廃用が進んだ患者に対しては，レジスタンストレーニングが有効である

2. 有酸素運動（エルゴメータ，トレッドミル）

- 基本的には AT レベルの運動を行う．目標心拍数を定め，目標心拍数を上回らないような負荷で運動を継続する．1 回 30～60 分，週 3～5 回以上が目標である
- 心拍数の定めかたとしては心肺運動負荷試験（cardiopulmonary exercise test；CPX）で AT レベルの心拍数を求める方法，Karvonen の式から算出する方法，自覚症状による処方（話しかけると普通に返事ができる運動レベル）がある

◎有酸素運動での運動処方

- 運動処方を処方する場合，目標心拍数，負荷量を設定し，適切な運動負荷がかかるようにする．運動時間は 1 回あたり 30～60 分，頻度は週 3～5 回以上を指示する
    - 例：エルゴメータの場合，目標心拍数 90/分，負荷量 30 W
    - 例：自宅でのウォーキングの場合，目標心拍数 90/分，運動中に脈拍測定しながら

1）CPX を基にした運動処方

CPX の AT レベルの心拍数，負荷量（W 数）が目標値となるが，AT そのものの負荷量を処方すると実際には AT を超えたレベルの運動量となるため，便宜的には AT 1 分前の負荷量を運動量に用いる．エルゴメータで運動処方する場合は目標心拍数と負荷量を処方する．

2）心拍処方

Karvonen の式を用いて目標心拍数を設定し，運動処方する．

$$処方心拍数 = (220 - 年齢 - 安静時心拍数) \times 係数 + 安静時心拍数$$

※ 220 − 年齢＝予測最大心拍数，係数は 0.4～0.7（心筋梗塞急性期は 0.2）

心拍応答が低下している場合は負荷量がずれるので注意を要する．β 遮断薬使用時も予測最大心拍数は使用できない．実際の最大心拍数を用いる．

3）自覚症状による処方

運動中に「ややつらい」と感じるが，話しかけると普通に返事ができる運動レベルで行うよう指示する．主観的運動強度のスコアである Borg スケールでは 11～13 に相当する．➡ 221 頁の表 3 参照．この強度の運動では AT レベルになることが多い．

3. レジスタンストレーニング（筋力トレーニング）

- 長期臥床によるデコンディショニング改善のために筋力トレーニングも有効である
- ベッド上でのゴムバンド・エクササイズボールなどを用いたトレーニングがあげられる
- 立位が可能になれば，1 RM（最大挙上重量）の 30～60％の重さで，マシンを使ったレジスタンストレーニングを行う
- 内容は個別対応が主であるので理学療法士とコミュニケーションをとりながら決定してほしい

4. 各疾患別の運動療法の注意点

1）虚血性心疾患に対するリハビリテーション

❶ 心筋梗塞離床プログラム

- 虚血性心疾患患者に対する運動療法の効果を表 4 に示す

表4　虚血性心疾患患者に対する運動療法の効果

- 冠危険因子の改善
- 抗動脈硬化作用
- ステント内再狭窄・新規病変の発症予防
- 運動耐容能改善
- 抗血栓効果
- 抗炎症作用効果
- 血管内皮機能改善効果
- 自律神経機能改善効果
- QOL改善
- 抑うつの改善

- 多くの施設では心筋梗塞の患者に対し，クリニカルパスや離床プログラムに沿って歩行負荷試験などを行い，その後有酸素運動に移行する
- 以下に筆者らの施設での心筋梗塞離床プログラムを示す．筆者らの施設ではCPK 3,000をカットオフ値としてそれ以上・以下でプログラムを分けて運用している(表5，6)
- 心筋梗塞離床プログラムが適応できず，離床が遅延する症例が存在する．広範囲梗塞で低駆出率・心不全合併，難治性不整脈，高齢，不穏・せん妄などが該当する．その場合のリハビリテーションは個別対応となる．心筋梗塞の入院期間は短縮する傾向にあり，筆者らの施設でもプログラムの見直しを行っている

❷ 退院後ADL

- 退院後のADL(どこまで動いてよいか)についても患者からよく質問を受けるためあらかじめ検討しておくべきである
- CPXから得られたATレベルの活動を1つの目安として，酸素摂取量換算表(➡264頁の表1参照)を用いて指導することもよくあるが，その通りに制限してしまうと生活できなくなってしまうこともあるため，休み休み行えば自覚症状がないレベルのことは制限なく行ってよいと説明する
- ただし，残存狭窄がある場合，狭心症症状が出現するレベルの活動は許可してはならない

❸ 心臓リハビリテーションの重要性

- 虚血性心疾患に対するリハビリテーションの効果は明らかであるが，運動療法が十分に浸透しているとは言いがたい
- PCIを行えば責任病変の治療はできるが，その後の新規病変の出現予防のためには心臓リハビリテーションが重要である
- 心筋梗塞も入院期間はどんどん短くなり，狭心症のPCI症例においては3日間程度で退院してしまうため，入院中の生活・運動指導が不十分になりやすい
- 運動療法について患者に十分な情報を与え，積極的に運動を行うように指導すべきである

表5　心筋梗塞急性期　リハビリテーションプログラム　2週間コース（CPK 3,000未満）

	入院日	PCI後1日目	2日目	3日目	4日目	5日目	6日目
負荷試験		自動座位10分*	立位負荷試験	室内歩行負荷	200 m歩行負荷		シャワー浴負荷試験
安静度	絶対安静	床上フリー	立位可	室内フリー	棟内フリー		院内フリー，シャワー可

	7日目	8日目	9日目	10日目	11日目
負荷試験		入浴負荷試験			
安静度		入浴可		退院可	

①EF＜40％　②OMIの既往　③心不全，重篤な不整脈などの合併のある場合は3週間コースへ（表6）
負荷試験：試験前，直後，3分後に心拍数，血圧，12誘導心電図の記録を行う．ただし，＊については，症状，血圧測定のみで可

ステージ進行基準
①胸痛，呼吸困難，動悸等の自覚症状が出現しないこと
②心拍数が120/分以上（または安静時より40/分以上）に増加しないこと
③危険な不整脈が出現しないこと
④0.2 mV以上のST低下または，著明なST梗塞部上昇がないこと
⑤歩行負荷移行は，30 mmHg以上の収縮期血圧上昇がないこと
⑥＊については，−10 mmHg以上の血圧低下がないこと

表6　心筋梗塞急性期　リハビリテーションプログラム　3週間コース（CPK 3,000以上）

	入院日	PCI後1日目	2日目	3日目	4日目	5日目	6日目
負荷試験		他動座位10分*		自動座位10分*		立位負荷*	
安静度	絶対安静	他動座位		床上フリー		立位可	

	7日目	8日目	9日目	10日目	11日目	12日目	13日目
負荷試験	室内歩行負荷		200 m歩行負荷		シャワー浴負荷試験		入浴負荷試験
安静度	室内フリー		病棟内フリー		シャワー可	院内フリー	入浴可

	14日目	15日目
負荷試験		
安静度		退院可

負荷試験：試験前，直後，3分後に心拍数，血圧，12誘導心電図の記録を行う．ただし，＊については，症状，血圧測定のみで可．

ステージ進行基準
①胸痛，呼吸困難，動悸等の自覚症状が出現しないこと
②心拍数が120/分以上（または安静時より40/分以上）に増加しないこと
③危険な不整脈が出現しないこと
④0.2 mV以上のST低下または，著明なST梗塞部上昇がないこと
⑤歩行負荷移行は，30 mmHg以上の収縮期血圧上昇がないこと
⑥＊については，−10 mmHg以上の血圧低下がないこと

表 7 心不全の運動療法の禁忌

(A) 運動負荷試験と運動療法の禁忌
1. 急性冠症候群の初期（発症 2 日まで）
2. 未治療の致死性不整脈
3. 急性心不全（血行動態が不安定な初期）
4. コントロール不良の高血圧
5. 高度房室ブロック
6. 急性心筋炎・心膜炎
7. 有症状の大動脈弁狭窄症
8. 重症の閉塞性肥大型心筋症
9. 急性の全身疾患
10. 心内血栓

(B) 運動療法の禁忌
1. 進行性の運動耐容能の低下・最近 3～5 日間の安静時息切れ
2. 低負荷での運動中の虚血（2 MetS 以下，50 W 以下）
3. コントロール不良の糖尿病
4. 最近の塞栓症
5. 血栓性静脈炎，新規発症の心房細動・心房粗動

(C) 運動療法のリスクが高い
1. 最近 1～3 日の 1.8 kg 以上の体重増加
2. 同時の，持続的もしくは間欠的ドブタミン治療
3. 運動中の収縮期血圧低下
4. NYHA Ⅳ度
5. 安静時・労作時の複雑な心室性不整脈
6. 安静臥位の脈拍 100/分以上
7. 既存の合併疾患による運動耐容能の制限

（ESC 心不全ガイドラインより作成）

2）心不全に対するリハビリテーション

❶ 急性期リハビリテーション
- 急性心不全に対する急性期リハビリテーションについては，一般的にはうっ血がとれて症状が安定してから開始されることが多い
- 最近は集中治療の段階からデコンディショニング予防のためのリハビリテーションを開始すべきという考えが広まっている
- ESC 心不全ガイドラインの禁忌（表 7）でなければベッド上であっても早期離床のための低強度運動療法が推奨される
- NYHA Ⅲ・Ⅳ度であっても適応になる場合があるため，理学療法士と相談のうえ，個別対応で導入すべきである
- 特に心不全の骨格筋異常に対するレジスタンストレーニングが必要である

❷ 慢性期
- 心不全が代償された慢性期においては，表 8 に示すような効果が期待される
- 導入にあたっては禁忌がないか検討し（表 9），表 10 の手順で運動療法を導入する

❸ ICD/CRT-D 植込み患者
- 心不全患者で ICD/CRT-D が植込まれている患者では抗頻拍設定に注意が必要である

表8 心不全に対する運動療法の効果

1. 運動耐容能：改善
2. 心臓への効果
   a) 左室機能：安静時左室駆出率不変・改善，運動時心拍出量増加反応改善，左室拡張早期機能改善
   b) 冠循環：冠動脈内皮機能改善，運動時心筋灌流改善，冠側副血行路増加
   c) 左室リモデリング：悪化させない（むしろ抑制），BNP低下
3. 末梢効果
   a) 骨格筋：筋量増加，筋力増加，好気的代謝改善，抗酸化酵素発現増加
   b) 呼吸筋：機能改善
   c) 血管内皮：内皮依存性血管拡張反応改善，eNOS発現増加
4. 神経体液因子
   a) 自律神経機能：交感神経活性抑制，副交感神経活性増大，心拍変動改善
   b) 換気応答：改善，呼吸中枢CO_2感受性改善
   c) 炎症マーカー：炎症性サイトカイン（TNF-α）低下，CRP低下
5. QOL：健康関連QOL改善
6. 長期予後：心不全入院減少，無事故生存率改善，総死亡率低下

表9 心不全の運動療法の禁忌

Ⅰ．絶対的禁忌
1) 過去1週間以内における心不全の自覚症状の増悪
2) 不安定狭心症または閾値の低い心筋虚血
3) 手術適応のある重症弁膜症（特に severe AS）
4) 重症の左室流出路狭窄（HOCM）
5) 未治療の運動誘発性重症不整脈
6) 活動性の心筋炎
7) 急性全身性疾患または発熱
8) 運動療法が禁忌となるその他の疾患（中等度以上の大動脈瘤，重症高血圧，血栓性静脈炎，2週間以内の塞栓症，重篤な他臓器障害など）

Ⅱ．相対的禁忌
1) NYHA Ⅳ度または静注強心薬投与中の心不全
2) 過去1週間以内に体重が2kg以上増加した心不全
3) 運動により収縮期血圧が低下する例
4) 中等度の左室流出路狭窄
5) 運動誘発性の中等度不整脈
6) 高度房室ブロック
7) 運動による自覚症状の悪化

Ⅲ．禁忌とならないもの
1) 高齢
2) 左室駆出率の低下
3) 補助人工心臓装着中の心不全
4) 植込み型除細動器（ICD）装着例

- ICD/CRT-Dがリハビリテーション時の洞性頻脈をVTと誤認識することはほとんどないが，運動中の心拍数がVTゾーンを上回らないように注意する
- ペーシング依存の患者では運動中にペーシングの上限脈拍に達するとWenckebach作動や2：1作動がみられることがあるため注意が必要である

表10 心不全の運動療法

運動の種類	歩行，エルゴメータ
運動強度	【開始初期】 屋内歩行 50〜80 m/分×5〜10 分間またはエルゴメータ 10〜20 W×5〜10 分間程度から開始．自覚症状や身体所見を目安として1か月程度をかけて時間と強度を徐々に増強する
	【安定期到達目標】 最高酸素摂取量の 40〜60％のレベルまたは嫌気性代謝閾値レベルの心拍数 心拍数予備能（HR reserve）の 30〜50％，または最大心拍数の 50〜70％ Karvonen の式（NYHA Ⅰ・Ⅱ度で 0.4〜0.5，NYHA Ⅲ・Ⅳ度で 0.3〜0.4） 自覚的運動強度（Borg スケール）で 11（楽）〜13（ややきつい）レベル
運動持続時間	1回 5〜10 分×1日 2回程度から開始，1日 30〜60 分（1回 20〜30 分×1日 2回）まで徐々に増加させる
頻度	週 3〜5 回．週 2〜3 回程度低強度レジスタンス運動を併用してもよい
注意事項	開始初期1か月間は低強度とし，心不全の増悪に注意する 開始初期は監視型，安定期では監視型と非監視型（在宅運動療法）との併用とする 経過中は常に自覚症状（倦怠感の持続，同一負荷量における Borg スケールの 2 以上の上昇），体重（1週間で 2 kg 以上の増加），心拍数増加傾向（安静時または同一負荷量における心拍数の 10/分以上の上昇），BNP が前回よりも 100 pg/mL 以上の上昇の変化に留意する

3）開心術後に対するリハビリテーション

- 冠動脈バイパス術後，弁形成・弁置換後，大動脈瘤・大動脈解離に対する人工血管置換術後などが該当する
- リハビリテーションは急性期の早期離床のためのリハビリテーションと回復期の運動療法である．離床可能な状態になった時点で筆者らの施設ではリハビリテーションを導入している
- 立位訓練などの個別対応から開始し，病棟内歩行が可能になればエルゴメータなどの運動療法に移行する
- 術後心不全を合併している例については，心不全に準じてリハビリテーションを行う
- 術後合併症などで長期臥床になった例については理学療法士と相談し，個別対応で対応する

4）大血管疾患・閉塞性動脈硬化症に対するリハビリテーション

❶ 大血管疾患

- Stanford B 型解離の治療は安静降圧である．その安静度を上げていくにあたっては，『大動脈瘤・大動脈解離診療ガイドライン』（日本循環器学会）に沿った形で進めていくのが標準的である
- 対象は表11，リハビリテーション表を表12 に示す
- リハビリテーションの開始基準としては収縮期血圧 130 mmHg 未満，負荷の合格基準は収縮期血圧 150 mmHg 未満である
- 運動療法としては有酸素運動を行う
- 急性大動脈解離のうち大動脈径が 50 mm 以上の例，FDP40 以上の例は破裂の危険

表11 大動脈解離リハビリテーションの対象

短期コース	標準コース
Stanford B 型 最大短径 4 cm 以下 偽腔閉塞型では ULP を認めない 偽腔閉塞型では真腔が 1/4 以上 DIC の合併(FDP 40 以上)がない	Stanford A 偽腔閉塞型と Stanford B 型 大動脈の最大径が 5 cm 未満 臓器虚血がない DIC の合併(FDP 40 以上)がない

表12 解離性大動脈瘤のリハビリテーション

標準コース

病日	発症~2日目	3~4日目	5~6日目	7~8日目	9~14日目	15~16日目	17~18日目	19~22日目	退院
安静度	他動 30°	他動 90°	自動座位	ベッドサイド足踏み	50 m 歩行	100 m 歩行	300 m 歩行	500 m 歩行	
活動度・排泄	ベッド上			ベッドサイド便器	病棟トイレ	病棟歩行	院内歩行	外出・外泊	
清潔	部分清拭(介助)	全身清拭(介助)	歯磨き,洗面,ひげそり		洗髪(介助)	下半身シャワー	全身シャワー	入浴	

短期コース

病日	発症~2日目	3~4日目	5~6日目	7~8日目	9~10日目	11~12日目	13~14日目	15~16日目	退院
安静度	他動 30°	他動 90°	自動座位	ベッドサイド足踏み	50 m 歩行	100 m 歩行	300 m 歩行	500 m 歩行	
活動度・排泄	ベッド上			ベッドサイド便器	病棟トイレ	病棟歩行	院内歩行	外出・外泊	
清潔	部分清拭(介助)	全身清拭(介助)	歯磨き,洗面,ひげそり		洗髪(介助)	下半身シャワー	全身シャワー	入浴	

性が高く,リハビリテーションは個別対応が好ましい
- 大動脈瘤に対して人工血管置換術を施行された症例,EVAR/TEVAR の症例においても同様に運動療法は行う

❷ 閉塞性動脈硬化症
- 閉塞性動脈硬化症では Fontaine 分類 2 度以上が心臓リハビリテーションの保険適用となる
- 閉塞性動脈硬化症に対するリハビリテーションの目的は,動脈硬化危険因子の是正と,下肢への血流改善である
- 運動内容としては歩行が推奨される.Borg スケールで「ややつらい」程度の下肢疼痛が出るくらい,30 分以上,週 3 回以上の頻度で行う

4 患者説明のポイント

- 運動療法の安全性について説明する．運動療法中の心事故発生率は 1/60,000 患者・時間と極めて低く，ステント挿入後の亜急性冠閉塞の発生率は 0.023％と低い．実際は患者の訴え・表情を見ながら運動させ，過剰な負荷とならないように注意しながら実施する
- 離床直後の運動療法では，疲労感が強くその後の運動療法に対する意欲が低下する場合があるため，導入初期は時間や負荷を軽めにして実施したほうがよい
- 運動療法・生活の改善は，薬物療法と同じくらい心臓病の管理に重要であることを説明することが大切である．運動耐容能の低下は予後不良因子であり，運動療法により予後が改善することを説明する必要がある
- 虚血性心疾患に対する PCI の効果は絶大であり，患者は完全に治ったと錯覚してしまうことがあるとともに，医療者側も PCI を行えば終了としがちである．PCI による局所の治療だけでは虚血性心疾患の治療は不十分であり，心臓リハビリテーションによる運動療法と生活指導により全身的に治療していくことが重要である

【小森孝洋】

第6章

レジデント 押さえておくべき 業務・診療のポイント

カルテ・サマリー作成

> **POINT**
> - カルテは患者の訴えから来院までの経緯，客観的検査・画像所見，診断に至る科学的プロセスと根拠，治療方針と内容，さらに未解決課題，考察に至るまでを簡潔に記載する
> - カルテの記載は自分のメモやまとめではない．他の医師や看護師への情報伝達手段であり，公文書でもある．さらに，最近では患者や家族からのカルテ開示の依頼もあることを念頭に置く
> - 治療方針の決定が，患者や家族の病気と治療の受け入れ状況や社会的背景を考慮した，全人的視野で十分な検討のもとになされた軌跡がわかるようにしておく
> - サマリーでは，患者病態の全体像が，次に引き継ぐ担当医にも一目瞭然で伝わるようなプロブレムリストと，診断根拠となる核心的情報，施行された治療とその効果，今後の見通しと留意点を簡潔にA4，1枚程度にまとめる

1 病歴

- 主訴では，患者が来院した直接の理由となる訴えを記載する
- 現病歴では，来院までに至る経緯を時間経過とともに，疾患の発症と重症化プロセスがわかるように記載する．合わせて，主要疾患の病態を引き起こす誘因や，重症化につながる合併症の経過も，これまでの治療状況とともに記載する
- 既往歴では治療歴も含めてすべてを記載する
- 家族歴では，特に両親・同胞の循環器イベントの有無と発症年齢を記載する
- 生活・嗜好歴では，喫煙（禁煙を強く勧めること），アルコール歴，睡眠・ストレス状態，職業，交代勤務かどうかを記載する
- 社会的心理的背景では，患者の事情，希望などを記載する
- 冠危険因子（高血圧，糖尿病，脂質異常症，喫煙）などの有無を記載する
- 心不全ではNYHA（New York Heart Association）心機能分類を記載する

2 入院時現症

以下の項目を記載する．

- バイタルサイン：血圧（左右差），心拍数，呼吸数
- 頭頸部：結膜の貧血所見，甲状腺腫大，頸動脈血管雑音，頸静脈怒張，肝頸静脈逆流（hepatojugular reflux）の有無
- 胸部聴診：S1・2の亢進・減弱，S3・4の有無，心雑音（聴取部位と強さのLevine

分類），肺野ラ音の有無と聴取範囲（下肺野限局か全肺野か）など
- 腹部：肝脾腫と叩打痛，腹部血管雑音と放散方向，腸音など
- 下肢：ABI（足関節上腕血圧比），アキレス腱肥厚など
- 急性心筋梗塞ではKillip分類を記載する
- 全身の何か所かの血管（頸動脈・腹部血管雑音，血圧左右差，ABI低下）に動脈硬化病変が進展しているかを記載し，多血管病をチェックする

3 検査所見

- 一般血液検査：貧血の有無，血小板数，肝機能，腎機能（BUN，Cr，eGFR，蛋白尿），糖・脂質代謝障害（HbA1c，血糖，LDLコレステロール，HDLコレステロール，中性脂肪）など
- 血液ガス
- バイオマーカー：心不全ではNT-proBNP・BNP，冠動脈疾患では高感度トロポニン，静脈血栓塞栓症や大動脈解離ではD-ダイマーなど
- 心電図
- 胸部X線写真
- 心エコー
- 血管エコー：頸動脈エコー，腎動脈エコー，腹部・末梢動脈エコー（筆者らの施設では，冠動脈疾患，初回心不全，大動脈解離，末梢動脈疾患などの入院患者で多血管エコースクリーニング検査とCAVI検査を実施）
- 他の画像診断（胸部CT，心臓CT・MRI，PETなど）

4 プロブレムリスト

　プロブレムリストは単なる診断名の羅列ではない．個々の患者を診療するうえで問題となる項目のリストである．つまり，医師の患者診察の視点のリストアップである．したがって，何を選択し，どういった順序でリストアップするかで医師の力量がわかる．
- 初診時に作成する
- 最も重要なものから順番にリストアップする
- 問診での問題点，臨床症状，診察所見，検査値の異常などからリストアップし，診断がつき次第，変更してもよい
- あらかじめ診断がついている病名もプロブレムとしてあげてもよい
- 個人の病態の発生機序がわかるように，互いのプロブレムの関連性を矢印の方向とその強さで図示できるようにしておくとよい

5 入院後経過

- プロブレムリストに沿った記載を行う
- 診断とその根拠となる核心的な画像または客観的検査所見を定量的に記載する
- 治療選択の根拠を，① ガイドラインの推奨・エビデンスレベル，② 自施設での治療成績とリスク，③ 患者・家族の個別性の3つの観点より記載する
- 侵襲的手技・治療を行う際には，誰に，いつ，誰と，何を説明したかをカルテに記載し，承諾書を得ること．結果説明も同様で，患者と家族の理解度も確認して記載

しておくこと
- 治療経過に関しては，まず，患者がどう困っているかを患者の主観的な言葉で書く．理学所見や検査所見は，重要度の高い順に，患者経過の判断根拠がわかる客観的情報を簡潔かつ定量的に時系列で書く．また，問題点の関連性がわかるよう記載する
- コメディカルからの情報や，カンファレンスでの複数の医師や上級医のコメントも記載しておくとよい
- 最後に，診断名が適切であるか，またその診断プロセスが明確に記載されているかを，①経過・身体診察，②診断に必要な検査所見，③診断に必要な画像所見，④鑑別診断の観点より再確認する
- また，治療法は適切であったかどうかを，①診断名に対して適切な治療法であるか，②ガイドラインに準拠しているか，③入院後の診断治療の経過が正しく記載されているか，④患者と家族の受け入れ状態により，再確認する
- 最終的には，疾患への適切なアプローチや治療，担当医としての患者への取り組みの態度や考察などが読みとれることが重要である
- 退院時には，退院時処方に加え，転帰と今後の見通しと留意点をひと言で記載する

6 サマリー

　主病名，病歴，検査・画像を順次記載し，プロブレムリストをあげて，診断とその根拠，実施された治療とその効果，病態の考察を加え，さらに残された問題点と今後の見通しと患者管理の留意点を簡潔にA4，1枚の分量でまとめる

7 紹介状

　サマリーに加え，退院時処方と非専門医でもわかる簡潔な紹介状を心がけ，責任をもって，次に患者をみる担当医に引き継ぐ．

【苅尾七臣】

2 インフォームドコンセント

> **POINT**
> - インフォームドコンセントを得る前にインフォームドチョイスのプロセスを経る
> - 医療者が侵襲的手技を患者に勧める場合,多くの場合で患者にとって得な選択であるが,患者の受けとりかたによっては必ずしもそうでないこともある
> - 医療者側の知識と患者側の理解が一致して初めて妥当な意思決定が行える

1 患者やその家族との円滑な関係を築くために

1. 原理
- インフォームドコンセントとは informed(説明され → 理解する),consent(同意)の日本での名称である
- 従来は医療者,特に医師の権威に基づいた医療側の都合による医療を患者側が受動的に受けることが多かったが,そうではなく患者が受ける医療をよく理解したうえで,その医療を受けることを選択することが重要となっている
- 近年では治療方針における患者の自己決定に重きを置いたインフォームドチョイスという概念も提唱されている

2. 目的
- 書面でインフォームドコンセントをとる目的を,もし医療訴訟が起こった場合の保険と考える医療者もいるかもしれないが,それは誤りである
- 合併症と医療過誤は異なる問題であり,インフォームドコンセントの1つの大事な目的は,侵襲的手技において合併症の危険は0でないことを理解してもらうことである
- インフォームドコンセントを画一的に,きちんととる姿勢を徹底することにより,侵襲的手技を行う場合に起こりうる,低確率だが多く行っていると必発する合併症といった,医療者にとってみれば少ないが経験のある事象を,患者や家族に前もって,もれなく理解してもらうことが必要である
- 患者や家族は合併症の経験などないことがほとんどで,口頭で簡単に説明してもまず完全に理解してもらうことは期待できない

3. 患者による決定
- 重要なことは,拒否する権利やセカンドオピニオンを求める権利を説明したうえで,患者に侵襲的手技を行うことについて同意するかどうか決定してもらうことである

- したがって，インフォームドコンセントを得る前にインフォームドチョイスのプロセスを経ることが必要である
- 医師が患者からインフォームドコンセントをとる場合，大きく分けて以下の2つの場面がある
  ❶ 手術など重篤な合併症が考えられる侵襲的手技を行う場合
  ❷ 倫理委員会の承認が必要な臨床治験を行う場合

本項では，主に❶についてのインフォームドコンセントの目的，とり方について述べてみたい．

2 インフォームドコンセントをとる目的

- 侵襲的手技を行う場合，当然であるが合併症や，患者にとってマイナスになる事象が起こる可能性がある（マイナスになる可能性が0であればその手技は侵襲的手技ではない）
- 当然と書いたが，多くの患者やその家族にとっては，マイナスになる事象はあくまでマイナスとしか捉えられないので，あらかじめ侵襲的手技を行わないマイナスと，侵襲的手技を行った場合の合併症のマイナスのバランスを話しておく必要がある
- 医療者が侵襲的手技を患者に勧めるとき，多くの場合でそれは患者にとって得な選択であるが，患者の受けとりかたによっては必ずしもそうでないこともある
  ➡ 心房細動に対するカテーテルアブレーションを例にあげる（症例）

> **症例** 症候性の発作性心房細動で抗不整脈薬の効果が不十分で，心房細動に対するカテーテルアブレーションを勧められた．すでに抗凝固薬を内服中である．
> 　カテーテルアブレーションの目的はいくつかあるが，発作性心房細動がなくなることで症状が緩和され，近年では脳梗塞の発生率が減少するという報告もあり脳梗塞の減少も期待できるかもしれない．したがって，
> ① 発作性心房細動が存在するマイナス：症状，脳梗塞の発生率上昇
> ② 心房細動アブレーションを行った場合のリスク：心タンポナーデ，左房食道瘻，周術期脳梗塞，穿刺部トラブルなど
>
> 　カテーテルアブレーションの合併症の率は少ないが，起こると重大なものもある．また，患者自身が自分の症状や得られるメリットにも依存する．症状がつらい場合，①のマイナスが②のリスクより大きいだろうし，症状が軽くて高齢であれば，②のリスクが上回るかもしれない．患者自身で，①と②を勘案して，治療を受けるかどうかを選択すべきで医療者が決定することではない．ただし患者は，②のリスクを正確に把握することが難しく，そのためにインフォームドコンセントでしっかりと説明をする必要がある．

- この例によらず，ほぼすべての侵襲的手技について，手技を行わないマイナスと手技のリスクを説明する義務が医療者には生じる
- インフォームドコンセントの際に医療者側が留意すべき点として，平易な理解しやすい言葉で説明する（時にシェーマや写真などの使用が有効である）ことと，リスクについては具体的な発生率，特に自施設での最近の経験を話すことが重要である

3 インフォームドコンセントのとりかた

1. 対象
- 成人であれば原則患者本人は必須である（病状が悪く，説明が理解できない状況にある場合はこの限りではない）
- また，血縁関係にあって，できれば同居していて最も近い家族1人以上にインフォームドコンセントを行う必要がある．これは，同じ場において同じ話を別の2人に話すことで，説明内容に乖離がないことを確認することと，致死的あるいは意識障害を伴う合併症が起こった場合に意思決定を本人以外にも同意してもらう意味がある
- 説明者は手技を行う術者が行うべきであるが，大病院の場合，指導的な助手あるいは手技にも携わり診療全体に関与する受持医がいる場合は手技を指導する指導的助手が行ってもよい

2. 説明
- 侵襲的手技の目的や方法，合併症について，患者やその家族に十分な説明をするのは当然であるが，しばしばその理解は不十分である．そのために，具体的なポイントを書面で記載しておく必要がある
- 特に方法についてはシェーマや図を使うと効果的なことも多く，可能な限り使用すべきである
- 標準的な侵襲的手技においては，一般的な成績，効果とともにガイドラインなどで明示されている合併症を記載するのは当然であるが，当該施設での成績や経験のある合併症についても必ず記載しておく必要がある
- 合併症の説明については，その後に必要となる処置や予想される経過についても含めて説明したほうがよい．もし発生した場合の患者の動揺を減らすことができるからである

1) 説明のタイミング
- 説明は，処置や手技を行う前に行うが，あまりに前でも内容を忘れてしまう
- 緊急時は直前でやむを得ないが，待機的手術であれば，患者やその家族に考える時間を与えることも必要である
- 筆者は，例えばペースメーカ植込み術の場合では，Class 1の適応であっても緊急性が少なければ，一度手術の必要性と目的，方法，合併症を一通り話したうえで一度自宅で家族と相談してもらい，もう一度外来で家族と合わせて説明したうえで同意を得ることをしばしば行っている

2) 説明のポイント
- 説明内容は，書面でもれなく記載するのは当然であるが，口頭で細かく説明すればするほどよいわけでもない
- 強調すべきポイントを強調し，確率は小さくとも起こると重大な合併症についてはその後の対処まで詳しく説明したほうがよい
- そのために，説明者は自施設の合併症の率やその後の転帰についてしっかりと頭にいれておく必要がある

以上，インフォームドコンセントの実際について述べた．循環器領域での侵襲的手技は時に重大な合併症を起こす．

　インフォームドコンセントとは，侵襲的手技を行うことを決定してからそれを患者に伝えることではなく，インフォームドチョイスの過程を経ることが必要である．

　医療者として手技に伴う合併症の確率を低くするように努力することは当然であるが，重要なのは患者およびその家族にそのリスクを上回るメリットがあることを話して，その手技を受けるかどうかを決定してもらうことである．医療者側が1人よがりにならず，平易な言葉で侵襲的手技の必要性や合併症について具体的に説明し，医療者側の知識と患者側の理解が一致して初めて妥当な意思決定が行えると筆者は考えている．

【甲谷友幸】

術前コンサルト
非心臓手術における心臓疾患のリスク評価

> **POINT**
> - 非心臓手術前に心血管系合併症の高リスク患者を同定し，診断と評価を行う
> - 合併心疾患の重症度と非心臓手術の緊急度によって，心疾患の治療を優先するか否かを判断する
> - β遮断薬，抗血小板薬，抗凝固薬などの周術期薬剤管理が重要である

1 総論
1．術前評価
- 非心臓手術の治療方針の決定と安全の確保のために，病歴と身体所見から術前に心血管系合併症のリスクを評価する
- 一般的に運動耐容能が4 MetS以下に低下した患者は，心合併症のリスクが高いため十分に評価する
- 重症度の高い心臓の状態（表1）に該当する場合は，非心臓手術に緊急性がない限り，心疾患治療の先行を考慮する

2．術前検査
- 心電図や心エコー，胸部X線といった非侵襲的検査が基本である
- 脳性ナトリウム利尿ペプチド（BNP）は心不全の重症度と相関が高く，周術期の心合併症の予測に有用である
- 冠動脈CTは冠動脈病変の陰性的中率が高く，冠動脈病変がないことを確認したい場合には有用性が高い．冠動脈CTで有意狭窄がなければ98％以上の確率で冠動脈の狭窄病変を否定できる
- 非侵襲的検査で高リスクが疑われる患者や，内科的治療に反応しない狭心症の患者，不安定狭心症の患者，高リスクの非心臓手術で心血管リスクが高く非侵襲的検査によって判定できない患者は，非心臓手術前の冠動脈造影検査が勧められる

3．周術期の薬剤管理
1）降圧薬
- 未治療やコントロール不良の高血圧症（血圧180/110 mmHg以上）は術前に改善させる

2）β遮断薬
- すでに使用中の患者は，血行動態が許す限り周術期も使用を継続する．β遮断薬の急激な中止は，交感神経活性が高まるため好ましくない

表1 重症度の高い心臓の状態

状態	例
不安定な冠動脈疾患	不安定,高度の狭心症(CCS Class Ⅲ・Ⅳ) 最近発症の心筋梗塞(発症後7〜30日)
非代償性心不全	NYHA Ⅳ度,心不全の悪化あるいは新たな心不全
重篤な不整脈	高度房室ブロック Mobitz Ⅱ型 3度房室ブロック 有症状の心室性不整脈 心拍数の高い(>100/分)上室性不整脈(心房細動を含む) 有症状の徐脈 新たに認めた心室頻拍
高度の弁膜疾患	高度の大動脈弁狭窄症 (平均圧較差>40 mmHg,AVA<1.0 cm^2 または有症状) 症状のある僧帽弁狭窄症 (進行性の労作時呼吸困難や労作時失神,心不全)

CCS:Canadian Cardiovascular Society,NYHA:New York Heart Association,
AVA:大動脈弁口面積.
(ACC/AHA 2007 ガイドラインより)

- 術前に新たに開始する場合は,手術の1週間以上前(可能であれば1か月前)に少量で開始し,血圧,脈拍,心不全症状に注意しながら漸増する
- 手術直前にβ遮断薬を高用量で開始してはならない.低血圧や徐脈などの有害事象を増加させるためである

3) 抗血小板薬

- 非心臓手術の出血の程度によるが,アスピリン内服症例では,非心臓手術周術期もアスピリン継続が望ましい.アスピリンを中止せざるを得ない場合には,可能な限りヘパリン投与を行う
- クロピドグレルまたはプラスグレルを中止する場合は手術の5〜7日前,チクロピジンを中止する場合は10〜14日前に中止することが推奨されている
- 薬剤溶出冠動脈ステント(DES)留置症例では,抗血小板薬2剤併用療法(DAPT)を留置後1年間継続することが推奨されている.このため1年間は major surgery の待機が推奨される
  ➡ ただし DAPT の至適継続期間については現在も議論されており,今後変更される可能性がある.また DES の種類による差も報告されている

4) 抗凝固薬

- ワルファリンは手術の3〜5日前までに中止し,ヘパリン1〜2.5万単位/日の持続静注に切り替え,APTT を正常対照値の1.5〜2.5倍にする
- 術前4〜6時間前にヘパリンを中止するか,手術直前にプロタミンでヘパリンを中和し,手術直前に APTT を確認してから手術を行う
- 術後は可及的速やかにヘパリンを再開する
- 病態が安定したらワルファリンを再開し,PT-INR が治療域に入ったらヘパリンを

表2 非心臓手術前の冠動脈血行再建実施に関する勧告

Class Ⅰ
・不安定狭心症 ・安定狭心症を有し 　　左冠動脈主幹部病変 　　重症3枝病変 　　左前下行枝近位部を含む2枝病変で，左室駆出率低下例（または心機能低下例）

Class Ⅲ
・安定狭心症を有し，低リスク非心臓手術予定

〔日本循環器学会：非心臓手術における合併心疾患の評価と管理に関するガイドライン（2014年改訂版）．http://www.j-circ.or.jp/guideline/pdf/JCS2014_kyo_h.pdf（2018年12月閲覧）より〕

終了する
- 直接経口抗凝固薬（DOAC）は，出血リスクが低い手術では継続または手術の24時間前に中止する．出血リスクが高い手術では手術の2日前に中止する．術後は病態が安定したらDOACを再開する

5）スタチン
- スタチン投与中の患者は，非心臓手術周術期の内服継続が推奨される
- 高リスク非心臓手術患者に対するスタチン投与開始も推奨される

2 各論
1．虚血性心疾患
- 虚血性心疾患を有する患者の非心臓手術では，表2に従って冠動脈血行再建術を先行させるかどうか決定する
- 不安定狭心症では，非心臓手術が救命のために必須でかつ緊急でない限り，原則として心臓治療を優先する
- 安定狭心症では，低リスク非心臓手術は実施可能なことがほとんどだが，中等度リスク以上の非心臓手術で心臓血行再建の適応を満たす患者には，血行再建を考慮する
  ➡ ただし安定狭心症における予防的血行再建術は，非心臓手術周術期の心血管イベント改善効果が認められていない．一方で，予防的冠血行再建術はステント血栓症などの致死的合併症のリスクを増大させる可能性がある．このため個々の症例ごとに検討が必要であるが，心筋虚血によって心不全や重篤な不整脈が生じると予想される患者で予防的血行再建術が考慮される
- 周術期心筋梗塞を予防するためには，術後鎮痛や降圧薬による血圧の安定化，スタチンによるプラークの安定化が有効である．また，冠攣縮性狭心症では，Ca拮抗薬で発作を予防する

2．心筋症
- 心筋症が疑われる場合には術前心エコーを行い，図1のように重症度分類を行う
- 心筋症の型を問わず，低心拍出と不整脈に注意する．また適切な血管内ボリューム

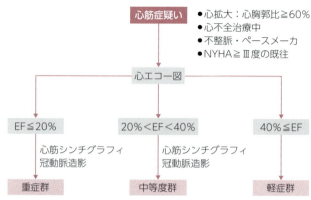

図1 心筋症に対する検査のフローチャート
NYHA：New York Heart Association，EF：駆出率．
〔日本循環器学会：非心臓手術における合併心疾患の評価と管理に関するガイドライン（2014年改訂版）．http://www.j-circ.or.jp/guideline/pdf/JCS2014_kyo_h.pdf（2018年12月閲覧）より〕

管理によって心拍出増加を図る
- 低心拍出量症候群は，拡張型心筋症では後負荷軽減を目的とした血管拡張薬や，心収縮力増強を目的としたカテコラミンやホスホジエステラーゼⅢ（PDE-Ⅲ）阻害薬で治療する．一方で肥大型心筋症では，これらの治療はむしろ禁忌と考えられる
- 術後疼痛は交感神経活性を亢進させ後負荷を増大させるので，十分な疼痛コントロールが必要である
- 電解質を補正することで不整脈を予防する．不整脈については，必要であれば周術期にリドカイン持続静注やランジオロール（オノアクト®）持続静注を行うが，治療抵抗性の場合も少なくない

3．弁膜疾患
- 非心臓手術患者で心雑音を聴取した場合，心エコーで弁膜症の有無と重症度を評価する
- 心雑音の大きさは体格などに影響されるため，弁病変の重症度を正確に反映しないことに注意する
- 高度の弁狭窄患者では，容量過多で容易にうっ血性心不全を引き起こす一方で，過度の脱水は循環虚脱となる場合があるため注意を要する
- 弁逆流患者では，末梢血管抵抗を低下させるよう管理する．血圧上昇を避け，適宜降圧薬や血管拡張薬を使用する

1）大動脈弁狭窄症
- 重症大動脈弁狭窄症は非心臓手術における重大なリスクである．有症状（失神，狭心痛，左心不全）の大動脈弁狭窄症で弁口面積≦1.0 cm^2，左室-大動脈間圧較差≧50 mmHgの場合には，大動脈弁置換を優先し，弁置換のリスクが高い場合には経皮的大動脈弁置換術（TAVI）を行う（図2）

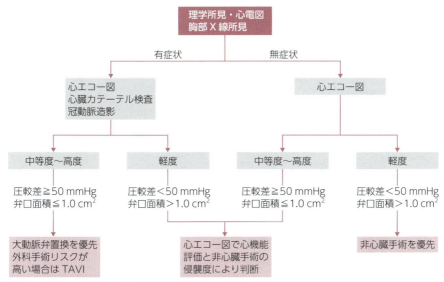

図2 大動脈弁狭窄を有する非心臓手術の治療方針
TAVI: transcatheter aortic valve implantation.
〔日本循環器学会：非心臓手術における合併心疾患の評価と管理に関するガイドライン（2014年改訂版）．http://www.j-circ.or.jp/guideline/pdf/JCS2014_kyo_h.pdf（2018年12月閲覧）より〕

2）僧帽弁狭窄症
- 肺動脈収縮期圧が50 mmHg以下または僧帽弁弁口面積1.5 cm² 以上であれば，非心臓手術が可能である．しかし頻脈によって重篤な肺うっ血になることがあるため，周術期の心拍数コントロールが必要である
- 高度僧帽弁狭窄症の場合，非心臓手術前にバルーンによる経皮的僧帽弁形成術や，開心術による僧帽弁交連切開術または弁置換術を行うことが望まれる

3）大動脈弁閉鎖不全症
- Ⅱ度以下の大動脈弁閉鎖不全症では，感染性心内膜炎の予防は必要だが，非心臓手術を先行させることが可能である
- Ⅲ度以上，または大動脈弁閉鎖不全症による心不全症状がある患者は，非心臓手術を先行させた場合，手術リスクが上がる

4）僧帽弁閉鎖不全症
- 中等度以下で心不全症状がない僧帽弁逆流は，非心臓手術を問題なくできることが多いが，抗菌薬による感染性心内膜炎の予防が必要である
- 中等度以上の僧帽弁逆流で心不全症状を伴うときには，僧帽弁手術（弁形成術，人工弁置換術）を先行させることが望まれる

5）三尖弁閉鎖不全症
- 重症の三尖弁閉鎖不全症では，著明な肝うっ血による肝機能異常を呈する場合があり，高リスク非心臓手術の場合，治療方針に影響が出る

表3　周術期にみられる不整脈とその原因

不整脈	原因
洞徐脈	・迷走神経刺激（胃牽引など）
洞停止	・頸動脈洞反射（食道手術時） ・高K血症
上室性期外収縮	・心房負荷（水分過剰）
心房細動	・低K血症 ・僧帽弁逆流 ・高血圧性心肥大
心室性期外収縮	・心室負荷（水分過剰，肺塞栓） ・心筋虚血（冠動脈攣縮，冠動脈塞栓） ・僧帽弁逆流，大動脈弁逆流
心室頻拍	・大動脈弁逆流 ・心筋虚血（心筋梗塞） ・心筋症（不整脈源性右室異形成症，QT延長症候群など）
心室細動	・心筋虚血（心筋梗塞） ・心筋症 ・QT延長症候群 ・Brugada症候群

〔日本循環器学会：非心臓手術における合併心疾患の評価と管理に関するガイドライン（2014年改訂版）．http://www.j-circ.or.jp/guideline/pdf/JCS2014_kyo_h.pdf（2018年12月閲覧）より〕

6）人工弁置換術後の患者の管理
- 人工弁置換術後の患者は感染性心内膜炎のハイリスク群であるため，非心臓手術の術前日から抗菌薬を開始し，炎症反応が陰転化するまで抗菌薬を継続する（術後1週間が目安）
- 歯科治療や体表部の生検は抗凝固療法を継続して行う
- 経口抗凝固薬による出血リスクが高く，かつ抗凝固療法をしないと血栓塞栓症のリスクが高い患者では，周術期にヘパリンに置換する

4. 不整脈
- 不整脈は周術期の合併症として頻度が高い．不整脈は単独で出現しているとは限らず，不整脈の原因となっている心疾患を探ることが大切である（表3）
- 術前から不整脈が診断されており，抗不整脈薬を飲んでいる場合，麻酔科と相談して周術期にも注射薬で継続するか検討する．術前からβ遮断薬を継続している場合は，そのまま継続する場合が多い
- 心房細動で抗凝固療法を行っている場合は，術中や術後の出血リスクが低ければワルファリンを継続する．出血リスクが高い場合はワルファリンをヘパリンに置換するか，一時中止する．DOACは出血リスクが低い手術では継続または手術の24時間前に中止し，出血リスクが高い手術では手術の2日前に中止する

3 ペースメーカ，植込み型除細動器（ICD）患者の周術期管理
- ペースメーカやICDを植込まれている患者の手術では，感染と電磁干渉が問題に

なる
- 消化管の手術や開放創を伴う外傷では，一時的に菌血症になる場合がある．リード感染によってペースメーカ除去を余儀なくされる可能性があるため，術中から抗菌薬を投与して感染を予防する
- 心拍がペースメーカに依存している症例では，術中は AOO，VOO，DOO などのモードに変更する．DDD の場合，心房センスがノイズでできないこともあり，VVI，VOO へ変更することもある．心拍のほとんどが自己脈の場合，術中だけペースメーカをオフにするか，レートを下げておく
- ICD では，電気メスによる電磁干渉のためにトリガーがかかり，放電が起こってしまう可能性がある．体外から除細動できるように胸壁パッチ電極を装着して，術中は ICD の detection をオフにしておく．術後はすぐに ICD の detection をオンに戻す

【水野裕之】

4 放射線被曝とその防護・低減策

> **POINT**
> - 循環器診療において，虚血性心疾患に対するPCIや不整脈に対するカテーテルアブレーションは技術の進歩とともに適応は拡大され，日常診療でのニーズは増加の一途をたどっている
> - 一方でこれらの手技による放射線被曝により，患者のみならず術者における健康障害も懸念されている
> - 放射線業務に従事する循環器内科医として，放射線に関する基礎知識の習得や適切な教育・研修を受ける必要がある

1 放射線被曝の基礎知識

1. 患者と医療従事者の被曝の違い
- X線装置（X線管焦点）から直接患者に照射されるものを一次X線という
- 患者に入射したX線は患者の身体を構成している原子の軌道電子と衝突し，入射方向と異なった方向へ散乱される（コンプトン散乱）．その際に身体から放射されるX線を二次X線という
    - ➡ 患者被曝の放射線源は一次X線であるが，医療従事者の被曝の大部分は患者の体から発生する二次X線であることは理解しておく

2. 放射線による人体への影響（図1）
- 放射線が人体に与える影響は，身体的影響と遺伝的影響に大別される．身体的影響とは，放射線を受けた人だけに現れる影響．遺伝的影響とは，放射線を受けた人の遺伝子を通じて子孫に現れる影響
- 身体的影響は，さらに急性影響と晩発影響に分けられる
    - ▶ 急性影響：多量の放射線を受けた場合に数週間以内に症状が現れる影響
    - ▶ 晩発影響：白内障やがんのようにもっと長い潜伏期（数年から数十年）の後に症状が現れる影響
- 放射線影響には，確定的影響と確率的影響がある．確定的影響は，受けた放射線量がある量（閾値）以上の線量を受けた場合に発生する影響で，線量が増加すると症状は重篤化する．確率的影響とは，受けた線量により発生確率が増加していく影響であり，線量が増加しても，影響（症状）は重篤化しない．発がんや白血病，遺伝的影響が主な例

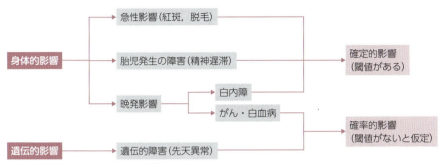
図1 放射線による人体への影響

3. 線量について

- 吸収線量(absorbed dose)：人体の組織や器官の単位質量あたりに放射線から受け渡されるエネルギー．単位はJ/kgでこれをGy（グレイ）という．急性の放射線障害をもたらした線量を表す場合に用いられる
- 等価線量(equivalent dose)：組織や器官の平均吸収線量が同じでも，放射線の種類（例：X線や中性子線など）により生体への影響が異なり，その放射線の影響力に応じて修飾したもの．単位はGyに係数を乗じてSv（シーベルト）となる．目の水晶体や皮膚などの線量限度などに用いられる
- 実効線量(effective dose)：組織や器官ごとに放射線感受性が異なり，複数の臓器が同時に被曝した場合の被曝の影響や一部の被曝が全身に及ぼす影響の程度を示しうるもの．被曝の影響の大きさを比較するのに適している．臓器ごとの係数を乗じたもので，単位はSv．臓器ごとの係数は合計1となるように設定されている

2 放射線防護

1. 国際放射線防護委員会(ICRP)の防護の3原則

1) 正当化(justification)
放射線を用いることによって得られる利益が，それによる損失を上回っているのを確かめなければならない．

2) 最適化(optimization)
個人の被曝線量や人数を，経済的および社会的要因を考慮に入れて，合理的に達成できるかぎり低く保つこと．ALARA(as low as reasonably achievable)の原則という．

3) 線量限度(dose limit)
ICRPの勧告では，放射線作業従事者(以下，作業者)の実効線量の限度は5年間で100 mSv，特定の1年間に50 mSvと定められている（表1）．医療被曝（患者の被曝）には適応されないが，医療従事者には適応される．

➡ 患者や医療従事者にとって放射線被曝が必要にして不可欠なのかよく吟味し，必要であれば可能な限り放射線被曝を少なくする努力をする

表1 線量限度

実効線量限度
① 100 mSv/5年
② 50 mSv/年
③ 女性　5 mSv/3か月
④ 妊娠中である女性
　本人の申し出などにより使用者が妊娠の事実を知ったときから出産までの間につき，内部被曝について1 mSv

等価線量限度
① 水晶体　　150 mSv/年
② 皮膚　　　500 mSv/年
③ 妊娠中である女性の腹部表面　2 mSv

2. 被曝線量低減の3原則

1）時間（time）
作業者が放射線に曝されている時間を短縮することにより被曝線量を低減する．

2）遮閉（shield）
放射線源と作業者の中間に遮閉物を設置することにより被曝線量を低減する．

3）距離（distance）
放射線源と作業者との距離を離すことにより作業時における空間線量率を低減する．

➡ このうち最も効果が高いものは時間であり，無駄な照射を極力避けることが求められる．X線は距離の二乗に反比例して減衰するので，線源からの距離をとることが重要である

3. 被曝低減への実際

- 術者被曝のほとんどは患者からの散乱線（二次X線）によるため，透視時間を最小限に抑えるなどの前述の被曝線量低減の3原則を厳守することが最も重要である
- 皮膚・水晶体障害などの確定的影響には閾線量が存在し，それ以下の被曝では発生しない．循環器領域のPCIやカテーテルアブレーションでは大量の放射線を照射することがあり，皮膚・水晶体への影響や閾線量を把握することが障害発生を防止するために重要である（表2）
- 防護用具を適切に使用することも術者被曝の防護対策として重要である（図2）．防護衣は体格に合わせて選択し，全重量が脊椎にかかることがないように着用すべきである．水晶体の被曝防護には防護眼鏡・ゴーグルが有用である．甲状腺の防護目的としてネックガードも有用である
- 透視のパルスレートは，30 p/秒，15 p/秒，7.5 p/秒と低くなるにつれて被曝線量が低下する．そのため低パルスレートでのカテーテル操作でも手技が安全かつ確実に行えるのであれば，可能な限り低パルスレートを選択する（例えばカテーテルアブレーションでは7.5 pを選択）
- 同様に撮影のフレームレートも減らすことで被曝線量を低下させることができる
- X線管と患者の距離を離すことで被曝を低減することができるので，カテーテルテーブルを可能な限り高くすることが望ましい

表2 放射線被曝の影響

影響		閾線量(Gy)	出現時間
皮膚	初期一時的紅斑	2	数時間
	一次的脱毛	3	3週
	主紅斑	6	10日
	永久脱毛	7	3週
	皮膚萎縮	11	14週以降
	毛細血管拡張	12	52週以降
	晩発性紅斑	15	6〜10週
	皮膚壊死	18	10週以降
	二次性潰瘍	20	6週以降
眼	水晶体の混濁	>1〜2	>5年
	水晶体,白内障	>5	>5年

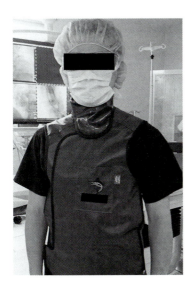

図2 防護衣,ネックガード,ゴーグルを適切に着用した姿

- X線管と患者の距離が変わらない場合に,X線受像器〔FPD(フラットパネル・ディテクタ)やI.I.(イメージ・インテンシファイア)〕と患者を近づけるほど患者の被曝線量を低減できる.一方,術者の受ける線量はX線受像器を離してもあまり変わらない
- I.I.サイズを大きくして視野を広くすると患者への線量は減少するが,散乱線量が増加するため術者線量は増加する傾向にある
- 心臓は患者の左側に偏位しているため,RAO(右前斜位)よりLAO(左前斜位)のほうがX線管焦点と患者の皮膚面が近くなり,同じ時間X線を照射してもLAOのほうがRAOよりも患者への入射線量は多くなる.LAOで検査を行うときは,パ

ルスレートを下げたり，拡大透視・撮影を避けるなどの線量を下げる努力が必要である
- 撮影室内には，術者の下半身を防護するラバーシールドや腹部を防護するL型プロテクタ，上半身を防護する防護アクリルガラスなどの防護装置を装備する必要がある

*

　PCIやカテーテルアブレーション施行時には，少なからず患者への放射線照射が必要になる．患者のみならず医師や看護師などの放射線医療従事者における放射線の人体へ与える影響を常に意識しながら，不必要な被曝を避けるべく十分な防護策を講じる必要がある．

　被曝線量を正確に評価するためポケット線量計を所定の位置に装着する．また，各手技のX線照射時間を確認し，部局全体でフィードバックを行うことが大切である．

【渡邉裕昭】

医療安全
リスク管理とインシデント・アクシデントへの対応

> **POINT**
> - 侵襲的な検査・治療手技の適応・手順・リスク・観察のポイントを理解して実践する
> - ハイリスク薬の投与方法，モニタリング法，副作用への対処法を理解して実践する
> - インシデント報告は「自分のため」にも適切かつ積極的に行う
> - アクシデントが生じた場合は，まずは治療に全力を尽くし，患者・家族への真摯な説明と適切な記録を行う

　循環器疾患は，急性冠症候群や重症不整脈など，容態の急変が生じる疾患が多く，速やかな判断や処置が必要となる場面が多い．適切な治療が患者の状態を劇的に改善させるのを目の前で実感できるのが循環器診療の醍醐味であるが，一方で侵襲的手技やハイリスク薬の使用など，リスクを伴う状況も少なくない．より安全な医療を提供するため，標準的な手順・方法を正しく理解し実践することが重要である．

1 侵襲的な検査・治療手技における安全管理のポイント

1. 侵襲的手技が適応である理由をきちんと理解する
　経皮的冠動脈インターベンション（PCI）や体外式ペーシングなど，緊急時における治療手技は適応が問題になることは少ないが，待機的に行う診断のための心臓カテーテル検査や薬剤負荷試験などがなぜ必要なのかを診療チームで十分に共有する．

2. 十分なインフォームドコンセントを得る
　上記の適応理由，方法，得られる情報や効果，限界，合併症などのリスクについて患者に説明し，同意を得る．質問事項を確認することや，リスクはあるが「全力で診療に当たる」旨を伝えるなど，信頼関係を築くためのコミュニケーションは大切である．

3. 手順を事前に理解し，シミュレーションを行う
　侵襲的な手技を行う場合は，必ず指導医の立会いのもとに行うことは言うまでもないが，手順についてあらかじめ十分に理解し，できればシミュレーターを用いたトレーニングを行うことが望ましい．手技を行う前にはスタッフ全員でタイムアウトをとり，チェックリストなどを適切に活用する．筆者らの施設で使用している中心静脈カテーテル挿入時のチェックリストを図1に示す．

4. 術後の観察ポイントをスタッフ間で共有し，合併症などの早期発見に努める
　PCIなどの侵襲的手技においては，術中のみならず，術後に出血その他の合併症を

```
■〈準備〉
 ＊＊＊ 実施前にタイムアウトをとり，施行医が項目を確認し，手技の介助者が入力する ＊＊＊
 ----------------------------------------------------------------
 □チェック項目          ※備考
① □適応あり
    ・□血管確保 □栄養 □透析 □循環動態把握 □治療
     □その他の場合：(              )
   □同意あり
   □技術認定証の確認
    ・□施行者 □介助者
   □局麻アレルギー歴なし
   □出血傾向の有無  ：○有  ○無
    ・有の場合（○Plt≦5万  ○PT（INR）≧1.5  ○APTT≧40秒）
    ・対応   （○PC  ○FFP  ○ビタミンK  ○その他）
    ・コメント（                         ）
 ----------------------------------------------------------------
② □エコー準備
   □心電図モニター
   □自動血圧計（5分毎），酸素飽和度モニター装着
 ----------------------------------------------------------------
③ □手技手順の確認
   □エコーガイド下穿刺
      （リアルタイムエコーを推奨，プレスキャンは必須）
   □静脈内のガイドワイヤーを確認
      （ダイレーターを使用する前に必ず行う）
 ----------------------------------------------------------------
④ □手指衛生（手技前）
   □マキシマル・バリア　プリコーション（高度無菌遮断予防策）
     ※キャップ＋フェイスシールド（ゴーグル，マスク）
       ＋滅菌ガウン＋滅菌手袋＋全身覆うドレープ
 ----------------------------------------------------------------
【その他の特記事項】
（手入力：256文字以内）
```

図1 中心静脈カテーテル挿入時のチェックリスト（自治医科大学附属病院）

生じる可能性がある．本人の症状，バイタルサインや局所の観察などで注意する点や想定される変化を，看護師などのチームスタッフと事前に十分共有し，小さな変化を見逃さないようする．

5．緊急時の上手なコミュニケーション（SBAR）で，迅速に対処する

上記の合併症の発見や容態の急変などの場面において，看護師などから発せられる状況（S），背景（B），アセスメント（A），提案（R），すなわち「○○が起こっているから，○○してほしい」というメッセージを，医師はきちんと受け取って確認すること

が重要である．また研修医も，状況を上級医に明確に伝える力が必要であり，日頃からSBARを意識したコミュニケーションに努めたい．

◎ SBARの例
- 状況（Situation）：心拍数が120/分と頻脈になっています
- 背景（Background）：○○さんは今日カテーテル治療を行った患者さんです
- アセスメント（Assessment）：治療後なので出血や心タンポナーデが心配です
- 提案（Recommendation）：一緒に患者さんを診察していただけますか？

2 ハイリスク薬の安全な使用のために

循環器診療においては，カテコラミンなどの循環作動薬や抗不整脈薬など，効果がすぐ現れる反面，投与量に十分な注意を要する薬剤（ハイリスク薬）を使用することが多い．注意を要する薬剤には，ヘパリン，ワルファリンなどの抗血栓薬，インスリン，カリウム製剤，ジギタリス製剤，鎮静薬，麻薬などが含まれる．

ヘパリンなど汎用される薬剤については，施設で具体的な希釈方法（例：ヘパリン10,000単位を生理食塩水90 mLで希釈し，4 mL/時で投与すると24時間で約10,000単位投与となる）をマニュアル化したほうが，投与量の誤りが少ない．また，副作用の症状，モニタリング方法，副作用出現時の対処法についても十分に知っておくとともに，指導医とのダブルチェックを適切に行う．

3 医療安全講習とインシデント報告

医療現場では刻々と新しい手技や医療器具などが導入されている．それらに対する知識をアップデートすることや，新たに生じた医療安全上の問題と対策を院内全体で共有することが不可欠である．そのために行われるのが医療安全講習で，年2回以上の講習を受けることが医療法でも明記されている．患者の安全を確保するため，さらに自らを不幸な医療事故から守るためにも必ず受講する（最近は多忙な医療従事者に対応するため，集合型研修のみならずe-learningも積極的に取り入れられている）．

インシデントとは，「医療において本来の目的から外れた行為や事態の発生を意味し，医療従事者のエラーや過失の有無を問わない」と定義されている．インシデント報告は，決して始末書や反省文ではなく，①状況を冷静に振り返る（デブリーフィング），②文章化することで，伝えるべき内容を整理する，③改善策や再発予防策を自分で考えてみることで，病院全体のためであるだけでなく，報告者本人にも大きな意味があると考えられる．各医療機関が定める規定に基づき，インシデント報告を積極的に行うようにしたい．

4 アクシデント発生時の対応

前述のインシデントのうち，濃厚な処置や治療を要した場合，また後遺症や死亡を生じた場合を，アクシデント（有害事象，医療事故）といい，医療従事者のエラーや過失の有無を問わず，合併症，偶発症も含めて捉えるのが一般的である．アクシデント発生時は，患者の身を守ることに最善を尽くすことはもちろんであるが，医療紛争の防止や万一の紛争に対応するためにも，以下の点に留意する．

1）院内のすべての力を結集して，患者の救命・治療に全力を尽くす

想定外の事態が生じた場合は，診療科内はもちろん，職種や診療科の垣根を越えて

必要な処置に精通した人材を病院全体から積極的に集め，治療に全力を尽くす．

2）患者本人や家族に事実の経緯と今後の方針を説明する

　少なくとも治療が一段落した時点，可能であれば治療と並行して，主治医や指導的立場の医師を中心に，その時点でわかっている経緯，今後の治療方針を正確に説明する．この際，過誤の有無にかかわらず，結果的に予期せぬ経過となったことに対する謝罪（無念さの表明・共感）は必要である．

3）診療録に経過や説明した事項を正確に記録する

　できるだけ早い時期に，生じた事実経過を時系列に沿って診療録に正確に記載する．その際，事実のみを記載し，患者や同僚・他部署のスタッフに対する個人的な感想や誹謗中傷などは記載してはならない．診療録は，医療従事者のみならず患者や家族のために書かれている公式の記録文書でもあることを肝に銘じたい．

【新保昌久】

索引

主要な説明のある箇所を**太字**で示した．

和文索引

あ

アクシデント発生時の対応 445
アテローム血栓症 244
アドリアマイシン心筋症 193
アナフィラキシーショック，カテーテルアブレーションの合併症 386
アブレーション 20
　── につながる評価方法 387
アブレーション後不整脈 302
アミオダロン 58, **361**
アミロイド 82
アミロイドーシス 82
アルコール摂取量の制限目標, 降圧 322
アンジオテンシンⅡ受容体拮抗薬 57
アンジオテンシン受容体-ネプリライシン阻害薬 59
悪性相高血圧, 治療 156
圧迫療法, VTEの予防 167
圧較差の測定法 234
圧支持換気 408
安静度 19
安定冠動脈疾患 335
安定狭心症 23
　──, 術前コンサルト 433

い

イリゲーションカテーテル 384
インシデント 443, 445

インスリンの絶対的適応・相対的適応 332
インピーダンス 370
インフォームドコンセント 427, **443**
インフォームドチョイス 427
医療安全 **443**
医療関連感染性心内膜炎 108
医療事故 445
医療スタッフとの連携 21
医療面接 10
異常Q波 215
異常時指示 17
異常自動能 308
異所性P波 213
異所性心房調律 214
意識障害 404
遺残短絡 120
遺残弁膜症 120
一方向性伝導ブロック 307
一過性腫瘤状陰影 229
陰性T波 216
陰性U波 216
飲酒量と心血管リスク 322
飲水量 19

う

ウィーニング 400, 410
うっ血性心不全 42
　── の診断基準 53
右室機能 238
右室収縮期圧 238
右室心尖部 302
右室ペーシング 216
右室面積変化率 122, **238**
右心・左心カテーテル検査 294

右心カテーテル検査 175, **298**
右心機能 238
右心性Ⅲ音 160
右房圧 238
植込み型VAD 62
植込み型除細動器 **373**
植込み型除細動器患者の周術期管理 436
植込み型ペースメーカの手術 369
運転免許, ICD植込み後 377
運動処方 262
運動負荷試験の絶対禁忌，相対禁忌 219
運動負荷心電図 **218**
運動療法 32
　──, 降圧 322
　──, 脂質異常症 329
運動療法プログラムの原則 322

え

エキシマレーザー冠動脈形成術 342
エコーガイド下穿刺 288
エコノミークラス症候群 160
エスケープ現象 58
エネルギー制限食 332
エルゴメータ 260, 414
永久ペースメーカ植込み術 303, 306
塩酸ドパミン注 351

お

黄色ブドウ球菌 105
横隔神経麻痺, 心房細動アブレーションの合併症 392

か

カテーテルアブレーション 384
　—— に伴う合併症　385
　—— の前処置　301
カテーテル関連血流感染 291
カテーテル的血栓破砕・吸引術　166
カテーテル的血栓溶解療法 166
カテーテル抜去　291
カテコラミン　350
カプトリル負荷試験　312
カプトリル負荷レノグラム 312
カラードプラ法　233
カルテ　424
カルディオバージョン　364
カルペリチド　354
ガドリニウム造影剤，心臓MRI　281
ガントリー　274
ガンマ計算　350
がん診療　200
下肢虚血　258
下肢動脈エコー　254
下腿下垂試験　139
下腿挙上試験　139
下大静脈フィルター 166, 201
加圧抜管，人工呼吸器　410
加速型-悪性高血圧症　154
可動性プラーク　251
仮面高血圧　146, 207
家族性アミロイドポリニューロパチー　83
家族性高コレステロール血症 329
家族性腎アミロイドーシス 82
家族性地中海熱　82
家族歴　12
家庭血圧　146, 206, 321
開心術後に対するリハビリテーション　419
解離性大動脈瘤の切迫破裂 133
拡張型心筋症，妊婦　193
拡張期逆流性雑音　160
拡張期雑音　26
拡張期波　237
拡張早期僧帽弁輪運動速度 45
拡張相肥大型心筋症　68
拡張末期血流速度　247
活性酸素　404
褐色細胞腫　154
褐色細胞腫クリーゼ　154
完全房室ブロック　305
肝腫大　14
冠危険因子　320
　—— の聴取　26
冠血管支配領域　269
冠血流予備能測定　343
冠状静脈洞　302
冠動脈Caスコア　278
冠動脈MRA　283
冠動脈アテローム硬化　2
冠動脈インターベンション 335
冠動脈造影検査　294
冠動脈バイパス術　345
冠攣縮性狭心症　23, 26
患者
　—— の解釈モデル　10
　—— の状況把握　16
換気能　405
換気補助器具　405
間欠的空気圧迫療法，VTEの予防　167
間質性肺疾患　171, 174
間質性肺水腫　227
間接的洞自動能の測定法 304
間接的洞房伝導時間の測定法 304
感染性心内膜炎　102
監視下運動療法　141
簡易型睡眠ポリグラフィ検査 180
簡易型無呼吸検査後の診断・治療チャート　182
簡易型無呼吸モニター　183
簡易ベルヌーイ式　234
観血的動脈圧モニタリング 38

き

気絶心筋　271
奇脈　12, 112
既往歴　12
起立性低血圧による失神 314
基本調律　213
期外刺激　306
期外収縮　44
機械換気・自発呼吸混在モード　407
機械換気主体モード　407
機能性僧帽弁逆流　242
偽性治療抵抗性高血圧　152
逆たこつぼ　116
逆流性食道炎　26
逆行性P波　214
逆行性室房伝導　306, 390
吸引抜管，人工呼吸器　410
吸気圧　405
吸収線量　439
急性PTEの臨床重症度分類 163
急性胃拡張，心房細動アブレーションの合併症　392
急性右心不全症状　44
急性下肢動脈閉塞　143
急性冠症候群　35, 154, 335
急性冠動脈閉塞　338
急性左心不全　4
　—— の症状　44
急性循環器疾患　4
急性心筋梗塞 4, 35, 154, 403
急性心不全　41
急性僧帽弁逆流　240
急性僧帽弁閉鎖不全症　36
急性大動脈解離 37, 132, 154, 404
　—— に合併した高血圧，治療　157
急性大動脈解離リハビリテーションプロトコル　137
急性動脈閉塞（血栓・塞栓）症 143
急性肺血栓塞栓症　37
巨細胞性心筋炎　109

虚血性心疾患
　　　　　　　44, 218, 238, 345
　──，SPECT　266
　──，術前コンサルト　433
　──，慢性腎不全　188
　── における冠動脈評価
　　　294
　── に対するリハビリテーション　414
虚血メモリーイメージング
　　　271
共振仮説　6
狭心症　23
胸水，X 線像　229
胸水貯留　403
胸痛　4, 24, 218
　──，労作性狭心症を示唆する　26
　── の持続時間　26
胸痛時　19
胸痛問診の要点　11
胸背部痛
　──，移動する　133
　──，突然の　133
胸部 X 線写真　224
胸部症状　24
胸部の診察　13
胸部誘導　212
胸膜下水腫　48
強心薬　58
強皮症　171
曲面変換表示法，心臓 CT
　　　277
筋代謝症候群　145
筋性動脈　257
筋力トレーニング　322, 414
緊急冠動脈インターベンション　37
緊急冠動脈造影検査　338
緊急冠動脈バイパス術　38
緊急降圧　154
緊急心臓カテーテル検査　37
緊急的除細動　364

く
クライオバルーン　391
クリニカルシナリオ　46
クリニカルパス　20

グラディエントエコー法
　　　280
グリコアルブミン　331
グレイ　439
駆出分画　235
空間分解能　274
空気気管支像　228

け
外科的 AVR　395
外科的血栓摘除術　166
外科的バイパス手術　141
経カテーテル直接血栓溶解法　144
経カテーテル的大動脈弁置換術　91, 395
経口強心薬　355
経口血糖降下薬の禁忌，副作用　331
経口抗凝固薬　39
経静脈ペーシング　368
経食道心エコー　243
経皮的冠動脈インターベンション　38, 335
経皮的心肺補助装置
　　　110, 164
経皮的心肺補助法　400
経皮的僧帽弁交連切開術　95
経皮的バルーン大動脈弁形成術　91
経皮的ペーシング　367
傾斜磁場　280
頸静脈怒張　13, 160
頸動脈エコー　244
頸動脈-大腿動脈間脈波伝播速度　257
頸動脈洞症候群　314
頸部の診察　13
劇症型心筋炎　110, 111
撃発活動　308, 392
血管エコー　244
血管拡張薬　353
血管機能検査　256
血管弾性の低下　257
血管内イメージング法　343
血管内血流速度の評価　247
血管内治療　141
血管内皮機能低下　257
血管病の評価　5

血管迷走神経性失神　314
血行再建術　32
　──，PCI　336
血栓後症候群　160
血栓溶解療法　165
血糖　19
血糖コントロール　19
血糖コントロール指標　331
血圧　12, 17
　── の評価　206
血圧日内変動　209
血圧変動性　211
血液透析症例　188
血流介在血管拡張反応　256
楔状肺硬化像　162
嫌気性代謝閾値　260, 413
顕性 WPW 症候群　390
原発性アルドステロン症
　　　153
　── の診療アルゴリズム
　　　310
原発性肺高血圧，妊婦　193
現病歴　11
減塩指導　321
減衰伝導　306
減速時間　237

こ
コアグラーゼ陰性ブドウ球菌
　　　105
コンプトン散乱　438
呼気圧　405
呼気終末持続陽圧　408
呼吸機能検査　174
呼吸筋麻痺　406
呼吸困難　4
呼吸性アシドーシス　404
呼吸不全　403
口腔マウスピース　182
甲状腺機能亢進症　154
甲状腺機能低下症　154
好酸球性心筋炎　110
行動療法，肥満　333
抗凝固薬　39
　──，周術期　432
抗凝固療法　164
　──，VTE の予防　167
抗狭心症治療　29
抗血小板薬　31, 39

抗血小板薬，周術期 432
抗血小板療法 342
抗コリン作用 360
抗不整脈効果 358
抗不整脈薬 358
拘束型心筋症 68
降圧目標 8, 150
　── ，診察室血圧と家庭血圧
　　の 320
降圧薬 322
　── ，周術期 431
　── の禁忌 324
　── の種類 151
　── の積極的適応 323
降圧薬治療 151
降圧療法，急性大動脈解離
　　　　　　　　　　134
高血圧 320
高血圧緊急症 154
高血圧症 146
　── ，高齢者 196
高血圧性急性左心不全 154
高血圧性脳症 154
高血圧切迫症 155
高血圧治療 150
高速回転式アテレクトミーカ
　テーテル 340
高炭酸ガス血症 406
高度肥満症 332
高度房室ブロック 305
高二酸化炭素血症 404
高齢者 196
　── の心血管リスク 196
高齢者総合機能評価 196
興奮間隙 362
興奮旋回 307
混合静脈血酸素飽和度 402
混合性結合組織病 171

さ

サイアザイド系利尿薬 57
サイロキシン 83
サブクリニカル Cushing 症
　候群 312
サマリー 424
サルコイドーシス 75
　── の診断基準 76
左室17分画モデル図 238
左室拡張機能 236

左室収縮機能 235
左室自由壁破裂 238
左室心尖部バルーン状拡張
　　　　　　　　　　116
左室緻密化障害 71
左室内径短絡率 235
左室リード留置 379
左心カテーテル検査 296
左心冠動脈造影 296
左心耳血栓 391
左房圧 237
左房圧上昇 52
左房食道瘻，心房細動アブ
　レーションの合併症 392
左房負荷 214
鎖骨下静脈アプローチ，穿刺
　　　　　　　　　　287
再灌流後の管理 38
最大酸素摂取量 260
最大値投影法，心臓CT
　　　　　　　　　　278
催奇形性 195
催不整脈作用 360, 361
歳差運動 279
在宅酸素療法 185
三次元マッピングシステム
　　　　　　　　　　　7
三尖弁逆流 243
三尖弁逆流血流速 175, 238
三尖弁閉鎖不全症 98
　── ，術前コンサルト 435
三尖弁輪（部）収縮期移動距離
　　　　　　　　122, 238
酸素 18
酸素化能 405
酸素摂取量換算表 415
酸素中毒 404
酸素フリーラジカル 404
酸素飽和度 403
酸素療法 403

し

シーベルト 439
シネ MRI 282
シベンゾリン 360
シングルスライス CT 274
ジギタリス 58
ジギタリス中毒 57, 308
ジソピラミド 360

ジャクソンリース 411
子癇 154
四肢の診察 14
至適薬物療法 7, 56
使用頻度依存性ブロック
　　　　　　　　　　360
肢誘導 212
脂質異常症 324
脂質異常症治療薬 329
自動能 387
自動能亢進 392
自発呼吸主体モード 407
持続性高血圧 146
持続的気道内陽圧 408
時間分解能 274
失神 4, 314
湿性ラ音 26
実効線量 439
手根管症候群 86
主訴 11
収縮期駆出性雑音 13
収縮期最高血流速度 247
収縮期雑音 26
収縮期波 237
収縮性心膜炎 113, 114
収縮不全 55
周産期心筋症 193
周術期心筋梗塞 433
周術期の薬剤管理 431
修正 Simpson 法 236
修正大血管転位 122
修正洞結節回復時間 304
修正洞房伝導時間 305
重症高血圧，急性冠症候群に
　合併した 157
粥状動脈硬化 152
術前検査 431
術前コンサルト 431
術前評価 431
循環器イベントの発症 2
循環器作動薬，急性期管理に
　おける 350
順行性心房心室伝導路 307
徐脈 214
徐脈性不整脈
　── ，ペースメーカ 367
　── に対する EPS 303
徐脈頻脈症候群 214
除細動閾値 364

索引 **451**

紹介状　426
硝酸薬　29, 40
上行大動脈置換　91
上室性頻拍(症)　214, 387
上室頻拍　214
上腕-足首間脈波伝播速度
　　　257
上腕尺側皮静脈穿刺　287
状況失神　314
静脈血栓塞栓症　160
食塩過剰摂取　152
食塩摂取量　321
食行動質問表　333
食事内容　19
食事療法
　——, 高血圧　321
　——, 脂質異常症　329
　——, 肥満　332
心陰影　225
心エコー　36, 231
心機能評価　235
心胸郭比　226
心筋 perfusion　282
心筋 viability の評価, 慢性
　期心筋梗塞の　282
心筋逸脱酵素　39
心筋炎　109
心筋血流 SPECT　266
心筋梗塞離床プログラム
　　　414
心筋脂肪酸代謝障害　271
心筋症　63
　——, 術前コンサルト　433
心筋シンチグラム　86
心筋生検　110
心筋リモデリング　52
心係数　45
心血管性失神　315
心血管病発症リスク　320
心原性失神　315
　——, 徐脈性不整脈に伴う
　　　301
心原性肺水腫　403
心雑音, 弁膜症による　53
心室細動　129
　——の蘇生例　373
心室刺激　306
心室ショックリード　375

心室性期外収縮　392
心室中隔欠損　121
心室中隔穿孔　36, 239
心室中部閉塞性肥大型心筋症
　　　68
心室同期不全に対する治療
　　　61
心室内伝導障害　378
心室頻拍　70, 129, 387, 392
　——, ICD　373
心室ペーシング　216
心腎症候群　188
心腎連関　189
心静止　364
心尖部肥大型心筋症　68
心臓 CT　274, 294
心臓 MRI　279
心臓アミロイドーシス　82
心臓移植　62
心臓移植レシピエントの適応
　　　60
心臓カテーテル検査　20
心臓核医学検査　266
心臓血管肉腫　202
心臓検査　7
心臓原発の腫瘍　202
心臓交感神経　272
心臓再同期療法　65, 378
心臓サルコイドーシス　75
　——の活動性評価　78
心臓腫瘍　200
心臓神経節　386
心臓突然死, 虚血に基づく
　　　36
心臓粘液腫　202
心臓の聴診　13
心臓弁膜症　88
　——, 慢性腎不全　189
心臓リハビリテーション
　　　412
心タンポナーデ
　　　117, 133, 238
　——, カテーテルアブレー
　ションの合併症　386
　——, 心房細動アブレーショ
　ンの合併症　392
心電図　212
心電図同期心筋血流 SPECT
　　　270

心内膜心筋生検　79
心嚢液　117
心肺運動負荷試験
　　　174, 260, 414
心拍出量　236
心拍処方　414
心拍数　12, 18
心拍数調節薬　358
心拍調整作用　360
心不全　4, 7
　——, 妊婦　193
　——, 慢性腎不全　188
　——に対するリハビリテー
　ション　417
　——に伴う胸部 X 線所見
　　　226
　——の症状　44
　——の診断　42
　——の徴候　52
心不全増悪の誘因　43
心不全マーカー, CRT　382
心房細動　44, 128, 214, 391
　——, 慢性腎不全　190
　——の f 波　214
　——の再発予防　363
心房細動アブレーション
　　　302
心房刺激　306
心房収縮逆流波　237
心房静止　214
心房性奔馬調律　44
心房粗動　128, 214
　——の F 波　214
心房中隔欠損　121
　——の心電図　123
心房頻拍(症)　214, 387, 390
心房ペーシング　216
心房リードの挿入　376
心ポンプ機能の低下　41
心膜炎　111
心膜石灰化　114
心膜遅延造影効果　115
心膜中皮腫　202
心膜剝離術　115
心膜摩擦音　44
侵襲的手技　428, 443
神経調節性失神　314
真性大動脈瘤　137

深部静脈血栓(症)　159, 160, 292
診察　10
診察室外血圧　206
診察室血圧　146, 206, 321
人工呼吸
　——の換気モード　406
　——の適応　405
人工呼吸開始基準　406
人工呼吸器関連肺炎　408
人工弁　243
人工弁置換術後の患者の管理　436
腎血管性高血圧　152
　——，副腎静脈サンプリング　312
腎交感神経除神経術　158
腎実質性高血圧　152
腎性全身性線維症　281
　——，慢性腎不全　191
腎デナベーション　158
腎動脈エコー　251

す
スクリューインリード　370, 376
スタチン　31, 39
　——，周術期　433
ステント血栓症　340
スピンエコー法　280
水銀血圧計　206
水泡音　13, 45
推定収縮期肺動脈圧　175
睡眠呼吸障害の検査　54
睡眠時無呼吸症候群　179, 210, 404

せ
セカンドオピニオン　427
セルジンガー法　400
せん妄　196
正常血圧　146
正常自動能　308
生活習慣
　——の改善　8
　——の管理，高血圧　150
生活習慣病　320
生活歴　12

生体吸収冠動脈スキャフォールド　340
成人先天性心疾患　119
清潔操作　288
赤色皮膚線条　153
石灰化スコア　279
先行電位　393
先天性シャント性心疾患　171
先天性心疾患
　——における血行動態　120
　——の心室別特徴　121
　——の頻度　119
穿刺合併症　287
潜在性 WPW 症候群　390
線維筋性異形成　152
線量　439
線量限度　439
全身血行動態アテローム血栓症候群　4, 244
全身状態の把握　12
全身性アミロイドーシス　82
全身性エリテマトーデス　171

そ
ソタロール　361
組織ドプラ法　235
早期後脱分極　308
早期歩行，VTE の予防　167
早朝高血圧　210
巣状興奮パターン　387
巣状性不整脈　363
僧帽 P　215
僧帽弁逆流(症)　228, 242
僧帽弁狭窄(症)　94, 241, 348
　——，術前コンサルト　435
僧帽弁口血流速度　235, 237
僧帽弁口血流速波形　236
僧帽弁収縮期前方運動　67
僧帽弁閉鎖不全症　96, 348
　——，術前コンサルト　435
僧帽弁輪運動速度　237
僧帽弁輪拡張早期速度　237
僧帽弁輪石灰化　94, 189
総換気量　263
総頸動脈の血管エコー　246
総洞房伝導時間　305

造影剤アレルギー　386
　——の予防　276
造影剤腎症
　——，慢性腎不全　190
　——の予防　276
足関節上腕血圧比　13, 140, 258
足趾上腕血圧比　140, 259
促進性心室固有調律　308

た
タイムアウト　443
タインドリード　370
たこつぼ心筋症　115
多形性心室頻拍　361
多断面変換表示法，心臓 CT　277
多発性骨髄腫　83
体外式 VAD　62
体外式ペーシングの方法　367
体外循環非使用冠動脈バイパス術　345
体重　19
体重管理　32
待機的除細動　364
胎児ワルファリン症候群　195
退院時指示　20
大血管疾患，リハビリテーション　419
大血管スティフネス　6
大血管転位　121
大腿静脈アプローチ，穿刺　288
大腿静脈穿刺　288
大動脈炎症候群　152
大動脈解離　4, 132, 154
大動脈内バルーンパンピング　38, 110, 399
大動脈二尖弁　133
大動脈閉鎖不全症　36
大動脈弁逆流　241
大動脈弁狭窄(症)　89, 240, 347
　——，術前コンサルト　434
大動脈弁置換手術　395
　——の適応　347

大動脈弁閉鎖不全（症）
　　　　　　　92, 133, 348
　──，術前コンサルト　435
　──　に対する手術適応
　　　　　　　　　94, 348
大動脈瘤　132
断層エコー法　232
断続性ラ音　13
弾性ストッキング，VTEの
　予防　167
弾性動脈　257

ち

チアノーゼ性心疾患，妊婦
　　　　　　　　　　194
チーム医療　21
チェーン・ストークス呼吸
　　　　　　　　59, 183
治療抵抗性高血圧　151
致死性不整脈　59
遅延後脱分極　308
遅延造影　282
遅発性ステント血栓症　339
蓄積心筋症　82
中心静脈カテーテル挿入
　　　　　　　　　　286
中心性肥満　153
中枢性睡眠時無呼吸　183
超音波プローブ　231
超低エネルギー食　332
腸球菌　105
蝶形像　228
調節換気　407
聴診所見　13
直視下交連切開術　348
陳旧性心筋梗塞　360

つ・て

通常型房室結節リエントリー
　性頻拍　307
テクネチウム　266
デバイス血栓症　340
デブリーフィング　445
低酸素血症　403, 406
低侵襲冠動脈バイパス術
　　　　　　　　　　345
低心拍出量　52
低心拍出量症候群
　　　　　　49, 64, 434

笛音　45
転移性心臓腫瘍　200, 202
転倒　198
電気生理学的検査　301
電気的除細動，不整脈に対す
　る　364

と

トラック歩行　141
トランスサイレチン　82
トルバプタン　49
トレッドミル　141, 219, 414
トロポニンT　189
ドカルパミン　355
ドパミン塩酸塩　351
　──，低用量の　351
ドブタミン塩酸塩　352
冬眠心筋　271
透析アミロイドーシス　82
疼痛　20
等価線量　439
糖尿病　330
同期式間欠的強制換気法
　　　　　　　　　　407
同期不全
　──，左室内の　378
　──　の評価法　378
洞結節回復時間　304
洞徐脈　214
洞性P波　213
洞調律　213
洞調律維持　363
洞停止　214
洞不全症候群　214, 304
　──，ペースメーカ　367
洞房伝導時間　304
洞房ブロック　214, 304
動悸　4
動脈血酸素分圧　403
動脈硬化　26, 89
動脈の硬さ　257
特発性QT延長症候群，妊婦
　　　　　　　　　　194
特発性拡張型心筋症　64
特発性左室心室頻拍　130
特発性心室頻拍　392
突然死　66

な

内頸静脈アプローチ，穿刺
　　　　　　　　　　288
内膜中膜複合体　249

に

ニース分類　170
ニードルガイド　290
ニカルジピン塩酸塩　354
ニコランジル　31, 353
ニトログリセリン　37, 353
ニフェカラント　361, 362
二酸化炭素排泄量　263
二次性高血圧（症）　148, 152
　──　の鑑別，副腎静脈サン
　プリング　312
　──　の評価　149
二重抗血小板療法　339
二重伝導路　387
二尖弁　89
肉芽腫　75
入院患者の基本指示　16
入院後経過　425
入院時指示　17
尿量　19
妊娠・周産期管理　192
妊婦へのMRI検査　281
認知機能低下　199

ね

熱希釈法　299
捻髪音　13, 45

の

ノルアドレナリン　351, 352
脳梗塞
　──，カテーテルアブレー
　ションの合併症　386
　──，心房細動アブレーショ
　ンの合併症　392
脳性ナトリウム利尿ペプチド
　　　　　　　　47, 431
脳卒中　210

は

ハイリスク薬　445
バソプレシンV₂受容体拮抗
　薬　49

バルーン拡張型カテーテル弁 398
バルーン血管形成術 335
パラシュート僧帽弁 94
パルスドプラ(法) 233, 247
パワー PICC 292
肺移植 178
肺炎 404
肺音 13
肺下胸水 229
肺換気血流シンチグラフィ 175
肺血管抵抗 176
肺血栓塞栓症 159, 160, 404
肺血流再分布 227
肺高血圧症 169
—, 妊婦 193
— の X 線像 229
— の心電図 174
肺高血圧症臨床分類 170
肺サルコイドーシス 78
肺静脈拡張 227
肺静脈隔離術 391
肺静脈血流速波形 237
肺静脈閉塞性疾患 171
肺塞栓症 4
肺動脈圧 238
肺動脈圧推定法 175
肺動脈血栓内膜摘除術 178
肺動脈楔入圧 45, 171
肺動脈性肺高血圧(症) 122, 170
肺動脈造影 175
肺動脈バルーン形成術 176, 178
肺動脈平均圧 170
肺動脈弁狭窄・閉鎖不全 122
肺胞性肺水腫 228
肺毛細血管腫症 171
肺野の聴診 13
白衣効果 208
白衣高血圧 147, 207
発熱 17
抜管の基準, 人工呼吸器 410
鼻マスク, NPPV 405
反射性失神 314

反応性 AA アミロイドーシス 82
反応性胸水 134

ひ

ヒト心臓由来脂肪酸結合蛋白 189
ビソプロロール 360
ピモベンダン 355
ピロリン酸心筋シンチグラフィ 273
皮膚灌流圧 140
肥大型心筋症 66
肥満 332
非 ST 上昇型急性冠症候群 36
非 ST 上昇型急性心筋梗塞 335
非細菌性血栓性心内膜炎 102
非侵襲的陽圧換気 405
非選択性 β 遮断薬 360
非リエントリー性不整脈 363
被曝線量低減の 3 原則 440
標準偏差 211
標的病変再血行再建 335, 338
開かれた質問 11
頻拍機序としての電気生理学的現象 307
頻拍症 301
— の診断と治療 387
頻脈 214
頻脈性心室性不整脈, ICD 373
頻脈性不整脈 362, 364, 384
— に対する EPS 306

ふ

フォーミュラ食 333
フットポンプ, VTE の予防 167
フルフェイスマスク, NPPV 405
フルポリソムノグラフィ 181
プラークの評価 249
プラニメトリー法 241

プレアルブミン 83
プロブレムリスト 425
不安定狭心症 4, 23, 35, 154, 335, 403
—, 術前コンサルト 433
不安定プラーク 251
不穏 20
不整脈 4, 44, 127
—, 周術期 436
— に対する電気的除細動 364
— に対する薬物治療 358
不整脈源性右室心筋症 70
不整脈診断 301
不眠 18
不連続性ラ音 160
負荷時一過性虚血性内腔拡大 270
負荷心筋血流 SPECT プロトコール 268
負荷心筋血流シンチグラフィ 266
浮腫, 心不全に伴う 14
副腎サブクリニカル Cushing 症候群 154
副腎静脈サンプリング 309
副伝導路 389
副伝導路症候群 215
腹水 14
腹部血管雑音 14
腹部の診察 14
腹部膨満 14
複雑冠動脈病変 337
複雑心奇形 120

へ

ヘパリン起因性血小板減少症 164
ベプリジル 361
ベラパミル 361
ベラパミル感受性心室頻拍 130
ペーシング率, CRT 382
ペースメーカ 20, 367
— の周術期管理 436
ペースメーカ植込み適応 217
ペースメーカ外来 372

平均血流速度　247
閉塞性血栓血管炎　259
閉塞性睡眠時無呼吸症候群
　　　　　　　　59, 180
閉塞性動脈硬化症　138
　──, リハビリテーション
　　　　　　　　　　420
閉塞性肥大型心筋症　68
壁在血栓　240
変動係数　211
弁逆流　241
弁置換術　348
　──の術後の管理　100
弁膜症手術　347

ほ

ホットバルーン　391
ホルター心電図　212
　──の判読　216
ボリュームレンダリング法,
　心臓 CT　278
ポリソムノグラフィ　54
補液負荷　276
補助・調節換気　407
補助循環　399
補助人工心臓　62
包括的心臓リハビリテーショ
　ン　412
放射線被曝　438
放射線防護　439
房室回帰性頻拍　214
房室解離　213
房室結節アブレーション
　　　　　　　　　　382
房室結節回帰性頻拍　389
房室結節リエントリー性頻拍
　　　　　　　　214, 387
房室伝導時間　305
房室ブロック　213, 215, 305
　──, ペースメーカ　367
　──, 慢性腎不全　190
傍胸骨短軸像, 心エコー
　　　　　　　　　　233
傍胸骨長軸像, 心エコー
　　　　　　　　　　233
発作性高血圧　154
発作性上室頻拍　128
発作性心房細動　38, 363
発作性夜間呼吸困難　52

本態性高血圧症　147
奔馬調律　44

ま

マキシマルバリアプレコー
　ション　288
マクロリエントリー性心室頻
　拍　394
マクロリエントリー性心房頻
　拍　390
マルチスライス CT　274
マルチチャネル遮断薬　361
末梢挿入型中心静脈カテーテ
　ル　291
末梢動脈疾患　258
　──, 慢性腎不全　190
満月様顔貌　153
慢性完全閉塞　338
慢性血栓塞栓性肺高血圧症
　　　　　　　　　　171
慢性心不全　41, 51
　──に対する薬物使用例
　　　　　　　　　　57
慢性腎心症候群　188
慢性腎不全　188
慢性僧帽弁閉鎖不全症の手術
　適応　99
慢性閉塞性肺疾患　171, 174
慢性リスク因子　2

み

ミネラルコルチコイド/アル
　ドステロン受容体拮抗薬
　　　　　　　　　　58
ミルリノン　355
未分画ヘパリン　37
脈波　257
脈波伝播速度　257

む

ムコ多糖体蓄積症　94
無呼吸低呼吸指数　180, 182
無症候性心膜炎　113
無脈性電気活動　364
胸焼け　26

め

メタボリックシンドローム
　　　　　　　　　　333
迷走神経反射, カテーテルア
　ブレーションの合併症
　　　　　　　　　　386
免疫グロブリン性アミロイ
　ドーシス　84

も

モーニングサージ　210
目標心拍数　414
問診　10

や

夜間血圧　210
野生型 ATTR アミロイドー
　シス　83
薬剤性心筋症　200, 202
薬剤負荷 perfusion MRI
　　　　　　　　　　282
薬剤溶出冠動脈ステント
　　　　　　　　　　335
　──の適応　338
薬物治療(療法)　7
　──, 脂質異常症　329
　──, 糖尿病　331
　──, 肥満　333
　──, 不整脈に対する　358
薬物誘発性高血圧　154

ゆ

有害事象　445
有効不応期　307
有酸素運動　413
　──の降圧効果　322
疣腫　102

よ

予防的冠血行再建術　433
葉間胸水　229
陽性 U 波　216
腰部脊柱管狭窄症　139

ら・り

ランドマーク法　288
リード穿孔　370
リード抵抗　370

リエントリー 307
リエントリー回路 384
リエントリー性 VT 363
リエントリー性頻拍 387
リエントリー性不整脈 360, 362
リスク管理 443
リドカイン 386
リバースリモデリング 54
利尿薬 57
──の種類と特徴 50
両大血管右室・左室起始症 121

る・れ

ループ利尿薬 49, 57
レジスタンス運動（トレーニング） 322, 414
レチノール 83
レニン-アンジオテンシン-アルドステロン系阻害薬 39
連続刺激 306
連続性ラ音 13
連続波ドプラ法 234

ろ

ロータカクテル 340
ロータブレーター 340, 343
老人性全身性アミロイドーシス 83
労作性狭心症 23
肋骨横隔膜角 225, 229

欧文索引

ギリシャ文字

β 遮断薬 30, 39, 57, 360
──, 周術期 431
γ 計算 350

数字・時計数字

1, 5-アンヒドログルシトール（AG） 331
1 回拍出量 236
2：1 作動 418
2 型糖尿病患者 331
6 分間歩行 174
12 誘導心電図 212
75g OGTT 331
^{99m}Tc-PYP 273
^{123}I-MIBG 272
Ⅰ型呼吸不全 403
Ⅰ群抗不整脈薬 358
Ⅱp音亢進 160
Ⅱ型呼吸不全 403
Ⅱ群抗不整脈薬 360
Ⅲ群抗不整脈薬 360, 362
Ⅳ群抗不整脈薬 361

A

A/C 407
ABI 13, 140, 258
abnormal automaticity 308, 392
ABPM 207
absorbed dose 439
ACE 阻害薬 31, 56
ACS 335
activation mapping 393
acute coronary syndrome 335
adaptive servo-ventilation 59, 183
AF 128, 391
AFL 128
Agatston 法 279
AHA 分類 297
AHI 180, 182
air bronchogram 228
AL アミロイドーシス 83

ALARA の原則 439
Allen テスト 36, 295
Amplatzer Duct Occluder 123
Amplatzer Septal Occluder 123
anaerobic threshold 260, 413
angiographic view 278
ankle brachial index 13, 140, 258
antidromic AVRT 390
aortic insufficiency 92
aortic regurgitation 92
aortic stenosis 89
AP 306
apical HCM 68
apnea hypopnea index 180
AR 92, 348
ARB 31, 39, 57
ARCH-J 試験 57
ARNI 59
arrhythmogenic right ventricular cardiomyopathy 70
ARV 211
ARVC 70
AS 89, 347
assist/control 407
ASV 59, 183
asystole 364
AT（値） 260, 261, 390, 413
AT-Trend 261
AT V-Slope 261
atrial fibrillation 391
atrial pacing 306
atrial tachycardia 390
atrio-ventricular nodal reentrant tachycardia 307, 387
atrio-ventricular reentrant tachycardia 389
ATTR アミロイドーシス 83
Austin Flint 雑音 92
automaticity 387
average real variability 211
AVNRT 214, 307, 387
AVR の適応 347
AVRT 214, 389

B

B モード法　232
balanced SSFP　280
baPWV　257
bariatric surgery　333
Beck の三徴　112
bilevel positive airway pressure　405
Blackburn の計算式　219, 268
BMIPP　271
BNP　47, 54, 431
Borg スケール　414
BPA　176, 178
brachial-ankle pulse wave velocity　257
Bruce 法　219
Buerger 病　259
Bull's eye　378
butterfly shadow　228

C

Ca 拮抗薬　31, 361
CABG　32, 38, **345**
　――の選択　336
calculated sinoatrial conduction time　305
CANPAP 試験　185
cardiac index　45
cardiac output　236
cardiac resynchronization therapy　65, 378
cardiopulmonary exercise test　260, 414
cardiothoracic ratio　226
Carey Coombs 雑音　97
carotid-femoral pulse wave velocity　257
CARTO® システム　7
catheter directed thrombolysis　144
CDT　144
central sleep apnea　183
　―― with CSR　59
cephalization　53
CFAE アブレーション　392
cfPWV　257
CGA　196

CGA7　196
CGS 単位　176
CHARM alternative 試験　57
Cheyne-Stokes respiration　59, 183
chronic thromboembolic pulmonary hypertension　171
chronic total occlusion　338
CI　45
CIBIS Ⅱ　57
clinical scenario　46
CMV　407
CNS　105
CO　236
CO_2 ナルコーシス　404
coarse crackles　13, 45
coefficient variation　211
complex fractionated atrial electrogram アブレーション　392
comprehensive geriatric assessment　196
concealed accessory pathway　390
CONSENSUS 試験　56
continuous positive airway pressure　182, 408
continuous wave doppler　234
contralateral ratio　311
controlled mechanical ventilation　407
COPD　404
coronary artery bypass grafting　345
coronary sinus　302
corrected sinus node recovery time　304
Corrigan 脈　92
costophrenic angle　225, 229
COUPLING 研究　5
COURAGE 試験　28, 336
CPAP　182, 185, 408
CPAP タイトレーション　183
CPET　260
CPR　277
CPX　260, 414

Credo-Kyoto レジストリ　33
CRT　65, 378
CSA　183
CSACT　305
CSNRT　304
CSR　59, 183
CSR-CSA　59
CTD-PAH　171
CTEPH　171, 175
CTO　338
CTR　226
curved planer reconstruction　277
Cushing 症候群　153
　――，副腎静脈サンプリング　312
CW　234

D

D-loop　121
D-shape　162, 175
DAD　308
DAPT　27, 339, 342
DASH 食　322
DCM　64
DeBakey 分類　133
deceleration time　237
decremental conduction　306
deep vein thrombosis　160
delayed afterdepolarizations　308, 387
DES の適応　338
DES 留置術　335
DFT　364
dHCM　68
diastolic augmentation　399
differential cutting　340
diffusing lung capacity for carbon monoxide　174
dilated cardiomyopathy　64
dipper　209
dislodgement　370
DL_{CO}　174
DOAC　39
Doppler tissue imaging derived tricuspid lateral annular systolic velocity　122

drug-eluting coronary stent 留置術　335
DT　237
dual antiplatelet therapy　27, 339, 342
dual AV nodal pathway　387
Duke 診断基準　102
DVT　160
dyssynchrony　378

E
EAD　308
Ebstein 奇形　123
Echo-CRT 試験　61
echo time　280
EDV　247
EF　235
effective dose　439
effective refractory periods　307
Eisenmenger 症候群　122
——，妊婦　193
ejection fraction　235
ELCA　342
EMPA-REG OUTCOME 試験　59, 332
end-diastolic velocity　247
EPAP　405
EPOCH 試験　58
EPS　301
Epworth 眠気尺度　180
equivalent dose　439
ERP　307
ESS　180
excimer laser coronary angioplasty　342
excitable gap　362
expiratory positive airway pressure　405
extreme-dipper　209

F
FAC　83, 238
Fallot 四徴症　121, 123
FAP　83
fast pathway　388
FFR　343, 344
Fick 法　176, 299

fine crackles　13, 45
first-in-man 試験　338
Fleischner sign　162
flip angle　280
flow-mediated dilatation　256
FMD　256
focal AT　390
Fogarty バルーンカテーテル　144
Fontaine 分類　139
Fontan 循環　123
Forrester 分類　45, 49
Fowler 位　45
fraction area change　238
fraction shortening　235
fractional flow reserve　343
Framingham criteria　42, 52
FS　235

G
GA　331
ganglionated plexus　386
Gd 造影剤，心臓 MRI　281
Gorlin の式　89
gradient-recalled echo　280
Graham-Steell 雑音　94, 160
Gy　439

H
H-FABP　189
HACEK　105
HAIE　108
Hampton's sign　162
Hb 酸素解離曲線　403
HbA1c 値　331
HCM　66
head-up tilt 試験　314
health care associated infective endocarditis　108
heparin-induced thrombocytopenia　164
hepato-jugular reflux　14
HFpEF　55
HFrEF　55
hibernation　271
high right atrium　302
His 束電極　302

HIT　164
HMG-CoA 還元酵素阻害薬　39
HOCM　68
Homan's 徴候　161
HOT　185
HPAH　170
HRA　302
HUT 試験　314
hypertrophic cardiomyopathy　66

I
I/HPAH　170
IABP　38, 110, **399**
ICD　373
ICD/CRT 外来　381
idiopathic ventricular tachycardia　392
IMC　249
implantable cardioverter defibrillator　373
IMT　249
inspiratory positive airway pressure　405
intima-media complex　249
intima-media thickness　249
intra aortic balloon pumping　399
intra-vascular ultrasound　343
IONA 研究　31
IPAH　170
IPAP　405
IPC，VTE の予防　167
IVCD　378
IVT　392
IVUS　343

J
JCD-TR のフォローアップ研究　374
JID-CAD 研究　375
Judkins 型カテーテル　296
jump up 現象　388

K
K チャネル　358
K チャネル遮断薬　360, 362

Karvonen の式　414
Kent 束　389
Kent 電位　390
Kerley line　48, 53, 227
knuckle sign　162
Kohn 孔　228

L
L-loop　121
late gadolinium enhancement　86, 282
lateralized ratio　311
left ventricular non-compaction　71
LGE　86, 282
light chain　83
low EF low gradient AS　397
LVNC　71

M
M モード法　232
MAC　94, 189
manifest accessory pathway　390
Marfan 症候群　133
　──，妊婦　193
Mason-Liker 誘導法　222
max IMT　249
maximum intensity projection　278
McConnell sign　162
MCTD　171
MDCT　274, 284
mean IMT　249
mean PAP　170
mean velocity　247
MetS　265
MGUS　83
MIDCAB　345
midventricular obstructive　68
minimally invasive direct coronary artery bypass　345
MIP　278
mitral annular calcification　94, 189
mitral insufficiency　96

mitral regurgitation　96
mitral stenosis　94
MNMS　145
Mobitz Ⅰ型房室ブロック　305
Mobitz Ⅱ型房室ブロック　305
modified Bruce　219
monoclonal gammopathy of undetermined significance　83
MPR　277
MR　96, 348
MR 信号の発生原理　279
MRA　58, 284
MS　94, 348
Muckle-Wells 症候群　82
multidetector-row CT　274
multiplanar reformation　277
MV　247
MVO-HCM　68
MVR　348

N
n-3 系不飽和脂肪酸　329
Na チャネル　358
Na チャネル遮断薬　358
Nanula 法　305
narrow QRS tachycardia　128, 307, 390
nephrogenic systematic fibrosis　281
Nohria-Stevenson の分類　48
non-dipper　209
non-ST elevation myocardial infarction　335
noninvasive positive pressure ventilation　405
normal automaticity　308
NPPV　405
NPPV マスクの種類　406
NSF　281
NSTEMI　335
NT-pro BNP　54
NYHA 心機能分類　172

O
obstructive sleep apnea　59, 179
OCT　343
ODI　180
OFDI　343
off-pump CABG　345
OMC　348
OMT　7, 56, 336
On-Off テスト　402
on-pump CABG　345
OPCAB　345
open-ended question　11
optical coherence tomography　343
optical frequency domain imaging　343
optimal medical therapy　56, 336
orthodromic AVRT　390
OSA　59, 180
Osler 結節　102
overdrive pacing　306
overdrive suppression test　304
oxygen desaturation index　180

P
P 波　212, 214
pace mapping 法　393
PAD　258
　──，慢性腎不全　190
PAH　170
PAH 治療アルゴリズム　176
PaO_2　403
PARADIGM-HF 試験　59
paradoxical low flow low gradient severe AS　91
paroxysmal supraventricular tachycardia　387
PAWP　45
PCH　171
PCI　28, 32, 38, 335
　── の選択　336
PCI 術後の DAPT 期間　342
PCI の適応　335
　──，ACS に対する　337

PCI の適応，SCAD における 336
PCPS 110, 164, 400
PCWP 171
PDE Ⅲ阻害薬 58
PEA 178, 364
peak systolic velocity 247
—— ratio 255
Peak VO$_2$ 260
PEEP 408
percutaneous cardiopulmonary support 400
percutaneous coronary intervention 335
percutaneous transluminal coronary angioplasty 335
peribronchial cuffing 48, 227
peripheral arterial disease 258
peripherally inserted central catheter 291
phase 4 activity 387
PICC 291
PICC 挿入 292
pig tail カテーテル 297
PISA 法 242
polar map 269
polysomnography 54
polyvascular disease 244
positive end-expiratory pressure 408
PQ 間隔 215
pre-potential 393
premature stimulation 306
pressure support ventilation 408
pressure wire 343
primary PCI 337
proBNP 47
PROSPECT 研究 378
proximal isovelocity surface area 法 242
PSG 54
PSV 247, 408
PSV 法 410
PSVR 255
PSVT 128, 387
PTA 141

PTCA 335
PTE 160
PTMC 95
PTTM 201
pulmonary arterial hypertension 170
pulmonary artery wedge pressure 45
pulmonary thromboembolism 160
pulmonary tumor thrombotic microangiopathy 201
pulmonary vein isolation 391
pulse wave velocity 257
pulsed wave doppler 233
Purkinje 線維 392
PVA 237
PVD 237
PVI 391
PVOD 171, 174
PVS 237
PW 233
PWV 257

Q

QGS 270
QRS 電気軸 214
QRS 波 212, 215
QRS 幅拡大 215
QT 延長症候群 216
QT 間隔 216
QT 短縮 216
quantitative gated SPECT 54

R

R 波高
—— が高い 215
—— が低い 215
R 波増高不良 215
RAAS 抑制薬 58
RALES 試験 58
RAR 253
RCM 68
reentrant AT 390
reentry 307
renal artery to aortic peak systolic velocity ratio 253

repetition time 280
REPIC 研究 166
residual standard deviation 211
restrictive cardiomyopathy 68
reverse-use dependency 361
right ventricular apex 302
right ventricular fractional area change 122
riser 209
Rivero-Carvallo 徴候 98
Roth 斑 102
rotor アブレーション 392
RSD 211
Rubenstein 分類，洞不全症候群の 304
Rutherford 分類 139
RVA 302
RVFAC 122

S

SACT 304
SAM 67
SaO$_2$ 403
SAVE 試験 183
SBAR 444
SCAD 335
—— における PCI の適応 336
SCD-HeFT 研究 373
SDB
—— に対する治療 59
—— の検査 54
SDS 269
Sellers 分類 93, 97
senile systemic amyloidosis 83
septal-to-posterior wall motion delay 378
SERVE-HF 試験 59, 184
SGLT2 阻害薬 59, 332
SHATS 5, 244
shoulder-pad sign 84
Sicilian Gambit 分類 358
SIMV（法） 407, 410
sinoatrial conduction time 304

sinus node recovery time 304
skin perfusion pressure 140
slab MIP 278
SLE 171
small LV low gradient AS 397
SNRT 304
SPECT 266
　── の欠損スコアリング 269
spin echo 280
SPP 140
SPWMD 378
SRS 269
SSA 83
SSc 171
SSFP 280
SSS 269
ST 上昇型急性心筋梗塞 36, 335
ST 部分 215, 217
ST 変化 222
standard deviation 211
Stanford 分類 133
Starr-Edwards 弁 101
steady-state free precession 280
STEMI 36, 335
Strauss 法 304
stretch CPR 278
stroke volume 236
stunning 222, 271
subpleural edema 227
summed difference score 269
summed rest score 269
summed stress score 269
SV 236
Sv 439
SvO₂ 402
Swan-Ganz カテーテル 38, 294, 299
sweep 走査 289
swing 走査 289
synchronized intermittent mandatory ventilation 407
SYNTAX 試験 32

SYNTAX スコア 337
systemic hemodynamic atherothrombotic syndrome 5, 244
systolic unloading 399

T
T 波 216
T 波増高 216
T 波平低 216
T2 強調画像 283
TAPSE 122, 238
target lesion revascularization 338
target lesion revascularization 回避率 335
TASC 分類 141
TAVI 395
TAVR 395
TBI 140, 259
Tc 標識製剤 266
TdP 361
TEE 243
TEI index 237
Teichholz 法 235
TID 270
time of flight 効果 280
Tl+BMIPP dual scintigraphy 271
TLR 338
TLR 回避率 335
toe brachial index 140, 259
TOF 効果 280
torsade de pointes 308, 361
total ejection isovolume 237
total sinoatrial conduction time 305
TR 98
transesophageal echocardiography 243
transient ischemic dilatation 270
transmural extent 282
tricuspid annular plane systolic excursion 122, 238
tricuspid insufficiency 98
tricuspid regurgitation 98

triggered activity 308, 387, 392
triple rule out 275
Trousseau 症候群 201
trueFISP 280
Ts-SD 378
TSACT 305
TTR 82

U
U 波 216
UAP 335
uncontrolled masked hypertension 208
unstable angina pectoris 335
US Carvedilol 試験 57
use-dependent block 360

V
VAD 62
vanishing tumor 48, 229
VAP 408
variation independent of mean 211
vasospastic angina 23
Vaughan Williams 分類 358
VCO₂ 263
VE 263
VE/VCO₂ slope 263
Vena contracta 幅 242
venous thromboembolism 160
ventricular assist device 62
ventricular pacing 306
ventricular premature contraction 392
VF 129
VIM 211
Virchow の三徴 160
VLCD 332
volume-rendering technique 278
VP 306
VPC 392
VRT 278
VSA 23
VT 129
VTE 160

W・X

water-hammer pulse　92
Wenckebach 型房室ブロック
　　　　　　　　　　305
Wenckebach 作動　418

wheeze　13, 45
WHO 肺高血圧症機能分類
　　　　　　　　　　172
whole heart coronary MRA
　　　　　　　　　　283

wide QRS tachycardia
　　　　　　　　130, 214
Wilkins スコア　95
WPW 症候群　387
X 線読影法　224